“医”说就懂

名医话健康

吴长远　李国锋　王宁　郝秀梅　韩立民 / 主编

中国科学技术出版社
·北　京·

图书在版编目（CIP）数据

“医”说就懂：名医话健康 / 吴长远等主编 .
北京：中国科学技术出版社，2025. 1. -- ISBN 978-7-5236-1103-6

Ⅰ . R19-49

中国国家版本馆 CIP 数据核字第 2024LH2113 号

策划编辑	卢紫晔
责任编辑	李　洁
封面设计	红杉林文化
正文设计	中文天地
责任校对	焦　宁
责任印制	李晓霖

出　　版	中国科学技术出版社
发　　行	中国科学技术出版社有限公司
地　　址	北京市海淀区中关村南大街 16 号
邮　　编	100081
发行电话	010-62173865
传　　真	010-62173081
网　　址	http://www.cspbooks.com.cn

开　　本	710mm × 100mm　1/16
字　　数	613 千字
印　　张	21.75
版　　次	2025 年 1 月第 1 版
印　　次	2025 年 1 月第 1 次印刷
印　　刷	北京荣泰印刷有限公司
书　　号	ISBN 978-7-5236-1103-6 / R · 3367
定　　价	89.00 元

编 委 会

目录 CONTENTS

第1章

心脑血管要警惕

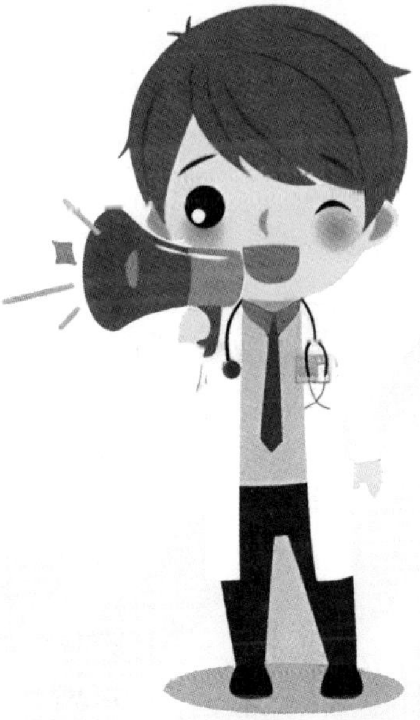

这些“心病”要知晓

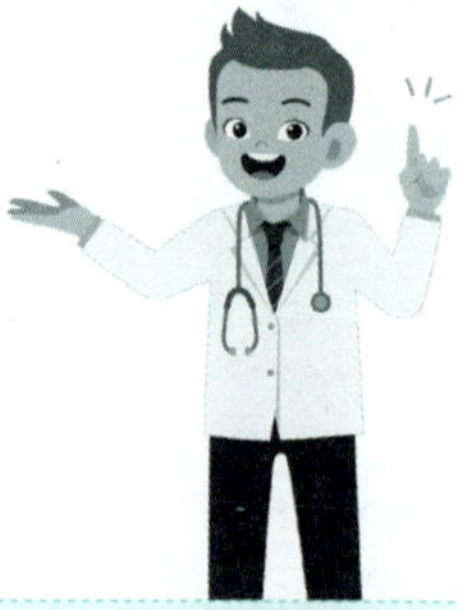

提起心脏病，很多人就会想到心梗、猝死。其实心脏病的范围很广，比如冠状动脉疾病、心律失常、心力衰竭等。现代社会生活节奏加快，使很多人承受的压力加重，心脏病也逐渐出现年轻化趋势。了解心脏相关疾病的预警信号以及如何应对越发显得重要，关键时刻甚至能拯救自己或者他人的生命。

1 心脏相关疾病有哪些？

心脏是一个非常复杂的系统，它的每一个部位都可能出现问题，产生一些相应的疾病。比如心脏表面的冠状动脉粥样硬化，引起血管狭窄，导致心肌缺血缺氧或坏死称为冠心病。如果心脏肌肉出现问题，可能会出现原发性心肌病、继发性心肌病。如果心房、心室之间的隔断出现问题，可能会出现间隔疾病，比如房、室间隔缺损。此外，还有心脏瓣膜方面的疾病。如果把心脏比作一座房子，瓣膜就像房子的门，用的时间长了，可能会打不开或者关不严，如果瓣膜处于病理状态，就会出现狭窄或关闭不全。

2 心肌病分哪几种？

心肌病，就是心脏的肌肉出现问题，一般分为原发性心肌病和继发性心肌病。原发性心肌病一般与遗传相关。主要包括扩张性心肌病，即心脏心肌细胞变长、变大，心肌变薄；肥厚性心肌病，即心肌细胞因为某些原因以及遗传因素，造成肥大，心肌变厚；限制性心肌病，心脏的收缩、舒张受限，活动度和正常心脏不一样。另一种是继发性心肌病，即感染、自身免疫性疾病、贫血等，都可能引起继发性心肌病。出现心肌疾病，早期一般不会有明显症状，但是晚期会出现一些心衰的表现。

3 心间隔疾病有哪些？

心脏常见的间隔疾病就是缺损，比如房间隔缺损、室间隔缺损。一般常见于胚胎发育过程中，出现一些基因异常引发的缺损。一般情况下，如果缺损比较小，患者往往没有什么症状，而且对寿命几乎没有影响。很多患者，可能在年轻时没有发现，在老年查体时，或者出现一些问题后，才发现存在房间隔缺损。相对于房间隔缺来说，室间隔缺损引起的症状会出现得早一些，甚至一些缺损比较大的幼儿，也会出现一些明显症状。

4 心脏瓣膜有哪些疾病？

瓣膜相当于心室或心房间的门。如果“门”只能推开一个狭窄的小缝，叫“瓣膜狭窄”；“门”关不严，叫“瓣膜关闭不全”。心脏瓣膜狭窄，可能会引发从心房到心室的血液流通不顺畅；如果心脏瓣膜关闭不全，心室在收缩时，血流就会再反向流回心房。一般轻到中度瓣膜狭窄，或是关闭不全的患者，内科治疗即可。如果达到重度关闭不全或者重度狭窄，就得进行外科手术治疗。

5 发生于心血管的疾病通常有哪些？

血管相当于一座房子的水管，如果“水管”梗死不通，心肌“墙”可能会因缺血而坏死。冠状动脉粥样硬化性疾病，就是心脏的血管，本身内壁应该是光滑的，血流应该是通畅的，但由于各种原因造成动脉粥样硬化，发生斑块增生，久而久之会慢慢出现狭窄堵塞。如果狭窄堵塞非常重，甚至完全闭塞的话，可能就会导致心肌梗死。

6 心脏传导会出现哪些问题？

正常情况下，心脏跳动的指令由窦房结发出，且规律有节奏，通过心脏的传导系统到心房和心室，使心脏收缩和舒张，完成血液循环。如果心脏跳动频率过慢的话，可能是缓慢性心律失常，此症状出现的原因，可能是窦房结功能不全；过快的话叫快速性心律失常，比如早搏。还有一些患者会觉得心脏跳得不规律，特别是老年男性饮酒后，可能会出现房颤。如果心室出现不规则颤动，便是室颤，属于恶性心律失常。

7 出现心脏方面的问题，该如何进行急救？

不管是自救还是救人，首先应该求救专业人士，及时拨打 120 急救电话。在科学和安全的前提下，可以进行自救和救人。比如有些患者，知道自己患有冠心病，而且频发心绞痛，就要常备一些药物，比如硝酸甘油、速效救心丸等。但是这些药物一定在安全和科学的前提下使用，不能没有指征的应用，否则会适得其反。若出现心脏骤停，在等待医护人员来的过程中应进行心肺复苏。

8 心脏方面的疾病，一般需要做哪些检查？

1）心电图。它是一种无创、简单便捷的检查手段。如果患者有缓慢心律失常，做普通的心电图检查不出来时，可以采用 24 小时或 48 小时动态心电图。如果在此期间，患者发病的话，就可以将患者心脏情况准确记录下来。

2）运动试验。它衡量的是心脏在受到压力时的工作状态，通常让患者在跑步机上走或骑固定自行车锻炼时，医生会观察患者的心电图、心率和血压，看心脏是否有足够的血液供应，以满足运动需要。

3）影像学，如用心脏超声通过探头看心脏结构，包括心房和心室的大小，瓣膜的形态，瓣膜的反流情况等。

4）冠脉 CT，或从手臂血管打进造影剂，做强化 CT。通过影像学，利过科学技术重建血管，检查血管的狭窄、堵塞、钙化程度。

5）心脏磁共振。它对软组织的分辨率比较高，可以在不同的层面、不同的角度，给心脏整个结构成像。

9 怎样预防心脏方面的疾病？

首先要拥有健康的生活方式，减少生活压力、工作压力，早睡早起，少熬夜。其次要加强锻炼，做有氧运动，建议每周至少三次，并且在 30 分钟以上。饮食上少盐少油，远离垃圾食品。注意戒烟、控酒，控制高血脂、高血糖、高血压。此外，还要定期查体，一旦发现心脏异常，及时对症治疗。

讲解专家： 赵鹏，山东第一医科大学附属省立医院（山东省立医院）心内科主任医师。

守好心脏上的“门”

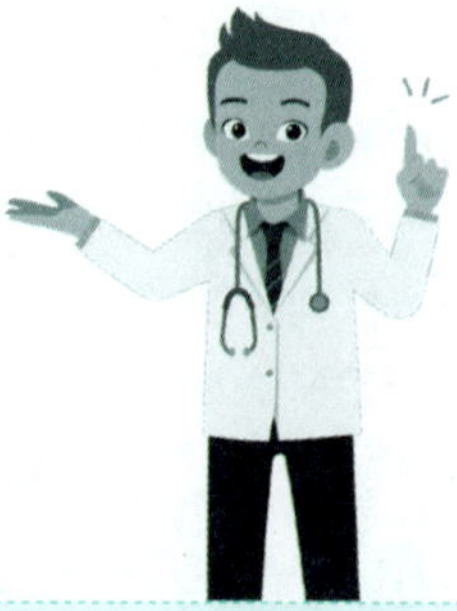

心脏，是人体的发动机，维持着各种基本生命活动。而这台发动机中，有四个重要的单向“阀门”——心脏瓣膜，一旦出现问题，就会让心脏不堪重负。那么什么是心脏瓣膜疾病？哪些原因会导致心脏瓣膜疾病？心脏瓣膜出了状况会有怎样的表现？得了心脏瓣膜疾病应该如何科学治疗呢？

1 什么是心脏瓣膜疾病？

心脏内部结构，包括三尖瓣、肺动脉瓣、二尖瓣和主动脉瓣这四个瓣膜，类似于四个阀门。阀门是单向的，血液只能往前流，不能往回走。正常状态下，普通人心脏瓣膜的闭合都是严丝合缝的。如果任何一个瓣膜出现开放受限，或者关闭不全，可能会出现一些症状，比如活动后心慌、气短、胸闷，这就是心脏瓣膜病。当然，并不是全部的心脏瓣膜病患者都有这些症状。

理论上心脏瓣膜是一个单向阀门，心脏的瓣膜和精密仪器发动机的单向阀门不完全一样。心脏内的阀门是一个二叶或者三叶结构，和生活中的门一样，门关严也会有门缝，四个瓣膜有轻微的反流是正常情况。因此。很多朋友进行健康查体，心脏彩超报告显示二尖瓣或三尖瓣轻度反流，属于正常情况，对寿命、活动没有影响。

2 什么原因导致心脏瓣膜疾病？

心脏瓣膜病有很多原因，第一种常见的原因是风湿热。第二种是老年性退行性病变，瓣膜随着年龄增长慢慢老化，造成心脏瓣膜病。第三种是先天性的瓣膜病。第四种是心梗造成的瓣膜功能性关闭不全。第五种是感染性心内膜炎。如有些患者出现肺炎之后，不积极治疗，炎症累及到心脏瓣膜，出现感染性心脏瓣膜病。

3 心脏瓣膜病的危害有哪些？

如果出现重度主动脉瓣狭窄，血液从心脏往全身射血减少，患者会出现头晕、心绞痛、乏力、胸闷等症状。如果不积极治疗，两年的生存率大约是 50%，5 年的生存率仅 20% 左右。严重的主动脉瓣疾病比一些常见的病，甚至是转移性的癌症预后更差，容易猝死。

4 出现哪些症状要警惕是心脏瓣膜疾病？

心脏瓣膜病，发展过程较缓慢。早期大多没有症状，容易忽视。随着病变的发展会逐渐出现活动后心慌、胸闷气短、夜间呼吸困难、不能平卧等。

第一种常见症状是运动后不舒服，如果老年朋友平时上三层楼时，没有不舒服的感觉，现在上三层楼，出现气短心慌、憋喘的情况，要高度警惕是否出现心脏瓣膜问题。

第二种常见症状是肺部的症状，表现为喘、憋或是咳嗽，甚至是咳白色的痰、痰中带血。有些人认为可能是肺本身的问题，去呼吸内科就诊，发现肺部症状可能是由心脏瓣膜病引发的。

第三种常见症状是头晕、晕厥的情况，有些人认为是脑部的问题，去神经内科就诊，发现是心脏瓣膜病造成的。

第四种常见症状是消化系统的表现，出现肝大、腹水、双下肢水肿，以为是消化系统方面的疾病，其实也可能是心脏瓣膜出了问题。

5 确诊心脏瓣膜疾病需要做哪些检查?

患者要去心脏内科或心脏外科进行仔细查体，首先医生会进行听诊，详细询问患者症状。除此，还要做一些相关检查，例如心电图、胸部 x 光片、心脏超声等。

其中心脏超声是诊断心脏瓣膜病非常重要的检查方法。通过心脏超声，可以了解心脏瓣膜病的性质，比如瓣膜是狭窄还是关闭不全；甚至可以进一步评估狭窄的类型属于轻度狭窄、中度狭窄还是重度狭窄；还可以了解心脏的大小、功能等，为治疗心脏瓣膜疾病提供非常有价值的参考。

6 确诊心脏瓣膜疾病后如何治疗?

心脏瓣膜疾病的治疗目前包括两大类。第一是药物保守治疗，可以用强心、增加心脏动力的药物；可以用利尿剂，把体内多余的水分排出，减轻心脏负荷；还可以用药物营养心肌，让心脏多储备一些能量。第二是外科治疗，包括传统外科治疗和微创手术治疗。

7 哪些心脏瓣膜病患者适合药物治疗?

重症或急症的心脏瓣膜病需要尽早手术治疗，大部分的轻到中度心脏瓣膜病患者，如果有症状，建议采取药物治疗。若症状改善可以暂时不需要手术治疗。患者和医生的出发点都是希望尽量不做手术，能用药物尽量选用药物。并不是所有心脏瓣膜病都要做手术治疗。

8 哪些心脏瓣膜病患者适合手术治疗?

适合手术的患者包括两大类，对于有症状的患者，如果出现了活动后心慌、胸闷、憋气、头晕、心绞痛等症状，经过药物治疗效果不好，建议尽早手术治疗。对于没有症状的患者，如果心脏瓣膜疾病已经比较严重了，可以通过心脏超声及其他检查进行仔细评估，决定是否需要手术。

9 心脏瓣膜病手术治疗方式有哪些?

治疗方法包括两大类：一是瓣膜的修复，也就是修瓣膜；二是瓣膜置换，也就是换瓣膜，这两种方法各有优缺点。

修瓣膜的优点是可以保留原来瓣膜的结构，保留心脏的自然结构，术后生活质量比较好，同时不需要终身口服华法林抗凝。缺点是对手术技术要求比较高，如果修复效果不理想，可能需要二次手术。

换瓣膜的优点是适用于所有的主动脉瓣、二尖瓣狭窄及关闭不全的患者，是一个传统的手术方法，技术也非常成熟。但缺点是需要植入人工心脏瓣膜，可能会产生相关并发症。如果换机械瓣膜，可能需要终生口服华法林抗凝，如果服用不当可能引起脑出血或脑栓塞。如果换生物瓣膜，可能会面临瓣膜衰败的问题。

10 人工心脏瓣膜有哪些分类？如何选择？

人工心脏瓣膜主要包括机械瓣膜和生物瓣膜。机械瓣膜优点是耐久性好，放上瓣膜之后，可以用 30 ～ 50 年。一般推荐机械瓣膜应用于 65 岁以下患者。生物瓣膜的优点是不需要终身抗凝，生活质量比较好。缺点是耐久性较短，平均 15 年左右，因人而异。一般生物瓣膜应用于 65 岁以上患者。

11 瓣膜置换要进行开胸手术吗？

大部分患者需要做开胸手术，但是也有一部分患者可以通过微创的方法，通过小切口胸腔镜在机器人辅助下进行置换。介入的方法，不用切开心脏、停跳心脏来进行治疗。开胸手术优点是显露较好，手术操作视野较大，缺点是需要锯胸骨、体外循环、停跳心脏。

12 心脏手术后，有哪些注意事项？

做完心脏手术后，康复过程非常关键。注意事项主要包括以下方面。

第一，心态要保持平静平和，不要过度紧张害怕。

第二，饮食要清淡，建议低盐、低脂、高蛋白、高纤维素的饮食，少食多餐。

如果是机械瓣膜，会有严格的术后须知，尽量避免短期内吃太多含叶绿素高的食物，比如菠菜，如果吃太多可能会影响机械瓣膜抗凝功效。

第三，要劳逸结合，根据每个人的恢复过程、体力恢复选择运动方式，因人而异。

第四，积极治疗基础性疾病，如高血压、糖尿病，这些疾病对瓣膜的远期效果还是有影响的。

13 如何预防心脏瓣膜疾病？

心脏瓣膜病常见的原因是风湿性心脏病，主要是由于链球菌感染引起的。预防及积极的治疗链球菌造成的上呼吸道感染，预防风湿热的发生，可以明显减少风湿性心脏病的发生。

随着年龄的增长，心脏瓣膜逐渐老化衰败，可能出现退行性心脏瓣膜病。老年朋友平时需要控制好血压、血脂和血糖，因为如果血压太高，单向阀门承受压力过大，会加重瓣膜的衰败，血糖过高会加快心脏瓣膜老化过程。因此，老年朋友要注意控制好基础性疾病。

讲解专家： 谷兴华，山东大学齐鲁医院心脏外科主任医师。

感冒心悸　警惕病毒性心肌炎

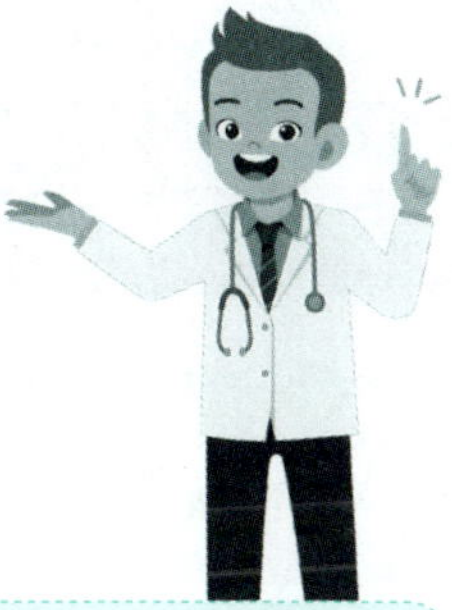

很多人都以为感冒是常见病、小病，不加重视甚至不当回事。殊不知，小病也可能会发展为更加严重的疾病，比如病毒性心肌炎。

1 病毒性心肌炎是什么病?

病毒性心肌炎是心肌炎的一个类型，心肌炎指由各种原因引起的心肌炎性损伤所导致的心脏功能受损，包括收缩、舒张功能减低和心律失常。病毒性心肌炎是由病毒感染导致的心肌局限性或弥漫性的急性和慢性炎症，属于感染性疾病的一个范畴。

2 病毒性心肌炎的病因有哪些?

心肌炎的病因主要有三大类，一是病毒感染，二是自身免疫性疾病，三是药物或毒物。引起病毒性心肌炎的病毒，主要是呼吸道病毒或肠道病毒，比如埃可病毒、流感病毒、副流感病毒、腺病毒、脊髓灰质炎病毒等。

3 为什么感冒可能会引发心肌炎?

每年感冒多发的季节，同时也是病毒性心肌炎的多发季节。感冒常常会引起胃肠道或上呼吸道感染的症状，由于不重视，或者感冒后不及时治疗，身体机体抵抗力下降，免疫屏障损害，可能导致病毒侵犯心脏，引起病毒性心肌炎。

4 病毒性心肌炎好发于哪些人?

病毒性心肌炎可发生在婴幼儿到老年人各个年龄段。从临床发病情况来看，一般好发于青壮年。有些婴幼儿也会发生心肌炎，但一般不会有明显的症状表现，容易被忽视。

5 如何有效预防感冒引发病毒性心肌炎?

引起感冒的病毒，往往是引起病毒性心肌炎的罪魁祸首。感冒以后，大约有 1/3 的患者会出现恶心、呕吐、发热、咳嗽、咳痰等症状。而这部分患者，往往在感冒后期可能会出现病毒性心肌炎的症状，比如心悸、胸闷、呼吸急促。这种情况，一般都是患者未能重视自己的病情，没有及时治疗引起的。

感冒后要充分休息，保证充足的睡眠，合理膳食，增强抵抗力，往往能有效预防病毒性心肌炎的发生；一些婴幼儿，不会表达自身的不适，容易被忽视，家长要密切观察宝宝的表现，尤其是感冒后，出现憋喘、呼吸急促等要及时就医，及时发现心肌炎；日常生活中要加强体育锻炼，保持良好的心情，增强身体抵抗力，预防感冒，预防病毒性心肌炎的发生。

6 出现哪些症状，预示着有可能患上了病毒性心肌炎？

常见的感冒会出现咳嗽、发热、恶心、呕吐等症状，如果在这些呼吸道感染或者肠道感染的症状消失后，再次出现胸闷、心悸，甚至胸疼或者呼吸困难等情况，就要考虑病毒性心肌炎的可能，要及时去医院就诊。

7 病毒性心肌炎有急性和慢性之分吗？

病毒性心肌炎一般分急性期、迁延期和慢性期。急性期是在半年以内，患者的症状时好时坏，化验指标或者客观指标，处于阳性状态。迁延期是半年以后，在一年之内，症状仍然时好时坏，迁延不愈。到慢性期，患者症状比较稳定，一般来说大部分患者就没有症状了，但有一部分在急性期比较重的患者，可能会出现胸闷、憋气、心衰的症状，甚至心律失常的情况。

8 哪些检查能帮助确诊病毒性心肌炎？

病毒性心肌炎患者，需要到专业门诊找大夫进行检查。成人一般可以到心血管内科，小儿可到儿科门诊或心血管内科就诊。一般做以下几种检查，就可以明确是否患上病毒性心肌炎。①血液指标，化验血常规，C 反应蛋白，心肌酶或者肌钙蛋白。②辅助检查，比如心电图，如果心电图提示心律失常，出现窦性心动过速，也就是心跳特别快的情况，就要考虑是否患上病毒性心肌炎。③心脏彩超，通过心脏超声，出现心室收缩弥漫性减弱时，要考虑病毒性心肌炎。④病原学指标，做相关病毒抗体或者核酸检测。

9 病毒性心肌炎如何治疗？

病毒性心肌炎的治疗包括三个方面：一是对症治疗，二是一般治疗，三是病原学治疗，即病因治疗。对症治疗就是预防感染，控制心律失常，治疗心衰；一般治疗是疾病的基础治疗，如发病期间要注意休息，清淡高营养饮食，合理睡眠，有助于疾病恢复；病因治疗，一般以药物治疗为主。药物治疗主要有抗病毒治疗、营养心肌药物治疗、免疫球蛋白制剂治疗，病情危重情况下，可应用激素。

10 病毒性心肌炎患者，日常生活中应该注意什么？

轻症患者，一般休息 2 周就可慢慢恢复。比较重的患者，或者症状比较明显的患者，建议休息 3 个月左右。患者在就医期间，应避免亲朋好友探视，避免情绪激动、劳累，保证充分的休息，使身体抵抗力恢复到最好状态。如果是女性，在患病期间要避免妊娠。

11 病毒性心肌炎患者在饮食上需注意哪些？

病毒性心肌炎患者在饮食上，应进食一些高蛋白，容易消化、吸收，清淡的食物，还要多进食一些富含维生素 C 的食物，如猕猴桃、西红柿，以增加身体抵抗力。

讲解专家： 高东学，山东省立第三医院心内科主任医师。

冠心病的中西医结合诊治

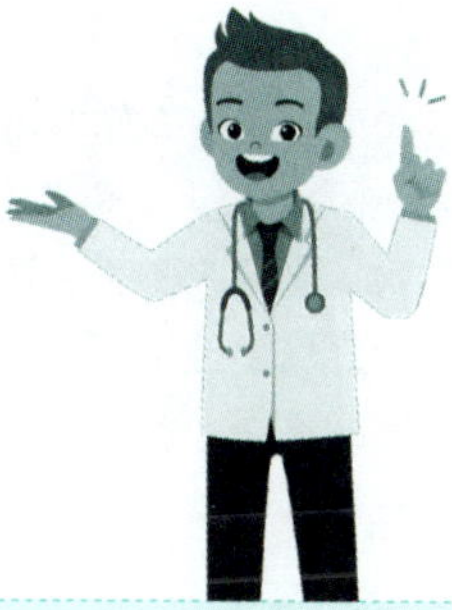

心脏是人体生命活动的发动机，它有规律的舒张收缩可推动血液在全身循环，为组织器官提供充足的血液供应，心脏中的三大血管及其产生的分支作为重要输送通道，一旦阻塞，就会导致血液供应中断，使局部心肌组织缺血甚至梗死坏死，从而发生冠心病。

1 冠心病是怎样发生的？

导致冠心病的原因很多，最常见的原因是动脉粥样硬化。简单地讲，动脉粥样硬化就是动脉内膜面形成斑块。斑块越来越大，就会使供应心脏的动脉血管变得狭窄，于是导致心脏缺血缺氧。如果斑块突然破裂，就会因为血液中的血小板迅速聚集而形成血栓，将血管完全闭塞，使动脉血流中断，相应区域的心肌组织就会因为缺血缺氧而坏死，这就发生了心梗。

2 只有老年人才会得冠心病吗？

很多人认为只有老年人才会得冠心病，其实不然。近年来，随着我国经济发展和社会进步，人们生活水平逐步提高，生活方式发生较大变化，导致我国冠心病发病率上升，且越来越趋于年轻化。饮食没有节制，脂肪和胆固醇摄入量增加，高盐饮食，体力活动减少，久坐，缺乏运动，肥胖、“三高”等，这些都是冠心病的危险因素。另外，由于社会竞争激烈，人们工作压力增加，长期应酬、吸烟喝酒、熬夜加班，使身体得不到休息，也会加速动脉粥样硬化的形成。此外冠心病有家族遗传倾向，冠心病家族史是青年冠心病的一个重要因素，研究表明有家族遗传史发生急性心肌梗死的时间要比无遗传史的早 10 年以上。

上述冠心病的危险因素分为可控制和不可控制的，比如血脂异常、高血压、吸烟、糖尿病、长期饮酒、紧张焦虑、肥胖、缺乏运动以及膳食中缺少蔬菜水果等，控制这些因素可预防冠心病的发生。像年龄、遗传、性别，这些是不可控制的因素。

3 身体出现哪些信号提示可能患有冠心病？

日常生活中出现下列现象时，应提高警惕，及时就医，以便早期发现冠心病。①劳累或精神紧张时出现胸骨后或心前区闷痛，或紧缩样、压迫样、压榨样疼痛，并向左手指、肩、臂放射，持续 3～5 分钟，休息后自行缓解。②体力活动时出现胸闷、心悸、气短，休息后自行缓解。③出现与运动有关的头痛、牙痛、腿痛等。④饱餐、寒冷或看惊险影片时出现胸痛、心悸。⑤夜晚睡眠枕头低时，感到胸闷憋气，需要高枕卧位才舒服；熟睡或白天平卧时突然胸痛、心悸、呼吸困难，需立即坐起或站起方能缓解。⑥用力排便时出现心慌、胸闷、气急或胸痛不适。⑦听到周围的锣鼓声或其他噪声便引起心慌、胸闷。⑧反复出现脉搏不齐、不明原因心跳过速或过缓。

4 心绞痛有哪些特点?

典型心绞痛发作的特点主要包括以下五个方面：①部位。心绞痛的典型部位是在心前区、胸骨上段或中段，疼痛范围常不是一个点或者很局限，而是大概有拳头或手掌大小，可放射到左肩、左臂内侧甚至达到无名指或小指，也可到达牙齿、下颌部位或颈部，一般来说每次发作的疼痛部位是相对固定的。②疼痛性质。典型的心绞痛症状表现为胸骨后压迫、发闷或紧缩感的疼痛，偶伴恐惧、濒死感。有不典型的症状，如烧灼样的或者钝痛或者麻木等，但很少有针刺样、刀割样的疼痛。另外心绞痛不一定是疼痛，压迫感的胸闷也属于心绞痛的表现。③心绞痛发作的诱因。心绞痛最常见的诱发因素是体力活动或情绪激动，比如焦虑、愤怒、过度兴奋等，此外饱餐、寒冷也可诱发心绞痛，疼痛发生于劳累或激动时，而不是在劳累一天以后休息时发生。④心绞痛缓解因素。疼痛发作时，停止活动可以缓解，服用异山梨酯或硝酸甘油 1 ～ 2 分钟可缓解。⑤心绞痛发作时间。心绞痛呈阵发性发作，疼痛出现后常逐步加重，3 ～ 5 分钟内缓解，不少于 1 分钟、不超过 15 分钟，但是如果疼痛时间超过半个小时，应该考虑心肌梗死的可能，应及时到医院就诊。

5 工作或生活中出现心绞痛，应该如何处理?

多数患者心绞痛发作时，是在劳累或情绪激动的状态下发生，因此一旦发病，第一，要在第一时间停止活动，安抚患者情绪使其平静下来。第二，让其就近平躺或半卧状态，解开患者的衣领、领带和腰带，使其呼吸通畅。第三，同时取一片硝酸甘油或 5 ～ 10 粒速效救心丸，让患者舌下含服，只要是心绞痛而不是心肌梗死，一般在 1 ～ 2 分钟，就能减轻症状或缓解疼痛。如果服药后心绞痛仍不能缓解或持续 30 分钟仍不缓解，应该考虑急性心肌梗死的可能性，要立即打 120 急救电话，或者立即送医院诊治。现在大部分医院都有胸痛患者诊治的绿色通道，通过相关病史的询问，心电图和快速血液检测，可以初步确认或排除是否是由心脏原因造成的胸痛，必要时还需要进行影像学检查。一旦诊断为心肌梗死，医院会启动快速治疗流程，开通闭塞的冠状动脉，挽救濒死的心肌，保护心功能，以降低患者的死亡率。

6 中医是怎么认识冠心病的?

冠心病属中医“胸痹”“真心痛”“厥心痛”“心悸”“怔忡”等病证范畴。中医认为冠心病是由于饮食劳倦、七情内伤、寒凝热郁、年老体虚等因素导致心脏血脉的气血阴阳失调，心脉瘀滞。临床中有虚证，也有实证，或者虚实互见。虚证主要是气血阴阳亏虚，实证是气滞血瘀、痰浊水饮、寒凝热郁等。

7 中医对冠心病的辨证分型和治疗都有哪些?

中医学治疗冠心病主要以中药治疗，并且讲究辨证论治，即患者证型不同，所用中药不同。

1）心血瘀阻证：胸痛以固定性疼痛为特点，症见面色紫暗，肢体麻木，口唇紫暗或暗红，舌质暗红或紫暗，舌体有瘀点瘀斑，舌下静脉紫暗，脉涩或结代。一般采用活血化瘀，通络止痛治疗。

2）气滞血瘀证：胸痛以胸闷胀痛、多因情志不遂诱发为特点，常常太息、脘腹、两胁胀闷，嗳气则舒。舌紫或暗红，脉弦。治疗以行气活血，通络止痛。

3）痰浊闭阻证：胸痛以胸闷痛为特点，症见痰多体胖，头晕多寐，身体困重，倦怠乏力，大便黏腻不爽，舌苔厚腻，脉滑。治疗以通阳泄浊，豁痰开结。

4）寒凝心脉证：胸痛以卒然心痛如绞、感寒痛甚为特点，症见形寒肢冷，冷汗自出，面色苍白，心悸气短，苔薄白，脉沉紧。治疗以温经散寒，活血通痹。

5）气虚血瘀证：胸痛以胸痛胸闷、劳则诱发为特点，症见气短乏力，身倦懒言，心悸自汗，面色淡白或晦暗，舌胖淡暗，脉沉涩。治疗以益气活血，补虚止痛。

6）气阴两虚证：胸痛以胸闷隐痛、遇劳则甚为特点，症见气短口干，心悸倦怠，眩晕失眠，自汗盗汗，舌胖嫩红少津，脉细弱无力。治疗以益气养阴，活血通络。

7）心肾阴虚证：胸痛以疼痛时作时止为特点，症见腰膝酸软，心悸失眠，五心烦热，口燥咽干，潮热盗汗，舌红少苔，脉细数。治疗以滋阴清热，养心安神。

8）心肾阳虚证：胸痛以胸闷痛、遇寒加重为特点，症见畏寒肢冷，心悸怔忡，自汗神倦，面色晄白，便溏，肢体浮肿，舌淡胖、苔白，脉沉迟。治疗以补益阳气，温振心阳。临床需要注意的是，以上证型可以同时复合出现，或者出现动态改变，需要遵医嘱及时调整中医治疗方药。

8 冠心病患者在饮食方面有哪些需要注意的？

1）少吃盐：吃盐太多是血压升高的重要原因之一，而高血压是导致冠心病发生和加重的重要因素。一般来讲，每人每天吃盐不宜超过 5 克（相当于一啤酒瓶盖）。

2）适量补充蛋白质：蛋白质摄入不足，会影响血管细胞代谢，血管老化加剧，并加速动脉硬化的形成。

3）适量增加新鲜蔬菜和水果摄入：蔬菜和水果含有钾、膳食纤维、维生素等。

4）增加钙摄入：钙摄入量过低与多种心血管病密切相关。简单、安全、有效的补钙方法是选择适宜的高钙食物，特别是保证奶类及其制品的摄入。

5）少吃高热量食物：特别是少吃肥肉等油腻食物，精加工的主食和甜食也要尽量少吃。肥胖是导致冠心病的常见原因，热量摄入太多会导致体重增加，加重心脏负担，增加冠心病发生和恶化的风险。

6）不饮酒或少饮酒：长期大量饮酒可以增加心血管病的发病风险。冠心病患者长期大量饮酒会显著增加心肌梗死和猝死的风险。

7）需要戒烟。

讲解专家： 李晓，山东省中医院心血管病科主任医师。

五大处方助您心脏康复

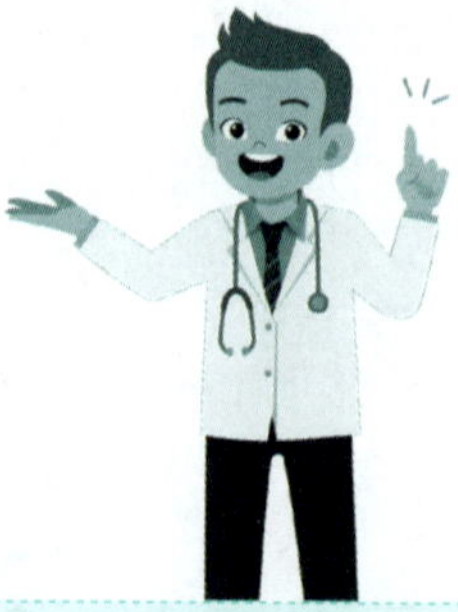

应该如何治疗心脏疾病呢？比如对于冠心病的治疗，如果血管狭窄不严重，最基本的就是药物治疗；如果血管狭窄很严重或者有堵塞，那可能就要放冠脉支架；如果血管弥漫性狭窄，无法植入冠脉支架，那么还可以做搭桥手术治疗。那么除了这些治疗方式，还有没有其他治疗方法呢？那就是心脏康复。到底什么是心脏康复？心脏康复有哪些好处？心脏康复是如何进行的？

1 什么叫做心脏康复？

心脏康复是综合性的治疗方式，融合了心血管医学、康复医学、营养学、心理学等学科，是一个综合性的管理体系。通过药物、运动、营养、戒烟、心理这五大处方对患者进行综合管理，减少冠心病发病率、猝死率，帮助患者更好地回归社会和家庭。

2 五大处方具体是什么？

五大处方是指药物处方、运动处方、营养处方、戒烟处方、心理处方。第一是药物处方，大家比较熟悉，就是一般的看病吃药。第二是运动处方，是心脏康复的主要处方。医生会对患者的运动风险进行专业评估，根据患者的病情和评估结果，给出具运动处方。第三是营养处方，日常合理的营养也非常重要。第四是戒烟处方，心血管疾病患者入院后，会进行尼古丁依赖的评估，医生根据量表的评估帮助患者戒烟。第五是心理处方，心理治疗也是心脏康复关注的重要处方。统计分析发现，心内科住院的患者约有 60% 合并不同程度的心理问题，心内科门诊患者约有 40% 在患心脏病同时合并心理疾病。本文重点介绍运动处方。

3 心脏康复主要适合哪类人群？

狭义来讲，心脏康复主要针对心血管疾病患者，比如患有心梗、心绞痛、心衰、冠状动脉搭桥的患者。实际临床工作中心脏康复面对的人群非常广，比如也可以对健康人群心脏进行科学的评估后再进行心脏康复，改善生活质量。

4 心脏康复对于患者有哪些好处？

1）心肌梗死患者接受正规的心脏康复后，能够降低患者的全因死亡率。据统计，如果急性心肌梗死的患者在患病后一年内接受正规的心脏康复治疗，能降低 45% 的死亡率。住院的冠心病患者，接受正规的心脏康复治疗与未接受心脏康复治疗者相比，死亡率会降低 21% ～ 34%。

2）能够延缓患者动脉粥样硬化的进程，提高生活质量。

3）能够帮助高血压、高血糖患者降压降糖，提高生活质量。

5 冠心病患者需要运动吗?

生活中存在很多误区，如很多人认为冠心病患者要多休息，别劳累，以静养为主；还有做了心脏支架的患者害怕支架会掉下来；心衰的患者在运动后出现胸闷气短心慌等症状，害怕会诱发心脏病发作。

其实，冠心病患者是可以运动的，但要科学的运动，在专业心内科医生出具的运动处方指导下进行。

科学运动可以增加冠状动脉供血，打通侧支循环，还可以增强心肺功能，逆转动脉硬化的发生，帮助高血压患者降低血压。

冠心病患者可以选择两种运动方式：一种方式是主动运动，需要通过科学的评估再运动；另一种方式是被动运动，运用心脏康复科特定的体外反搏设备，进行被动运动。

6 如何对心脏进行评估呢?

可采用心脏康复科的核心技术——心肺运动实验进行评估。心肺运动实验，是在特定的运动负荷状态下收集受试者呼出的气体加以分析。在心肺运动实验过程中对呼出的氧气和二氧化碳比例加以分析，同时连接心电监测，监测心排出量。运动测试是在医生、护士及康复师严密监测下进行的，是一种安全、无创的评估技术。通过评估，可以真正了解患者的心肺功能，出具合理的运动处方。

7 心肺运动实验在临床上有什么作用?

心肺运动实验是心脏康复科的金钥匙。作为一种精确的、无创的评估手段，可以给临床工作带来很大的好处。

1）能够早期诊断。怀疑有冠心病、心肌缺血、肺动脉高压等，在疾病的早期可以通过心肺运动实验提前发现倾向或隐患。

2）可以鉴别诊断。有一些患者胸闷气短，分不清楚是心脏的问题还是肺呼吸功能的问题，可以通过心肺运动实验来鉴别诊断。

3）可以用于术前评估。术前的心肺运动评估，可以有效保证手术的安全性。

4）可以用于运动医学。航天员、运动员、体育工作者等，在运动之前可以做心肺运动评估，评估后制定运动处方。冠心病患者、心衰的患者运动，关键要进行科学的评估，在医生开具的运动处方下进行。

8 运动处方是如何制定的?

药物处方指的是吃什么药、吃多大量、一天吃几次。运动处方跟药物处方是相似的，包含运动方式、运动时间、运动频率、运动强度等。运动方式是指选择什么样的运动，如八段锦、太极拳、游泳、蹬车等。运动时间类似用药时间，如选择上午还是下午，一次运动多长时间。运动频率就像吃药次数一样，指一天运动几次。运动强度，指的是一次多大的运动量。

一个运动单元大约 30 分钟，建议每周做 3 ～ 5 次。一个运动单元一般包含三个部分，热身阶段 5 分钟，运动时长 20 分钟，运动整理阶段 5 分钟。

9 什么叫作有氧能力?

人类的四大生命体征包括呼吸、脉搏、体温、血压。美国心脏病协会把有氧能力纳入第五大生命体征。有氧能力是心脏、肺从空气中摄取氧气，并把氧气输送到周围的组织细胞加以利用的能力，是人体整体健康水平的一个标志。

10 什么是体外反搏？

体外反搏是治疗缺血性疾病的一种无创技术，被称为是躺着的马拉松运动。患者躺在特制的体外反搏床上，通过加压四肢、臀部的气囊，在心脏的舒张期把血液进行反搏，改善心脏、大脑的供血。在心脏收缩期的时候四肢气囊解压，快速排空，降低心脏的后负荷。这种无创性的技术，被越来越多的心脏病患者接受。

11 营养处方具体应该怎么做？

一日三餐与大家生活都是密切相关的。对于有心脏疾病的朋友来说，鼓励多吃白肉类，如鱼、虾类；少吃红肉类，如牛羊肉等。每天的食盐摄入最好不超过 5 克。饮食多样化，不要太单一，保证营养的均衡。不要暴饮暴食，建议一日多餐，忌咖啡、浓茶等刺激性的食物。

12 心理处方具体应该怎么做？

心理处方主要关注“双心”疾病。“双心”疾病主要分为两类，第一类是患者本身有心血管疾病，并发一些心理问题，比如焦虑、抑郁等。第二类是患者本身没有心血管疾病，但是焦虑、抑郁情绪非常明显，引起了类似心脏病的症状。针对两类人群有以下建议：第一，改善生活方式，找点感兴趣的事做，充实业余时间。第二，进行适量的有氧活动，有利于情绪的恢复。第三，建议多晒太阳。第四，患者需要足够的社会支持，包括亲情、爱情、友情。建议家属给患者足够的心理支持，理解他、体谅他、支持他。

13 怎样预防冠心病？

冠心病的预防，针对病因可以分为两类：一类是可以预防的因素，另一类是不可预防的因素。不可预防的因素，如年龄、性别、遗传因素等。可预防的因素，包括高血糖、高血脂、高血压、熬夜等生活方式。因此，可以通过管理自己的血压、血脂、血糖，改善不良的生活方式来预防冠心病的发生。

讲解专家： 牛洪梅，山东省立第三医院心肺康复科副主任医师。

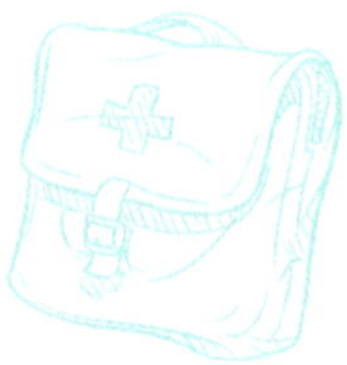

别让脑卒中“卒”不及防

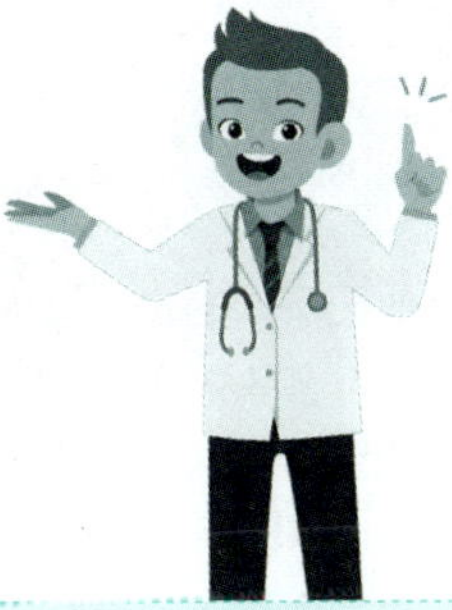

随着我国人口老龄化和群众生活方式的改变，近年来脑卒中的发病率呈上升趋势。脑卒中具有高发病率、高致残率、高死亡率、高经济负担等特点，严重危害人民群众的生命健康和生活质量。那么到底什么是脑卒中？当出现哪些症状时要警惕可能是脑卒中？脑卒中后应该如何进行治疗和康复？

1 什么是脑卒中？

脑卒中俗称脑中风。分为出血性脑卒中和缺血性脑卒中。归根结底是因为脑内的血管发生了病变，造成的一系列神经功能缺损。

缺血性脑卒中就是血管发生了闭塞，像自来水管一样，沉积物渣滓太多，发生堵塞，造成血管所供应的脑组织发生坏死，进而影响所支配脑组织的功能，比如语言、肢体活动、感觉等出现相应的症状。

出血性脑卒中，还是用自来水管做个比喻，血管像自来水管一样，因为长期工作，管道脆性比较大，血压突然发生波动，或者用力的时候，血管发生破裂，大量的血液涌出来，压迫周围的脑组织，进而引起脑组织神经元的坏死，产生了一系列神经功能缺损、偏瘫、昏迷、说话不清楚等症状。

2 缺血性脑卒中和出血性脑卒中，哪一种发病率比较高？

缺血性脑卒中发病率更高一些，据统计，70% ～ 80% 的患者表现为缺血性脑卒中，20% 左右的患者表现为出血性脑卒中。

3 脑卒中的发生跟季节有关系吗？

有关系的，一般来说这个疾病主要发生在冬春季或者春夏季季节变换的时候。天气忽冷忽热，人体血管频繁的收缩或扩张，对血管是一个很大的损害。如冬春交替，天气变化，如果保暖做得不够好，会引起血压、血脂的波动，脑血管病发生的概率会大大增加。

4 脑卒中的发生跟性别有关系吗？

有关系的，临床数据表明，男性多于女性。男性可能工作压力、生活压力要大一些。同时不良的生活习惯，如吸烟、饮酒、熬夜、暴饮暴食等，会引起血压、血脂、血糖的波动，增加脑卒中的风险。

5 哪些人群属于脑卒中的高危人群？

脑卒中的高危人群是指脑血管病发病概率较高人群。高危人群里，最常见的是不可改变的高危人群，比如年龄比较大的，有家族史的，相对来说危险性较高。还有与生活、工作习惯等相关的高危人群，比如高血糖、高血压、高血脂、肥胖等患者。

6 为什么上述人群是脑卒中的高危人群?

血压反映的是血管内的压力，如果早期没有得到很好控制，血压忽高忽低会造成血管内膜增生，造成粥样斑块的形成，血管发生狭窄。随着血管狭窄的发展，可能会引起血管闭塞，血管脆性增大。在冬春季节交替的时候，天气变化或用力、着急的时候容易引起血管破裂，造成出血性脑卒中。

长期患糖尿病会影响血管弹性，造成血管脆性增大、小血管闭塞或者透明样变，发生缺血性脑血管病的概率会大大增加。

高血脂患者血管内黏滞度增高，发生阻塞、血管破裂的概率就会更大一些。

肥胖人群平时心脏和脑部压力比较大。以及有脑血管病史的患者，血管可能存在狭窄或者脆性增大，发生脑血管病的概率也会大增。

不良生活习惯如通宵熬夜、游玩或者娱乐、工作等，会影响血管的弹性，引起血管内压力的变化，很容易造成血管堵塞或破裂。

7 脑卒中会有遗传倾向吗?

有一定遗传倾向。脑卒中的危险因素，比如高血压、高血糖、高血脂等疾病本身有遗传倾向。疾病的危险因素有遗传倾向，疾病本身也会有一定的遗传倾向。

有家族史的人群得脑血管病的概率要比正常人大一些。但这只是一种倾向，并不是上一代得了脑卒中其后代肯定会得。

8 出现哪些症状时，需要警惕是脑卒中呢?

脑血管病的前期症状比较多，最常见的是言语不清、偏瘫、感觉障碍、肢体麻木等。患者如果出现了头痛、恶心、呕吐，甚至表现为持续性的头痛，颈部的疼痛，眩晕，看东西不清楚或者黑蒙，肢体一过性的无力等，这些都可能是脑卒中的预警信号。

患者说话突然不清楚，突然出现嘴歪，或者出现不明原因眼前发光等症状，也要警惕是脑卒中，需要到医院进一步检查、治疗。

9 到了医院还需要做哪些检查来进一步确诊脑卒中?

到医院后，走卒中中心的绿色通道。医生会询问基础情况，如发病的具体情况、出现的症状等，根据病情进行相应的检查。最常用的是 CT，判断是出血性脑卒中，还是缺血性脑卒中。后期通过 CT 灌注成像、磁共振等，明确判断发病的具体部位、大小、性质等。可通过经颅多普勒超声、颅内血流检查，判断血流的流速，判断是否有间接血管狭窄的情况。通过颈部血管彩超，观察颈部血管内是否有斑块形成或者局部狭窄。

10 出现脑卒中相关症状时，家属应该怎么做?

一旦患者在家中出现偏瘫、突然之间的意识障碍，家属一定要沉着冷静。首先拨打电话120，详细描述患者发病时间、具体情况、哪侧偏瘫等。让患者平躺，尽量侧卧，避免呕吐物引起窒息。同时松开患者领带、腰带等，避免压力过高。患者不要随便服用药物，如阿司匹林、安宫牛黄丸等。不要饮水、吃饭，以免影响患者接下来的手术和麻醉。

在需要帮助的时候，可以求助周围邻居，不能一个人抱或者背，一定要让患者平卧，平抬或平移到担架车上，做紧急处理。到达医院后，由专业医生进行进一步的抢救和治疗。

11 脑卒中是如何进行治疗的？

根据患者的病情，在黄金4.5小时内进行静脉溶栓。患者如果发病时间比较短，在4.5小时之内，医生可以通过用药物来让已经形成的血栓溶解。在24小时内可以通过机械取栓，把造成梗死的栓子取出来。还有其他治疗手段，如抗血小板聚集、脑保护剂、促进侧支循环改善的药物等。

12 经过治疗后，还会再次发生脑卒中吗？

有可能会复发。脑卒中具有高发病率、高致残率、高致死率、高复发率的特点。患者发生脑血管病变，说明全身的血管，尤其是颅内血管并不是单一血管的病变。高血压、糖尿病患者会出现广泛的血管狭窄或者粥样斑块形成。一次阻塞的可能是小动脉，是一个提醒，其他血管也可能会存在这个问题。

如果预防工作做得不够好，随着年龄增大，血压波动或其他的原因都可能会诱发新一次的脑卒中，复发率是比较高的。

13 日常生活中如何预防脑卒中？

脑卒中的预防分三级。

一级预防针对还没有发生脑卒中的患者，存在独立的危险因素，像高血压、糖尿病、高血脂等，可针对危险因素进行预防，控制脑血管病的发生。即使做好一级预防，还有年龄、遗传等不可干预、不可控的危险因素，可能也会发生脑卒中。

二级预防是除了在治疗危险因素的同时，在医生指导下长期服用阿司匹林、他汀、活血化瘀改善循环的药物等，避免再一次发生脑卒中。

三级预防是指结局已经出现，患者早期进行康复锻炼，更好地回归社会。通过社区康复和家庭康复的方式，让患者得到更好的预防。

三级预防体系可以使脑血管病患者能得到更好的救治。

讲解专家： 赵修敏，山东省立第三医院神经内科主任医师。

脑卒中的康复

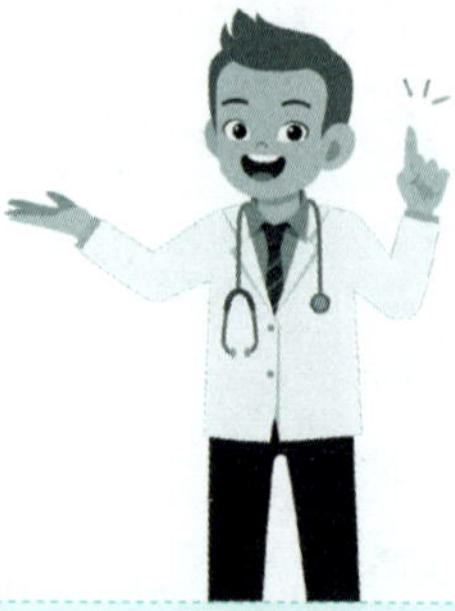

脑卒中，俗称“中风”，是严重威胁中老年人生命健康的疾病之一。随着现代医学的发展，脑卒中患者的急救成功率得到提高，但居高不下的致残率，仍然严重影响着患者的生存质量，给家庭乃至社会造成沉重负担。医学研究证明，脑卒中康复治疗是降低致残率最有效的方法。

1 什么是康复？

康复对于个体来说就是一种恢复。康复作为一门学科，主要是针对疾病伤残的个体，综合应用各种治疗的方法和措施，使其在躯体、生理以及社会功能方面，恢复到最佳状态，来提升患者的自理能力、生存质量，使患者尽快重返社会。但对于某些个体来说，康复无法彻底消除局部或系统功能方面的残障。不过可以通过康复治疗，帮助患者带着这些功能残障，来过更有意义的生活。

2 什么是康复评定？

康复医学包含康复评定和康复治疗两方面。康复评定是一种功能的评定。人体不管是脏器还是肢体的功能，都要有一定自主控制和工作的能力。康复评定就是针对脏器和功能等一些问题，开展一个系统评测，进行功能和系统恢复。

3 康复评定的意义是什么？

康复评定的意义在于通过各种临床检查，使医生对患者疾病伤残功能的具体情况，进行定量或定性的评价分析。康复评定主要帮助康复医师来了解康复对象的三方面信息。第一是功能障碍的性质、范围和程度。第二是要了解康复对象的康复需求和需要。第三就是通过评定过程，预测疾病的预后。

4 康复治疗的具体方法有哪些？

康复治疗的方法有很多种，临床上最常使用的是物理治疗、作业治疗及言语训练治疗。物理治疗主要是通过各种物理方法，借助患者自身的肌肉收缩及关节活动，使其在主动或被动训练下，恢复到一定的功能程度。同时还可借助一些物理因子，像光、电、热、磁等治疗方法，来促进功能恢复；作业训练是通过一些特殊的作业训练方式，使其日常生活能力，得到最大限度提升和恢复；言语训练，顾名思义就是通过各种各样的言语训练，还有肌肉协调等训练方式，使其最大程度通过口语、书面语以及手势，满足患者意愿的表达。除了上述治疗方法，还有心理辅导、文体治疗、传统中医技术治疗等。

5 疾病进展到什么程度，可以进行康复治疗？

康复的介入越早越好。早期介入康复，患者的功能会得到最大程度的恢复。同时，也可以节省时间、经济、精力。在有些国家，对于许多择期手术患者，手术前介入康复已经成为常规。他们的康复科医生在手术前会同手术医生一起讨论手术方案，以确保患者手术后能早日恢复功能，最大限度的发挥手术效果。

6 康复医疗团队如何协同工作？

相较于其他临床学科，康复医学更强调康复医疗团队工作模式。在康复医疗团队中，康复医师起到一个核心作用。康复医师通过对患者的检查及评定结果，组织康复医疗团队制定康复目标和康复方案，并进行定期康复评估，调整具体的康复治疗方案。治疗师包括物理治疗师、作业治疗师、言语治疗师，还有一些文体治疗师，以及心理辅导师和中医治疗师等。各类治疗师是康复治疗方案的具体实施者，他们跟患者接触的时间比较长，起到康复团队和患者之间沟通桥梁的作用。

7 脑卒中患者，一般会出现哪些功能障碍？

脑卒中，俗称中风，它是一组以急性起病、局灶性神经功能缺损为共同特征的急性脑血管疾病。脑卒中有发病率高、复发率高、死亡率高、致残率高的特点，生存下来的 3/4 的患者，会具有不同程度的功能障碍。

患有脑卒中的人群，大多会有不同程度的功能障碍。常见的肢体功能障碍有偏瘫、肢体僵硬痉挛、平衡障碍、姿势调整障碍等。除此之外，还有言语障碍、认知障碍、感觉功能障碍、胃肠道功能障碍、膀胱功能障碍等。

8 脑卒中患者，通常要进行哪些功能评定？

对脑卒中患者进行康复治疗之前，首先要进行功能评定，主要从躯体功能、日常生活能力以及个体与社会功能三个方面来进行。康复的根本目的，是改善患者的日常生活活动能力。日常生活活动能力是患者每天必须反复进行的一些基本活动，是一种可以测量，可以量化的活动。康复评定的维度主要包括洗澡、穿衣、洗脸、刷牙，以及上、下楼梯等基本活动。

9 如何制定脑卒中康复的目标？

脑卒中的康复目标主要分为近期目标和远期目标。近期目标主要是针对发病四周以内的急性期患者，康复主要是以物理训练为主，预防并发症，减少后遗症，促进功能恢复；远期目标主要针对恢复期和恢复后期，使患者可以利用残余功能，恢复到最佳生活状态，重返家庭和社会。

10 如何规划脑卒中康复内容？

脑卒中患者的康复，近期目标主要是针对急性期，这个时期主要预防患者形成压疮，预防肺部感染和尿路感染。恢复期是功能恢复的最佳时期，通常分恢复的早期、中期、后期。发病 1～3 个月，是恢复的早期；发病 3～6 个月，进入恢复中期；6 个月至两年的时间，是恢复的后期。恢复期的治疗原则，是综合治疗和强化治疗，此期要进一步提升患者的步行能力、肢体的控制能力，同时增强患者的协调能力，以及精细运动能力，增强日常活动能力。可以适时通过一些辅助器具，来补偿患肢的功能缺损，使其能够最大化发挥功能，重返家庭和社会。

讲解专家：师冉，山东第一医科大学第一附属医院（山东省千佛山医院）康复医学科主任医师。

中风的中医康复治疗

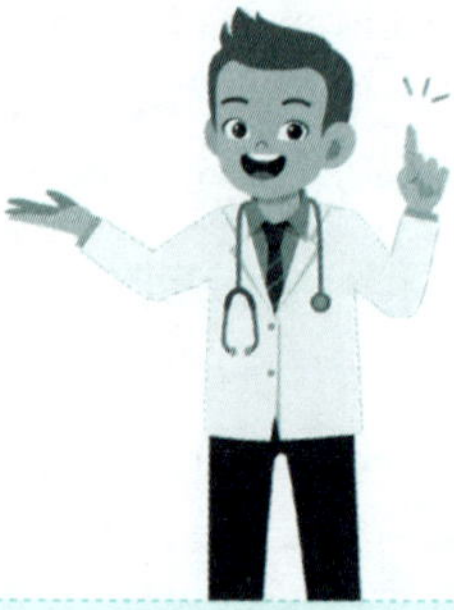

中风因为发病突然、病残率高、致死率高等特点而备受人们关注。据统计，在中风存活者中，70% 左右有不同程度的偏瘫、失语等功能障碍甚至肢体残疾，中风的“杀伤力”不容小视！中医认为，中风是因气血逆乱，脑脉痹阻或血溢于脑所致。随着中医理念在康复医学中的不断深入，中医康复治疗在临床中被广泛应用。及时运用中医康复治疗能全面改善中风患者的身体功能，大大降低其致残率，提高生活质量。

1 什么叫中风？

中风是中医的一个疾病概念，现代医学把它叫做脑卒中。中风是指这个疾病发病特别突然，好像突然被风扑的不省人事，醒了以后出现了半身不遂、不能说话、不能吞咽等一系列症状。

2 从中医来说，人为什么会中风呢？

中风作为一个中医学的概念，其实还包括两个大的概念，一个是脑血管病，另一种中风叫太阳中风病，简单理解就是体质比较弱的人或者老年人感冒之后的一些症状，也叫中风病，但它只是一个外感。临床上，中风通常还是指脑血管病所导致的中风。它的发生一般分内在因素和外在因素。内因一般指的是气血、津液、脏腑功能的问题，如年老体衰、常年熬夜、体质衰弱等。外在因素主要包括季节变化，像冬天气温低，血液黏稠，血管收缩，这时候容易发生脑梗死；像夏天血液流速比较快，容易出现血压升高，情绪焦躁；还包括外部环境，如生气或劳累容易出现脑出血。

3 中风大多事发突然、来势凶猛，前期真的毫无症状吗？

病来如山倒，病去如抽丝。觉得没有征兆，其实是有征兆的。首先，一些基础病就是危险因素，像高血压、高血脂、高血糖，还有高同型半胱氨酸血症和高尿酸血症，有这些疾病就是一个预警。其次，临床有一些症状也是危险因素，中医把它叫做中风先兆症，也叫小中风。常见的表现主要有：一是头痛，这种疼痛和头皮疼不一样，是整个头的疼痛；二是头晕，不是昏昏沉沉，而是觉得走路不稳，像喝醉了酒一样；三是一侧身体无力，包括麻木；四是喝水呛咳；五是讲话感觉像大舌头一样，不像以前表字清晰灵活。这些都是常见的中风先兆症，所以一旦发现这些问题要主动寻求医生帮助及时进行治疗，从而阻断它的发展，预防大中风的发生。

4 发现一些中风前兆，应该怎么做？

一旦发现这些中风前兆，要积极采取治疗措施。首先密切注意血压、血糖、血脂等与中风相关病症的变化，并在医生指导下，适当选用中西药物进行综合调治。同时要注意饮食，比如尿酸和饮食有关，多吃海鲜等高嘌呤食物会导致尿酸堆积，因此要注意低脂、低盐饮食，多食用豆类、蔬菜瓜果等植物性食品。生活中还要保持足够的睡眠、适量的运动；注意精神调节，避免过度精神情志刺激；要戒除烟酒，避寒保暖等。建议 40 岁以上的朋友每年一定要体检一次，筛查一下是否存在中风的高危因素，必要时要到专业医院寻求医生帮助。

5 为什么要进行康复治疗呢？

中风是一个急危重病，急性期的抢救十分重要。但就目前临床来看，当生命抢救回来之后，接下来的康复治疗更加复杂，而且需要更大的毅力和耐心。高致残率是中风的一大特征，最常发生的功能障碍有偏瘫、吞咽困难、语言障碍、认知障碍、血管性痴呆等。中风的临床治疗只能是救命，是应急的治疗；而恢复或改善患者的功能就需要康复治疗。康复治疗需要较长的过程，一般为 1～3 个月。

康复治疗这个概念是 20 多年前进入中国的，但实际上中医康复包括针灸推拿，在 2000 多年前就已经有了。中医看病，首先是整体治疗，其次就是动态治疗，除了预防疾病、治疗疾病，还要促进康复。

为什么康复非常重要？我们人体的机能有非常大的潜力。如脑神经细胞，平常可能只有 3%~5% 的神经细胞处于任务态，在活跃、做功，如果梗死之后，可能关键区域的一些脑细胞死亡了，但是还有大量潜在的神经细胞，是可以通过开发来承担原有功能的，这个叫做脑的重塑效应。怎么让它获得这个功能就是康复治疗的范畴，包括运动疗法，像八段锦、太极拳传统的功法，针灸推拿，中药治疗，都可以促进神经细胞进行再学习，重建神经功能网络，从而可以得到一定程度的康复，甚至有一部分患者几乎不留后遗症或者留很少后遗症，这就是康复治疗的意义。

6 中风后患者还能像正常人一样生活吗？

这几乎是所有患者和家属最关心的问题，恰恰属于康复医学要解决的问题。在这一点上，中西医结合的康复医学最有优势。只要早期介入，通过及时、规范的康复治疗，绝大多数中风患者都能像正常人一样生活自理，而且可以重返工作岗位。也就是说，虽然在理论上讲，中风后常常留下后遗症，但事实上绝大多数通过及时、规范的康复治疗，是可以避免的。

7 中医康复治疗什么时间节点开始最好呢？

理论上来说，在生命体征平稳之后，就可以进行早期康复的介入，所以说越早越好。什么叫做生命体征稳定之后，主要看血压、心跳指标、呼吸是否平稳，通常脑梗死的患者在 72 小时之后就可以进行早期康复。这时候通过中药内服、针灸推拿、床边康复会有很好的效果；脑出血比较特殊，因为出血之后会有一段时间出现脑水肿，所以一般来说脑出血的患者在一星期之后进行康复，如果比较大量的脑出血，也可以两星期之后再进行康复。

8 临床常用的中医康复疗法有哪些？

中医康复现在已经成为一个学科，中医康复学包括我国传统的中药、针灸、推拿、中医功法等，这些都可以作为康复手段。同时也包括现代的康复技术，只要在中医理论指导下使用，都可以成为中医康复的技术技能和方式方法。

总的来说，最佳方案就是中西医结合的综合康复治疗。包括内服中西医药物，外配合针灸、推拿、理疗、康复功能训练等。其中，康复功能训练的具体方法又有好多种，可以训练肢体运动、语言、吞咽功能等。

具体中医康复主要有四个方法：一是中药内服辨证论治，解决“瘀血生风”等；二是针刺疗法，刺激穴位帮助患者恢复功能；三是中药熏蒸疗法，活血通络、调节阴阳；四是推拿疗法，对肌肉、软组织、关节、神经、穴位等施术，改善患者肢体功能和局部血液循环。

9 中医康复学对中风患者有哪些意义？

中风病是一个目前发病率非常高的疾病，并且它具有发病年轻化的趋势，有高致残率、高复发率、高发病率。在中医方面，发展出来的中医康复学，不仅包括了中药内服、针灸推拿等传统的非常有优势的康复技术，也包括了现代的运动疗法、作业疗法、心理治疗、言语吞咽治疗等现代康复技术。如果有一些中风的先兆症或中风，要积极去面对，早日采取中西医结合的方式进行康复，无论是身体上还是情志上的问题，中医康复学都可以做出相应的治疗，帮助患者尽可能少留下后遗症，尽早回归家庭和社会，开启正常生活。总之，康复是一个医生、治疗师、患者和家属相互协作、配合的过程，相信只要我们一起努力，有温度的中医康复便会照进每一位患者以及家人心中。

讲解专家： 周霞，山东中医药大学第二附属医院康复医院主任医师。

第2章

科学调理防“三高”

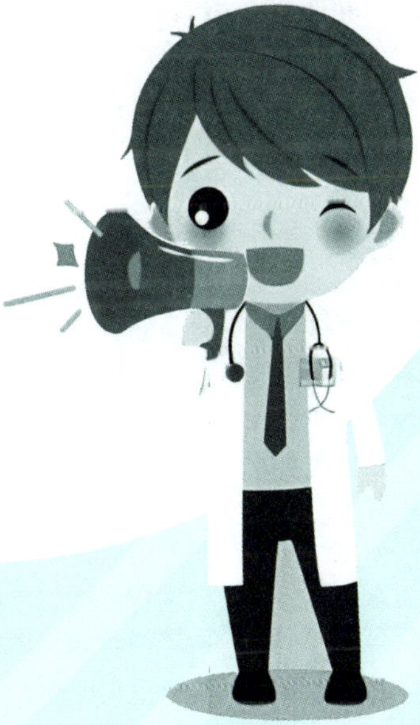

"甜蜜"的杀手——糖尿病

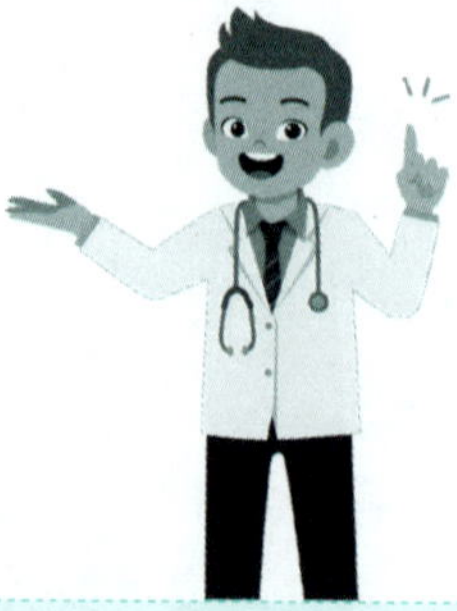

糖尿病已被世界卫生组织列为三大疑难病之一。研究表明，我国糖尿病患者已超过1亿人，居全球首位，患者常存在家族聚集性，这一状况往往会给其他家庭成员造成心理和生活压力。因此正确认识糖尿病，提高自身和家人的预防意识是防控糖尿病的重中之重。

1 什么是糖尿病？

从糖尿病的字面意思来说，确实是尿里有糖了。但糖尿病的核心不是尿里有糖，而是指血液中的葡萄糖超过一定数值，出现一种以高血糖为特征的，伴有代谢异常及相关症状、体征、并发症的代谢综合征。

2 为什么糖尿病患者的血糖会升高？

正常情况下，胰腺会分泌胰岛素，控制人体内糖的代谢，如吃饭后血糖升高，胰岛素就会作用到体内，帮助血糖进行代谢、利用，血糖就会下降。但如果某种原因导致胰腺的胰岛细胞被破坏了，分泌的胰岛素缺少了，血糖就会升高，这种情况最常见于1型糖尿病，好发于儿童青少年。另一种情况是体内虽然有胰岛素，但它不能很好地发挥作用，也会导致血糖升高，这种情况常见于2型糖尿病。

3 为什么糖尿病患者也可能出现尿糖升高呢？

尿液的形成是血液流经肾脏，先形成原尿，原尿里含有血液的葡萄糖，但肾脏有一个很好的功能，就是不浪费葡萄糖等营养物质，会把尿液里的葡萄糖重吸收回去，所以正常人的尿里通常没有葡萄糖。但对于糖尿病患者而言，如果血糖浓度太高，超出肾脏的重吸收能力，会导致葡萄糖"漏出去"，出现尿糖升高。另一种情况是肾脏本身有病变，重吸收能力减弱，即使在血糖正常的情况下，葡萄糖也容易从尿里"漏出去"，也会出现尿糖增高的现象。

4 哪些人容易得糖尿病？

第一，有糖尿病家族史的人群，如父母或兄弟姐妹患有糖尿病，相对来说自己患糖尿病的风险会更大一些。第二，有不良生活习惯的人群，如大量饮酒，经常摄取高热量、高脂肪食物，久坐不动，也是糖尿病的危险因素。第三，曾分娩过巨大胎儿或曾得过妊娠期糖尿病的女性，未来发生糖尿病的风险也会增加。此外，肥胖伴有高血压、高脂血症等人群，得糖尿病的风险也相对较高。

5 患有糖尿病，还可能出现哪些不易察觉的症状？

血糖升高可能会引起全身多个组织、器官出现问题，有些人是因为眼睛出现问题或其他问题就医，结果最后查出血糖高，发现已经患有糖尿病。因此出现以下症状要警惕糖尿病：第一，反复发作的尿路感染，这个症状在老年女性糖尿病患者中非常常见；第二，顽固性便秘或腹泻，患有糖尿病的人更容易出现腹泻或便秘；第三，出现不明原因的皮肤瘙痒，尤其像女性可能会出现外阴瘙痒；第四，出现四肢发麻或者疼痛；第五，过早出现视力下降、白内障或眼底出血；第六，有餐前低血糖反应，这在早期糖尿病患者中比较常见。

6 糖尿病并发症有哪些？

高血糖是全身性的，因此糖尿病会引起多种并发症。如糖尿病会影响到眼睛，出现视网膜病变，严重时，视网膜会剥离导致失明；可以影响心脏，导致冠心病、心肌梗死；可以引起神经病变，出现手麻、脚麻甚至疼痛；影响到肾脏，出现糖尿病肾病；影响到外周血管，出现外周血管病变，而且糖尿病患者的血管与健康人不一样，容易出现弥漫性病变，导致局部缺血、坏死；还可以导致糖尿病足，严重者需要截肢。因此糖尿病本身“三多一少”症状并不是那么可怕，但并发症可能会从头到脚都有体现。

7 血糖和尿糖，究竟测哪个可以诊断糖尿病？

从糖尿病历史上来说，最初知道它叫糖尿病，就是通过尿里含糖发现的这个疾病，现在我们知道糖尿病的本质是血糖增高，作为诊断来说，应该测血糖。这是因为糖尿病患者的尿糖可能会升高，但也有一些其他疾病可能导致尿糖升高，如本身肾脏的问题，导致重吸收糖的能力不好，尿里也可能出现葡萄糖，但这其实是肾脏疾病导致的，不是糖尿病。因此应该用血糖作为诊断糖尿病的指标。

如果有“三多一少”的症状，即多饮、多食、多尿、体重减少，同时，空腹血糖≥ 7.0 毫摩尔 / 升和（或）餐后 2 小时血糖≥ 11.1 毫摩尔 / 升，或随机血糖≥ 11.1 毫摩尔 / 升，可以确诊糖尿病。如果没有症状，就需要重复检查一次，得到上面的结果才能诊断。糖化血红蛋白≥ 6.5%，也可以作为糖尿病诊断指标。

8 如果确诊为糖尿病，需要经常测血糖吗？

一旦确诊为糖尿病，应该定期监测血糖，没有症状并不代表血糖已经正常了。如果不监测，不了解血糖控制的状况，缺少医生用药或者调整用药的依据，不利于病情控制。尤其是治疗方案还没有完全固定下来时，血糖监测要适当频繁一些，可能需要每天监测空腹血糖和餐后 2 小时血糖。如果血糖控制稳定了，可以放宽到每周有两天测血糖。可以建立自己的血糖记录本，有助于自己和医生了解病情。

9 怎样使用家用血糖仪测血糖？

准备血糖仪、采血笔、血糖试纸，采血针头、75% 酒精、无菌棉棒、外壳坚硬的容器及血糖记录本。检查试纸的有效期，确保试纸没有失效，清洗双手保证手部清洁。选择合适的穿刺部位，一般选择手指的指腹侧面，使用 75% 的酒精对穿刺部位进行消毒。消毒待干后，取出血糖试纸，保证试纸干燥，将试纸插入血糖仪。安装针头，注意选择针头穿刺的深浅度。采血笔上一般有数字标识，代表穿刺的深和浅，成年人可以选择数字偏大的刻度。采血笔紧贴皮肤，穿刺后第一滴血去掉不要，再挤出血滴，将血糖仪放在血滴斜上方，等待读数。血糖测完后，一定注意把采血针取下，做到一次性使用。把血糖数值记在血糖记录本上，就医时可以带着记录本，便于医生调整治疗方案。除居家检测，还建议定期到医院检测糖化血红蛋白，如 3 ～ 4 个月监测一次，以了解近期血糖控制情况。

10 糖尿病患者可以吃甜食吗?

糖尿病患者不能仅凭味道来选择食物，还要看食物所含的成分和总能量。有些没有甜味的食物，如米饭、馒头，虽然吃起来不甜，但是所含淀粉在消化后会变成葡萄糖，也不建议多吃。大部分有甜味的食物都是含糖的，如饼干、甜饮料等，糖尿病患者应该控制少吃。如果想吃甜食，可以用适量的低热量甜味剂如木糖醇等代替，但也不宜过量食用甜味剂。还应注意的是，市面上的“无糖”食品大多是以谷薯类（如米、面）和油脂为主料的糕点，本身也是由淀粉做成的食物，消化以后仍然会导致血糖水平升高，也要合理地控制摄入量。

11 糖尿病患者在饮食方面需要注意哪些问题?

主食定量，粗细搭配，全谷物、杂豆类占主食总摄入量的 1/3；可以多摄入新鲜蔬菜；两餐之间适量选择低甜度水果，每次食用水果的数量不宜过多，总量约一个中等大小苹果；常吃鱼、禽、畜肉，限制加工肉类摄入量，每天不超过一个鸡蛋；每天喝些奶类，应选不含蔗糖和蜂蜜的无糖奶；适量吃大豆及坚果类；清淡饮食，足量饮水，不推荐糖尿病患者饮酒。减慢进餐速度，增加咀嚼次数。

合理安排进餐顺序。可以在餐前喝汤，容易产生饱腹感；再进食蔬菜或低糖水果，因其体积大，能量低，可以减慢吸收速度；随后再进食热量偏高的荤菜与肉类，进一步提升饱腹感；最后进食少量主食和碳水化合物，以达到吸收缓慢减少餐后血糖波动的目的。

12 糖尿病患者如何科学运动?

运动是控制血糖的必要手段。建议成年糖尿病患者每周至少保持 150 分钟的中等强度有氧运动。可以选择快走、太极拳、骑车、打乒乓球、羽毛球等，运动量以微微出汗、感觉轻松愉快、有轻度疲劳感但不气喘，休息后可消失，次日体力充沛为宜。当体重下降过快、身体疲劳和机能下降时，应适当减少运动负荷，体重变化不明显时，可以适当增加运动负荷。

讲解专家： 侯新国，山东大学齐鲁医院内分泌与代谢病科主任医师。

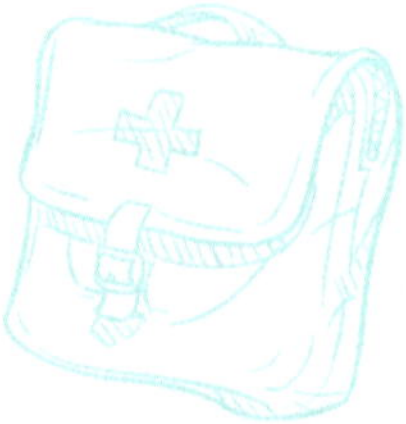

糖尿病足的防治攻略

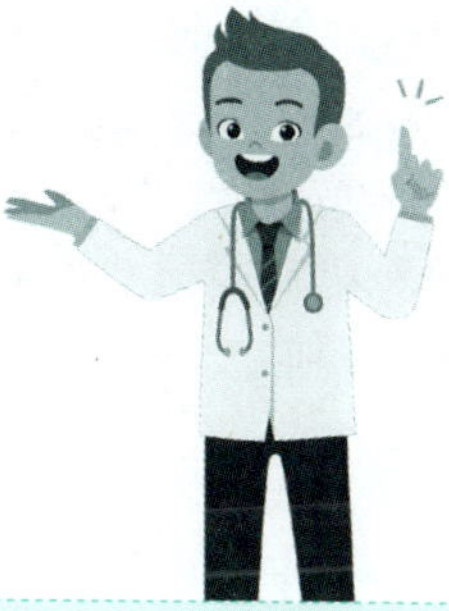

糖尿病足作为糖尿病的并发症之一，已成为一种常见病，严重影响正常工作和生活。此病早期常表现为：脚部皮肤干燥、起皮、颜色变暗，感觉麻木，并逐渐出现疼痛感或者感觉迟钝。随着时间推移，严重的会出现皮肤溃烂、感染化脓，甚至坏死。糖尿病患者若足部出现上述现象，一定要高度警惕，到医院查一下是否患上了糖尿病足。

1 什么叫糖尿病足?

糖尿病足即糖尿病患者踝关节以远足部的皮肤及其深层组织破坏，常会合并感染和（或）下肢不同程度的动脉闭塞症，严重者可累及肌肉和骨组织导致截肢等。

2 哪些人容易患糖尿病足?

总体来说，糖尿病足主要发生于糖尿病病程比较长的患者。如果糖尿病患者出现了糖尿病眼病、糖尿病肾病，他发生糖尿病足的概率就比较高；再就是吸烟的患者，有足癣、足部外伤的患者，合并周围血管神经病变、下肢缺血、周围神经病变的患者，都是糖尿病足高发的人群。

3 糖尿病足的危害有多大?

糖尿病足溃疡的患者预后是比较差的，比肺癌、胰腺癌以外的癌症患者的生存期和生活质量都要差。有人统计，糖尿病足是导致截肢的一个主要原因，14% ～ 24% 的患者会发生大截肢。

4 糖尿病足的发病原因是什么?

导致糖尿病足发生的主要原因是高血糖。高血糖引起的代谢紊乱会使患者出现下肢血管硬化、斑块形成、血液黏稠度增高，最后形成血栓导致下肢缺血。另外，高血压、外伤、足局部感染等也是导致糖尿病足的常见原因。

5 糖尿病足早期有什么样的症状表现?

最常见的表现是足部皮肤的改变，如皮肤晦暗苍白、脱屑、不出汗、汗毛脱失。严重的还会出现发凉、怕冷以及皮肤感觉迟钝等感觉障碍。比如走路的时候就像踩在棉花垛上一样，叫踏棉感；还有的人走路的时候感觉到足掌有针刺样的疼痛，这都是感觉异常。

糖尿病足进一步发展会出现间歇性跛行，就是走一段距离后脚腿有明显的疼痛，被迫停下来休息，过一段时间后再走。很多患者认为是自己年老了，走不动路了，其实这是肢体缺血造成的一种表现，是糖尿病足早期的症状。还有糖尿病足的患者因为神经病变出现关节的问题，如关节畸形等。

6 糖尿病足分为哪几种类型？

临床上，常将糖尿病足分为三种类型：神经型、缺血型、混合型。神经型糖尿病足主要表现为皮肤感觉异常、发凉麻木、感觉迟钝，有些患者甚至出现烧灼样的疼痛；缺血型主要表现为发凉、麻木、疼痛、间歇性跛行、静息痛；混合型既有缺血的表现，也有神经感觉的障碍，这种对患者危险性最大，截肢率也最高。

7 糖尿病足的发病进程是什么样的？

早期没有溃疡的时候叫糖尿病足的高危足，出现了溃疡后叫糖尿病足溃疡或者糖尿病足坏死，这个时期，根据溃疡部位的深浅、有无感染、有无缺血进行分期分级：早期是缺血期，中期是营养障碍期，晚期是坏疽期。

8 为什么糖尿病足发展到最后可能要截肢？

糖尿病足患者发展到后期，严重的感染及毒素的吸收可能会危及患者的生命。这时候为了保命，不得不采取截肢这种治疗手段。

9 怎样治疗糖尿病足？

糖尿病足的治疗是多方面的。先是基础治疗，如控制血糖、血压、降血脂、抗血小板治疗以及营养神经。

对于缺血比较明显的糖尿病足患者，重建血运是最基本最重要的一种治疗手段。主要是采取微创介入治疗方法，开通血管，通过球囊扩张支架植入血管达到重建血运的目的。

微创治疗创伤小、恢复快，成为重建血运的主要方式。其他手段还有血管搭桥等，另外抗感染、创面修复也是治疗糖尿病足的一种重要手段。

10 糖尿病足，需要定期复查吗？

糖尿病足的早期诊断、早期治疗尤为关键。通常采取中西医结合的治疗方式，既能发挥中医的优势，也能发挥西医的特长。

糖尿病足患者需要定期复查，得了糖尿病足溃疡的患者和没得溃疡的患者再次发生溃疡的概率是不一样的。有过溃疡病史的患者比没有溃疡病史的患者复发率高 10 倍左右，需要定期门诊复查。

11 怎样预防糖尿病足？

1）病因的预防及控制。有效控制血糖水平，能够降低糖尿病患者微血管并发症的发生率。

2）进行心血管相关高危因素的控制。如控制血压、血脂、体重，戒烟以及每天适量锻炼，改变不良饮食习惯等。

3）选择合适的鞋袜，保持足部清洁和保暖，能够延缓病情进展。

4）建议糖尿病患者定期到周围血管病科、糖尿病足专病就诊。由专科医师对下肢血管病变、周围神经病变进行早诊断早干预并给予正确指导，避免糖尿病足的发生或加重。

12 糖尿病足患者日常需要注意脚部的哪些情况？

糖尿病足患者应该时常关注足部皮肤的营养状况和鞋袜的穿戴。经常观察足部皮肤的颜色，有没有脱屑粗糙、出汗减少、红斑、水疱、裂口等。足癣也是糖尿病足患者最常见的并发症之一。

糖尿病足患者要用温水泡脚，而不是用热水烫脚。因为糖尿病足患者常伴有神经病变，对痛觉和温度感觉不关键，要避免因为温度过高导致烫伤，出现起水疱、溃疡和坏死的情况。泡脚温度在 37 ～ 38℃即可。洗完脚后，要用柔软的吸水性比较强的毛巾将指缝和整个脚擦干净，不能用比较硬的毛巾来擦拭。有些糖尿病足患者脚部会长鸡眼，还有足裂等情况，一定不要自行去修剪，要找专业的医生处理。

13 糖尿病足患者修剪脚趾甲有哪些注意事项？

1）不要修得太短。糖尿病足患者因为缺血，指甲往往是嵌甲样生长，本身就容易得甲沟炎，指甲修剪太短就会往肉里生长，更容易出现甲沟炎。

2）修剪脚趾甲一定要横着修，不要将趾甲的边缘修成圆形或有角度，避免趾甲边缘往肉里生长。

3）修剪脚趾甲时，特别注意不要损伤到周围皮肤，一旦损伤容易感染，导致糖尿病足溃疡和坏死的发生。

14 糖尿病足患者穿鞋袜需要注意什么？

鞋袜一定要宽松舒适，要穿软底的鞋或者布鞋，透气性要好。鞋尖一定要宽松，不要太尖，避免挤伤足趾。不要穿紧口的袜子，袜子太紧会导致肢体缺血。

讲解专家： 刘政，山东省中医院周围血管病科主任医师。

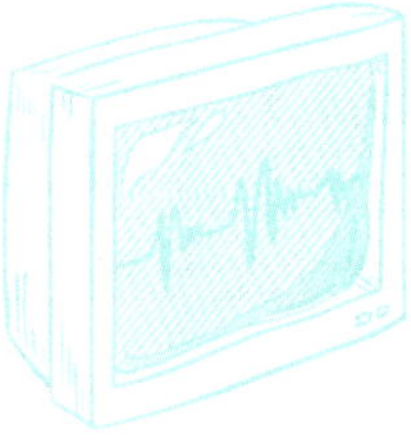

谨防糖尿病肾病

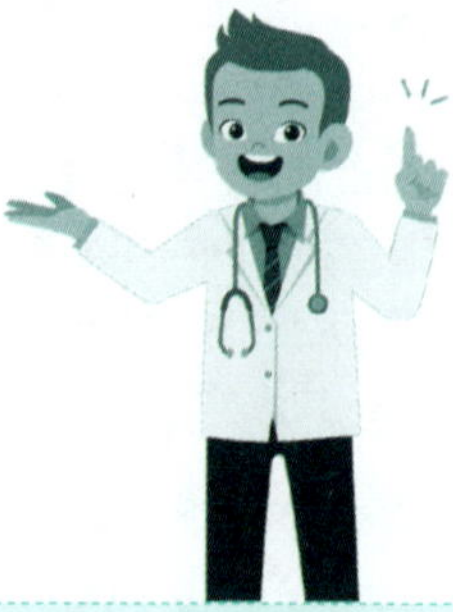

我们常说糖尿病可怕的地方不在于血糖高，而是因为高血糖引发的其他并发症，比如糖尿病肾病。那么糖尿病肾病严重吗？我们该如何及时发现？又该怎样科学防治呢？

1 什么是糖尿病肾病？

糖尿病肾病是糖尿病常见的微血管并发症，是由于长时间的血糖升高，对肾脏血管等造成损伤，引起肾病，严重了可能会出现肾功能衰竭。

2 糖尿病肾病对身体的危害有多大？

提到糖尿病肾病，很多人认为它是一个花费很高的疾病。透析患者中有 50% 以上是糖尿病肾病患者。如果不及时治疗这种疾病最终会影响肾功能，影响患者的生活质量。

3 一般糖尿病患者在得病多久之后，可能会出现糖尿病肾病？

糖尿病肾病早期，临床上可能观察不到明显症状，多数患者在患有糖尿病 5 ～ 10 年，可能会监测到微量白蛋白尿，诊断出糖尿病肾病。因此，一般建议患有糖尿病 5 年左右，开始定期监测一下有没有肾脏损害。

4 糖尿病肾病的危险因素有哪些？

1）高血糖。糖尿病肾病实际上就是与糖尿病相关的一种肾脏损害，是由于长期的高血糖造成的肾脏损害。病程进展中，很重要的影响因素是血糖的高低。有很多人问：“到底吃哪一种药能够保护肾脏？”其实最重要的是血糖的管理，把血糖控制好，能够减少或者延缓肾脏病变的出现。

2）年龄、病程。如果一个年轻人出现糖尿病更应该格外小心，要把血糖控制在一个比较好的状态。因为长时间的糖尿病对各个器官的损害，包括眼睛、肾脏等，都会更严重。

3）血压。血压控制情况与糖尿病肾病发展密切相关，糖尿病患者在病程进展到一定程度后，一定要测一下血压。

4）家族史。糖尿病肾病也有家族聚集性，如有直系亲属是糖尿病肾病去世的，那自己也要格外关注一下血糖状况。

5）心血管病变、肾毒性的药物也是糖尿病肾病的危险因素。

6）吸烟。现在有很多研究表明吸烟是糖尿病肾病的独立危险因素，也可以使糖尿病肾病加重。

5 糖尿病肾病早期会发出什么样的预警信号?

很可惜，糖尿病肾病很隐匿，早期是没有明显症状的。因此糖尿病患者，一定要定期检查尿常规，还要去监测一下有没有微量蛋白尿。糖尿病肾病特别可怕的一点就是，有时候患者不会出现浮肿，也不觉得乏力，甚至早期没有任何症状，一旦出现一些症状了，可能已经发展到不能逆转的状态了。

6 怀疑患有糖尿病肾病，为什么除了做肾病的相关检查，医生还会建议去做眼底检查?

有人说眼睛是肾脏的“窗户”。因为糖尿病眼底病变和糖尿病肾病都属于微血管并发症。糖尿病眼底病变，特别是视网膜病变，通常是最早出现的糖尿病微血管并发症，也是最常见的微血管并发症。所以，糖尿病眼底病变也作为诊断糖尿病肾病的一个参考标准。

7 糖尿病肾病在临床上诊断标准是什么呢?

糖尿病肾病的特征性表现就是出现蛋白尿。在早期是微量白蛋白尿，发展到一定阶段，查尿常规的时候，在报告单上可以看到尿蛋白出现加号，可能会出现持续的蛋白尿。在糖尿病肾病的诊断方面有两条：一是临床诊断，二是病理诊断。如果排除了其他原因，患者有一定的糖尿病病程，另外有眼底病变，可以直接根据蛋白尿的出现，进行临床诊断。但是有的糖尿病患者眼底没有出现病变，而肾脏病变比较明显，对于这种情况，有时候医生会建议做一个肾穿刺，进行病理诊断，来明确一下患者是肾脏疾病合并了糖尿病，还是患有糖尿病肾病。当然，并不是所有患者都需要做肾穿刺来诊断的。

8 糖尿病肾病可以治愈吗?

糖尿病肾病分 5 期，但是 I 期、II 期时，通常在临床上没法监测到。一般糖尿病肾病到 III 期时，才能做出诊断，这个时期属于早期糖尿病肾病，患者通常也没有症状，可以用临床监测方法诊断。例如 3 个月内发现患者有 2 次出现尿蛋白，排除引起蛋白尿的其他原因，可以诊断出是早期糖尿病肾病。这时通过积极干预，部分患者是可以逆转的，就是尿蛋白又少了，甚至没有了。但是一般来说，到了糖尿病肾病的第 IV 期就没有更好的办法把它逆转回来了。

9 糖尿病肾病治疗方法有哪些?

关于糖尿病肾病治疗，千万不要觉得有灵丹妙药，拿过来就能把疾病治愈了。很重要的一点是，一定要综合管理，就是从饮食、运动、血糖、血压、血脂等方面进行管理，包括良好的生活习惯都是非常重要的。在综合管理的情况下，还要谨遵医嘱，规范使用改善微循环等作用的辅助治疗药物，这也是至关重要的。

10 对于糖尿病肾病患者，应该把血压控制在什么样的水平呢?

糖尿病肾病患者血压的管理方面，要控制在高压 130mmHg、低压 80mmHg，尽量不要高于这个数值。建议一定要每天多测几次血压，特别是有尿蛋白的人群，可以早中晚各测一次。

11 糖尿病肾病的患者在日常饮食、运动方面有哪些需要特别注意的?

1）饮食方面。以前大家认为糖尿病肾病要低蛋白饮食。但是新的理念是不强调过于低蛋白的饮食，要适当的低蛋白饮食，同时注意食用优质蛋白，比如可以吃适量鱼肉。另外，碳水化合物的摄入要适量，脂肪摄入量不要太高。

2）运动方面。不建议糖尿病肾病患者进行剧烈运动，中等强度运动就可以，运动也要适度，建议进行有氧运动。运动时间标准是一个星期达到 150 分钟的有氧运动，平均一天 20 ～ 30 分钟。但是严重的糖尿病肾病患者，建议减少运动量，特别是要减少剧烈运动。

讲解专家： 任建民，山东大学齐鲁医院内分泌与代谢病科主任医师。

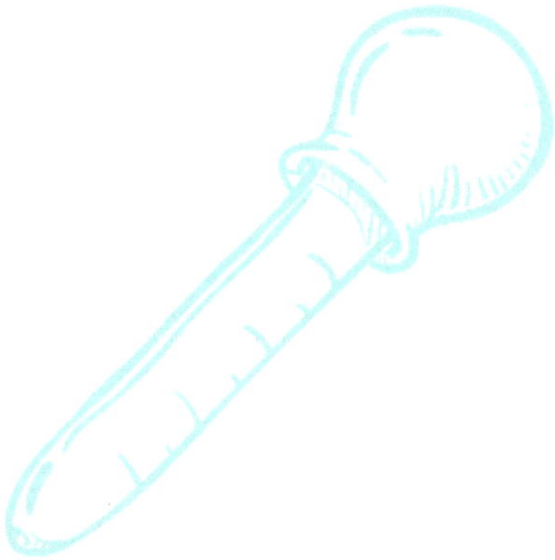

中医防治高血压

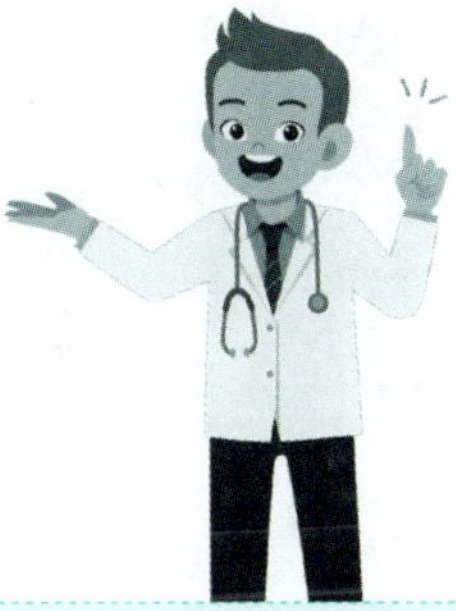

高血压在中医学里应归属于眩晕、头疼、厥证、肝阳、肝风等病症的范畴。在中医范畴内，高血压有哪些类型？中医是如何治疗高血压的？日常生活中，如何做才能预防高血压？

1 中医是如何定义高血压的？

中医没有“高血压”这个病名，根据高血压的临床表现和病理，归属于中医“眩晕”“头痛”“厥证”“肝阳”“肝风”等病症范畴。最早见于《黄帝内经》，称为“眩冒”。高血压的发病与肝阳上亢、瘀血内阻、痰湿中阻、气血亏虚、肾精不足等有关。

2 从中医角度看，高血压是如何发病的？

中医药认为高血压同其他疾病一样，也是由于人体五脏六腑的阴阳气血平衡状态被打破，导致阴阳的偏盛偏衰、气血津液的运行失常而导致。高血压病位在头，也称为清窍，发病与肝、脾、肾有关，中医上的肝脾肾与西医解剖学上的肝脾肾是不同的。高血压发病是由气血亏虚、肾精不足所导致清窍失养或肝阳上亢、痰火瘀血上扰清窍所导致的。

3 中医把高血压分为哪些症型？

临床上一般把高血压分为 5 个症型。

第一种类型是肝阳上亢型，这种也是最常见的。临床表现是眩晕、头胀痛，急躁易怒，特别容易发脾气。另外可能会有口干口苦、失眠多梦、面色潮红、肢体震颤等。这一类型的患者生气以后血压升高特别明显。

第二种类型是痰湿中阻型，一般多见于肥胖或合并有血糖高、血脂高等疾病的患者。临床表现是眩晕、头痛，患者会有头重如裹的典型表现，像戴了一个帽子或是戴了一个紧箍咒，头昏昏沉沉，不清亮。还可能会有痰比较多，饮食不好，容易呕吐等痰湿中阻的表现。

第三种类型是瘀血内阻型，一般多见于高血压合并有冠心病的患者。临床表现也是头晕头疼，头疼部位比较固定，像针扎样，同时也会有心悸、失眠、面色发暗，舌有瘀斑，舌下静脉迂曲的瘀血内阻表现。

第四种类型是气血亏虚型，临床表现是头晕头痛，一般多在行走或者活动以后头晕加重。患者会有乏力感，容易劳累，精神疲惫，容易出汗等气血亏虚症的表现。

第五种类型是肾精不足型，临床表现是眩晕时间比较久，伴有腰膝酸软，两目干涩，视物模糊，耳鸣，失眠健忘等肾精不足的表现。

4 针对每种类型的高血压，应当如何治疗？

中医在治疗高血压时，主要是通过调节脏腑阴阳气血平衡，脏腑阴阳平衡了，气血流通了，血压自然就会下降，症状也会改善。临床治疗时最常用的是内服中药汤剂。通过辨证，给予个体化治疗。

肝阳上亢型治疗以平肝潜阳为主，给予天麻钩藤饮加减治疗。痰湿中阻型以半夏白术天麻汤来加减治疗，起健脾化痰祛湿的作用。瘀血内阻型，以活血化瘀通窍治疗。气血亏虚型以补益气血为主，用归脾汤加减治疗。肾精不足型以补益肝肾填精益髓为主，用六味地黄汤来加减治疗。具体用药一定要谨遵医嘱。

5 中医和西医治疗高血压有什么不同之处？

西医治疗高血压主要是以控制血压为主，通常需要长期规律服药，并注意监测血压。

中医治疗高血压主要有以下三个特点：①对于轻症的高血压，通过调节脏腑的阴阳平衡，疏通气血，轻症的血压升高会自然下降。②对于重症的高血压，血压很高，用西药后也难以控制，可以配合中药起协同降低血压的作用。③中药可以治疗高血压的并发症，临床上很多高血压患者会有乏力、容易疲劳、口干、口苦、心慌、失眠，以及不爱吃饭，容易肚子胀，大便异常如大便干、大便稀等消化系统症状，配合中药有很好的改善症状效果。

6 中医治疗高血压的优势有哪些？

1）辨证论治来治疗高血压。辨证论治是中医的一大特色，根据不同患者的症型体质给予个体化的辨证治疗，降低血压，改善症状。

2）预防靶器官的损害。中医讲究整体观，认为高血压发病不是单一的因素，是多方面失衡所引起的。中医在治疗时注重肝心脾肺肾五脏综合的调整，使人整体阴阳调和，起到治疗作用。

3）中医治疗手段非常多，除了中药内服，还有很多像针灸、耳穴压豆、穴位贴敷、足浴、代茶饮等治疗手段，可以根据不同患者的需要采用不同的手段。

4）中药作用比较缓和持久，副作用比较小，长期应用可以有调节体质、增强免疫力、治疗高血压的作用。

7 怎样通过针灸来治疗高血压？

针灸就是针刺或者艾灸，在人体上特定的穴位，如头部的百会穴、风池穴，穴位有泄诸阳之气，平肝潜阳的作用。在人体的上肢有曲池穴、合谷穴，也可以清泄阳明，理气降压。在人体的下肢有三阴交、太冲穴，太冲穴是肝经的元穴，针刺太冲穴有理气降压的作用。三阴交是肝脾肾三经的交汇穴，起到调补肝脾肾，从根本上治疗的作用。通过针灸可以起到疏通经络、行气活血、协调脏腑阴阳的作用。

8 穴位埋线是一种怎样的治疗方法？

穴位埋线是在人体的一些特定的穴位，比如可以降血压的三阴交、太冲穴、足三里，埋置医用可吸收生物蛋白线。

针刺的时候有一个对穴位的机械性刺激作用，后期蛋白线的消化吸收会有化学性刺激作用，持续刺激穴位 15 ～ 30 天，再进行第二次埋线。

9 哪些食物可以帮助降血压？

1）生花生米浸泡醋中，5 日后食用，每天早上食用 10 ～ 15 粒，有降压、止血及降低胆固醇的作用。

2）煮熟的黄豆浸于食醋中，2 ～ 3 日后，每次食用 10 ～ 15 粒，每日 3 次，坚持服食，有降压作用。

3）淡菜、荠菜和芹菜各 10 ～ 30 克，每日煮汤喝，15 日为一疗程，对降压有效。

如果上述食疗方法增压效果不明显，还应及时就医，以免延误病情。

10 在日常生活中，高血压患者应该注意哪些小细节呢？

1）注意劳逸结合，饮食起居要有规律，养成良好的生活习惯。不能太过劳累，注意休息，保持充足睡眠。

2）按时排便，保持大便通畅。

3）注意控制维持体重，坚持长期适当的运动来控制体重。注意冬春季节不宜清晨过早进行室外锻炼，因为寒冷空气刺激，可使血管收缩，加重高血压，甚至诱发中风。

4）注意保暖，冬天不要洗冷水澡或长时间泡澡，天气变冷要及时添加衣物。

11 高血压患者在饮食上应该注意什么？

调整膳食结构，多吃优质蛋白质、新鲜水果蔬菜，戒烟戒酒。酒会加重高血压，另外喝酒后心率会加快，血管收缩，如果遇到情绪激动，很容易诱发心脑血管事件。

选择高钾高钙的饮食，预防盐摄入过多导致的高血压，对轻症高血压有治疗作用。

12 高血压患者应该如何锻炼？

高血压患者体育锻炼最好的方式是有氧运动，比如散步、慢跑、游泳、骑自行车、跳广场舞、健身舞。中医还有太极拳、八段锦，都是非常好的有氧运动。

13 高血压患者可以凭感觉用药吗？

很多高血压患者用药的时候凭着感觉、症状去用药，觉得自己没有症状就不去用药，但其实是不对的。血压的高低和症状是没有明确关系的。临床上有的患者血压到了 180/100mmHg，自身没有任何感觉，但其实血压已经很高了，对心、脑、肾等靶器官的损害也是持续发展的。

高血压患者要定期监测血压，如果血压稳定了，可以每周测一次血压；如果血压不稳定，建议每天监测血压的频率增加到 2 ～ 3 次，并记录血压水平。

讲解专家： 杨晓妮，山东第一医科大学第一附属医院（山东省千佛山医院）中医科副主任医师。

“三高”人群用药指南

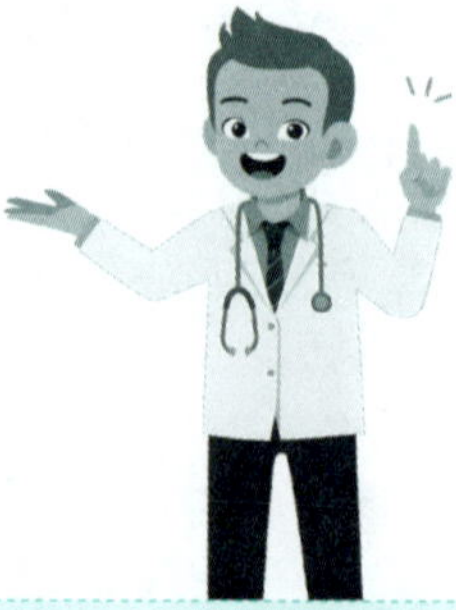

提起“三高”，大家都不陌生，我们身边有好多人饱受“高血压、高血糖、高血脂”这三高的困扰。一旦确诊为“三高”中的某一种或某几种疾病，大多数人需要终生服药来控制病情，预防并发症。然而关于用药，“三高”人群存在的认识盲区甚至误区可真不少，不规范用药，不仅会影响药物效果，甚至可能对身体造成更大的危害。

1 什么是“三高”？

“三高”指高血压、高血脂、高血糖，这三种疾病均是常见的慢性代谢障碍性疾病，发病机制与年龄、心理、环境因素及生活、饮食方式改变均有一定的关联。

2 确诊高血压后，没有症状需要吃药吗？

没症状不等于没问题，很多人发现高血压后，往往会先控制饮食，能不吃药就不吃药。这种想法可以理解，良好的生活习惯对于控制血压确实帮助很大。不过，何时开始服用降压药物是综合血压以及其他危险因素来进行判断的。一般而言，对于血压超过 180/110mmHg 的人群，有糖尿病等增加心脑血管意外发生风险的疾病，建议立即开始口服降压药控制血压。把血压控制在正常范围，才是避免心脑血管并发症的最佳手段。对于血压不高，心血管意外风险比较小的人群，如果调整生活方式 1～3 个月，血压没有降至正常，也要开始药物控制。

3 临床上常用的降压药有哪些？

现在临床上能够选择的降压药物非常多，目前普遍常用的降压药物包括钙离子拮抗剂（地平类）、血管紧张素转化酶抑制剂（普利类）、血管紧张素受体拮抗剂（沙坦类）、利尿剂、β- 受体阻滞剂（洛尔类）。

4 高血压人群需要定期换药吗？

不要频繁换药。高血压的用药非常个体化，每个人对高血压药物关键性不一样，所以刚开始用药时，可能需要一段时间来找到适合的药物种类和剂量。一旦找到能够使血压达标，没有明显副作用的药物，就要长期坚持服用，不会出现“耐药”的情况。如果用药后血压又出现控制不好的情况，应该在医生的指导下进行药物调整、加量或换药。

5 长期服用降压药会伤身体吗？

每种降压药都有副作用，但并不意味着降压药对身体有损害。说明书上列出的不良反应，是在药物的安全性试验中，以及临床上长期观察发现的各种不良反应的总结，不是说一个人身上会出现所有的不良反应，也不是吃了这个药肯定出现上面说的不良反应。任何一种药物，在应用之前，都要经过严格的安全性实验。在合理用药的情况下，降压药引起的不良反应绝大多数都是很轻微的，且发生率也很低，只要血压控制良好，长期服用降压药一般也是安全的。相比于不控制高血压所带来的危害，规范用药的益处非常明显，因此要在医生的指导下合理用药。

6 什么时间服用降压药效果比较好？

降压药的服用时间是由高血压特点决定的。一般而言，高血压人群在清晨会出现一个“晨峰高血压”，也就是说早晨的血压会比通常的时候高一些，所以对于大部分高血压人群，建议在清晨起床之后就服用降压药物，这也有助于提高依从性。但有些人在夜间会出现血压控制不佳的情况，这种情况要调整为晚上用药或增加一次用药。但值得注意的是，利尿剂一般不在晚上服用。

7 患有糖尿病，可以多种药物一起应用吗？

口服降糖药有促胰岛素分泌类、双胍类、α 糖苷酶抑制剂、胰岛素增敏剂等多种，每一类药物的作用机制各不相同，但同一类药物的作用机制基本相似，所以一般不主张同一类药物合用，这样有时会导致严重低血糖。

8 糖尿病人群有哪些常见的用药误区呢？

常见误区有：一是选药不当。二是凭感觉用药，有些糖尿病人群习惯根据自觉症状来判断血糖控制的好坏，感觉症状不太明显了，服药与不服药在感觉上差不多，于是就认为不用药也无关紧要。三是拒绝用药，尤其是有些新患糖尿病的人，需要降糖药治疗，但却担心用药伤肾、伤肝，而拒绝用药。

9 降糖药效果不好需要调整用药方案吗？

降糖药的药物积累作用一般需要 3 周左右才能体现出来。口服降糖药物，如果治疗方案不好，一般也应等 3～4 周调节一次，胰岛素可 3～7 天调节一次。当胰岛 B 细胞因高糖抑制被缓解后，自身分泌胰岛素的功能有所恢复，出现了低血糖，这时需逐渐减少外源胰岛素的注射剂量。

10 糖尿病人群病情稳定后还需要继续用药吗？

血糖达标后是否可以减药或者停药是有条件的：若血糖控制很好，甚至有低血糖情况的发生，则需要减量甚至停药；根据药物的多少和强度，多少是指药物的种类，强度是指药物的剂量大小。如仅使用一种药剂量很小，且能将血糖控制很好，这种情况可以考虑停药；如使用三种药剂量很大，则需要看长期的血糖控制情况，如空腹、餐后以及糖化血红蛋白都正常，究竟是减药还是停药，需要综合考虑，应在医生指导下进行减药或者停药，并且要加强停药后的观察。如果 1～6 个月，血糖仍然控制得很好，可以停药。但是对于大部分患有糖尿病的人来说，还是要长期服药的。尤其是对于中老年人，随着年龄的增长，机体的状态、器官功能、胰岛分泌胰岛素的能力等都不佳，需要长期用药的可能性大。

11 对于高脂血症人群，如果本次报告单没有显示血脂异常，可以停止服用降脂药物吗？

对于既有高血压又有糖尿病的人群来说，属于心血管疾病发病风险的极高危人群，其血脂水平比正常人要求更为苛刻，是不能自作主张参照检验单上的指标擅自停药的。即使是没有合并其他慢性病，只是单纯的高脂血症，如果自己的饮食方式、吸烟等习惯都没有改变的情况下，停药后血脂的数值就会很快会回到以前水平。如果通过生活方式的改变，各项指标达到了医生认为的目标值，则可以根据整体的情况，由医生来确定是否停药。

12 他汀类药物伤肝吗?

与他汀相关的肝功能损伤发生率大约是 1.2/10 万，因为服用他汀发生的肝功能衰竭发生率只有 1/500 万，目前认为是患者特异性体质造成的。非酒精性脂肪肝、慢性肝病（如慢性乙肝）和代偿性肝硬化都是可以使用他汀的。有以下情况的人群不建议使用他汀类药物：活动性肝病患者，不明原因的持续肝酶升高，任何原因出现肝酶升高超过正常值上限的三倍，以及失代偿的肝硬化、急性肝衰竭等情况，是需要停用他汀类药物的。在服用他汀类药物前，以及服用后一个月可以检查一下肝功能，长期服用这类药物，可以每 6 个月或一年复查一次肝功能，以防止发生严重的副作用。对于应该服用他汀类药物的人来说，它是一个利大于弊的药物，希望大家能消除对他汀类药物不必要的顾虑，更好地规范用药。

13 降血脂保健品能替代药物吗?

目前市面上许多保健品都标榜拥有清除体内血脂、软化血管的作用，但这都是企业的宣传，没有经过国家质监局的检验，更没有严格的临床研究与循证医学支持。高胆固醇血症是一个慢性代谢异常，需要依靠药物进行控制。如果停药，多数人的胆固醇水平在 1～2 周内又回升到治疗前水平，这时降脂药所起到的稳定、逆转动脉斑块的作用就会消失，脑卒中的风险必将增加。因此，在正常情况下，降脂治疗要长期坚持。

14 高脂血症患者用药需要注意什么?

（1）坚持服药，不要自行无故停药。

（2）用药期间注意一下常见的不良反应，如出现肌痛、乏力、酱油色尿等，要及时就医。

（3）用药期间不要自行加服有辅助降脂作用的保健品，可能会造成不良反应的叠加。

讲解专家： 沈承武，山东第一医科大学附属省立医院（山东省立医院）药学部主任药师。

药膳食疗降“三高”

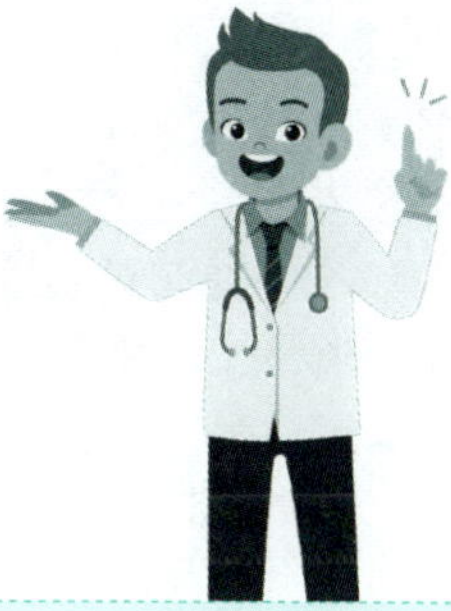

人们常说的“三高”是高血压、高血糖和高血脂的总称，它们就像是“隐形的杀手”，随着病情发展，可能会引起全身多个组织、器官发生病变，严重威胁着人体健康。“医食同源，药食同根”，对于“三高”人群而言，药膳食疗不失为“美味与健康”的最佳选择。

1 糖尿病对人体有哪些危害？

据《中国居民营养与慢性病状况报告（2020 年）》显示，我国 18 岁及以上居民糖尿病患病率为 11.9%，糖尿病前期检出率为 35.2%，其中 2 型糖尿病是主要类型，50 岁以上成年人患病率更高。糖尿病呈现出低龄化、长病程、并发症多、健康危害严重和医疗支出费用高等特点。糖尿病的典型症状是“三多一少”，即多饮、多食、多尿、体重减少，有些人患有糖尿病后，可能本身并没有太大的感觉，但高血糖会对身体产生长久的影响，可能带来各个器官、组织的变化和损害，所以糖尿病并发症是最可怕的。

2 中医怎么看待糖尿病？

中医的病名一般是以症状来命名的，糖尿病的症状是很容易饿、容易渴，所以中医把糖尿病叫作“消渴”。一般糖尿病初期主要是阴虚为主的表现，后期会出现气阴两虚，这时候除了阴虚症状还会伴有乏力，再到十几年、二十几年，会表现为阴阳两虚，这时候可能会出现怕冷、腰膝酸软等症状。

3 患有糖尿病的人群，比较适合吃哪些药膳？

一般选用滋阴清热作用的药膳食材比较好，如玉竹、百合、黄精、枸杞子等，如果后期出现了阴阳两虚，可以再适当选用一点山药、人参、当归、龙眼肉等。

推荐一款鸽肉山药玉竹汤。主要材料：鸽肉 50g，山药 30g，玉竹 12g，生姜 3g，盐适量。制作方法：鸽肉焯水，洗净入锅，加山药、玉竹、生姜和清水，煮至鸽肉烂熟。

4 高血压有哪些危害？

《中国居民营养与慢性病状况报告（2020 年）》显示，我国 18 岁及以上居民高血压患病率为 27.5%。高血压是导致冠心病、脑卒中等心血管疾病、死亡的主要原因之一。

高血压属于中医学的“眩晕”等范畴，分型比较多，例如比较常见的肝阳上亢型，一般这种人肝火比较旺，容易发脾气。还有一种是痰湿瘀阻型，这类人群体内痰湿比较多，一般较胖，行动较缓慢。高血压患病时间久了，也会对身体整体机能造成亏损，这时会出现阳虚的证型。

5 对于高血压人群，有哪些合适的药膳？

首先高血压人群一定要注意减盐，食盐控制在 5 克之内，多补钾，少吃钠。在此基础上，药膳也要尽量选择少盐或者无盐的。肝阳上亢型的高血压人群，食材可以选择决明子、菊花、桑叶等。对于较胖的痰湿比较重的高血压人群，可以选薏米、芡实、茯苓、赤小豆等祛湿效果较好的食材，日常煮粥或做代茶饮都可以。

6 高脂血症有哪些危害？

《中国居民营养与慢性病状况报告（2020 年）》显示，我国 18 岁及以上居民高脂血症总体患病率高达 35.6%，造成严重的疾病负担。高脂血症是高血压、糖尿病、冠心病、脑卒中的重要危险因素，长期患高脂血症可导致动脉粥样硬化，增加心血管疾病的发病率和死亡率。

7 对于高脂血症的人群，有哪些适合的药膳？

高脂血症人群在饮食上要注意食物的摄入种类，要少吃甚至不吃煎炸、高热量、高脂肪的食物。在满足每日必需营养需要的基础上，通过改善膳食结构，控制能量摄入，维持健康体重，减少体脂含量；尤其对于超重和肥胖人群应通过控制能量摄入来减重。高脂血症人群中最常见的症型是脾虚湿盛型，主要调养原则是健脾祛湿，可以选择芡实、茯苓、薏米、白扁豆、山药、莲子、百合等食材。

讲解专家：王萌，山东省中医药研究院中药资源研究所副研究员。

第3章

呼吸之道学问大

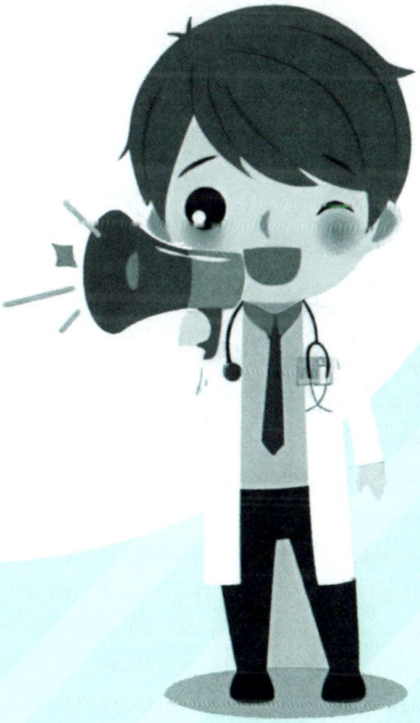

肺炎的防与治

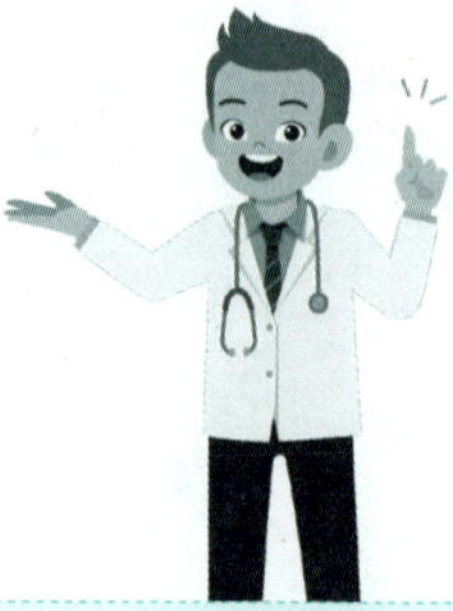

说起肺炎，大家可能并不陌生。肺炎作为最古老的疾病之一，到今天我们还在与之斗争。据联合国方面有关报告，肺炎是 5 岁以下儿童的最大致死病因，全球每年约有 70 万 ～ 100 万名 5 岁以下儿童死于肺炎。换句话说，大约每 40 秒就有一名 5 岁以下儿童死于肺炎。同时，肺炎也是老年人健康的重要威胁，据我国有关研究数据表明，老年肺炎占全部肺炎的 50% 以上，更是容易发展为重症肺炎，而且重症肺炎的病死率可高达 50%，成为人民群众生命安全和身体健康的重要威胁。

1 什么是肺炎？

肺炎从广义上来讲就是肺部的炎症。呼吸系统就像一个倒着的大树，气管就像一个树干，一分为二是右组织和左组织，再往下大约 24 代分级就到了终末气道。

肺部的炎症从狭义上来讲，就是指肺部最深处的炎症，是终末气道肺泡和肺间质的炎症，造成肺部炎症的原因有很多种，有理化因素、药物因素、免疫因素，还有另外一个很重要的因素是感染性因素。

2 肺为什么容易被感染？

作为自然界的一分子，人体是与细菌等病原体共存的，始终要遭受感染性疾病的威胁。同时，肺部是人体与外界相通的系统，这就决定了外界的微生物很容易进入肺，产生各种感染。而肺部不像消化系统可以通过排泄来缓解症状，进入肺的微生物不容易出去，就导致肺部感染会相对严重。另外，肺部有很多肺泡，成年人大约有 3 亿～ 4 亿个肺泡，展开来有 100 平方米左右，大的接触面积意味着会接触到更多的微生物，一旦感染，看似很小的区域实则是很大的面积。概括来讲，肺部与外界直接相通，构造上又有很大的接触面积，而且还没有很好的排出机制，就导致了肺很容易被感染。

3 肺炎的易感人群有哪些？

哪些人免疫力低，哪些人就是肺炎的易感人群。①65 岁以上的老年人，有研究表明，老年人得肺炎的概率要比青壮年高 4 ～ 5 倍，而且危险性也比青壮年高。②儿童，主要是 2 岁以下的婴幼儿。③慢性病患者，如心脏病、糖尿病、慢性肾脏病、肺部疾病、恶性肿瘤等。④长期卧床的人。⑤免疫功能低下、营养不良或者患有免疫功能缺陷疾病的人。⑥吸烟、酗酒或者职业原因长期吸入粉尘的人群。

4 为什么老年人和孩子是肺炎的易感人群呢？

随着年龄的增长，器官功能是逐渐下降的，肺功能从 30 岁开始下降，同时老年人常常有很多基础疾病，包括高血压、糖尿病、肿瘤、心脑血管疾病、慢阻肺，这造成老年人的呼吸道物理屏障和化学屏障减弱，再加上免疫功能下降，所以老年人很容易患肺炎。另外，还有一个很重要的因素，也是常常被忽略的一个因素，就是老年人无论是咽喉部的肌肉，还是食道括约肌都变得松弛，喝水、吃饭的时候容易出现呛嗝，吃多时容易出现胃食道反流，导致吸入性肺炎。

儿童呼吸系统发育不完善，气道狭窄，气道上皮黏膜纤毛运动功能低下，吸进去的病原微生物不能及时被清除掉，所以容易引起感染。儿童感染肺炎后，气道分泌物增多，孩子往往不会咳嗽，咳不出黏液容易形成气道阻塞，从而容易出现肺不张的情况，如果不及时治疗，将来会留下支气管扩张等并发症，所以要引起足够重视。

5 肺炎的典型症状有哪些？

肺部感染后常见的症状是发热、咳嗽、咳痰，当然老年人可能不发热，也可能没有咳嗽咳痰的情况，他可能首先出现一些中枢神经系统症状，但大多数的患者都会出现发热、咳嗽、咳黄痰甚至咳脓臭痰。还有的患者可能有胸疼、胸闷，重症肺炎的患者可能出现呼吸衰竭或感染性休克等情况。

6 感冒容易引起肺炎吗？

一般意义上，常见的感冒是指病毒引起的上呼吸道感染，因为病毒性感冒有自限性，一般 7 天内好转，不会发展到下呼吸道。但是当免疫力低下时，病毒性感冒一直不好，病毒就有可能发展到下呼吸道形成病毒性肺炎，所以也要重视病毒性感冒。

细菌性肺炎主要与人体免疫力、环境等因素有关，临床上也常见病毒性肺炎并发细菌性肺炎的情况，因此，如果有反复咳嗽、发烧等症状，要引起重视，及时就医、早期干预。

7 如何判断是否得了肺炎呢？

临床上，首先医生要询问患者的病史，进行初步判断，还要通过查体，比如听诊肺部有无啰音，还会通过一系列的检查，包括 x 线、实验室检查等进一步明确诊断。所以，一旦发现有呼吸道感染类似症状，最好还是要寻求专业医生的帮助。

8 感觉患了肺炎，应该到哪个科室就诊？治疗周期长吗？

需要到呼吸科就诊。关于治疗周期，一般的细菌性肺炎使用抗菌药物治疗，疗程需要 7～10 天；但由非典型病原体（如支原体、衣原体、军团菌等）引起的肺炎，则需要治疗 3～4 周；由结核杆菌引起的肺炎也就是肺结核，通常需要抗结核治疗 6 个月，而如果结核杆菌导致了结核性胸膜炎，则需要 9～12 个月甚至更长的治疗周期。

9 肺炎的治疗方法主要有哪些？

肺炎的治疗包括几个部分。一般治疗：包括卧床休息，多饮水，注意补充足够的蛋白质、热量及维生素。对症治疗：包括祛痰、止咳、退热、吸氧等，如果是比较严重的肺炎，可能还需要呼吸支持治疗。消灭病原体：细菌性肺炎、支原体肺炎、衣原体肺炎、真菌性肺炎等，需要使用相关药物治疗。特殊病原体引起的肺炎，如肺结核等，有特殊的消灭病原体的药物。较轻的肺炎患者，只需口服药物即可；较重的患者，通常需要静脉输液。其他治疗：某些类型的肺炎需要用糖皮质激素、免疫抑制剂等治疗。

10 治疗肺炎，需要用抗生素吗？

这是根据病原体来定的，如果是细菌感染的肺炎，要用抗生素来治疗。如果是病毒感染的肺炎，就避免应用抗生素。具体要遵医嘱。

11 怎样预防肺炎？

预防肺炎最关键的是要改善自身免疫力，戒烟限酒，养成良好的生活习惯，总之做自己健康的第一责任人。另外接种疫苗也是一个很有效的办法，可以接种流感疫苗和肺炎疫苗来预防病毒和细菌感染。

12 接种了肺炎疫苗就不会得肺炎了吗？

我们通常接种的是肺炎链球菌疫苗，肺炎链球菌本身有好多血清型，所以接种了这一种肺炎链球菌疫苗，还可能感染另一种血清型，并不能达到完全预防的作用，大约有 70% 的有效性。

讲解专家： 徐玉荣，山东省公共卫生临床中主任医师。

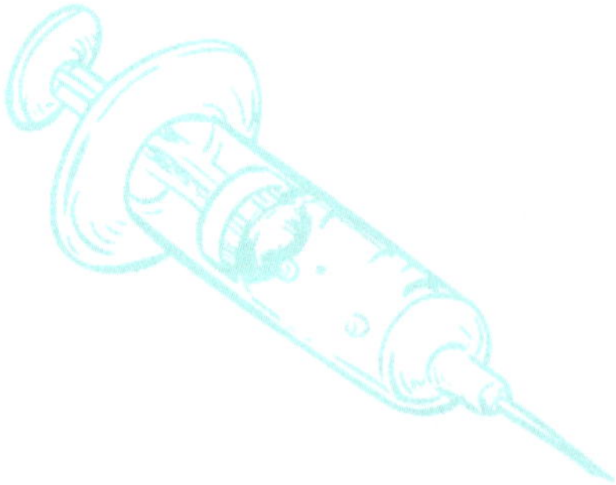

慢性咳嗽背后有玄机

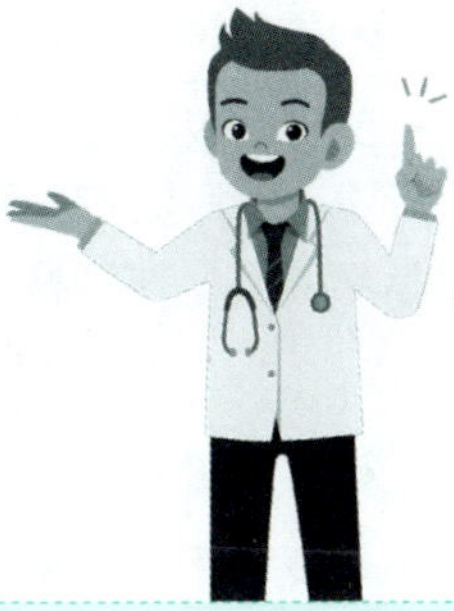

咳嗽是一种常见症状，通过咳嗽可以清除呼吸道分泌物和有害因子。但是如果长期咳嗽不止，那就需要注意了，慢性咳嗽的背后可能暗藏着其他疾病。

1 什么是咳嗽？

咳嗽本质是机体的一种防御性神经反射，由一个完整的神经反射弧来完成，这个反射弧有一个感受器，感受器一般位于人体的肺或气道，如果气道里有分泌物，感受器感受到这个信号就会发出一些信号，通过传入神经到达咳嗽中枢，咳嗽中枢类似于司令部，当它接收到这个信号就会发出指令，指令通过传出神经到达效应器，指挥这些效应器做出一系列的动作，就会咳嗽。咳嗽的主要目的是清除呼吸道有害因子或分泌物。所以咳嗽并不意味着就是得病了，但频繁、剧烈的咳嗽会对我们的工作、生活造成影响，可能预示着其他疾病，这时候就需要看医生了。

2 咳嗽分为哪几种类型？

《黄帝内经》里有一句话："五脏六腑皆令人咳，非独肺也"。咳嗽分不同的类型，而且分类依据很多，最常用的就是按照咳嗽的时间，分为急性咳嗽、亚急性咳嗽、慢性咳嗽。急性咳嗽是指咳嗽持续时间在 3 周以内；亚急性咳嗽是指咳嗽持续时间在 3 ～ 8 周；慢性咳嗽是指咳嗽持续时间超过 8 周。

3 哪些原因会引起慢性咳嗽？

慢性咳嗽病因很多，常见的有胃食管反流性咳嗽、上气道咳嗽综合征、咳嗽变异性哮喘、嗜酸粒细胞性支气管炎，此外，变应性咳嗽患者也很多。不同类型的咳嗽病因不同，比如上气道咳嗽综合征有一个形象的名字叫鼻后滴漏综合征，顾名思义是由于鼻部的一些疾病，像鼻炎、鼻窦炎等导致鼻腔分泌物增多，这些分泌物会倒流到咽部，刺激咳嗽感受器引起咳嗽。咳嗽变异性哮喘的患者通常不喘，表现为咳嗽，一般晚上或是凌晨时咳嗽比较明显。胃食管反流引起的咳嗽，患者除了咳嗽症状，还有胃食管反流的症状，比如容易吐酸水，吃得太甜或是太油腻时，咳嗽就会加重。还有一种叫嗜酸粒细胞性支气管炎，这种支气管炎是因为嗜酸粒细胞在气道里浸润造成的，患者一般表现为刺激性的咳嗽，痰少或无痰，对刺激性气体，如冷空气、油烟比较关键，如果做检查的话，会发现嗜酸粒细胞是增高的。变应性咳嗽，患者表现为刺激性干咳。还有一种称之为心理性咳嗽，或者叫心因性、习惯性咳嗽，这种咳嗽在孩子中比较常见，这种咳嗽有一个特点，就是当患者转移注意力或晚上睡觉以后就不咳嗽了。

4 慢性咳嗽对肺功能有不良影响吗？

一般慢性咳嗽对肺部没有明显影响，因为大多数导致慢性咳嗽的原因并不是肺部疾病，而是一些呼吸道非特异性炎症，如鼻后滴漏综合征、咽喉炎等导致的咳嗽。但如果慢性咳嗽同时合并有肺部疾病，则有可能导致肺部疾病进一步加重，进而影响肺部呼吸功能。

5 慢性咳嗽会损伤声带吗？

慢性咳嗽不直接累及声带，但是在咳嗽的过程中，大量气流在很短时间内经过声门，会对声带造成一定影响，有些人会出现咽部疼痛，长时间剧烈咳嗽会导致声音嘶哑等症状。

6 治疗慢性咳嗽可以用抗生素吗？

不是所有的慢性咳嗽都需要应用抗生素。如胃食管反流性咳嗽、咳嗽变异性哮喘、嗜酸粒细胞性支气管炎都不需要用抗感染药物。病毒感染引起的咳嗽，抗生素治疗也无效。咳嗽时滥用抗生素非但改善不了症状，反而会产生副作用，也促使细菌产生耐药性，当发生细菌感染时，药物就有可能失去疗效了。

7 想明确慢性咳嗽的病因，到医院后需要做哪些检查？

首先是胸部影像学检查，建议慢性咳嗽患者进行胸片 X 线检查或 CT 检查。其次做肺功能检查，包括通气功能检查、支气管激发试验等。痰液或者诱导痰细胞学检查可以用于咳嗽变异性哮喘的辅助诊断。呼出气一氧化氮检测主要评估是否存在嗜酸粒细胞性气道炎症，也可以协助评估激素治疗是否关键。过敏源皮试和血清 IgE 检查有助于诊断变应性疾病。24 小时食管 pH 值监测是胃食管反流性咳嗽的主要诊断手段。当慢性咳嗽通过常规检查仍不能明确原因时，可以考虑支气管镜检查。

8 如何治疗慢性咳嗽？

没有及时规范治疗急性咳嗽或亚急性咳嗽，容易导致一些继发疾病引起慢性咳嗽，这种情况要及时规范治疗。另外有一些由慢性疾病造成的慢性咳嗽，比如咳嗽变异性哮喘，一般至少需要 8 周的长疗程治疗。还有一些慢性咳嗽，像胃食管反流，除了用药以外患者还要调整自己的生活方式，及时就医并且规范治疗。

9 得了慢性咳嗽，需要住院治疗吗？

多数情况下，慢性咳嗽不需要住院。明确慢性咳嗽原因的相应检查多数可以在门诊完成，慢性咳嗽的治疗用药以口服药为主，可以居家治疗。如果慢性咳嗽经过常规检查未能明确病因，或经过常见病因的对症治疗，症状仍无好转，可以考虑住院系统检查，明确病因。某些肺内病变如肺癌导致的慢性咳嗽需要住院系统治疗。

10 慢性咳嗽能根治吗？

慢性咳嗽通过规范治疗完全可以控制症状。如果是慢性疾病导致的慢性咳嗽，比如咳嗽变异性哮喘、变应性鼻炎，这类疾病要注意控制症状，预防疾病反复，一般需要较长时间的治疗疗程。

11 怎样缓解咳嗽?

如果是感冒导致的咳嗽，可以在卧室里用加湿器以及少量多次饮水，保持咽部湿润，这样可以在一定程度上缓解咳嗽。此外还要避免接触刺激性气味，比如吸烟、二手烟、油烟等气味，建议一定要戒烟。如果有已知的过敏原，比如尘土、花粉、动物及霉菌，一定要远离过敏原。如果有胃酸反流的疾病，平时一定要注意服用药物，及进行生活上的管理。

12 得了慢性咳嗽，饮食上需要注意什么?

少吃甜食，不吃辛辣刺激的食物，比如洋葱、香菜、韭菜、胡椒、辣椒、生姜等。尽量不吃热性的食物，比如羊肉、牛肉等。注意不要喝酒、吸烟，不喝浓茶或浓咖啡。

讲解专家： 郑春燕，山东大学齐鲁医院全科医学科主任医师。

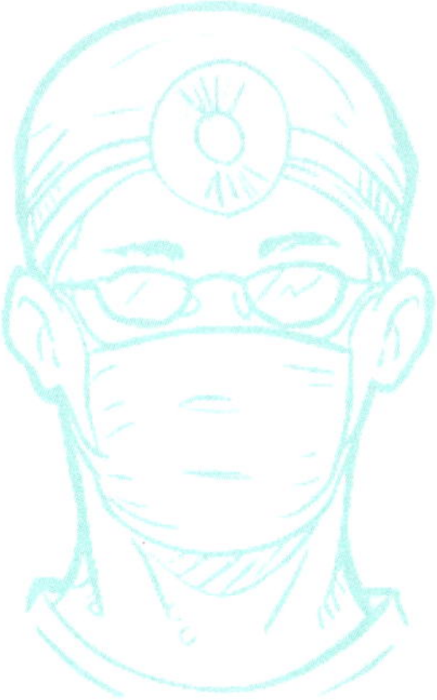

哮喘要治更要防

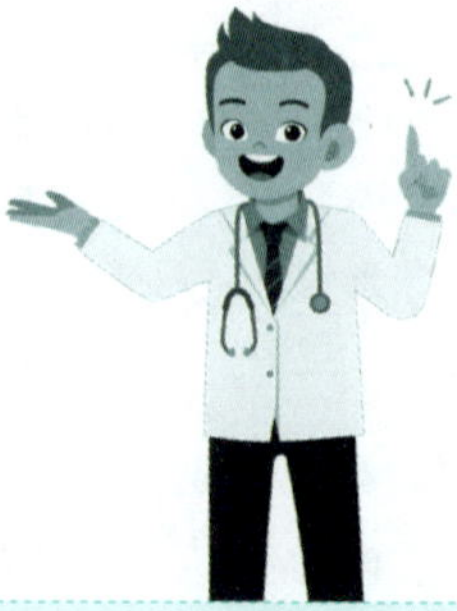

俗话说内不治喘，外不治癣，说的就是哮喘这种病很难根治，又容易复发。而且一旦发作，严重的甚至会危及人的生命。哮喘，在中医上为哮病的一种，是一种气管痉挛引起的发作性的痰鸣气喘疾患，发作时，喉中有哮鸣声，呼吸急促困难，甚则喘息不能平卧。

1 哮喘病主要有哪些症状？

古人很好的总结了哮喘病的症状。在《症因脉治 · 哮病》提道：“哮病之症，短气倚息，不能仰卧，伛偻伏坐，每发六七日，轻则三四时，或一月，或半月，起居失慎，则旧病复发，此哮病之症也。”这句话解释了哮喘发作的症状是端坐呼吸，不能平卧，以及哮喘发作的时间长短不一，且哮喘发作多与患者的起居膳食不当有关。

2 为什么很多日常食物会影响哮喘呢？

寒凉生冷的食物（如生冷瓜果、炙烩腌菜等）最易损伤肺脾阳气，食后会加重虚寒的症状。呼吸系统最忌寒凉与燥热食物，过食寒凉生冷食物，会引起哮喘的复发。

哮喘多数由过敏因素而诱发，有些过敏体质者，常因吃了鱼、虾、蟹等海鲜类的食品而诱发哮喘的发作。另外，《医碥 · 哮喘》曰：“哮者……，得之食味酸咸太过，渗透气管，痰入结聚，一遇风寒，气郁痰壅即发。”而且据现代医学研究报道，高钠盐饮食能增加支气管的反应性。

3 日常生活中的尘螨会导致哮喘吗？

尘螨等物质对支气管表面有刺激作用，支气管受刺激后，平滑肌痉挛，管腔会缩小，气体的吸入和呼出都会变得困难；同时支气管分泌物增多，造成堵塞、黏膜水肿，使支气管管径变窄，诱发哮喘。

4 为什么哮喘在春季高发？

第一，肺是喜润恶燥的，春季的风温之邪能够损伤肺气和肺的津液，导致咳喘增多，引起哮喘的发作或加重。

第二，春天乍暖还寒，骤暖骤冷的天气随时可能会出现，昼夜温差也大，容易受凉感冒造成哮喘病情加重。

第三，春暖花开季节，人们往往乐于携亲带友外出郊游、旅行，各种花粉随风而“入”，哮喘病自然会增多。同时，有的地区柳树、杨树很多，春天到了就会“枝上柳绵吹又少”，各种絮状物随风飘散，也会引起哮喘的发作或加重。

5 春季预防哮喘，应该多穿一点吗？

古人云：“二月休把棉衣撇，三月还有梨花雪。”“吃了端午粽，再把寒衣送。”春季乍暖还寒，天气冷热变化较大，昼夜温差也大，所以不要太早的减少衣服，以免发生感染或感冒，导致哮喘复发。另外，在衣料的选择上，羊毛内衣、鸭绒背心、动物毛皮衣物及腈纶、涤纶、维棉等化学纤维衣料，可能引起哮喘发作，故哮喘患者的内衣以纯棉织品为宜，且面料光滑、柔软平整，衣服不宜过紧。另外，哮喘患者的衣裤要经常放太阳下晒，以杀灭虫螨等。

6 中医如何治疗哮喘？

中医治病讲究整体观念，辨证论治，通过望闻问切来确定患者的证型，随证遣方，治疗哮喘还是很有效的。中医治疗哮喘，首先是要进行辨证，是冷哮证，还是热哮证、风痰哮证等。如冷哮证在天冷或受寒的时候易发，治疗就采用宣肺散寒，化痰平喘的方法，大家切忌不要在家里自己用药，要到正规医院找专业医生辨证施治。

7 哪些食物可以润肺呢？

可以多吃一些水生食物，比如百合、莲藕、菱角、莲子、荷叶、茭白、豆芽等。春天是一个生发的季节，春天应该多吃一些芽类的食物，如豆芽、香椿芽、花椒芽等。利用芽的生发力量促进健康。

8 三伏贴对预防哮喘有作用吗？

三伏贴主要是针对寒邪、体质虚寒的人，可以增强机体抗病能力，减少哮喘的发生。但是贴三伏贴必须找专业医生进行中医辨证论证会更有效，因为病与证不同，同病可能不同证，冬病夏治法适用于虚寒证，禁用于热证，如果是热证哮喘，则热更盛，不适宜贴三伏贴。

9 日常生活中怎样养肺来预防哮喘？

可以按摩或是拍打手太阴肺经。手太阴肺经是从气管、喉咙的位置横行出于胸壁外上方，走向腋下，沿上臂前边外侧，下至肘中，再沿前臂桡侧下行，至桡动脉搏动处，沿大鱼际外缘出拇指之桡侧端。每次每侧可按摩或是轻拍打 3 ～ 5 分钟。

10 哪些穴位可以养肺？

可以按压列缺穴，有宣肺解表之功效。两手虎口相对，右侧手在上，右手食指按压到的腕部的凹陷处，就是列缺穴。可以每侧按揉各 100 次，达到保健的效果。

讲解专家： 张伟，山东省中医院呼吸与危重症医学科（肺病科）主任医师。

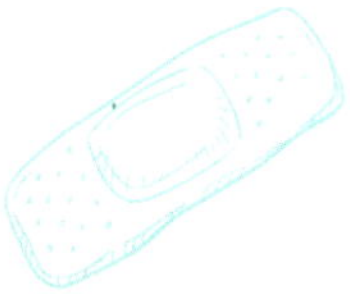

规范治疗慢性支气管炎

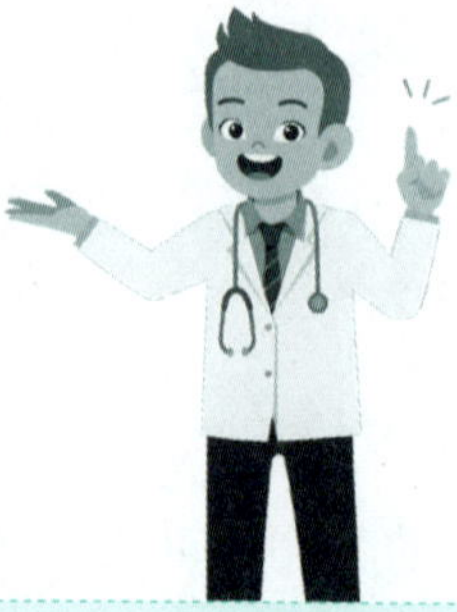

作为一种常见病，慢性支气管炎严重危害着人体健康。许多患者咳嗽、咳痰、喘息或气短，迁延不愈，长期、反复发作，饱受折磨。秋、冬、春季，慢性支气管炎相对高发，日常生活中要更加注意，有效地预防或治疗这种疾病。

1 什么是慢性支气管炎?

常见的像细菌、病毒、支原体等微生物，以及空气刺激、特殊的化学气体刺激等，都会导致气道慢性炎症，主要临床表现就是咳嗽、咳痰，还有一些患者表现为喘息，而且持续时间很长，往往会超过三个月，连续两年以上。这种慢性的咳嗽、咳痰、喘息，排除一些其他常见病，如肺结核、支气管扩张、支气管哮喘、尘肺、肺癌、心功能不全等，基本就是慢性支气管炎了。

2 慢性气支管炎的常见症状有哪些?

慢性支气管炎的常见表现：一是咳嗽，主要表现为晨起后的咳嗽，夜间偶尔会出现咳嗽；二是咳痰，主要是白色泡沫样痰或浆液性的泡沫样痰，痰液偶尔会带血；三是喘息，主要是活动后的喘息，伴有喘鸣音，患者自己往往会感觉到像吹哨一样。

3 为什么清晨的咳嗽会格外明显?

因为晚上睡觉时，患者的迷走神经是兴奋的，气道黏膜分泌痰液就会增多，痰液经过一个晚上的累积，到了清晨就需要往外排。另外，清晨交感神经兴奋，加之患者体位的改变，也会表现为一种清晨痰液增多的情况。

4 慢性支气管炎的发病原因是什么?

慢性支气管炎的形成因素有很多，像吸烟、环境因素、物理化学药物的刺激，以及感染因素等，一个患者可能几种因素同时存在、共同作用，形成了慢性支气管炎。

1）寒冷。冷空气刺激气道黏膜，引起气道痉挛收缩，黏液腺体分泌增多，导致支气管炎的发生。

2）感染。人体感染了病毒、细菌、支原体等因素，会导致支气管炎的发生。尤其是流感病毒，呼吸道合胞病毒等，都会引起慢性支气管炎的发生。

3）空气污染。雾霾、化工厂的烟雾刺激、石料加工厂的粉尘刺激等，都可导致慢性支气管炎的发生。

5 哪些人容易得慢性支气管炎?

吸烟的人群，尤其是吸烟时间很长、吸烟支数多的人，容易得慢性支气管炎。被动吸烟人群也是慢性支气管炎的常见人群。

长期接触粉尘等理化因素刺激的人，像煤矿工人、从事大理石加工的工人，烧柴火做饭的农民、打农药的农民等，也是慢性支气管炎的高危人群。

老年人，因为他们免疫力下降，抵抗力差，容易合并多种基础疾病，得慢性支气管炎的人相对多一些。

另外像婴幼儿，如果反复感冒治疗不彻底，也可能导致慢性支气管炎。

6 急性支气管炎跟慢性支气管炎有什么区别？

急性支气管炎发病比较急，短短的一两天之内就出现了感染后的咳嗽、咳痰、喘息，经过抗生素或抗病毒治疗以后，一般在一周之内就逐渐好转，好转后症状完全消失。

如果支气管炎经过治疗后，患者还是反复咳嗽、咳痰，反复喘息，症状得不到缓解，持续一个月以上，就容易发展为慢性支气管炎。

7 慢性支气管炎有哪些类型？

慢性支气管炎分为两个类型。一是单纯型，单纯以咳嗽、咳痰为主要表现，听诊时可听到肺部的啰音。二是喘息型，以喘息为主，也有咳嗽、咳痰，但是喘息更为明显。这种患者往往对粉尘或花粉等过敏，导致喘息，出现支气管痉挛，听诊时主要是哮鸣音，和单纯型是不一样的。

8 慢性支气管炎危害严重吗？

慢性支气管炎如果不及时治疗，危害非常严重。因为它会影响肺功能，逐渐加重以后，患者可能一活动就要喘息，从而不能进行重的体力活动，不能出远门，不能去逛商店等，严重影响生活质量。

慢性支气管炎如果不及时治疗，可能会引起肺气肿；肺气肿逐渐加重，会导致气流受限，形成慢阻肺；再持续发展，可能会引起肺动脉高压，右心室肥厚；甚至可能会引起心力衰竭，导致慢性肺心病。

9 慢性支气管炎有哪些治疗方法？

根据不同的发病期，治疗方法是不一样的。

对于急性加重期的患者来讲，抗感染治疗是首先要考虑的，因为这种患者往往是病毒感染或细菌感染、支原体感染，需要应用抗病毒或者抗细菌、抗支原体的药物。其次需要用一些止咳化痰药，让患者能够把痰液充分地排出来。再有就是用平喘药物，使用支气管扩张剂是非常重要的，让气管扩张，容易把痰液排出来。

对于缓解期的患者，最主要的是戒烟。另外需要应用一些止咳化痰药物，要加强呼吸锻炼，可以做一些缓慢的如缩唇呼吸运动，提高肺功能。

重症患者，建议给予家庭氧疗，在家里吸氧，改善肺功能。

10 慢性支气管炎患者可以吃镇咳药物吗？

最好不要吃。不能单纯地镇咳，最好让痰液排出来。因为吃了镇咳药之后，咳嗽反射会被抑制，导致痰液吐不出来。最好是用化痰止咳药，这种药化痰作用强于镇咳作用，既有利于患者痰液的排出，又可以镇咳。

11 慢性支气管炎的治疗效果怎么样?

慢性支气管炎经过治疗以后，大多数患者的症状是逐渐缓解的，咳嗽、咳痰症状减轻，喘息能够逐渐得到控制。但是少部分人不能得到完全控制，会逐渐发展成肺气肿，肺功能进一步受损。

慢性支气管炎在某种程度上来说，不能完全治愈，有一部分患者，只能达到比较好的控制效果。

12 日常生活中怎样有效预防慢性支气管炎?

1）戒烟、拒绝吸二手烟。

2）雾霾天气尽量避免外出，对于有职业性物质及化学性粉尘接触的人群，如果不能脱离职业因素的暴露，则需要戴好口罩、面罩，尽量减少危险因素的暴露。

3）寒冷天气外出时要做好保暖，戴好口罩。

4）对于婴幼儿及青少年感冒后咳嗽、咳痰不能消退的，家长要重视，要到正规医院进行及时诊治，避免急性支气管炎发展成慢性支气管炎。

5）少熬夜，均衡饮食，提高机体免疫力。

6）多进行有氧运动，像散步、慢跑、打太极拳、做瑜伽等，都可以增强肺功能。

讲解专家: 孙文青，山东省公共卫生临床中心呼吸中心主任医师。

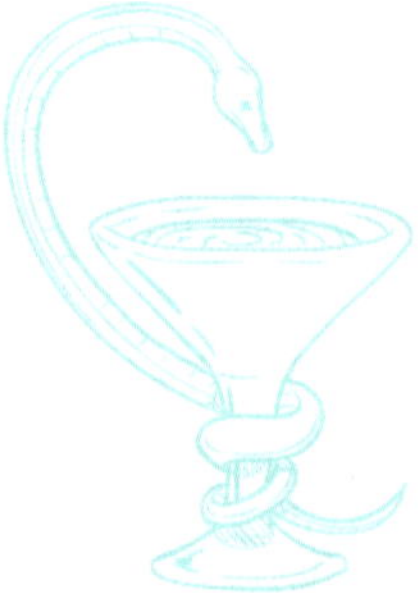

肺气肿 “咳”不容缓

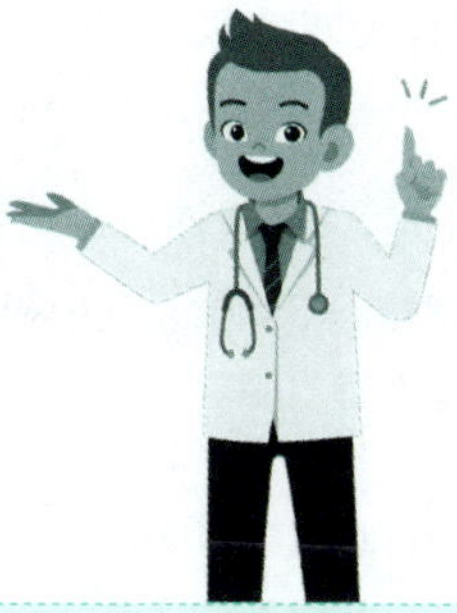

肺气肿是一种严重影响人体健康的慢性呼吸系统疾病，可导致肺功能的逐渐下降。冬春时节，呼吸道疾病多发，肺气肿患者更应格外注重防护，及时规范地进行治疗。

1 肺气肿是一种什么病？

肺气肿是一种非常常见的慢性呼吸系统疾病，在老年人群中尤为多发。它是由于肺泡含气量过多导致的肺过度充气，也可以简单理解为肺失去了扩张和收缩能力，只能扩张而不能收缩。

肺气肿是不可逆的，对身体影响非常大，严重的甚至会危及生命。

2 肺气肿包括哪些类型？

肺气肿，一般可以分为生理性和病理性两种。生理性的肺气肿，是指肺部有其他疾病，导致肺功能部分下降以后的代偿反应，这种情况下，大部分肺功能是正常或基本正常的。

病理性肺气肿，主要是指阻塞性肺气肿。阻塞性肺气肿大部分是由于吸烟、空气污染或各种因素刺激，引起的肺部呼吸细支气管远端的，包括呼吸细支气管、肺泡管、肺泡囊或肺泡的气道壁弹性降低，导致异常充气，引起肺充气过度和肺容积增大。

3 肺气肿的发病原因有哪些？

吸烟和接触二手烟，是肺气肿发生的主要因素。烟中含有的尼古丁、焦油和一氧化碳等，都是容易引起肺气肿发病的有害物质。

空气污染，也是肺气肿发生的一个重要因素。空气中的二氧化硫、氯气等，都会对呼吸道黏膜造成损伤，可以引起支气管炎或支气管功能异常，导致支气管抵抗力下降，容易合并细菌或病毒引起感染。这种情况持续反复，就会引起肺气肿的发生。

职业接触，也是肺气肿发病的一个诱因。像一些特殊职业，经常接触职业粉尘、工业废气、某些化学物质或过敏原，甚至做饭时经常接触油烟刺激，都可能会引起肺气肿。

反复的呼吸道感染，是肺气肿发生和发展的一个很重要的因素。这种感染一般包括细菌、病毒、真菌等，各种病原微生物的感染。像支气管哮喘或慢性支气管炎等慢性呼吸道疾病患者，更容易受到病菌的感染，如果控制不好，时间长了也会可能出现肺气肿。

遗传因素、年老体弱，自主神经功能失调，维生素等营养物质缺乏也可导致肺气肿的发生。

4 怎么判断是否患有肺气肿？

主要看是否有肺气肿的症状。肺气肿早期，大部分没有明显症状，仅仅在爬山等高强度活动后出现轻度的胸闷气喘等表现。随着病程进展，呼吸困难会逐渐加重，轻度活动甚至休息时，也会出现胸闷气喘、呼吸困难的症状，并且还伴有乏力、食欲不振等，一旦出现这些表现，就应该抓紧去医院做进一步检查。

5 肺气肿有哪些种类？

根据不同的发病原因，肺气肿可以分为老年性肺气肿、代偿性肺气肿、间质性肺气肿和肺泡性肺气肿。间质性肺气肿比较少见，危害却比较大，主要是由于胸部外伤、肋骨骨折或机械充气引起。肺泡型肺气肿根据与肺小叶的关系不同，可以分为小叶中央型、全小叶型肺气肿和间隔旁肺气肿。

小叶中央型肺气肿最常见，它的特点是小叶中央的呼吸性细支气管及其壁上的肺泡扩张，主要累及肺的上部区域，其发病与吸烟有非常大的关系。

全小叶型肺气肿，累积整个肺小叶，常发于肺的下部区域，病变相对比较弥漫，肺气肿区域血管纹理比较稀少，常常合并肺大疱的形成。

间隔旁肺气肿影响肺小叶的周边部分，通常位于胸膜下或胸膜裂周围，表现为胸膜下的小气泡，它与吸烟也有很大的关系，并可以形成胸膜下的大泡，还可能有自发性气胸的形成。

不同发病原因的肺气肿，症状也不尽相同。

6 确诊肺气肿需做哪些检查？

怀疑自己有肺气肿到医院就医，医生会根据症状或体征，基本能有一个初步判断，进一步确诊，需要做 X 线或 CT 检查。

此外，肺功能检查也很重要。早期常显示正常，随着疾病的进展，会出现通气功能障碍，并伴随着弥散性功能降低，尚有残气量增加，当残气量占肺总量的百分比超过 40%，则说明肺过度充气，这对诊断阻塞性肺气肿有重要意义。

7 怎么治疗肺气肿？

治疗肺气肿方法很多，除了药物治疗、手术治疗和康复治疗，家庭氧疗或营养支持治疗，都对肺气肿的恢复有很大帮助。

药物治疗，最主要的是支气管舒张祛痰药，再就是激素和抗生素。支气管舒张药，主要作用是扩张支气管，可以快速缓解胸闷、气喘、呼吸困难等症状。

手术治疗主要是针对局限性肺气肿或者肺大疱严重影响到肺功能的情况，可以考虑做局部的切除或肺大泡切除，起到肺减容的作用。

康复治疗，主要适用于病程持续进展、出现严重呼吸困难和活动受限的患者，可以帮助患者改善活动能力，提高生活质量。

8 肺气肿能治好吗？

肺气肿是一种慢性呼吸系统疾病，是不可逆的，是不能根治的。

肺气肿患者通过有效的干预，像戒烟或避免接触二手烟，远离污染的环境，可以有效地延缓病程进展，提高患者生活质量。

通过治疗能达到比较理想的效果，可以控制住病情，而且，肺气肿的治疗要趁早，治疗越早肺功能损失越少，对将来生活的影响也越小。

9 肺气肿会引发一些并发症吗？

肺气肿的并发症很多，像慢性阻塞性肺病、自发性气胸、急性肺部感染、呼吸衰竭、肺源性心脏病，甚至睡眠呼吸障碍、消化性溃疡、营养不良、骨质疏松、焦虑抑郁等。

10 怎么预防或减少肺气肿的发生？

1）戒烟，避免接触二手烟。因为烟雾中的焦油和尼古丁不仅可以引起支气管黏膜痉挛，还可引起支气管黏膜上皮细胞损伤和纤毛损伤。

2）注意个人卫生，注意个人职业防护。尤其是从事粉尘工作的，如煤矿工在井下作业的，还有石棉生产加工的人群，要特别注意做好职业防护，一旦发生肺气肿，建议尽量避免再接触有粉尘、刺激性气体、化学烟雾的环境。

3）注意烹饪环境的清洁，建议多用蒸、煮、清炖、熬这些方法，减少刺激性烟雾。

4）注意多开窗通风。在没有雾霾、天气好的时候，建议每天开窗通风至少两次，每次至少 15 分钟，一般上午 10 点至下午 3 点，这段时间比较合适。

5）尽量少去人员密集的地方。因为人员聚集的地方空气流动性差，感染源多，会增加感染的机会。

6）排痰不畅的时候，家人可以协助拍后背，一般是五指并拢、掌心屈曲，然后沿支气管的方向由下向上，由外向内拍后背，同时鼓励患者咳嗽排痰。

7）保持良好的情绪。采取适当的方式宣泄自己的不良情绪，比如兴趣疗法、音乐疗法，减少不良情绪，控制好自己的心态。

8）注意体育锻炼。散步、做操、游泳等有氧运动，可增强抵抗力，增强心肺功能。

9）预防感冒。平时要注意天气预报，适时增减衣物。如果患有慢性咳嗽、胸闷、气喘或呼吸困难，要及时去医院诊断治疗。

10）有慢性呼吸系统疾病，像慢性支气管炎或者支气管哮喘的患者，要特别注意控制病情，减少疾病反复发作，可有效减少肺气肿的发生。

11 肺气肿患者日常需加强营养吗？

是的。肺气肿患者因为呼吸困难，常常缺氧，或受药物因素的影响，导致饮食摄入不足，容易出现营养不良，会加重呼吸肌的疲劳和无力，所以要进行营养支持治疗，加强食物营养的摄入。对于特别肥胖的肺气肿患者而言，需要注意节食，要把体重减下来，以减少心肺负担。

讲解专家： 荣学东，山东省公共卫生临床中心呼吸与危重症医学科二科主任医师。

呼吸系统疾病冬季预防攻略

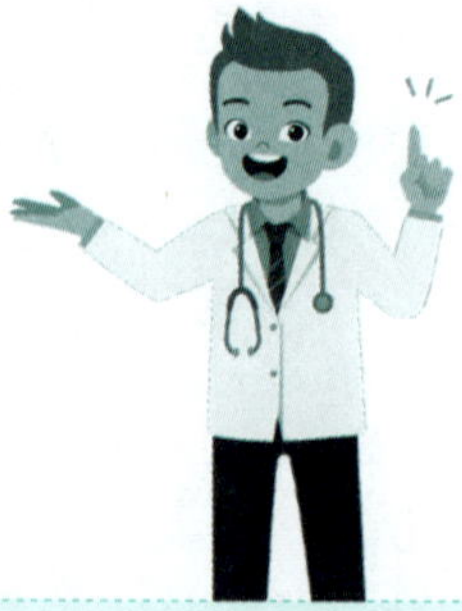

进入冬季，伴随一波又一波冷空气来袭，感冒、哮喘、慢阻肺等急慢性呼吸系统疾病也不断活跃起来。为什么呼吸系统疾病在冬季高发？得了呼吸系统疾病该如何科学应对？面对呼吸系统疾病的侵袭，又该采取哪些防护措施呢？

1 常见呼吸系统疾病有哪些？

呼吸系统疾病的主要病变部位在气管、支气管、肺部及胸腔，病变轻者多咳嗽、胸痛、呼吸受影响，重者呼吸困难、缺氧，甚至呼吸衰竭而致死。呼吸系统疾病主要包括呼吸系统的感染性疾病、气道疾病、血管疾病、间质疾病，及呼吸系统肿瘤。此外，一些全身疾病在肺部的表现，也归为呼吸系统疾病。

2 为什么冬季更容易得呼吸系统疾病？

大家都有一个体会，一到冬季，好像更容易出现呼吸系统疾病，这是因为冬天空气是干燥、寒冷的，昼夜温差变化较大，干燥寒冷的环境对呼吸道黏膜极易产生损伤，容易诱发细菌或病毒感染，引起感冒或流行性感冒。流感和感冒又极易诱发呼吸道疾病的发生、发展，如哮喘、慢性支气管炎、慢阻肺等疾病。

3 传染性疾病是如何传播的？

传染性疾病传播包括三个基本条件：传染源、传播途径、易感人群。传染源指体内有病原体生长、繁殖并且能排出病原体的人和动物，传播途径是指病毒或细菌等病原体从患者转移到易感人群的过程，而易感人群是指易患这种疾病的人群。呼吸道传染病的主要传播途径主要是通过空气传播、接触传播。

4 哪些是呼吸系统疾病的易感人群？

免疫力低下的人，如老年人、儿童；有基础疾病的患者，如呼吸道慢性传染性疾病或糖尿病等；肿瘤患者的免疫功能低下，也容易感染呼吸道疾病。

5 身体强壮的人为何也要防范呼吸道传染病？

身强体壮、抵抗力较好的人不要认为自己得流感的概率较低，就不注意休息和防范，如果过度疲劳、饥饿，或大量出汗后浸湿衣物时，都可能会使病毒有乘虚而入的机会，导致感染。而在流感并发症中，心肌炎在身体健康的青壮年中的发病率也不容忽视，这是由于这类人群身体免疫力更强，受到病毒侵犯时，自身防御系统在清除病毒的同时也会损伤心肌细胞。

6 呼吸系统疾病轻症患者的注意事项有哪些？

首先呼吸道传染病的患者本身就是传染源，建议这些患者可以居家自我隔离，并保持正常作息，清淡饮食的同时尽量保证高蛋白、高维生素饮食。如果一旦出现发热，可以对症用一些解热止痛药物，在咳嗽影响休息的情况下，可以用一些止咳药物。

7 哪些因素容易导致哮喘？

哮喘是一种过敏性疾病，是人体吸入或接触了一些致敏物质导致的气道痉挛，从而引起突发的胸闷、气喘、憋喘的情况。因此导致过敏的物质是关键因素，减少哮喘发作的主要措施是尽量减少接触过敏物质。

8 如何有效预防哮喘？

预防哮喘可以归纳为三级预防。

一级预防就是避免接触过敏物质，对于哮喘患者来说这是最重要的。比如对尘螨过敏的人群，尽量做到室内多通风，勤换被褥；对香烟或油烟等烟雾过敏的人群，要尽量做到戒烟，减少二手烟的吸入；对冷空气诱发的哮喘，建议这类患者外出时要戴围巾、戴口罩，避免冷空气直接刺激口鼻。对于身体状况的调理，要注意合理饮食、规律休息，保持平和的心态，减少情绪过度波动，以保持良好的自身免疫状态。

二级预防是指哮喘患者要做到早发现、早诊断、早治疗。包括应用合适的药物，如吸入支气管扩张剂，尽量避免哮喘的急性发作。如果还不缓解，建议早到医院就医。

三级预防是哮喘的正规治疗，其作用是促进功能恢复，减少或减轻并发症，提高生活质量，延长寿命。

9 什么是慢阻肺？

慢阻肺是一种常见的肺部疾病，又被称为慢性阻塞性肺疾病。正常人的肺，就像一个弹性非常好的气球，有适当的弹性，而慢阻肺患者就像一个吹过了劲儿的气球，弹性差了。目前来讲全国慢阻肺的患者大概有 1 亿人，而且还在逐年增加，而大家对慢阻肺的知晓率却很低。

10 慢阻肺的危险因素有哪些？

在我国，慢阻肺最主要的患病原因就是吸烟，此外还有空气污染、家族遗传性疾病，如 α-1 抗胰蛋白酶缺乏症也容易引起慢阻肺，有一些慢性气道炎症导致的气道不可逆的受损也容易引发慢阻肺。

11 冬季如何预防慢阻肺？

1）强化戒烟，即使是慢阻肺患者也要戒烟，这对缓解病情、提高生命质量仍然是有效的、有益的。

2）改善营养状态，提高机体免疫力，注射疫苗，减少呼吸道感染，减缓疾病进展速度。

3）坚持规范用药。慢阻肺患者往往需要坚持应用长效吸入药物治疗，在疾病好发的冬季更不能随意停药或减量，当发生肺部感染时，一定要遵照医嘱积极抗感染、解痉平喘，按时服药治疗。

4）进行适当的体育活动。根据患者体力，可积极参加适当的体育活动。如慢跑作为一种最完整的全身性协调运动，能增加肺活量和耐力。慢跑时维持呼吸均匀，可使足够的氧气进入体内。太极拳、中老年健身操、步行等均能强身健体，当然，也要注意避免力所不能及的劳动，以减轻心肺负担。

5）简易肺康复锻炼。有一些肺康复锻炼非常简单易行。可以尝试以下常用的两种方法：①缩唇呼吸。可以减轻大多数患者的呼吸困难症状，因此被列入大多数肺康复方案中。具体做法：闭口经鼻吸气，然后通过缩唇，像吹口哨一样经口缓慢呼气 4～6 秒，呼气时缩唇程度可自行调整，切勿过大或过小。②腹式呼吸。此方法可减少胸腔移动、增强腹部运动、改善通气分布并减少呼吸耗能。腹式呼吸可采用卧、坐、立位练习，以“吸鼓呼缩”的方式，一手放于胸前，一手放于腹部，腹部尽量回缩，吸气时则对抗手的压力将腹部鼓起，呼气时间要比吸气时间长 1～2 倍。

6）家庭氧疗和无创呼吸机辅助治疗。对于慢阻肺合并慢性呼吸衰竭患者，即使是稳定期也应提高疾病意识，经济条件允许的情况下，可以在医生的指导下，根据病情购买制氧机、无创呼吸机进行家庭氧疗、无创通气。

讲解专家： 孙莹，山东省公共卫生临床中心蟠龙山院区呼吸与危急重症医学科主任医师。

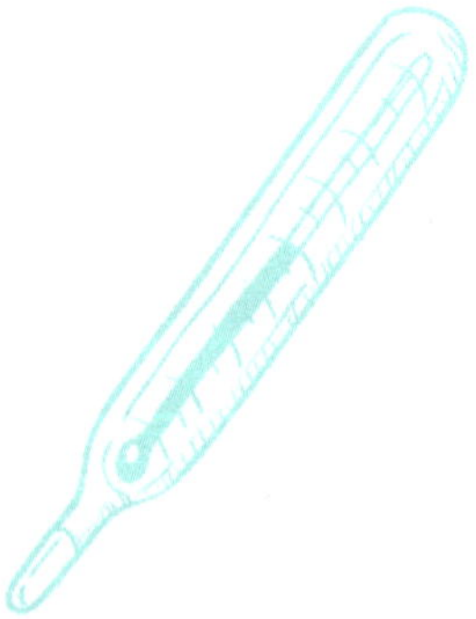

第4章

“健康之源”助消化

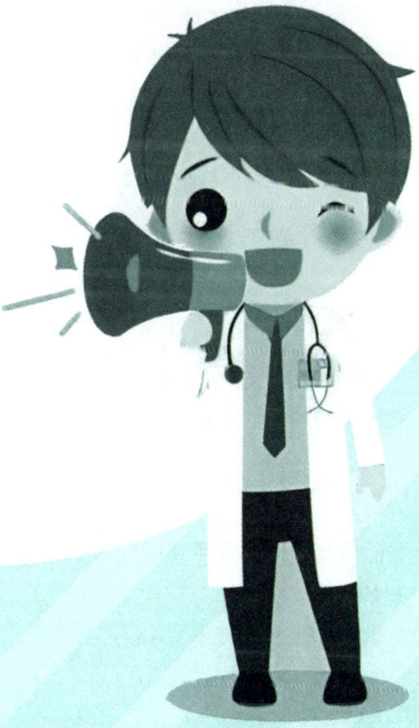

恼人的幽门螺杆菌

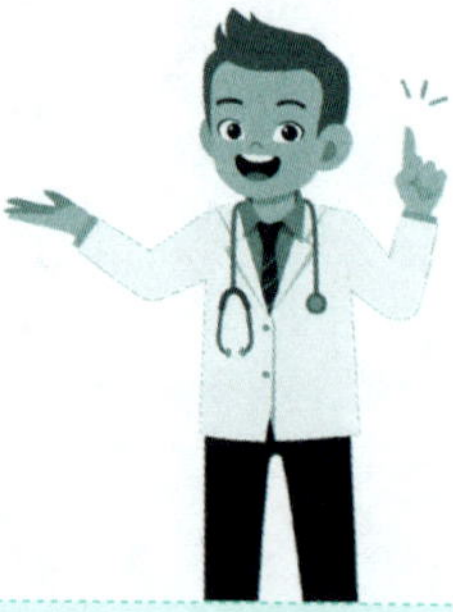

说到幽门螺杆菌，可能大家都不陌生。它被世界卫生组织列为Ⅰ类致癌物，也是很多胃病的罪魁祸首。有研究数据显示，我国幽门螺杆菌感染率高达55%左右，感染人口接近8亿。

1 什么是幽门螺杆菌？

幽门螺杆菌是一种最早被发现于胃幽门这个部位的细菌，它是一个螺旋状的杆菌，所以称为幽门螺旋杆菌，简称为幽门螺杆菌，在胃、十二指肠以及牙菌斑中都可以检测到这种细菌。幽门螺杆菌是微需氧细菌，没有氧气时不会生长，氧气太多也不生长，在氧气较少的环境下长得很好，因此检测到这种细菌具有一定困难，且体外培养这种细菌也比较困难。

2 幽门螺杆菌传染吗？

幽门螺杆菌是一种“吃进去”的细菌，主要传播途径是消化道。如在共同进餐时，就有把它吃进去的风险。另外不注意洗手，餐具不干净，也可能把它吃进去。值得注意的是，嘴对嘴给小孩子喂食，也会增加幽门螺杆菌的感染风险。

3 人体感染了幽门螺杆菌，会有哪些危害？

因为幽门螺杆菌通常生活在胃和十二指肠部位，人体感染幽门螺杆菌后，一般会引起这些部位的疾病。可能会有慢性胃炎的表现，还可能会出现溃疡的表现，可能是胃溃疡，也可能是十二指肠溃疡。幽门螺杆菌和胃癌有一定的相关性，在感染的人群中，约有1%的患者会出现胃癌。幽门螺杆菌还可以引起其他症状，如有的人感染这种细菌后出现不明原因的缺铁性贫血、血小板减少等。

4 如果感染了幽门螺杆菌不及时治疗，有可能患上胃癌吗？

大部分感染了幽门螺杆菌的人，得胃癌的风险并不高，只有1%的患者可能会得胃癌。如果没有胃癌家族史，没有基因遗传的情况，患癌的风险比较低。为了降低这些风险，可以在医生指导下进行规范治疗，不必过于恐慌。

5 感染了幽门螺杆菌，会有什么症状或表现？

有些人感染幽门螺杆菌没有不舒服的症状，只是在查体时发现。还有一部分人会有消化道症状，如轻微的腹痛、腹胀、消化不良、恶心等表现。此外，有些人感染后不出现消化道症状，而是有口臭，到医院检测幽门螺杆菌发现是阳性。

6 怎样判断是否感染了幽门螺杆菌？

幽门螺杆菌检测方法有很多，包括呼气实验、血液化验和胃镜检查。在健康查体和门诊中最常用的方法是呼气实验，简单易行。也可以购买检测大便的试纸，在家自行检测，初步判断是否是幽门螺杆菌感染。

7 如果自己感染了幽门螺杆菌，家人需要去筛查吗？

如果自身感染了幽门螺杆菌，吃饭不分餐的话，其他家庭成员也容易把这种细菌吃进去，成年的家庭成员，如果决定要根除幽门螺杆菌，最好都要检测一下。孩子和老人如果不方便做检测，或者不准备进行治疗，也可以进行分餐，把餐具与其他家庭成员分开就可以。

8 哪些人群有必要去做幽门螺杆菌的筛查？

由于幽门螺杆菌是致癌因子，有胃癌家族史的人群，做过胃部手术的人，特别是曾有过早期胃癌的人，建议一定要检测。感染了幽门螺杆菌后，溃疡的发生率很高，有过胃溃疡的人，一定要做幽门螺杆菌检测。另外胃病反复、消化不良等经常有胃部不适症状的人群，也要做检测。

9 孩子感染了幽门螺杆菌，需要进行根除治疗吗？

儿童感染了幽门螺杆菌，一般很少进行根除治疗，除非明确他有溃疡病或长期消化不良等胃肠症状。因为儿童可以选用的药物很少，有些抗生素不利于生长发育，而且服用了这些药物后，孩子的耐受性不如成年人，副作用比较大。此外，成年人感染幽门螺杆菌后，通常不能自己清除，一般只能通过药物来根治，但有一部分儿童感染幽门螺杆菌后，不用药也可以自己清除。而且有的儿童感染幽门螺杆菌后，哮喘发病率反而是低的。

10 老年人感染了幽门螺杆菌，需要进行根除治疗吗？

老年人做根除治疗需要衡量利弊。有些老年人肝肾功能不好，用药物治疗时，需要通过肝脏、肾脏代谢，给肝脏和肾脏造成了一定负担，其他器官也可能会受药物影响。因此，如果老年人身体状态好，可以进行根除治疗；对于基础疾病太多的老年人，如果幽门螺杆菌没有对身体造成实质性损伤，而吃药可能对身体造成影响，就不需要进行根除治疗了。

11 怀孕期间感染了幽门螺杆菌，需要进行根除治疗吗？

幽门螺杆菌不经过血液和胎盘传播，所以孕妇即使感染了幽门螺杆菌，也不会对胎儿造成影响。孕妇和哺乳期妇女，都是用药的特殊人群，有些药物会经过血液、胎盘或乳汁到达胎儿、婴幼儿体内，反而造成不利的影响，因此孕妇不建议进行幽门螺杆菌的根除治疗。

12 哪些人感染了幽门螺杆菌需要治疗呢？

并不是所有感染幽门螺杆菌的人群都需要治疗，感染的人群也有高风险、中风险、低风险的划分。一是建议有胃癌家族史的人群及胃部做过特殊治疗的人群，要根除幽门螺杆菌。二是胃溃疡的患者，无论是有过胃溃疡病史，还是正在患有胃溃疡的人，也建议清除幽门螺杆菌，因为清除幽门螺杆菌后，胃溃疡的发病率会明显下降。三是反复出现胃部不适症状或需要吃一些损害胃肠药物的人群，也建议进行幽门螺杆菌的根除。此外，没有上述因素，但由于感染幽门螺杆菌而比较紧张的人，也可以根据个人意愿进行幽门螺杆菌根除治疗。

13 怎样进行幽门螺杆菌的根除治疗？

临床上治疗幽门螺杆菌有标准方案，最早使用三联疗法，就是同时使用三种药，但这种疗效差一些，现在推荐使用四联疗法，就是同时使用四种药物。这四种药物中有两种抗生素、一种是铋剂和一种是抑制胃酸的药物。

14 根除幽门螺杆菌过程中，有哪些需要注意的问题？

首先，一定要遵医嘱服药，不要漏服或停药。由于抗生素对胃肠道有一定的刺激，在治疗过程中可能会出现身体不适，建议餐后服用抗生素，其他两种药物在餐前服用。其次，要养成规律的生活习惯，按时吃饭、睡觉，避免进食辛辣刺激食物。酒精可能与抗生素产生严重的不良反应，吸烟会降低药物的疗效，因此治疗期间避免饮酒、吸烟。此外，注意避免共用餐具，尽量分餐，以免交叉感染。服用铋剂可能会导致大便发黑，如果出现这种情况不要紧张，停药后这种现象就会消失。

15 进行幽门螺杆菌根除治疗之后，还需要复查吗？

需要复查。因为幽门螺杆菌根除率并不是 100%，现有方案的根除率约为 80% ～ 90%，因此治疗后需要检测，判断是否根除成功。一般在停药一个月后进行检测，也可以三个月、半年甚至一年后再去复查。

16 日常生活中，如何预防幽门螺杆菌感染？

幽门螺杆菌是“吃进去”的细菌，因此就餐时要分餐，注意餐具的消毒。筷子用过几个月后，尽量更换，以免日常消毒不能完全杀灭幽门螺杆菌。此外，要养成良好的生活习惯，合理膳食，增强抵抗力，注意个人卫生，牙刷、毛巾要及时更换，降低感染的风险。

讲解专家： 刘长虹，山东第一医科大学第一附属医院（山东省千佛山医院）消化内科主任医师。

中医辨证调脾胃

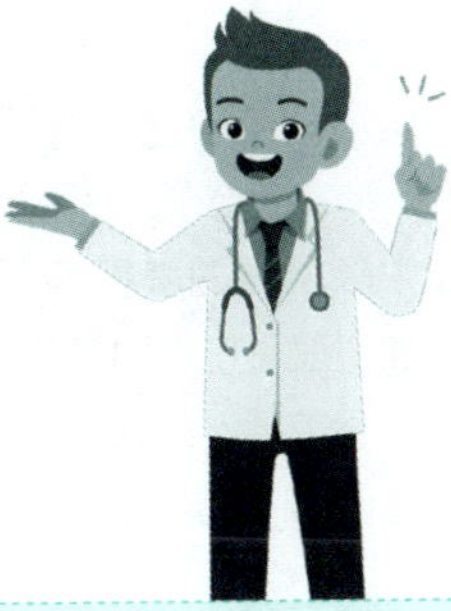

中医学认为，脾胃是“水谷之海”，为“气血生化之源”。人体机能活动的物质基础——营养、气血、津液、精髓等，都从脾胃中产生。要想身体健康，调养好脾胃是第一要务。

1 中医的脾胃与西医的脾胃有什么不同？

从西医来讲，脾和胃是两个独立的器官。脾位于人体腹腔的上部，左侧肋弓的深处，可以贮藏血液，净化血液中的病原菌或者废弃细胞，产生免疫细胞，被认为是人体最大的淋巴器官；胃是一个独立的消化器官，位于人体的上腹部偏左一点的位置，上面连着食道，下面连着小肠。胃的功能主要是容纳饮食物，能自主分泌一些胃液或者胃泌素，来帮助进行初级的消化。

中医对脾和胃的认识与西医既有联系又有区别，通常会将脾和胃合起来称为脾胃系统。中医讲的脾胃系统，是一个功能性的概念，它包含了胰腺、小肠、十二指肠的功能，甚至腹腔大网膜的一些功能，范围非常宽泛。脾的功能主要有三条：主运化、主升清、主统血；胃主通降，以降为和。

2 为什么说脾胃开窍于口？

脾胃互为表里，合起来开窍于口，如果口部出现了一些症状，比如食欲不佳、口味黏腻、舌头出问题等，都与脾胃有直接的关系。

通过舌苔能够很好地观察到脾胃是否健康。正常的是淡红舌、薄白苔，如果出现了舌苔的厚腻，包括黄腻或者白腻，说明代谢有障碍。比方小孩舌苔白白的一层很厚，说明他体内的寒气、寒湿积聚多了，往往是吃凉太多造成的。舌的中部或舌根部出现厚厚的黄腻苔，说明胃里有火，是由于吃肉太多或者吃的饭能量太多造成的。舌头的质也能看出脾胃是否健康。舌质坑洼不平的，脾胃可能先天就是虚薄的；舌体特别瘦小的，说明胃气是很虚弱的；舌边有齿痕，往往是脾气虚；舌面上不仅有齿痕，而且还湿旺旺的，就是脾虚有水湿了。还有一些牙龈的表现，比如牙龈特别容易出血、牙龈容易溃疡、溃烂或牙龈肿痛，往往是胃火的表现。溃疡很疼、脓很多，是实火；溃疡迁延不愈、不是很疼、创面淡白，是气血亏虚症，都是脾胃不好的一些表现。

3 脾胃虚弱有哪些症状表现？

脾胃不健康有很多表现。

首先是一些主观上的感受，如胃胀、胃疼、反酸、胀满、胃灼热等。得胃病以后，还有一些客观的改变，比如恶心、呕吐、口中有异味、食欲不好、食纳能力出现障碍等。

如果严重了，就会逐渐从脾胃的症状转到全身的症状，如疲劳、乏力或者消瘦等。

4 中医脾胃病包含哪些类型?

常见的脾胃病，按西医的病名，包括食道炎、反流性食管炎、急慢性胃炎、慢性萎缩性胃炎、消化性溃疡、肠梗阻、十二指肠疾病，还包括胃癌、肠癌等。

中医所谓的脾胃病，不是以解剖位置定的，而是以症状来定的。像嗳气、脾满胀痛，甚至反酸，都可以作为脾胃独立的诊断病名。

不管是哪些病名，脾胃病常见的证型，一般有以下几种，脾虚、脾胃双虚、脾胃都弱、脾胃的阴虚而湿气盛、脾虚湿盛、脾阳不足，如果和其他脏腑相关，还有肝胃不和、脾肾阳虚等。

5 中医如何治疗脾胃病?

望闻问切、四诊合参，是中医常用且十分有效的手段。首先，经过望问闻切不同维度的诊断方法，搜集不同的情报信息，在医生的思维评价体系里汇总，才能确切诊断；其次是通过病因链条梳理出证型，寒、热、虚、实、阴、阳、表、里都要定下来，之后才能对证型下药。如萎缩性胃炎，西医的指南很明确，按标准化的治疗方案进行治疗。但中医不一样，同样是萎缩性胃炎，1000 个人有 1000 个方，这是中医精准的辨证分析之后的个体化治疗，也就是因人而异、一人一方，对应的是每个人的证型。

中医治疗讲究整体观。整体是什么？人之初，受精卵本身就是一个整体，逐渐分化才有了各个器官，包括脾胃，所以是先有整体，分化后才出现了局部，有了脾胃，慢慢才有了脾胃的功能。当脾胃整体特别弱的时候，想让胃有它的功能，是行不通的，需要往深一步想，谁赋予了脾胃这个结构及脾胃这个结构所负载的功能。就像炒股一样，大盘特别弱的时候，个股再努力也起不来，必须先拯救大盘。中医通过调补气血，把全身的气血全部调动起来，脾胃才能去调控它的功能。

6 冬天如何养护脾胃?

四季脾胃不受邪，对人体健康特别重要。冬天，阳气的保护特别重要，阳气足的人才不容易生病，要合理御寒，少吃寒凉的东西。比如酸奶的储藏温度是 2 ～ 6℃，通常人的体温是 36℃，如果每天吃冷藏的东西，需要中和多少阳气进去？一天不会看出疾病，两天也不会，时间长了就看出来了。

另外，保护脾胃还要有合理的饮食，不建议太多的肥甘厚味，也不建议太素的饮食，要荤素搭配，浓淡相宜，适量的肉、蛋、奶和果蔬搭配起来，让营养均衡，就是保护脾胃最好的方法。

7 冬季所有人都适合进补脾胃吗?

进补一定要合理、适度，不能盲目。

“冬季进补，开春打虎”，老话说的没错，脾胃虚弱的人，可以在冬天适当进补。但是一定要合理地对待这个问题，不管脾胃虚不虚，一味进补，就会把合理的养生变成一种贪生。老话说的时候，是物质比较贫乏的时代，而现代人的生活基本每天都像以前过年那样，不会缺营养。尤其是一些过补的食物，比如海参、羊肉、大枣、阿胶、桂圆等，可以吃，但不要多吃。保持合理而适量的饮食才是最佳方案。

“中满者勿食大枣”，早在《本草纲目》和《神农本草经》中就有论述。脾胃饱满的人吃大枣容易胀肚，对一些脾胃太虚的人来说，阿胶不易消化。

8 哪些食物能养护脾胃？

一些家常易得的食材，像山药、扁豆、八宝粥，都是很好的养护脾胃的食材。以下是几种常用食谱：

1）红枣、小米粥：取红枣 10 个，小米 50 克，先将小米淘洗干净，上锅炒至微黄，然后加入水及红枣，小火熬粥即可。小米加红枣熬粥对脾胃有非常好的补益作用，比较适用于脾胃虚弱，消化不良且伴有厌食的人群。

2）小米山药粥：取小米 50 克，淮山药 200 克，白糖适量，先将小米淘洗干净，将山药去皮洗净切块，然后加入适量温水，将小米和山药倒入其中，煮至软烂之后再加白糖调味即可。小米山药粥有补脾益气、滋阴安神的功效。

3）莲子山药粥：取莲子 30 克，粳米 50 克，山药 80 克，先将莲子去皮去心，然后加山药、粳米，煮至软烂即可食用。莲子山药粥能补脾益胃，适用于消瘦、食欲不振且脾胃虚弱的人食用。

4）八宝粥：莲子、芡实、薏米、山药、红枣、桂圆、白扁豆各 5 克，粳米 100 克煮粥食用。八宝粥能益气养血，健脾强身，适用于体虚乏力、食少纳呆、气血亏虚的人食用。

9 冬天养护脾胃，有哪些简便易行的方法？

1）运动功法，比如八段锦、站桩、打坐，能够健运脾胃，通调全身。提醒大家要“行动神不动”，不能一边练功，一边盘算事情，这样，即使每天运动，体内受到阻滞的气流也通不开。运动时，一定要放空自己至一个虚其心的状态。

2）简便的功法，比如全身拍打法。拍打胃脘部、腹部、包括后背等，拍打时不要过于轻柔，要像晒被子那样把它拍透。这种方法，对一些实症，如气机不畅的人特别好，拍完之后打个嗝，或喘个粗气，甚至排个气，只要气一流通，就会特别舒畅。一些虚症的人，尤其是特别瘦的人，就没必要做这个了。

3）局部按摩的手法，比如点按膻中穴、按中脘，按灸尾穴、上脘穴、下脘穴、天枢穴、神阙穴（肚脐），还有气海穴、关元穴，都能够疏通中焦。

讲解专家： 陈云，山东中医药大学第二附属医院整体诊疗科主任医师。

你不知道的“肠”见病

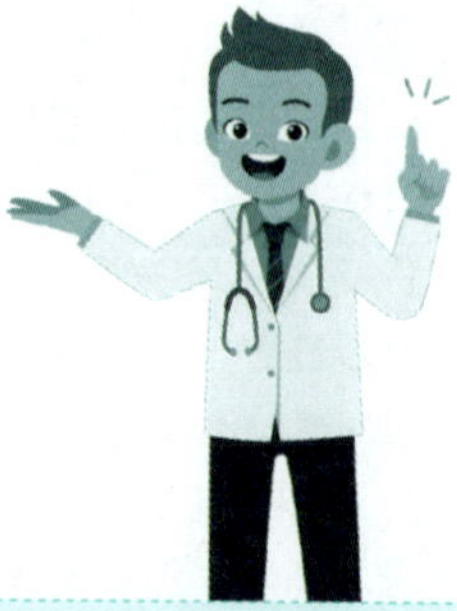

天天肚子隐隐痛，反反复复跑厕所，到底怎么回事？要说腹泻拉肚子，多数人都遭遇过，经过简单的治疗或调养，也就好了。但炎症性肠病可不是一般的拉肚子这么简单。

1 炎症性肠病是闹肚子吗？

炎症性肠病确实有闹肚子的表现，但闹肚子不一定是炎症性肠病，两者不能画等号。拉肚子大部分是肠炎，一般情况下跟吃坏肚子、肚子受凉有关系，炎症性肠病不是一般的肠炎，是一种特殊类型的肠炎。

第一，它非常顽固，一般拉肚子，三五天就好了，最长的十天半个月一般也会好了，炎症性肠病不一样，拉肚子是长年累月，甚至反复多年；第二，病情重，一般拉肚子，大便都不带脓，不带血，炎症性肠病拉肚子，大便带脓带血。第三，炎症性肠病相对难治，吃药不太容易控制。

2 炎症性肠病有哪些类型？

炎症性肠病主要包括溃疡性结肠炎和克罗恩病。克罗恩病属于炎症性肠病的一种特殊类型，是由克罗恩医生的名字命名的一种疾病。克罗恩病不太容易确诊，很多患者到了晚期，出现肠穿孔、肠梗阻、大出血以及出现腹腔脓肿感染等并发症时，才去医院检查诊断。到了那个时候，即使做了手术，也只会发现患者的肠道有炎症，到底什么原因所导致的，却不太容易查出来。

3 溃疡性结肠炎和克罗恩病怎么区别？

① 发病位置、范围不一样。溃疡性结肠炎主要指结肠有溃疡，发病部位在结肠、直肠、末段回肠。克罗恩病累及的范围更广泛，范围可从口腔、食管、胃、小肠一直到大肠、肛门。可以说克罗恩病，是累及从进口到出口整个消化道的一种病。

② 临床表现有区别。虽然都可表现为拉肚子，但溃疡性结肠炎很容易出现大便带脓带血的情况。因为溃疡性结肠炎往往发病位置在大肠，一有病变，大便就可带脓带血。而克罗恩病，一般早期不太明显，等感到有问题，出现肠梗阻时，就到晚期了。

4 哪些人更容易得炎症性肠病？

炎症性肠病，从婴幼儿到老年人都有发病，但更容易找上年轻人。年轻人在整个发病人群中占了一大半。溃疡性结肠炎患者中有一部分老年人，克罗恩病老年人发病较少。

5 哪些原因可导致炎症性肠病？

炎症性肠病有两大发病原因。一个是基因，这是最根本的原因，也可以说是内因。比如，患者体内有容易患上炎症性肠病的基因，这个内因在各种各样外因的作用下，就有可能被激活。当炎症性肠病易感基因的开关被打开后，就容易犯病。另一个是外因，就是环境因素，包括饮食、生活节奏加快、情绪紧张、过度劳累、生活不规律、熬夜等。从医学上讲，炎症性肠病还跟自身免疫紊乱、肠道菌群紊乱有一定的关系。炎症性肠病的原因不是单一的，很多方面都可导致此病的发生。

6 出现哪些症状时要及时就医？

急性肠炎吃坏肚子，一般情况下 3～5 天能够恢复。得了痢疾，大便带脓带血，一般十天半个月，用上抗生素便会好转。如果拉肚子超过一个月不见好，特别是大便带脓带血，建议去医院确诊是否患上了炎症性肠病。还需要注意的是大便情况：如果大便有黏液、有脓血的时间比较长，要及时就诊。如果持续肚子疼，且疼痛的症状越来越重，要及时就医，以避免肠穿孔或其他严重状况发生。

7 炎症性肠病有哪些临床表现？

炎症性肠病主要有三个临床表现。一是肠道表现，炎症性肠病最为常见的临床表现是腹痛、腹泻、黏液脓血便、里急后重。二是全身表现，主要有发热、贫血、营养不良等。三是肠外表现，这种情况并不多见，一般少于发病者的 10%，与自身免疫有关。

8 如何确诊炎症性肠病？

诊断患者是否患有炎症性肠病，首先要根据临床表现，包括肠道表现、肠外表现、全身表现这些症状来判断。要进一步确诊此病，光凭临床症状是不行的，还需要做进一步的检查，比如肠镜检查。肠镜检查就是用一个细管伸到肠道内部，可直观地检查肠黏膜表面有没有溃疡、糜烂、炎症等，以及溃疡的部位、形态、范围、大小，然后根据情况再从溃疡边缘取出一块组织，送病理学检查，以排除肠道肿瘤和其他疾病。

9 炎症性肠病如何治疗？

症状较轻的患者，可使用药物治疗；比较严重的患者，可在药物治疗的基础上，加上免疫制剂和生物治疗。此外，还可采用非药物治疗手段，比如选择性白细胞吸附治疗、菌群移植等。如果以上方法都无效，则需要采取手术治疗。

10 炎症性肠病能治愈吗？

目前炎症性肠病的治疗，目的是控制炎症。溃疡性结肠炎，经过治疗，如果患者的大便不带脓、不带血了，就可判定为控制住了；克罗恩病，患者的患病区域没有溃疡了，就可判定为控制住了。如果不用药，疾病反反复复，不定期发作，可能会引起各类严重的并发症。

11 炎症性肠病患者饮食上需要注意什么？

①在疾病活动期，建议流食或半流质饮食，可以适当吃一点米糊、米粥或者软面条、蛋花汤之类。

②疾病进入缓解期，要改为富有营养、易于消化的低渣饮食。少吃像韭菜、芹菜这一类的食物。少吃像辣椒、生姜、葱蒜等刺激性的食物，也要少喝浓茶、咖啡、冷饮。

③建议戒烟，少饮酒。

讲解专家： 江学良，山东中医药大学第二附属医院消化中心主任医师。

如何防治肠梗阻

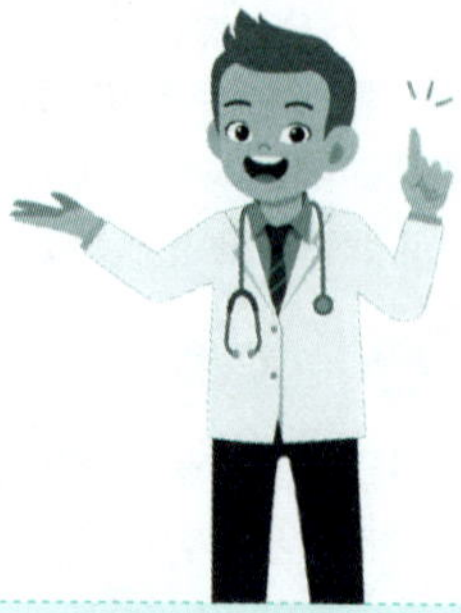

日常生活中，肚子疼是一种常见症状，有时吃一些药物或仅仅休息片刻，症状就可得到缓解，但如果疼痛持续或明显加重，需及时就医，要警惕是否患上外科常见的一种急腹症——肠梗阻。

1 什么是肠梗阻？

肠梗阻，顾名思义就是肠子被“堵住”了，导致肠道里的东西不能顺利通过了，是外科急腹症中常见的疾病之一。其发生率仅次于胆道疾病和急性阑尾炎，占普外科发病率的 40% 左右。

2 肠梗阻的发生原因有哪些？

按肠梗阻发生的基本原因可以分为三类：

①机械性肠梗阻。这种类型最常见，是由于各种原因引起肠腔狭窄，使肠内容物通过发生障碍，如肿瘤、粪石、粘连带压迫等。

②动力性肠梗阻。是由于神经反射或毒素刺激引起肠壁肌功能紊乱，使肠蠕动丧失或肠管痉挛，以致肠内容物不能正常运行，但本身没有器质性改变。常见的如急性腹膜炎或电解质紊乱引起的肠道麻痹。

③血运性肠梗阻。是由于肠系膜血管栓塞或血栓形成，使肠管血运障碍，继而发生肠麻痹而使肠内容物不能运行。随着人口老龄化，该类疾病也在逐渐增多。

3 肠梗阻有哪些危害？

通俗地讲，如果家里的下水道堵了，肯定水就冲不下去。同样道理，胃肠道的分泌液每日约 8000 毫升，正常情况下绝大部分被再吸收，如果肠子发生梗阻了，不能被吸收的胃肠液就会积存在发生梗阻以上的部位。而且会越存越多，加上肠道内的气体也会在此处存留，而出现腹胀。肠子与腹腔之间有肠屏障，能够防止肠内的有害物质，如细菌和毒素穿过肠黏膜进入人体内其他组织、器官等，如果梗阻时间长了，肠子出现缺血、缺氧，屏障功能减弱，导致肠子里的细菌突破肠屏障，进入腹腔，甚至会进入人体的血液系统，引起菌血症。如果不及时处理，甚至会威胁生命。

4 哪些人容易得肠梗阻？

肠梗阻的发病年龄跨度很大，小孩至老年人都可能发生，但不同年龄段的发病机理不同。如 2 岁以内的孩子出现肠梗阻多是由肠套叠所致，因为孩子肠功能发育不完善，肠子有的部位蠕动的快一点，有的部位蠕动得慢一点，蠕动快的这一段肠子，“钻”到蠕动慢的那一段肠子里，从而引起了肠套叠。对于青少年和年轻人来说，在饮食不规律，暴食暴饮后，又马上进行剧烈的体育运动，可能在运动过程中突然感觉到肚子疼，这时出现肠子“扭”了，引起肠子暂时不通，可以到医院先尝试用腹部推拿保守治疗，尽量避免手术来解除肠道的梗阻。老年人一般比较注意预防心肌梗死、脑梗死，但是很多人也忽略了肠道的梗死。其实肠子也是有血管供应的，血液就相当于一个大的河流，到达供应肠子的血管，如果出现血栓，就像一块石头卡在那里了，栓塞后会引起肠子的供血丧失，时间长了会导致肠子坏死。此外，老年人肠梗阻也可见于肿瘤及粪块堵塞。

5 肠梗阻与既往手术史有关吗？

手术本身会造成损伤，做了手术之后，特别是腹部手术可能会导致肠道粘连、增生。这些增生的东西在肠道周围形成条索，这些条索可能会成为肠梗阻发生的原因。通常腹部手术创伤越大，粘连增生反应越强，形成的瘢痕就越多，发生肠梗阻的概率就越大。如果治疗方式以微创为主，也就是在肚子上打几个洞进行治疗，或者经过自然的腔道进行治疗，对腹部脏器破坏比较小，发生肠梗阻的概率也会更小。

6 为什么有些肿瘤也可以引起肠梗阻？

有些消化道肿瘤如小肠肿瘤长到一定程度时会发生梗阻，结直肠里的肿瘤长到一定程度导致粪便不能通过，也可能发生梗阻。早期胃肠道里的肿瘤通过 CT 检查是不能发现的，需要通过胃镜、肠镜检查，很小的病变也能够早发现、早治疗。结直肠癌早期 5 年生存率能达到 90% 以上，而到了晚期，尽管做了手术，5 年生存率也会大幅度降低。

7 身体出现哪些状况，可能是肠梗阻发出的预警信号？

由于肠梗阻的原因、部位、病变程度、发病急慢的不同，可有不同的临床表现。如对于年轻人来说，突然出现肚子发胀、唇干舌燥、皮肤发干、发烧、腹痛、呕吐等情况，要及时到医院就诊，判断是否是肠梗阻引起的症状。有时候阑尾炎也可能是肠梗阻的预警信号，如有些老年人，突然肚子疼，觉得可能是阑尾炎犯了，但通过医生检查，发现得阑尾炎根本的原因是肠梗阻。这是因为远处的肠管不通了，阑尾中的细菌容易繁殖、生长引起炎症。所以对于老年人，特别是六七十岁的老年人，之前没有阑尾炎，突然得了阑尾炎，一定要慎重对待，建议等到阑尾炎治好一个月左右去做个肠镜，排除肠梗阻。

8 为什么肠梗阻会出现腹痛、腹胀？

中医讲“通则不痛，痛则不通”。肠梗阻发生腹痛主要因为梗阻部位的过度蠕动，这种腹痛一般是阵发性的，疼一阵缓解一阵。如果腹痛持续不断，一定要警惕是否转化成了更为严重的梗阻。因为肠道每时每刻都在分泌消化液到肠腔，当发生梗阻时这些消化液无法往低位的肠腔流动，又因为肠壁充血水肿、吸收不良，而在梗阻处存留，同时咽下的气体以及内容物在此发酵产生的气体也聚集在此，所以会发生胀气，引起腹胀。

9 确诊肠梗阻需要做哪些检查？

肠梗阻常见的检查有 X 线检查、CT 检查、胃肠外科的专科检查等。

10 一旦确诊肠梗阻，应该如何治疗？

不同年龄、不同病因的肠梗阻，治疗方式也不同。例如肠梗阻是由于栓子掉到肠系膜动脉中引起的，可能梗阻超过两三个小时，肠子坏死的概率就比较大，这时候就要进行取栓手术，把这个栓子从肠子的动脉中移走；而由高脂血症引起的肠系膜静脉栓塞，一般要进行抗凝治疗。由于肠梗阻后，人体大部分水都到了肠腔，体液循环处于缺水状态，如果到医院后，暂时分不清病因，医生首先要保证患者生命状况的稳定，如采取补水、补液、抗生素治疗以及全身支持治疗等，在保证生命的条件下，再分析肠梗阻的原因，根据不同的原因再进行治疗。

11 肠梗阻会复发吗？

有可能复发，当外部诱因再次出现或者机体免疫力低下的时候，肠梗阻可能会再次复发。如孩子的肠蠕动功能没有发育完善，在受凉的情况下，可能会增加肠套叠的发生概率；年轻人由于暴饮暴食出现过肠梗阻，如果通过保守治疗已经恢复正常，以后在饮食和剧烈体育运动时，也都要多加注意。

12 如何预防肠梗阻的发生？

根据肠梗阻发生的常见原因，可以从以下方法入手，预防肠梗阻的发生：

①手术后尽早下床活动，适量运动。

②因为剧烈活动容易导致肠扭转，所以饱食后要避免剧烈活动。

③老年人容易发生便秘，粪石堵塞肠管也可能发生肠梗阻，因此老年人要保持肠道通畅，必要时可以适量应用通便药物。

④较大体积的肿瘤也会引起肠梗阻，要定期查体，做到肠息肉及肠道肿瘤的早发现、早治疗。

讲解专家： 李辰生，山东第一医科大学附属省立医院（山东省立医院）胃肠外科主任医师。

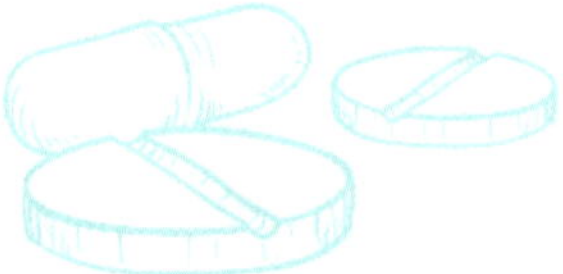

痔病治疗勿拖延

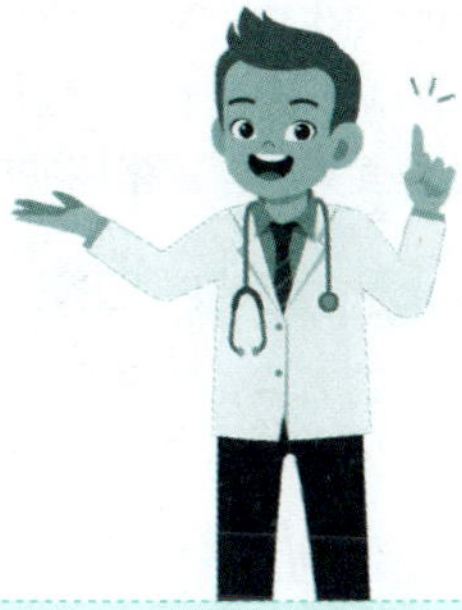

俗话说，十人九痔。作为一种常见病，痔病容易反复、很难根治。得了痔病，不要小瞧它、忽视它，拖延、忍受不会好转，只会使病情进一步加重。

1 痔病是一种什么病？

痔病是一种良性疾病，虽不是大病，但如果得不到及时治疗，也会给患者带来不小的痛苦。在近代概念里面，普遍认为痔病是一种静脉曲张。现代概念认为，痔病是一种肛垫下移。因为肛门部位一些纤维支持结构、血管丛形成的肛垫组织病理性的肥大和下移，形成了痔。

2 痔病好发于哪些人群？

痔病可发病于任何年龄，高发人群有以下三类：一是上班族，经常久坐，造成肛门直肠局部的血液淤滞，导致静脉曲张，造成了痔病。二是妊娠期的妇女，活动量少，随着胎儿的逐渐增大，腹部压力增大，容易导致此类疾病。三是便秘患者。

3 诱发痔病的原因有哪些？

痔病的发生，与久坐、久站、不爱活动、长期便秘以及某些疾病因素有关。久坐、久站，容易造成人体盆腔部位的血流缓慢，导致肛门、直肠尤其是下段直肠部位血液淤积。直肠静脉及其分支血管缺乏静脉瓣，而静脉瓣的作用是促进血液回流，缺乏静脉瓣，血液回流就会减少，都淤积在这个位置，时间长了就形成了肛垫下移。

4 得了痔病，会有什么症状？

得了痔病，会出现出血、脱垂、肿胀、疼痛四种症状。出血是最常见的一个症状，根据轻重程度又分便纸上带血、滴血和喷射状出血。

5 大便带血就是得了痔病吗？

虽然大便出血是痔病的常见症状，但也不能一概而论。比如直肠癌、直肠息肉、溃疡性结肠炎、肛裂等疾病，也可出现大便带血。痔病便血开始是少量的，可能仅为便纸带血，进而会发展成为滴血，再往后出血量最多的时候，往往会出现喷射状的出血。

6 痔病有哪些类型？

痔病主要分为三大类。以齿状线为界，齿状线以上的叫内痔，齿状线以下的称为外痔。如果患者兼有内痔和外痔的症状，就叫混合痔。

外痔是凸起的，位于肛门外侧，能觉察到，这种外痔又分为四类：炎性外痔，表现为急剧肿胀和疼痛；血栓性外痔，患者往往能摸到一个黄豆或者蚕豆大小的硬包块，触及时比较疼痛，从外观上看呈现淡蓝色；结缔组织性外痔，医生往往称之为皮坠儿；静脉曲张性外痔，往往里面有一些扩张屈曲的静脉丛。

7 痔病如何分度？

痔的分度，主要是对内痔而言的。内痔往往分为四度：一度患者往往有出血情况，包括滴血，射血，但没有脱出。二度患者往往有出血，症状重的时候会滴血或射血，患者往往有脱垂，但是脱出之后一般会自己还纳。三度患者的主要症状也有出血，但是脱出往往比较严重，在咳嗽、弯腰、下蹲，或是腹部压力增加时便会脱出，而且自己无法还纳，需要手托还纳。四度患者，出血和脱出情况均比较严重，尤其是脱垂的程度，已达到最重，脱出之后手托也不能还纳。

8 痔病会给患者造成哪些危害？

目前为止，还没有证据证实有癌变的可能。但是不及时治疗，不但局部可引起严重的肿胀疼痛，还可能随时并发急性大出血或慢性出血，引起贫血，影响生活质量，妨碍工作。

9 痔病能自愈吗？

轻度的痔病患者，经过改善生活方式，避免久坐、久站，增加运动，痔病的症状往往会得到缓解。但中、重度的患者，需要配合药物治疗，甚至需要手术治疗。

10 痔病如何诊断？

痔病的诊断，一般可通过肛门的指诊，包括下蹲的检查，局部的检查，还有肛门镜的检查等。

11 痔病如何治疗？

痔的治疗，一般分为以下四种。一是基础治疗，比如改善患者饮食，改变一些不良的生活方式，保持大便通畅等。二是药物治疗，药物治疗又分为内服药物和外用药物，外用药物包括膏剂、洗剂、栓剂等。三是注射治疗，包括硬化剂的治疗，比如消痔灵治疗，红外线治疗，胶圈套扎治疗等。四是手术治疗。

12 如何选择治疗方式？

无症状的痔是不需要治疗的，一些轻度症状患者，比如仅有轻度出血，轻度肿胀，轻度疼痛的，可采取基础治疗和药物治疗。严重的患者，尤其是脱垂比较严重的患者，要采取手术治疗。对于大部分内痔患者，胶圈套扎效果是比较好的。

13 痔病的药物治疗包括什么？

药物治疗主要分内服药物和外用药物。内服药物主要分两类。一类是张力调节剂，能够调节血管张力，增强血管弹性，改善血液流量，消除肿胀。另一类就是消炎镇痛药，用于急性期，由于血液瘀滞水肿造成的疼痛。外用药物种类比较多，主要用于急性发作期消除患者的疼痛水肿，改善局部的血液循环。

14 痔病能预防吗？

痔病可以有效预防。如加强体育锻炼，避免长时间保持同一个姿势，避免久坐、久站，保证大便通畅，防止便秘。如果患有严重便秘，一定要及时就医，及时治疗。要养成良好的饮食习惯，多食富含膳食纤维的食物，如蔬菜、水果。推荐大家每日食用蔬菜类食物 300 ～ 500 克，促进胃肠道的蠕动，促进排便。还要保持肛周清洁，如用温水清洗，效果最好。

讲解专家： 路永超，山东第一医科大学附属省立医院（山东省立医院）中医科主任医师。

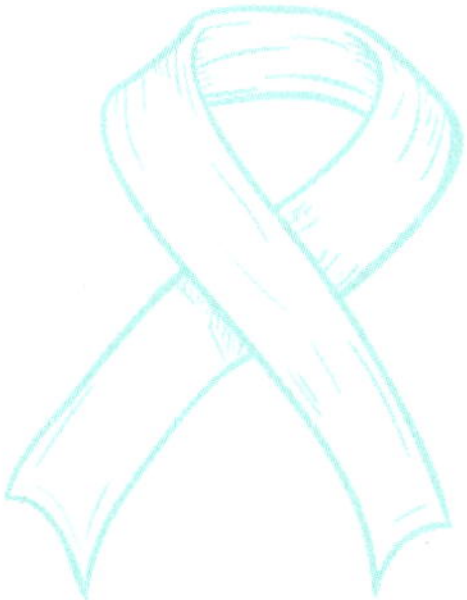

第5章

互为表里"肝"与"胆"

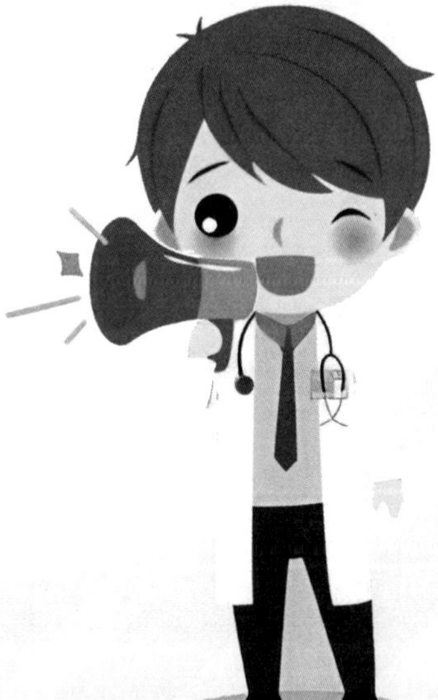

胆结石的防治

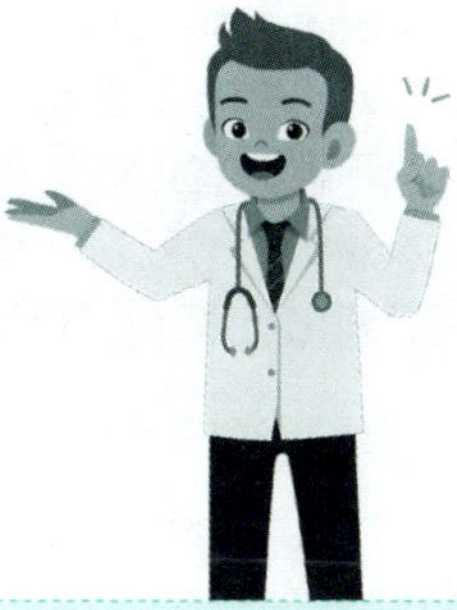

胆囊发挥着浓缩、储存胆汁等功能，功能强大，可是它也很容易生病，如胆囊结石、胆囊息肉、胆囊炎等。胆结石，虽不是要命的大病，但疼起来那是真要命！

1 胆结石的危害有哪些？

虽然胆结石的发病率很高，但大多数没有明显症状。随着病情的进展，每年大约有 5% 的患者会出现临床症状，早期大多数是上消化道的表现，比如上腹胀、隐疼不适，还有嗳气、反酸。后期如果发生胆囊结石梗阻，会引起急性胆囊炎，进而导致胆囊的化脓或穿孔。如果胆囊结石排到胆管里可能造成胆管梗阻，导致急性化脓性胆管炎，患者会表现出寒战、发烧，甚至黄疸的症状。

2 胆结石是怎么形成的？

胆结石的成因相对比较复杂，任何引起胆汁成分改变或者胆道梗阻引起胆系感染的情况，都可能引起结石的发生，比如高胆固醇饮食、肥胖、高血脂，还有糖尿病、胆道蛔虫等，这些原因都可以造成胆结石的发病率增高。

3 哪些人是胆结石的高发人群？

临床观察发现，女性比男性发病率高 2 ～ 3 倍，这与女性的激素有关系，雌激素水平增高，会导致胆汁成分的改变，致使胆汁里面的胆固醇含量明显增高，造成女性结石的发病率比男性高。另外，女性的激素还会造成平滑肌的舒张，造成胆囊的收缩能力下降，使胆汁排空不好、胆汁淤积，这样也容易形成结石。此外，女性运动量的减少也会导致胆囊功能的下降，造成结石发病率增高。

胆结石的高发人群，有一个特别形象的名称叫作 5F，这 5 个 F 其实就是 5 个英文单词的首字母，分别是 female（女性），fat（肥胖），fatality（多孕多育），family（家族史），free（饮水少、不吃早餐、饮食不规律）。符合这 5F 特征，就是胆结石的高发人群。

4 确诊为胆结石需要马上治疗吗？

不是的，没有明显临床症状的患者定期复查就可以。每半年左右做个 B 超，观察胆囊壁和胆囊结石的变化情况，如果胆囊壁一直没有明显的增厚，结石也没有明显的增大，没有明显的临床症状，定期复查就可以了。

5 什么情况下胆结石需要治疗呢？

由于胆结石会引发胆绞痛、胆囊炎甚至胰腺炎，特别是在进食红烧肉、油炸食品、蛋黄类等高胆固醇食物后，会出现腹痛、发热甚至黄疸等症状，严重者危及生命。而由胆结石引起长期的胆囊慢性炎症，会导致胆囊功能障碍，导致胆囊萎缩和瓷化胆囊，甚至会引发胆囊癌。以下情况建议行外科手术治疗：①有症状的胆囊结石者，如反复发作的胆绞痛、胆囊炎或胰腺炎；②胆结石数量多、体积大，病程长者，或结石位于胆囊颈部者；③伴有胆囊萎缩、瓷化胆囊者；④合并有胆囊息肉者以及合并有胆总管结石者。

6 胆结石的手术治疗方法有哪些？

根据患者的年龄和身体条件、胆囊的功能情况，医生会选择不同的手术方法。对于高龄或慢性胆囊炎、胆囊壁比较厚且反复发作的患者，通常是行腹腔镜胆囊切除术，可以达到根治的目的。对于胆囊炎症不重，胆囊壁不厚，胆囊功能非常好的，特别是一些年轻的患者，通常可以行胆囊切开取石，只取出结石，保留胆囊的功能。

7 胆结石可以进行体外排石吗？

体外排石、碎石，对于泌尿系结石是非常好的办法，对于胆结石是不提倡的，因为胆结石的排石过程会有两个困难的地方：①胆囊管非常细，一般的结石比它要大，想从这个地方顺利通过是很困难的，一旦堵住胆囊管，造成胆汁的排泄不通，可能会造成急性胆囊炎的发作。②如果结石不大，可能会从胆囊掉到胆管里，这个地方因为有括约肌的存在，非常纤细，只要是成型的结石一般很难排下去，如果结石排不掉就会导致胆管的梗阻、堵，会诱发急性胆管炎，甚至胰腺炎。所以除非是泥沙样的结石，原则上不建议做体外排石的治疗。

8 切除胆囊，对生活影响大吗？

胆囊不分泌胆汁，只是储存胆汁的一个器官，胆汁是肝脏分泌的。对于那些吃东西就会腹胀腹痛，具有明显临床症状的患者，切除胆囊，几乎没有明显影响。临床观察发现，部分患者切完胆囊以后胃口反而更好了。对于极少数胆囊功能没有明显临床症状的患者，胆囊切除可能会影响消化，比如在吃一些高脂、油腻食物后，因为没有胆囊了，短时间内的胆汁排出量少了，可能会出现消化不良。可以通过饮食的调节，比如手术后短期内尽量清淡饮食，或通过一些利胆的药物来缓解，一般三个月到半年左右，这种消化不良的症状都可以明显地改善。

9 胆结石手术后还会复发吗？应该注意什么？

根据结石发生部位的不同，胆结石分为胆囊结石和胆管结石，腹腔镜胆囊切除切掉了胆囊，只是把胆囊结石治愈了，但是胆管还在，胆管依然有长结石的风险，不能掉以轻心。患者要定期查体，观察胆管的情况，有没有明显胆管扩张或胆管再长结石的可能。

保胆取石的手术，因为胆囊还存在，有一定复发率，要定期复查。

10 生活中要注意哪些来预防胆结石呢？

要养成良好的生活习惯，规律饮食，特别是要定时吃早餐。注意平衡饮食，五谷杂粮都要吃，不要偏食，不要经常吃一些高脂高胆固醇的食物，多吃一些新鲜的蔬菜和水果。要保持良好的心态，运动也非常重要。还要保持查体的习惯，因为大部分胆结石没有症状，通过查体可以及时发现，避免更严重的伤害。

讲解专家：冯宪光，山东省立第三医院肝胆外科主任医师。

脂肪肝 不简单

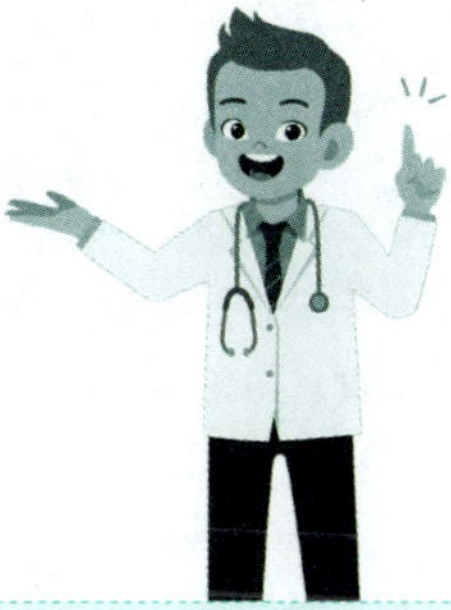

一提起肝病，大家首先想到肝炎、肝癌，却忽视了一种常见却有潜在危险的肝病——脂肪肝。脂肪肝，是当今一种常见病，全球每100个成年人中就有20～30例脂肪肝患者，在肥胖症患者中，这一比例甚至高达60%～90%。

1 肝脏在哪里？

肝在人体的右上腹部，如果把手放在右侧腹部向上摸的话，会摸到一个硬的条状结构，这个结构叫肋弓，肋弓再往上是肋骨，在第4～5条肋骨到肋弓覆盖的范围，就是肝脏的位置。

2 什么是脂肪肝？

脂肪肝实际上就是肝脏里的脂肪含量增加了。正常的肝脏与人体其他部位一样，有一定的脂肪，大概占3%～5%，如果超过5%，也就是说脂肪的重量超过整个肝脏重量的5%，就称作脂肪肝，超过10%就是中度脂肪肝，超过25%就是重度脂肪肝。

3 为什么脂肪肝患者越来越多？

随着生活水平的提高，饮食结构发生了很大变化，尤其是当今人们的高油脂、高热量饮食，使脂肪在肝脏沉积导致脂肪肝。当今，人们的酒精摄入量也明显增加，长期饮酒对肝脏的破坏也会形成脂肪肝。另外，不恰当的减肥方式，体重减得太快，也可能导致脂肪肝。

4 脂肪肝对人体有哪些危害？

由于肝脏缺乏感觉神经，肝脏有一些变化我们可能感受不到。有人说肝脏就像一头老黄牛，任劳任怨，有事情它自己顶着，但是有一天它顶不住了，就出问题了。脂肪肝如果没影响到肝功能，对身体的影响，通常是感受不到的，但并不代表没有问题，任由脂肪肝发展会形成脂肪性肝炎。进入脂肪性肝炎这个阶段，可能会有感觉，会出现肝炎的一些表现，如消化不良、食欲不振、乏力、恶心，甚至体重下降等，将来如果发展到肝硬化，就会出现更复杂的一些临床表现，而且肝硬化还可能引起肝癌。

5 脂肪肝会癌变吗？

脂肪肝如果不进行控制，有癌变的可能性，而且脂肪肝发生癌变与乙肝肝硬化癌变还不太一样，有的脂肪肝患者，在尚未出现肝硬化的阶段就发生了癌变，这个发生率大概是每1万人中每年有1～3人，因为脂肪肝患者基数非常大，所以癌变发生的人数并不少。如果发展到肝硬化这个阶段，癌变会更高一些，无论是酒精性的还是代谢性的肝硬化，大概有15% ～ 20% 会发生癌变。

6 脂肪肝容易找上哪些人群呢?

一般来说，有以下问题的人群患脂肪肝的风险会大一些：第一类是长期大量高脂肪、高热量饮食；第二类是多坐少动，缺乏锻炼；第三类是胰岛素抵抗及因各种原因引起胰岛素利用葡萄糖的能力下降，导致身体需要分泌更多的胰岛素来维持血糖的稳定，造成血液中胰岛素的含量过高，也容易导致脂肪肝；第四类就是代谢综合征，它是一类表现为高血糖、高血脂、高血压、肥胖等多种代谢异常的综合征。

7 减肥对减轻脂肪肝有效吗?

科学减重对减轻脂肪肝是有效果的。据统计，减轻 5% 的体重，肝脏里的脂肪含量就会下降。如果减到 7% 的话，不但肝脏里的脂肪含量下降，脂肪性肝炎也会好转。减轻体重的10%，大概对 90% 的脂肪肝患者都有效果。因此，如果患有脂肪肝，建议减少原来体重的7% ～ 10%，对肝脏的恢复是非常有效的。

8 可以用代餐粉减肥吗?

这个方法是不推荐的，因为代餐粉只是改变了食物中的脂肪、碳水化合物和蛋白质的成分，但它不足以维持身体的正常需要。代餐粉中蛋白质的含量不足以使肝脏合成足够的载脂蛋白，这样肝脏的脂肪就没有办法正常运输出去，脂肪肝不但不能减轻，甚至有可能会加重。

9 轻断食或者辟谷这类减肥方法可行吗?

这类方法好像在网上比较火爆，而且前几年某知名国际医学杂志上曾经登过一篇文章，说轻断食可能对心血管疾病有一定好处，但是这篇文章发表后存在争议，且目前没有任何证据证明轻断食能够对脂肪肝起到缓解作用，所以 2020 年制定代谢性脂肪肝的专家们明确表示，不推荐这种方法减肥。辟谷是指在一段时间内不进食含有蛋白质的成分，这样会导致体内的膳食蛋白形成不足。从理论上来说，它不但不会减轻脂肪肝，而且有可能加重脂肪肝。所以这种减肥方式也不推荐。

10 患有脂肪肝的人群，怎样做到合理膳食呢?

第一，脂肪肝人群，尤其是中重度脂肪肝人群，应当尽量避免任何酒类的摄入，即戒酒。第二，控制能量的摄入。第三，适当增加蛋白质的摄入。第四，减少糖类的摄入，应以粮谷类为主，不应进食甜品、蜜饯、果汁、含糖饮料等。第五，限制胆固醇和脂肪的摄入，烹饪以植物油为主，植物油所含的谷固醇、豆固醇和必需脂肪酸有很好的去脂作用。第六，补充矿物质、维生素和膳食纤维等，饮食不宜过度精细，建议粗细杂粮搭配，多食新鲜的蔬菜、水果等。以上措施，可以有效地控制体重或控制脂肪肝。

11 患有脂肪肝的人群，适合什么运动?

推荐进行中等量的有氧运动，可以是快走、跑步，也可以是游泳、跳舞等。坚持每周运动 5 次，一次 30 分钟，也就是说每周要做 150 分钟的中等程度的有氧运动，可以减轻脂肪肝。如果运动次数达不到这个标准，身体状况很好，也可以做比较强烈的有氧运动，每周做 2 次运动，每次做到 75 分钟，每周总的运动时间也要达到 150 分钟。但是对于已经形成肝硬化的人群，以及脂肪肝合并有冠心病、高血压的人群，不适合这种太强烈的运动。因此，运动要因人而异，根据自己的体质去选择和判断。

12 患有脂肪肝，需要吃药治疗吗？

如果是轻度脂肪肝或单纯的脂肪肝，肝功能没有异常，一般不建议吃药，通过饮食结构的改变或者加强运动，脂肪肝会得到改善。患有脂肪性肝炎的人群，可以用稳定肝细胞膜的药物，减少肝细胞的破坏。

讲解专家：林森，山东大学第二医院消化内科主任医师。

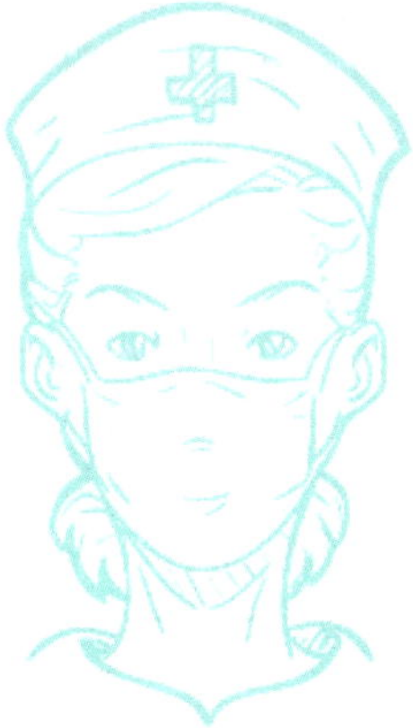

怎样看待肝结节

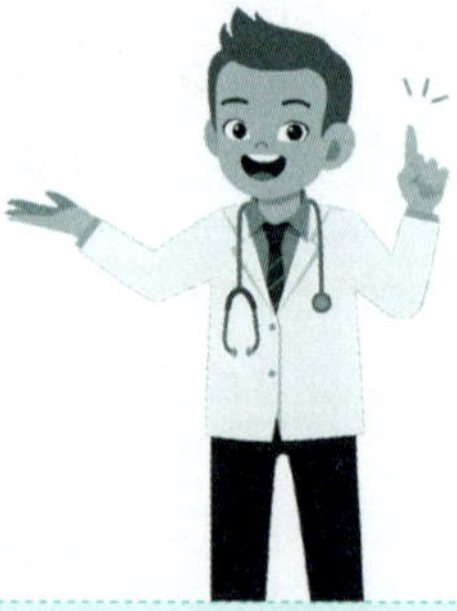

肝结节，与甲状腺结节等被大众所熟知的结节相比，显得有些“低调”。然而，当体检报告上出现肝结节这三个字的时候，很多人会觉得恐惧，甚至有些人会觉得这是肝癌的前兆。

1 肝脏有哪些功能？

肝脏的主要功能是分泌胆汁，储藏糖原，调节蛋白质、脂肪和碳水化合物的新陈代谢、解毒、造血和凝血作用。肝脏是人体最大的解毒器官，包括从肠道吸收的有毒物质、体内产生的有毒物质，还有其他有损肝脏的药物等，都要通过肝脏进行解毒，变成无害的物质，通过胆汁排入肠道，进而排出体外。

2 什么是肝结节？

肝结节是不同于正常肝组织的一个局部病变，分为良性结节和恶性结节。良性结节包括：肝血管瘤、肝硬化结节、局灶性结节性增生、肝腺瘤等；恶性结节主要包括：肝癌（包括原发性肝癌、胆管细胞性肝癌、转移性肝癌）、肝脏肉瘤等。

3 肝脏的良性结节是怎么产生的？

一般认为肝血管瘤是先天性肝脏末梢血管畸形所致，在胚胎发育过程中由于肝血管发育异常，引起血管内皮细胞异常增生形成肝血管瘤。肝脏局灶性结节性增生的产生病因尚不明确，通常认为是血管发育异常，导致肝细胞酶系缺损而使细胞易受激素类药物的刺激，出现坏死后修复再生形成的结果。肝腺瘤在女性中比较多见，它与性激素有关系，且口服避孕药物、生活习惯等后天综合性因素也可能导致肝腺瘤。

4 肝癌是如何产生的？

肝癌的病因不是非常明确，但是有一些因素与肝癌相关。①病毒感染，如乙肝病毒、丙肝病毒等可以导致病毒性肝炎，进一步发展为肝硬化，再进一步发展可能出现肝癌。②与饮酒有关。③被污染的食物和生活中饮用水的污染，如比较确定的黄曲霉毒素，像花生、玉米发霉了，会产生黄曲霉毒素，也是肝癌的危险因素。④情绪和精神情绪方面的因素，如经常生气、发怒、抑郁等也可能诱发肝癌。

5 肝结节的早期症状有哪些？

肝脏结节早期一般是没有症状的，很多人是在查体时，发现有肝脏结节。这是因为肝脏缺乏感觉神经，当结节长大了，才会对肝包膜形成压力，产生钝痛，并且症状会越来越重，影响肝功能。恶性结节早期通常也没有症状，中期会有右上腹的隐痛，再到明显胀痛，最后出现持续性的疼痛，伴随食欲不振、纳差、乏力，有时候出现低热等全身症状，以至于出现黄疸、腹水等。

6 怎样判断肝结节是良性还是恶性呢?

临床上的检查一般分两大类，一类是实验室检查，也叫化验检查，即抽血化验、尿液、大便检查等，一般血液化验用的多一些，且有针对性。第二类就是影像学检查，包括 B 超、CT、磁共振等。对于肝脏结节，如果是恶性结节，有一个特异性的指标是甲胎蛋白，如果它明显增高，大于 400μg/L，提示可能是恶性。但甲胎蛋白不只是在出现肝癌时才升高，在妊娠期、患有慢性活动性肝炎、一些胚胎性的肿瘤也可以导致甲胎蛋白升高，因此需要再结合影像学检查进一步确诊是肝脏疾病，还是其他因素导致的甲胎蛋白增高，必要时还要进行病理学检查，进一步确认肝脏结节的性质。

7 CT 会影响身体健康吗?

CT 又叫计算机体层扫描，源于 X 光射线，具有一定的电离辐射，但这个辐射远远低于人体可以承受的上限，不会对人体造成实质性危害，但不建议短期内频繁做 CT。

8 做磁共振会影响身体健康吗?

磁共振（简称 MRI），通过电磁波来工作，对人体几乎没有任何影响，但装有心脏起搏器、金属支架、钢钉、人工关节的人不能做磁共振。

9 肝脏的良性结节需要处理吗?

良性结节是否需要处理，要看它的类型、大小、症状及位置对人体有没有影响。虽然有些良性结节不大，但长的位置不好，或是有恶变倾向，也需要马上处理。但如果结节不大，性质较好，将来也不会恶变，没有症状，可以先密切观察。

10 良性肝结节长到多大需要切除?

不同的结节要区别对待，是否要切除，不能只看结节大小。像肝血管瘤一般是不会恶变的，通常没有临床症状，不影响脏器功能，位置又不是很特殊，就可以观察。但像肝脏腺瘤，如果不能排除它是恶性或者有恶变倾向的，一发现就要及时处理。

11 哪些人发现肝结节要特别小心?

如果患有乙肝、丙肝、酒精性肝炎、肝硬化、脂肪肝等肝病，同时查出了肝结节，需要特别注意，特别是有肝硬化的背景下，一定要进一步确定肝结节是良性还是恶性的，因为有肝硬化的背景，肝结节出现恶性的可能性比正常肝脏要高。

12 怎样治疗恶性的肝结节?

如果恶性结节在 2cm 以内，甚至是 3cm 以内，早发现、早治疗会取得较好效果。符合米兰标准的结节可以用射频消融治疗，可以取得和手术治疗相同的效果。5cm 以上的肝癌很容易累及血管，一般首选手术切除，还有一些其他治疗方法，具体根据医生的建议进行治疗。

13 射频消融术是一种什么治疗方式？

射频消融的主要原理是用高温，有效、快速地杀死局部肿瘤细胞，同时高热能使肿瘤周围的血管组织凝固形成一个隔离带，使血管不能向肿瘤供血，还能防止肿瘤转移。对于直径≤ 5cm 的单发肿瘤或最大直径≤ 3cm 的多发结节（3 个以内），无血管、胆管侵犯或远处转移，肝功能良好的早期肝癌患者，用射频消融效果较好。

14 肝癌患者的治疗效果怎么样？

如果早期发现、早期治疗，肝癌患者 5 年生存率是比较高的，此外，肿瘤的性质和生活行为也是影响治疗效果的重要因素。不是说肿瘤越大，治疗效果就越差，有些巨大的肿瘤可能治疗效果也较好，相反有些很小的肿瘤，恶性程度特别高，患者生活习惯特别不好，治疗效果也可能不好，因此不能单纯从肿瘤大小来判断治疗效果。

15 如何做到肝癌早期发现？

定期查体很重要，不要等到有了不好的感觉才去检查，健康的时候也要定期查体，才能早期发现一些疾病，早期治疗，取得较好的治疗效果。对于有肝病背景（包括慢性肝病和肝硬化）的人群，建议每 6 个月做 1 次包括甲胎蛋白和彩色超声的体检。影像学检查是发现肝癌早期的主要手段。

16 怎样做才能科学养护肝脏，预防肝结节呢？

①避免进食霉变食物及饮用易受藻类污染的池塘水，避免接触毒物、预防肝脏寄生虫病。
②调整饮食：少吃高脂油腻食物，多吃富含维生素和纤维素的食物，如水果、蔬菜等。
③戒酒、戒烟。
④适当的运动和锻炼，能够降低癌症的发生率。
⑤正确治疗慢性肝病，如病毒性肝炎、肝纤维化、肝硬化等病变。
⑥定期体检：特别是有家族史、肝硬化、病毒性肝炎等高危因素的人，更应该定期体检。

讲解专家： 李春友，山东第一医科大学附属省立医院（山东省立医院）器官移植肝胆外二科主任医师。

正确认识肝硬化

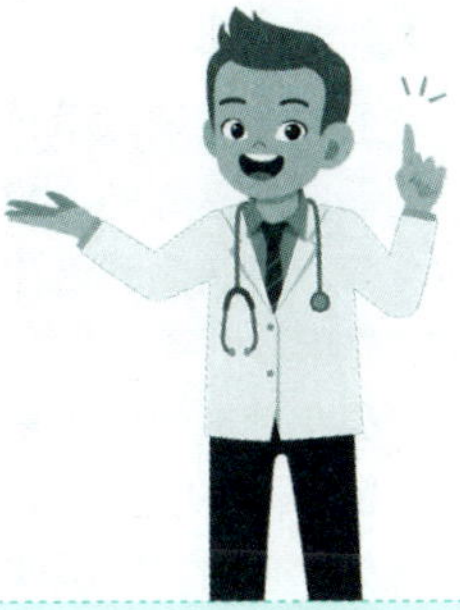

肝脏是一个沉默的脏器，可能在不知不觉间会发生病变，而很多慢性肝病会转归为肝硬化。“肝硬化”这三个字很容易让人闻之色变，那么肝硬化到底是怎么回事呢？哪些原因会导致肝硬化的发生？肝硬化一定会发展为肝癌吗？得了肝硬化应该如何科学治疗呢？

1 肝脏一旦出现问题，会对身体造成什么影响？

不管什么原因导致肝脏的损害，都可能会表现为肝脏各项功能下降。如果代谢功能下降，会出现维生素代谢失常、维生素减少；如果出现肝功能下降，会导致排泄功能障碍，临床常见黄疸型肝炎、梗阻性黄疸；如果肝脏合成功能下降，蛋白合成不足，会出现低蛋白血症，表现为双下肢浮肿及腹水，手术后伤口不能愈合等；如果肝脏解毒功能下降，就更容易中毒。酒量大小与肝脏的解毒功能呈正相关。摄入少量的毒物也可以通过肝脏的解毒功能把它转变成一些无毒性的物质，防止对神经造成不可逆或者是比较重的损害。

2 常见的肝脏疾病有哪些？

最常见的对肝脏损害的因素，第一类是感染性因素，包括病毒感染和细菌感染，病毒性肝炎发病率最高的是乙型肝炎、丙型肝炎。细菌感染性的在临床上叫感染性中毒性肝炎，患者会出现高烧等症状。第二类发病率比较高的是酒精性肝损害。第三类是药物性肝损害。第四类是自身免疫性肝炎。第五类是代谢性肝病，常见于婴幼儿时期。第六类是梗阻性肝炎，是胆道梗阻导致的。有个成语叫肝胆相照，如果胆管系统受到影响，也可能会影响肝，形成梗阻性肝炎。第七类是隐匿性肝硬化，原因不明。

3 怎样才能尽早发现肝硬化？

肝硬化是一个慢性病，是肝炎发生在某一个过程中的表现。肝硬化在临床分为失代偿期和代偿期。早期肝硬化没有什么症状，即使有一些细微的异常，没有相应的专业知识也很难发现。多数患者是通过查体发现的。提醒有肝病家族史及乱服药的人群，要注意肝病的发展情况。还有些表现很容易被忽视，比如有点乏力，腹胀吃不下饭或者饭后腹胀甚至是便秘。

由病毒引起的肝硬化，在初期，阻断病毒的复制是阻断发展的最好办法。药物性的肝硬化要定期复查肝脏 B 超，复查肝功。如果发现有肝硬化的迹象要及时调整治疗或者去除对肝脏有损害的药物。自身免疫性肝炎导致的肝硬化，很难去除病因，可以通过保肝利胆药物，让肝硬化发展得慢一些。先天性代谢性肝硬化，没有很好的办法来延缓肝硬化发展速度和延长患者寿命。

4 得了肝硬化，还能治好吗？

在肝硬化初期，早预防、早治疗、早控制是防止肝硬化的最佳方案。肝硬化的治疗分为几个方面，最基础的治疗是药物治疗或内科综合治疗，主要是保肝利胆，改善微循环，抗肝纤维化等。还有病因治疗，针对导致肝硬化的明确病因进行治疗，如临床上常见的乙肝肝硬化或者是甲肝肝硬化，需要进行抗病毒治疗；酒精性肝硬化的病因治疗是戒酒。

肝硬化后期治疗主要是并发症的治疗。肝硬化后期或者失代偿期有很多并发症，常见的并发症是消化道出血，消化道出血的治疗和预防对后期肝硬化治疗是非常重要的。

此外，还有目前临床上发展比较快的干细胞治疗，虽然不能代替肝移植，但是会快速提升肝脏功能。

最后是肝移植治疗，对肝硬化晚期患者来说，是性价比最高的治疗方式，但是瓶颈在于移植费用以及供体来源。

5 肝硬化最终一定会发展为肝癌吗？

不是。肝炎、肝硬化、肝癌是发病不同阶段的表现。肝炎病毒导致肝炎反复发生，如果肝炎不能控制，会慢慢发展为肝硬化甚至肝癌。但这也不是绝对的，例如有的患者有肝癌家族史，自身没有肝炎症状，只是病毒携带，但查出肝癌。肝硬化不一定发展为肝癌，发病原理是不一样的。肝炎病毒长时间携带，反复大量复制会促进基因突变产生肝癌。所以肝硬化不一定会发展为肝癌。

6 肝硬化患者日常生活中应该注意哪些事项？

日常生活中，单纯通过饮食调整来避免肝硬化是很难的，但是可以降低并发症的发生率。肝硬化人群在吃饭时一定要注意：①不要吃太饱，暴饮暴食；②不要吃太快；③不要吃得太粗糙，如果不细嚼慢咽，直接把食物大块吞下去，可能会划破静脉，导致出血；④不要进食过多的盐分，以免加重体内水钠潴留，导致顽固性腹水，治疗起来难度更大；⑤不要大量进食含蛋白质的物质。肝硬化晚期或失代偿期可能会并发肝性脑病，肝脏解毒功能减退，大量的有毒物质会对大脑造成损害。蛋白质是含氮类的物质，可以代谢形成氨，诱发肝性脑病。

讲解专家： 范桂玲，山东第一医科大学第一附属医院（山东省千佛山医院）消化科主任医师。

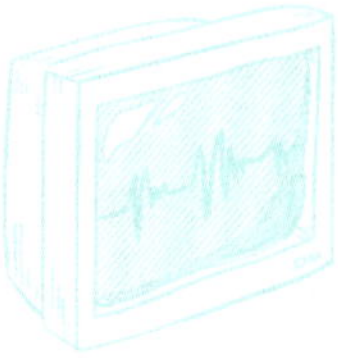

第6章

泌尿系统很重要

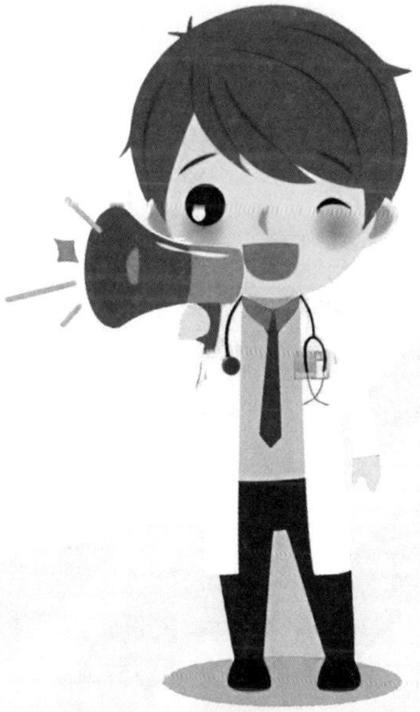

辨尿液　识健康

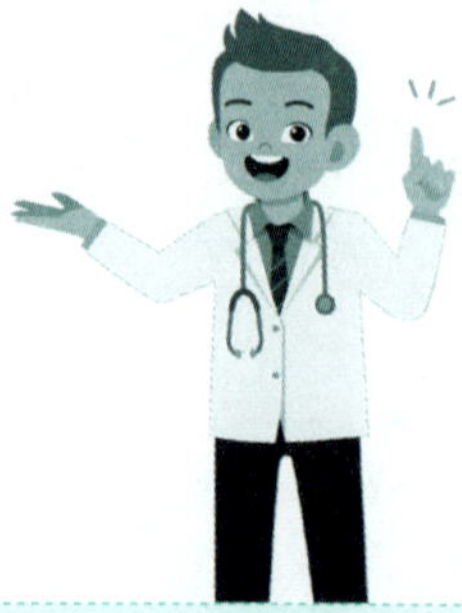

日常生活中，排尿是常见的一件小事，但是尿液对于人体健康的意义却非同一般。排出的尿液可以调节人体内水和电解质的平衡以及清除代谢废物。尿液的颜色可以称为人体健康的晴雨表，不同颜色的尿液也对应相关的疾病信号，大家应该科学应对。

1 尿液是怎样产生的？

排尿是人每天都离不开的基本生理活动。吃进去的食物或者喝进去的水，经过胃和肠道吸收进入静脉，静脉回流进入心脏，通过心脏的左心室进入主动脉，再流入肾脏。肾脏的主要功能就是过滤产生原尿，原尿的量是非常大的，机体把一些需要的营养、蛋白质、电解质重新回收进入血液，剩余的尿液再通过输尿管排到膀胱。膀胱储存大概 300 ～ 400 毫升尿液，在环境合适的情况下经尿道排出体外，构成一个完整的尿液循环。

2 为什么要做尿检？

几乎血液中的所有成分在尿液中都有体现，并且尿液取样非常方便，无痛、无损害，可以反复检查，尿检所提供的健康信息也是很多的。

3 正常尿液的颜色受食物和药物的影响吗？

正常人的尿液颜色呈淡黄色，为清澈透明的液体，尿液颜色与饮水量、食物、药物都有一定关系。如果吃一些特殊的食物或者药物，就会引起尿液的颜色变化，如大量进食胡萝卜或者服用了维生素 B 族的药物，尿液会呈现亮黄色；如果吃了红肉的火龙果，尿液会呈现浅红色；如果服用了止泻的药物，尿液会呈现深黄色或者棕褐色；如果吃了利福平片等，可能会导致尿液发红。

4 什么是血尿？

含有一定数量红细胞的尿液称为血尿，是常见的异常指标之一。正常情况下，尿常规检查中每个高倍镜视野下，红细胞数量小于 3 个，红细胞数量大于 3 个称为镜下血尿。当每升尿液中含有 1 毫升血液时，即可以导致尿液呈洗肉水样，称为肉眼血尿。

5 血尿一般是什么颜色？

有的血尿呈淡红色如洗肉水样，如果多饮水，尿色可以基本恢复正常；有的血尿颜色会再重一些，呈深红色；有些再深的，呈浓茶水样；特别严重的，会出现血性的尿液。

6 血尿，预示可能患有哪些疾病呢？

引起血尿的疾病非常多，常见的有肿瘤、结石、炎症等。有些全身性疾病也会引起血尿，如凝血机制障碍、白血病、血友病患者也会出现血尿。有的人长期服用抗凝药物，造成机体容易出血，也会出现血尿。

7 不同疾病，血尿症状有区别吗？

尿路感染常见的下尿路症状就是尿频、尿急、尿痛、尿不尽，以及伴有肉眼血尿，往往中青年女性更常见一些，发病率是比较高的，如喝水少、剧烈活动、不注意卫生，就容易出现下尿路感染。如果不及时治疗，下尿路细菌可能逆行，引起肾盂肾炎。若急性肾盂肾炎没有及时诊治，可能会导致慢性肾盂肾炎，久而久之会使肾脏功能受损，甚至出现肾萎缩。所以一旦出现了下尿路感染症状，如尿频、尿急、尿痛以及伴有血尿，一定要及时就诊。

泌尿系结石一般在中青年人群中多见，特点是血尿伴有疼痛，疼痛往往比较剧烈，有的人会痛得在地上打滚、辗转反侧，但可能会突然好转，好了之后没有任何症状。这是因为结石卡在输尿管时会引起肾绞痛，一旦结石排出体外，或移动尿液通过，患者就会突然感觉不疼了，但其实结石并没有排出来。如果中青年出现了腰痛，伴有肉眼血尿，多数是结石导致的，需要及时就医。

还有一种常见的血尿类型叫无痛性肉眼血尿。第一是无痛，没有什么症状，第二是肉眼可见的血尿。无痛性肉眼血尿，也可能是肿瘤的征兆。如肾癌典型症状是“三联征”，即血尿、腹部包块、腰痛，一旦出现这三大症状，提示肿瘤体积比较大了，可能已经到了中晚期。而肾癌早期可能只出现无痛性的肉眼血尿，没有其他症状。因此，出现无痛性的肉眼血尿一定要引起足够重视，及时就医。

膀胱癌早期的血尿有一个特点是有时可以自愈，很多患者可能有两天出现血尿，但是中间又自愈了，隔了一段时间又出现了，反复迁延。有的患者认为这种血尿时好时坏，没有什么大的影响，没有及时就医，但是肿瘤一直在生长，发展到晚期，可能需要切除膀胱，生活质量大打折扣。

因此出现血尿时，一定要到医院做相关检查，找出原因，做到早发现、早治疗。

8 如果发现肾癌怎样治疗？

随着科技的发展，现在很多肾癌患者可以通过微创手术治疗，也就是所谓的腹腔镜手术，在身体上打 3～4 个小洞，大约 1 厘米的小洞就足以把肿瘤切掉了。现在微创手术已经发展到可以使用机器人完成，做起来更精准。对中晚期的肾癌，还有一些新的靶向药物和免疫抑制剂，通过这些来综合治疗，可以延长患者寿命。

9 如果确诊膀胱癌该怎么治疗？

早期的膀胱肿瘤可以不开刀，可以经尿道将膀胱肿瘤切除。因为尿液经尿道排出体外，器械可以通过尿道逆行进入膀胱，利用激光或高频电刀将肿瘤完整地“拿掉”。患者身上没有刀口，恢复非常快，并且对他今后的排尿、生活也没有任何影响。但如果早期没有引起注意，到膀胱癌晚期，就可能会失去膀胱。所以，还是要早发现、早治疗。

10 尿液还可能出现什么颜色？

彩虹有 7 种颜色，尿液也可能是五颜六色的，除红色之外，还可能出现白色、棕色、绿色、黑色等。

11 出现黑色尿液的原因是什么？

尿液颜色呈黑色，最常见的原因也是血尿。特别是老年人出现无痛性的黑色尿液，要警惕泌尿系肿瘤。血液长期沉积在膀胱，血红蛋白被氧化之后就容易形成黑色。另外，某些输血后或者急性过敏反应的患者出现急性溶血时，尿液也可能呈现黑色或酱油色的外观。还有一种情况是由肌红蛋白引起的，血红蛋白来源于血液，而肌红蛋白是来源于肌肉的溶解，如果一些食物、药物中毒，或由于大量运动后出现肌红蛋白，肌红蛋白经肾脏排出时也会引起尿液颜色改变，出现黑色。

12 尿液很黄的原因是什么？

日常生活中，如果喝水比较少，尿液会变成深黄色。如果饮水很充足，尿液仍然呈深黄色，可能是以下原因：①食物或者药物染色所致，如吃胡萝卜等可能会造成尿色发黄，但是一般不伴有任何排尿的刺激症状，不会产生疼痛、尿频、尿急等，停止相关的药物或者食物摄入以后，尿色可以恢复正常；②尿液极度浓缩状态，如饮水较少或者伴有腹泻、呕吐导致体液丢失过多，这时会出现尿液浓缩，或者长时间未排尿、尿潴留的患者尿色很黄，一般不伴有任何尿刺激感；③泌尿系统感染时可能导致尿色很黄，并且伴有尿频、尿急等尿路刺激症状，还可伴有尿液混浊的现象，需要进行尿常规检查来确诊；④如果存在肝细胞性黄疸、肝脏损害、胆道梗阻等疾病导致体内胆红素水平升高，从尿液中排出的胆红素增多，也会出现尿液很黄的情况。

13 出现白色尿液的原因是什么？

导致白色尿液的原因较多。白色尿液由于性状不同可分为脓尿、乳糜尿、结晶尿。尿路严重感染、患有前列腺疾病等，可出现脓尿。乳糜尿在过去一般常见于丝虫病，现在发病率已经很低了。肾门周围淋巴管堵塞，可导致淋巴液进入肾盂而排出体外，也会出现乳糜尿。结晶尿则是由于饮水过少、水分流失过多等导致尿液浓缩，增加饮水则可改善。

14 出现绿色尿液的原因是什么？

绿色尿液比较少见，一般是由于绿脓杆菌细菌感染引起。由于绿脓杆菌有耐药性，很多抗生素对它没有杀伤力，出现绿色尿液要引起足够重视，因为一旦扩散就会引起败血症，有生命危险。

15 怎样养成健康的饮水习惯？

尿液可以排出体内的毒素，足量饮水，可以维持人体细胞正常活动，对机体新陈代谢也有一定好处。建议大家每天喝 6 ～ 8 杯水，每天大约 1500 ～ 2000 毫升。

讲解专家： 李顺，山东第一医科大学第一附属医院（山东省千佛山医院）泌尿外科主任医师。

尿潜血 知多少

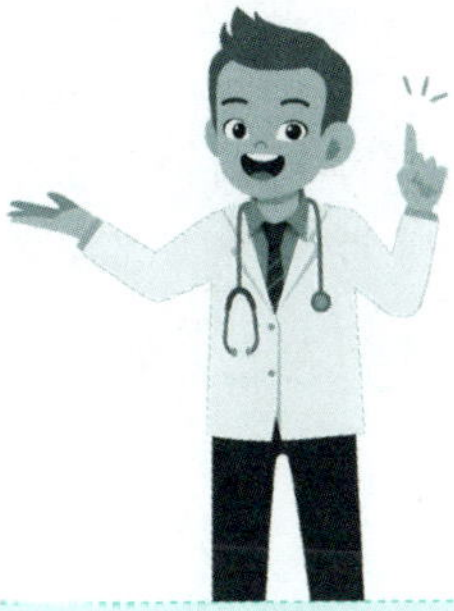

“又是尿潜血！每次体检其他都好好的，为什么尿里总是有潜血呢？”“医生，我是不是得尿毒症了！”“为什么有些医生说这个没事，有些人却说很严重？”……门诊上经常遇到这样焦虑和无助的朋友。那么尿潜血到底是怎么回事？面对尿潜血，该怎么办呢？

1 尿潜血是怎么回事？

尿潜血是最常见的一个检查指标，是尿常规检查中的一个项目。尿潜血阳性意味着尿液里有红细胞，尿潜血试验主要是检测尿液样本是否有血红蛋白，红细胞在尿液中被破坏会产生血红蛋白，经过化学检测发现了这种成分，化验单上就标注尿潜血阳性。

2 尿潜血“+”越多越严重吗？

这只是一个大体的判断，因为一个普通的尿常规，有时受到的干扰因素较多。所以不能单纯凭加号多少做出判断，不能将加号的多少与疾病的轻重程度画等号。

3 尿潜血存在假阳性、假阴性吗？

尿潜血结果，除了跟检查人身体的各项指标有关，还会受到一些其他因素的影响，经常会碰到假阳性、假阴性问题。比如喝水比较多，尿液稀释，可能出现的加号就会比真正的加号少，如果尿液浓缩，可能加号就检出的比较多。

其他因素，比如尿里有细菌或者其他炎症反应，或高温、剧烈运动后等，都可能出现假阳性。还有一些女同志在生理期，如果是月经血污染到尿液里，也会出现假阳性。有时候吃了大量的维生素 C，或者吃了很多有一定还原性作用的药物，则可能会出现假阴性。

4 尿潜血就是血尿吗？

尿潜血和血尿，不完全是一回事。血尿，顾名思义就是尿里面有血，又分为肉眼血尿和显微镜下血尿，肉眼血尿就是眼睛直接能看出来的，有时候患者的尿液颜色完全正常，但化验显示尿液里的红细胞超标，尿潜血也是阳性的，即显微镜下血尿。而尿潜血检测的是红细胞破坏后产生的血红蛋白，剧烈运动后肌肉分解，从血中排出肌红蛋白也可能产生尿潜血阳性。

5 哪些因素容易导致尿潜血呢？

引起尿潜血的原因有以下几种，第一是泌尿系统的感染，如膀胱炎、肾盂肾炎，此时患者可能会出现尿潜血阳性，往往也会有一些其他症状，如尿频、尿急、尿痛，严重者会出现发烧的情况。第二是泌尿系统结石，比如膀胱结石、输尿管结石和肾结石等。第三是泌尿系统的良恶性肿瘤，也会引起尿潜血阳性。第四是各种类型的肾小球疾病。此外，凝血功能异常，还有一些全身系统疾病如类风湿性关节炎、系统性红斑狼疮等，也可能导致尿潜血阳性。如果患者体检发现了尿潜血阳性，一定要去医院进行门诊检查。

6 体检发现尿潜血应该怎么办？

如果发现尿潜血阳性，先把能够引起假阳性的因素都尽可能地排除掉，再去复查一次。如果反复查了 2 ～ 3 遍，尿常规里总是有尿潜血阳性，就要到泌尿内科、肾内科门诊找专科医生做进一步检查。

7 如何治疗尿潜血？

总的来说，就是明确病因、分类施治。如果是源于肾小球疾病以外的，如尿路结石、尿路感染，甚至膀胱肿瘤这些问题，一般会去泌尿外科。如严重的结石，或者是比较明确的肿瘤，是需要外科手术治疗的。如果是炎症，会给予抗生素治疗。如果是肾脏本身的原因造成的，就要针对患者是否有高血压、肾功能损伤，以及不同病理类型等，来制定治疗方案。

不管是哪一种病理类型，都要注意休息，低盐低脂饮食，不能高蛋白饮食，要避免劳累，预防各种感染等，一定要听医嘱。

8 经过治疗，尿潜血可以“痊愈”吗？

要看原因，比如有些患者尿潜血阳性，是由于尿路感染导致的，或者是很小的结石导致的，多喝水、抗生素治疗、排石治疗，就没有问题了，如果以后不再出现感染，不再出现结石，一次就痊愈了。

但是肾源性的，比如肾小球肾炎，在某一段治疗期间病情完全好了，蛋白尿、潜血、血尿没有了，只是完全缓解，因为这个疾病的特点是容易复发，所以医生通常用完全缓解、部分缓解或者不缓解来判断治疗效果。

提醒大家，在治疗疾病的时候，不要强调除根、痊愈这些概念，因为有些病不能除根，如果为了所谓的除根过度治疗，杀敌一千自损八百，是不可取的。合理治疗，使疾病得到最大程度的缓解，就是一个最好的治疗结果。

9 治疗尿潜血，要注意哪些？

提倡健康的生活方式。出现尿潜血，要多喝水、不要憋尿，养成良好的饮食习惯、作息规律非常重要。还要控制好体重，控制好血压、血脂、血糖、尿酸，对肾脏疾病的治疗特别有帮助。在身体状况允许的情况下，适当的运动和娱乐是完全没有问题的。

10 日常生活中，如何保护泌尿系统？

泌尿系统是排泄系统，就像下水道一样，一定要保持它的通畅和干净整洁，所以一定要多喝水、多排尿，养成好的卫生习惯，同时定期体检。

养成良好的生活习惯，预防高糖、高脂、高尿酸、高血压这些危险因素损伤肾脏。

讲解专家： 杨向东，山东大学齐鲁医院肾内科主任医师。

蛋白尿的真相

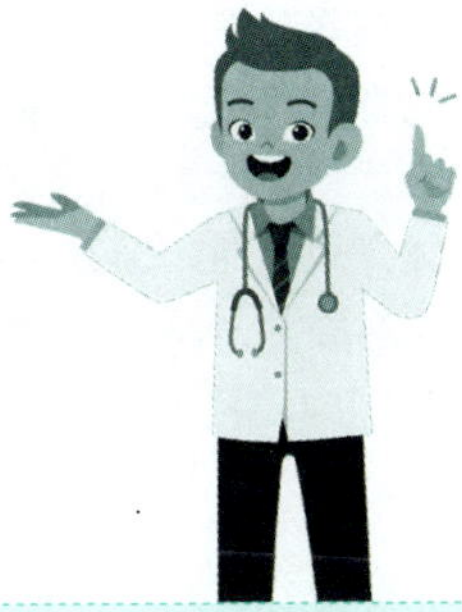

尿液被称为人体健康的“晴雨表”。人的身体出现问题，很大概率会在尿液中显现出来。比如尿液颜色的变化，甚至有没有泡沫，都在一定程度上代表着人体的健康状况。如果尿液中出现泡沫而且长时间不散，就很可能是蛋白尿的一个危险信号。

1 什么是蛋白尿？

正常人尿中蛋白质含量很少，如果每日尿蛋白总量持续超过 150mg 或尿蛋白 / 肌酐（肌肉在人体内代谢的产物，主要由肾小球滤过排出体外）比率＞ 200mg/g 称为蛋白尿。蛋白尿是糖尿病、进展性肾脏病和心血管病的一种独立的危险因素。

2 为什么会出现蛋白尿？

人体内的血液在不停地通过肾脏过滤一些无用成分，如尿素、部分水等，当血液中的蛋白质因为某种原因被“漏”到尿液中时，就产生了蛋白尿。

3 蛋白尿对人体有什么危害？

如果蛋白尿长时间存在，尿液中大量的蛋白质可导致肾小球硬化，刺激肾脏细胞形成炎症和疤痕以及过度增生，此外大量的蛋白质在被重吸收时会导致肾小管缺氧、损伤。很多蛋白尿患者是没有任何症状的，有些人则会出现尿液中泡沫增加且长时间不散。蛋白尿患者由于从尿液中丢失大量蛋白质，导致血浆蛋白降低，会出现水肿，尤其是头面部，严重的将导致全身水肿。

4 正常尿液里有蛋白吗？

正常尿液里含有微量的蛋白，量比较小，用普通检测方法测不出来，检查结果为阴性。由于尿蛋白试验只是测定一次尿的结果，易受尿液浓缩及稀释程度的影响，常不能准确反映蛋白尿的程度。人体在某些状态下也可能出现蛋白尿，如进食高蛋白的食物、剧烈运动、精神激动、长时间受寒、妊娠等都可能出现暂时性的蛋白尿，但尿蛋白定性一般不超过 1 个“+”，称为生理性蛋白尿。

5 哪些疾病会引起蛋白尿？

急性肾小球肾炎：多见于儿童，男性多于女性。通常于前驱感染后 1 ～ 3 周（平均 10 天左右）起病，特点为急性起病，出现血尿、蛋白尿、水肿和高血压。

慢性肾小球肾炎：以蛋白尿、血尿、高血压、水肿为基本临床表现，起病方式各有不同，病情迁延，病变缓慢进展，可有不同程度的肾功能减退，具有肾功能恶化倾向，最终可能发展为慢性肾衰竭。

肾病综合征：可由膜性肾病、严重糖尿病肾病等多种病因引起，特点为大量蛋白尿、低蛋白血症、高度水肿、高脂血症。

泌尿系感染：分为上尿路感染和下尿路感染，特点是出现尿频、尿急、尿痛、血尿等症状，可有腰痛、发热。

糖尿病：若长时间血糖控制不佳，多会出现肾脏受累，进而出现蛋白尿，甚至导致肾病综合征。

6 如果发现小便有泡沫且长时间不消应该做哪些检查呢？

尿蛋白检查分为定性、定量检查和特殊检查。一是定性检查：尿常规最好为清晨第一次小便，晨尿最浓。留取尿液标本时，最前一段弃去，留取中段尿。定性检查只是初筛检查，肾脏疾病诊断、病情观察和疗效判定均应进一步做定量检查。二是定量检查：24 小时尿蛋白定量，精确留取 24 小时尿蛋白，混匀，取尿样送检。三是特殊检查：如尿蛋白电泳、尿轻链定量、泌尿系 B 超、肾穿刺活检、病理检查等，依据临床诊治需要进行检查。

还要注意假性蛋白尿的问题。常见的有这样几种情况：一是尿中混入血液、脓液、炎症或肿瘤分泌物以及月经血、白带等，常规蛋白尿定性检查均可呈阳性反应；二是尿液长时间放置或冷却后，可析出盐类结晶，使尿呈白色混浊状，易误认为蛋白尿；三是尿中混入精液或前列腺液，或下尿道炎症分泌物等，尿蛋白反应可呈阳性；四是有些药物，如利福平等从尿中排出时，可使尿色混浊类似蛋白尿，但蛋白定性反应阴性。

7 蛋白尿怎么治疗？

消除蛋白尿的根本是坚持治疗原发疾病，例如急性肾小球肾炎等，减少尿蛋白，控制病情，避免蛋白持续流失对肾功能产生消极影响，另外，合理饮食、避免劳累也是必不可少的。

8 中医治疗蛋白尿有什么好办法吗？

中医治病讲究辨证论治，蛋白尿属于中医的“精微”范畴，宜藏而不宜泄。五脏中统摄精微物质的关键在脾、肾两脏。“脾升清”“肾藏精”，清气不升、肾不藏精，则精气下漏，发生蛋白尿。因此脾肾两虚是蛋白尿的主要病因，虚证演变的一般特点是缓慢、渐进。治疗蛋白尿常以益肾健脾立法。

目前对慢性肾炎尿蛋白的消除，在治疗上还存在着一定的困难，临床往往是综合应用，如活血化瘀与清热解毒同用，健脾固肾与温补肾阳或滋养肾阴同用，滋养肾阴与清热利湿同用等。

9 减少蛋白尿，有中医食疗方吗？

冬瓜黄芪薏米鲤鱼汤：冬瓜 250 克、黄芪 30 克、薏米 60 克、生姜 10 克、一条鲤鱼。将鲤鱼清洗干净后，再将所有食材放入锅中加水共煮成汤，食用。

芡实山药粥：芡实 30 克，山药 50 克，糯米 30 克煮粥。1 日 1 次，10 天为一疗程。

糖尿病、肾病、蛋白尿患者可长期用玉米须泡水喝，具有清利湿浊、减少尿蛋白作用，价格便宜，又不难喝。

10 蛋白尿患者在饮食上应注意什么？

患者出现大量蛋白尿，一般可以通过饮食来补充，有些人认为肾炎患者不能吃含蛋白质的食物，这种观点是错误的、片面的，即使慢性肾炎发展到晚期——尿毒症期，也主张吃高质量的低蛋白饮食。一般而言，患者饮食要坚持优质低蛋白、低盐、低脂、低糖原则，完全低蛋白饮食满足不了患者的营养和机体需要。此外，肾病患者一定要限制豆制品的摄入量，少吃或者不吃。

11 蛋白尿患者能锻炼身体吗？

剧烈或者长时间运动，会增加血液中蛋白质流出，患者可以做些轻度运动，比如散步、快走等。按照传统的观点，慢性肾炎、慢性肾功能衰竭等都要注意休息，尽量避免体力活动，病情严重时必须卧床休息。但大量的临床观察发现，一味地卧床休息不但无助于肾病的治疗和康复，而且易加剧肾病的恶化。这是因为慢性肾病病机的一个重要方面是络脉瘀阻，在现代病理学上表现为微血管的痉挛、堵塞等，中医认为此属血瘀。在长期卧床休息的状态下，气血的瘀滞会日趋严重。根据中医的基本理论，世界是恒动的，人体也是恒动的。生命在于运动的道理不仅适用于健康人的养生，也同样适用于多数疾病的治疗和康复。因此，在临床上治疗慢性肾病的一个重要措施，就是要求患者坚持以散步为主要形式的运动锻炼。以促进周身气血的流通，改善肾脏的血液循环，促进肾脏病灶的修复。

12 如何预防蛋白尿？

一是吃清淡易消化食物，忌海鲜、牛肉、羊肉等辛辣刺激食物。二是宜食新鲜蔬菜和适量水果，适量饮水，低糖低脂。三是所有肾病患者禁用链霉素、庆大霉素、阿米卡星等肾毒性药物，中药药物禁用木通、青木香等马兜铃酸类药物。四是有水肿的情况应限盐，少饮水，水肿不重，可进低钠盐饮食；无浮肿不限制饮水和蛋白食物的摄入量，有血尿、阴虚火旺者不宜用补药。五是如有感冒、发烧、感染等情况，应及时咨询医生，以便及时治疗，避免并发症和病情加重。六是要树立信心，坚持治疗，保持心情愉快。

讲解专家： 司国民，山东第一医科大学附属省立医院（山东省立医院）中医科主任医师。

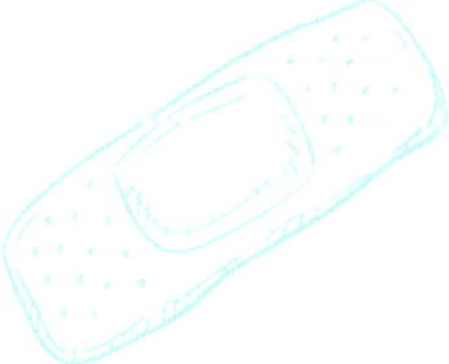

尿路结石巧应对

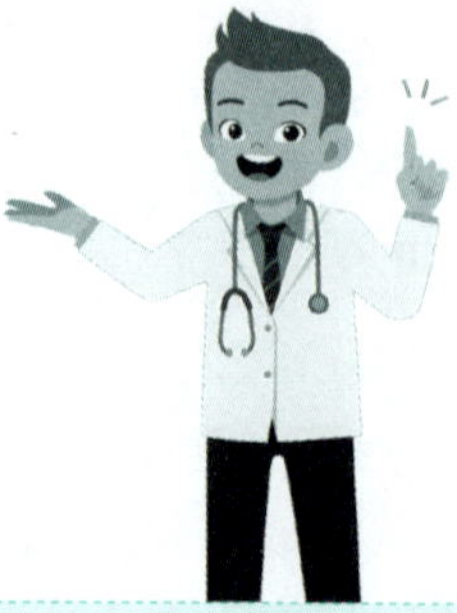

尿路结石是泌尿外科的常见病、多发病。这类疾病发作时可出现疼痛、恶心、发热、腰部包块等症状，也可能会出现尿频、尿急、尿痛、血尿、排尿困难等，有的会引发肾绞痛，甚至影响肾功能。我们要对这种疾病足够重视，寻求科学合理的治疗。

1 泌尿系统是一个怎样的结构？

泌尿系统是由肾脏、输尿管、膀胱、尿道组成的，尿液在肾脏里形成，通过输尿管流到膀胱，在膀胱储存之后通过尿道排出体外。肾脏的形状就像一个蚕豆，输尿管开口于肾脏中间部位的肾盂，而不是开口于肾脏的最下边，这是它结构的最大特点，也是人容易长结石的一个最主要解剖特点。

2 尿石症是什么病？

尿石症又叫泌尿系结石，也就是常说的尿路结石，它是肾结石、输尿管结石、膀胱结石、尿道结石的总称，是泌尿系统常见的疾病。

尿路结石一般是在肾脏和膀胱形成，叫肾结石和膀胱结石。结石在排出过程中，会排到输尿管和尿道中，这些部位的结石分别叫作输尿管结石、尿道结石。按发病部位不同，分为上尿路结石和下尿路结石，上尿路结石包括肾结石和输尿管结石，一般占泌尿系结石的 95%，下尿路结石包括膀胱结石和尿道结石，占到 5%。

3 尿石症的发病特点有哪些？

泌尿系结石发病特点一般有四点：

①作为一个常见病，复发率比较高，5 ～ 10 年的复发率在 50%；

②好发年龄在 30 ～ 50 岁，男性多于女性，男女比例为 3∶1；

③ 25% 的患者有家族史，这部分患者复发率会更高一些；

④其发病和气温、地质条件有很大关系，长江以南发病率比长江以北高很多。

4 人为什么会长结石？

结石的形成机制主要有三种学说，分别是结晶、钙斑、基质学说。但是这三种学说，没有一种能够完全解释病因，这说明患者长结石是多种因素综合的结果。其中结晶的形成和生长，是在所有结石形成过程中必不可少的。就像烧水壶里形成的水垢一样，细小的水垢聚集在一起形成大块，人体中的结石也是如此。

5 哪些危险因素会导致尿石症?

①一般因素。比如有遗传家族史、反复泌尿系感染，或长期慢性炎症，会导致感染性的结石。

②环境因素。比如高温环境，长期接触某种重金属，如铅、铬，也容易导致结石。

③遗传因素。尿路结石的发病与遗传因素有一定关系。

④代谢性疾病，如高血压、糖尿病、肥胖等疾病也容易导致结石。

6 尿石症有哪些症状及危害?

早期结石在肾脏里形成的时候，大部分人是没有任何症状的，一般在查体时才会发现。如果结石在肾脏里慢慢长大，排到输尿管里，引起从腰部一直到输尿管走行区的下腹部出现剧烈疼痛，即发生了肾绞痛，这时往往会伴有血尿或恶心、呕吐。大部分患者是因为这个情况求医的。

早期如果没有及时发现，或者没得到及时、有效治疗，症状会进一步加重。尿路结石可导致疼痛、血尿、排尿困难等症状，甚至损伤肾功能。5 毫米以下的肾结石，如果没有治疗，没有排出，会在肾脏里越长越大，会长期刺激肾盂黏膜发生炎症。如果结石排到输尿管里去，引起输尿管梗阻，也会引起肾脏积水，长期肾积水也会损伤肾脏功能。

长期有结石，会引起反复的泌尿系感染，对肾功能造成一定的影响。最严重的，会造成肾功能衰竭。长期的炎性刺激，也可能导致肾脏肿瘤，后果非常严重。

7 尿石症常用的检查手段包含哪些?

①全面的体格检查。有肾或输尿管结石的患者会出现患侧的肾区和输尿管走行区的疼痛，进行体格检查，能与引起腹痛的其他疾病进行鉴别，比如胆囊炎、阑尾炎、宫外孕等。

②实验室检查。结石常用的实验室检查包含尿常规、尿培养等。尿常规可以判断是否有白细胞、红细胞；尿培养可以判断是否有细菌；钙、磷、草酸、尿酸等代谢水平的检查，可以判断结石患者的代谢水平。

③影像学检查。结石的影像学检查主要包括超声、x 线、CT 等。如果考虑是结石患者，首先进行 B 超和 x 线的检查；如果 B 超和 x 线都没有发现结石，可以进一步做 CT 检查，CT 可对大于 1 毫米的结石进行精确的诊断；如果还需要进一步检查，可以做静脉尿路造影、CTU 磁共振水成像等，能对结石的大小、位置进行更精确的判断。

④肾动态显像，帮助了解肾脏的功能情况。

⑤内镜检查。包含肾镜、输尿管镜、膀胱镜。影像学检查不能做出明确解释的，通过内镜检查可以进一步确诊。

⑥有创检查，很少直接作为检查手段来使用，更多的是结合激光气压弹道等进行一个综合性治疗时使用。

8 尿石症的治疗手段有哪些?

从大的方面讲，有溶石、排石，还有手术。选择治疗方案，主要根据结石的位置和大小进行。

保守治疗的前提条件就是输尿管通畅，结石形状要稍微规则一些，泌尿系的解剖结构没有狭窄的地方，解剖结构不能有异常，这是结石能排出来的一个必要条件。输尿管最窄的地方开口在 3 毫米左右，6 毫米以上的结石排出来的可能性比较小。6 毫米以下的结石，可以通过药物排石或者溶石的方式帮助患者把结石排出。排石过程中要求患者多喝水、多活动，以促进排石。

手术治疗有微创和传统的开放手术，微创包括体外冲击波碎石、输尿管镜碎石、经皮肾镜碎石、输尿管软镜碎石。0.6～1.5 厘米的输尿管结石，可以用输尿管镜碎石或者输尿管软镜碎石，2 厘米以下的结石也可以用输尿管软镜进行碎石。如果肾结石超过 3 厘米，而且是复杂的结石，像鹿角形结石或铸形结石就用经皮肾镜碎石。传统的开放手术现在基本上不用了。

9 可以不用手术，在体外就把体内的结石碎掉吗？

这个技术很早之前就有了，叫体外冲击波碎石，就像电影里看到的隔山打牛，就是隔着皮肤就能把体内的结石打成小块或者打成碎末。

冲击波，能够在体外通过一个放射探头，发射很多束能量，每束能量都非常低，聚焦到结石这一个点上，通过聚焦把结石打成小块，就是大石头变成小石头，变成 2 毫米以下的小碎块，就能排出来了。冲击波碎石，关键是能不能定准位置，就像打枪似的，要瞄准，打得准治疗效果才会好。

输尿管 1.5 厘米以下结石也可以用这个方法。肾脏肾上盏 1 厘米、2 厘米以内的结石，肾下盏 1 厘米以内的结石，都可以选用体外冲击波碎石进行治疗，治疗非常便捷，不需要住院，全程也没有痛苦。具体情况还要遵医嘱进行治疗。

10 碎石手术后，需要注意哪些事项？

体外碎石后一定要多喝水，多排尿，多运动。

输尿管镜或者经皮肾镜手术，常规会在输尿管放一个输尿管支架管，也叫双 J 管，主要目的一是减轻输尿管的水肿，二是快速解决肾脏的积水。拔管一定要遵医嘱，一般是 2～3 周拔除，不能长期戴着。

结石患者治疗后，复查非常重要，重点看结石是否完全排出，肾脏积水是否恢复正常。有些患者经治疗不疼了，就以为好了，不去复查，一旦结石没有完全排出，后来再治疗时，肾脏积水已经很严重了，最后导致肾脏功能受损，造成不可逆的损伤。

11 怎样预防尿石症？

尿石症的预防，主要包含三个方面：

①多饮水、勤排尿、多活动。保持每日尿量大于 2000 毫升。多活动，但不要过度活动，过量活动会使人体汗液增加，尿液就会减少，不利于结石的排出。

②定期查体。有结石的朋友或者有结石家族病史的朋友，平时一定要注意查体，每半年或者一年复查一次泌尿系统的超声，发现小的结石要及早进行治疗，避免对肾脏造成进一步的损害。

③合理饮食。结石患者要少吃菠菜、豆制品、海鲜等含草酸、盐、嘌呤高的食物。

讲解专家： 沈善林，山东省中医院泌尿外科副主任医师。

“沉默杀手”：慢性肾炎

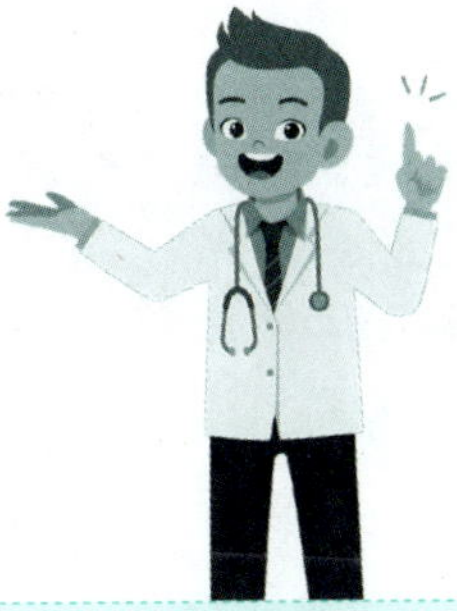

肾脏是非常重要的器官，肾脏的健康决定着机体内环境的稳定以及新陈代谢的正常运行。据统计，目前慢性肾脏病的发病率持续升高，我国发病率已达 10.8%。慢性肾炎发病隐匿，具有知晓率低、高发病率、高死亡率等特点，被称为“沉默的杀手”。

1 肾脏的主要功能有哪些？

肾脏是人体非常重要的器官，有三个功能。第一是排泄功能。肾脏具有分泌尿液，排除体内代谢废物的强大功能。如果排泄功能异常，就会造成体内毒素蓄积、尿液潴留，甚至危及生命。第二是调节功能。肾脏具有调节水电解质平衡以及酸碱平衡的重要作用。正常情况下，体内酸性物质增多，肾脏就会排出酸性物质，碱性物质多，就会排出碱性物质，维持酸碱平衡状态。一旦酸碱失衡，就提示患者的肾脏出现问题了。第三是内分泌功能。这是下丘脑、垂体、甲状腺、肾上腺等发挥的功能，如有些激素出现问题，会造成高血压。

2 肾脏的结构是怎样的？

肾脏是一个实体性的器官，在腹后壁脊柱两侧，左右各一，左肾一般比右肾稍高一些，它的形状就像蚕豆，呈红褐色，长径是 11 ～ 12 厘米，宽是 5 ～ 6 厘米，厚度是 3 ～ 4 厘米，重量是 100 ～ 150 克，正常情况下，每个人的肾脏如拳头大小，女性的肾脏一般比男性的稍微小一些。

3 慢性肾炎早期有哪些症状？

任何一个疾病的发生都有信号，“有诸内必形诸外”，有一些信号一定要引起重视，比如极度乏力疲劳、腰酸、腰痛，出现不明原因的胃肠道不舒服、皮肤瘙痒，这些情况有可能和肾脏出问题有关，要引起重视。此外，晨起以后眼睑浮肿、颜面浮肿，活动一天以后下肢浮肿，这些情况往往都和体内水液的代谢失调有关，和肾脏有很大关系。

4 如何通过尿液来判断是否患上肾病？

一是尿中泡沫增多，排出后泡沫长时间不能消除，提示可能有尿蛋白。二是尿颜色加深，出现血尿的情况。三是尿量减少，比如喝水很多，但尿液很少，并且出现浮肿，可能是肾脏出现问题了。四是不明原因的高血压。

5 肾虚和肾病有关系吗？

肾病是西医的概念，有广义和狭义之分，广义指所有肾脏疾病，比如肾炎、肾病综合征、肾结核、肾肿瘤、肾结石等。狭义指的是肾病综合征。肾虚是中医概念，指的是全身机能的减退，不只是肾脏功能的减退，还包括肾阳虚和肾阴虚。肾阳虚的表现是腰膝酸软、怕冷、面色黄、阳痿早泄、月经减少、舌淡苔白、脉沉细。肾阴虚也会出现腰膝酸软，还会有五心烦热、口干口渴、燥热、头晕心悸、舌红苔、少脉细数的症状表现。西医的肾炎肾病和中医的肾虚也有联系，肾炎中医往往也辨证为肾虚，通过对肾虚的治疗，很多慢性肾炎可以得到康复，所以两者既有区别也有联系。

6 哪些原因会导致慢性肾炎?

早期，大家都认为慢性肾炎肯定是急性肾炎发展来的，急性肾炎往往和链球菌的感染有关。伴随抗生素的使用，急性肾炎发病率减少，但是慢性肾炎并没有减少，现在认为慢性肾炎是多种原因造成的，如生活习惯和肾炎有很大的关系。饮食无度、起居失常，都可能造成内分泌失调，免疫功能紊乱。人体在免疫功能低下或者紊乱的情况下，一旦感染或有一些诱发因素，就可能造成免疫复合物的增多和沉积，从而造成肾病。

7 中西医结合治疗肾病，有哪些特色?

中医治病和西医治病的概念是不一样的，中医的强项就是整体辨证。中医在治疗过程中，有很多手段，不仅仅是中药的内服，还有中药灌肠、药物离子导入、药物熏蒸，还有外治手法，比如耳针、耳穴、艾灸、针刺等手段，可以调节免疫功能，排除毒素，消除炎症，保护肾功能。中医在治疗肾脏病方面有很多优点，归纳为以下几点。第一是可以改善临床症状，如胃肠道反应，恶心呕吐，胃纳不佳等。第二是可以很快纠正血尿或蛋白尿。第三是可以提高免疫力，增强患者免疫功能，有效预防因为感染造成疾病加重或复发。第四是可以辅助降压、降糖、降尿酸、调节钙磷失调等。中医强调整体化的治疗，中西医结合治疗可以互为补充，是一个很好的选择。

8 如何预防慢性肾病?

中医讲“子时宜阳生”，也就是说阳气的生发是从子时开始的，细胞是有昼夜规律的，晚上细胞要休息，白天细胞要迅速活跃，如果阴阳颠倒，就可能造成内分泌失调、免疫功能失调，这正是肾病发生的一个基础，所以起居有节非常重要。饮食有度也很重要，大量的高蛋白、高脂饮食在体内不能有效排出，就可能加重肾脏负担。所以饮食一定要注意低盐、低脂、清淡。同时要注意避免感染，中医叫避风寒。感染是造成肾脏病的一个非常重要的炎症因素，在免疫功能失调的基础上，炎症介质的参与是造成肾炎的重要诱因，日常应该注意增减衣物，饮食上多注意卫生、多喝水、勤排尿。

讲解专家: 司廷林，山东中医药大学第二附属医院肾病诊疗中心主任医师。

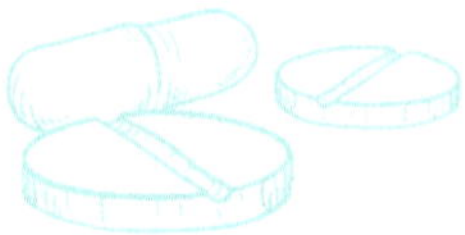

科学治疗肾衰竭

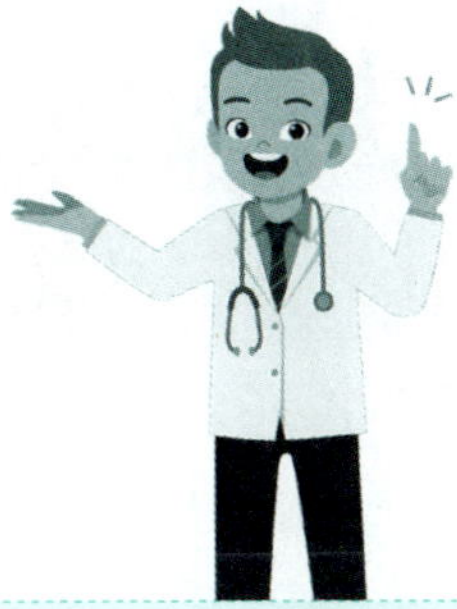

据统计，我国慢性肾脏病的发病率达到了10.8%，也就是说每10个人中可能就有1个人患有慢性肾脏病，而肾衰竭是多种慢性肾脏疾病发展到后期的最终结局。

1 什么是肾衰竭?

肾衰竭是指各种原因造成的慢性肾病发展到后期引起的肾功能部分或全部丧失的一种病理状态。肾衰竭的原因很多，分为肾前性、肾性、肾后性三种。常见的感染、失血，或者其他严重的创伤，都可以造成肾前性的肾衰竭。肾性的肾衰竭就是各种原因造成的肾小球、肾小管疾病引起的肾功能损伤。肾后性也叫梗阻性，是因为肾积水、肾结石、尿路引流不畅造成的肾功能的损伤。

2 肾衰竭的分类及早期症状是什么?

肾衰竭又分为急性肾衰竭和慢性肾衰竭。急性肾衰竭发病比较急，也比较重，患者会出现突然少尿、无尿或者高血压，然后出现肾功能异常。有的患者可能会表现为头晕、恶心、呕吐等症状。而慢性肾衰竭是一个比较漫长的过程，好多患者在早期可能没有任何症状，有的可能会表现为头晕乏力，或者小便有异常，如尿量少、尿液泡沫多或小便颜色异常、血尿，可能还会出现高血压等一系列临床表现。

3 肾脏有问题，为什么容易出现水肿?

主要原因有三点。

①肾脏有病变了，导致肾脏的滤过功能发生损伤，正常应该过滤的水分就减少了。

②肾脏有病变时，会分泌一些对机体有害的激素，这些激素也会造成水分在体内的潴留。

③好多肾脏疾病患者会有大量的蛋白尿，大量的蛋白质从尿液里丢失了，血浆里的白蛋白水平很低，不足以维持正常血管的压力，大量的水分就会从血管里“跑”到组织间隙里，就出现了水肿。

4 肾脏疾病的易感人群有哪些?

肾脏疾病的易感人群有以下几类：

①糖尿病患者。糖尿病患者最容易出现的一个并发症就是糖尿病肾病，随着糖尿病肾病的加重，会出现大量蛋白尿，然后慢慢发展成慢性肾衰竭。

②高血压患者。长期高血压的患者，特别是血压控制不好的患者，容易出现肾功能损伤。

③肥胖的人。肥胖导致的肾脏损伤，称为肥胖相关性肾病。

④吸烟、酗酒的人。

⑤老年人。随着年龄的增长，即便没有任何疾病，肾脏功能也是逐渐减退的。

⑥儿童。儿童的抵抗力比较弱。

⑦乱吃药、乱吃补品的人。经常服用一些对肾脏有损伤的药物或者食物等，也容易造成肾功能损伤。

5 肾衰竭的危害有多大？

肾衰竭，顾名思义，就是肾脏功能的衰竭，但是肾衰竭不只是累及到了肾脏，它对全身各个脏器都会累及，可以影响到心脏、呼吸系统、肺、骨骼、造血系统，还会影响到脑血管、皮肤等。

6 怀疑肾脏出现问题，须进行哪些检查？

检查主要包括四个方面。

①尿液学检查。尿常规，主要关注尿白细胞、尿红细胞、尿比重以及尿蛋白，如果有异常，可能还要进行尿蛋白肌酐比值的检测。

②血液学检查。主要包括血常规、肾功能相关的检查、血肌酐、尿素氮、肾小球滤过率、胱抑素 C 等相关的检查。

③影像学检查。主要包括泌尿系超声、盆腔 CT、尿路造影以及肾脏的血管造影等。

④肾脏相关的专科检查。如肾穿刺活检等。

7 血肌酐与肾功能有怎样的关系？

血肌酐是一个最常用也是最简单的反映肾功能的实验室指标。血肌酐其实是人体代谢的产物，它主要是从肾脏排泄的。如果肾功能出了问题，排泄功能出现了障碍，肌酐就不能正常排泄出去，血液里肌酐的水平就会升高，临床上经常用血肌酐来表示肾功能的好坏。

但是，血肌酐不是一个特别精准的指标，它受很多因素的影响，如受年龄、性别、体重、饮食、肌肉含量等各种因素的影响，要精准地看肾功能变化，只有血肌酐指标是不够的。根据血肌酐的水平，再根据患者的年龄、性别、体重来做一个矫正，有专门的公式，可以算出肾小球滤过率。肾小球滤过率是反映肾功能的一个比较精准的指标，但是血肌酐比较方便，比较常用，可以大概反映肾功能的情况。

临床经验，只有当肾小球滤过率下降到正常的 50% 以上时，血肌酐才开始迅速增高，因此当血肌酐明显高于正常时，常表示肾功能已严重损害。

8 如何治疗肾衰竭？

一旦到了肾衰竭阶段，就意味着患者的肾脏不能工作了，不能负担日常的生理需求了，这时要做替代治疗，就是用机器或其他方法替肾脏工作。替代治疗方法有血液透析、腹膜透析、肾移植。除了替代治疗，还要处理因为肌酐高或者因为尿毒症带来的并发症，在进行透析治疗的同时，一定要控制高血压、纠正肾性贫血、肾性骨病、营养不良等。

9 肾衰竭能根治吗？

严格意义来讲，肾衰竭是不能根治的，因为肾脏一旦损伤，是不可逆的。治疗原则就是延缓肾功能的恶化，积极治疗原发病，避免促使肾脏功能恶化的因素。到了尿毒症期，最有效的办法就是替代治疗，治疗并发症。有些广告宣传尿毒症可以根治，是不准确的。

10 肾衰竭患者日常饮食需要注意哪些事项?

①要低盐饮食，每天钠的摄入量不能超过 3 克。

②要优质低蛋白饮食。如果蛋白质摄入过多，肾脏的负担太重，会加重肾脏病的进程。肾功能损伤的程度不同，对蛋白质摄入量的要求也不同，一般每天每千克体重摄入蛋白质的量是 0.6～0.8 克，已经进入透析的患者，蛋白质的摄入量可以放宽到每天每千克体重 1～1.2 克。以优质的动物蛋白为主，植物蛋白为辅，尽量不摄入或少摄入植物蛋白。优质的动物蛋白，比如鸡蛋清、瘦肉、牛奶，都是非常好的。

③要低磷饮食。血液里的磷主要从肾脏排泄，当肾功能出现问题时，磷的排泄会受到阻碍，血液里磷的水平就会增高，高磷会导致一系列的并发症。磷主要是含在蛋白质里，所以优质低蛋白饮食，同时兼顾到了低磷的要求。

11 哪些药物会导致肾损伤甚至肾衰竭?

容易造成肾脏损伤的药物，最常见的有以下几类。①抗生素。常用的庆大霉素、丁胺、卡那霉素，通称为氨基糖甙类药物，都是直接的肾毒性药物。②解热止疼药。止疼药片、布洛芬、芬必得这些非甾体的药物，服用也容易出现肾脏问题。这类肾损伤个体差异比较大，有些人可能吃的次数不多，量也不大，肾脏就会出现一些很明显的损伤，特别是已经有肾功能损伤的患者，再用这些药，损伤会更明显。

不正确的或者不合适地服用一些中药，也可能导致肾损伤，特别是肾病患者一定要注意这个问题。

12 如何保护好肾脏?

①避免劳累，保证充足的睡眠和休息，不要熬夜。

②合理饮食，戒烟限酒，清淡饮食。

③每天保证充足的运动量。

④避免应用肾毒性药物。

⑤定期监测血糖和血压。

⑥有高血压、糖尿病或肾脏病家族史的人群，要定期去医院进行尿常规、血常规和肾脏功能的检测。

讲解专家： 杨向东，山东大学齐鲁医院肾内科主任医师。

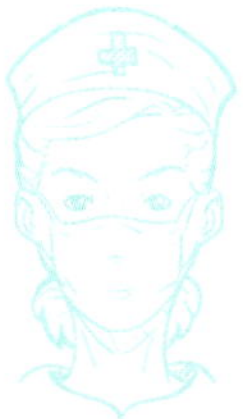

“男”题不难
——前列腺增生的防与治

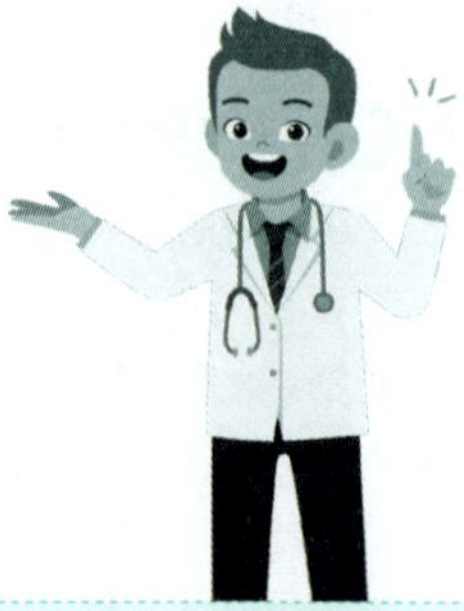

前列腺增生是中老年男性常见的泌尿系疾病之一，主要以尿频、尿急、尿流细弱、尿不尽等储尿排尿障碍为主要症状。据统计，前列腺增生约占泌尿外科住院患者的8%～11%，发病率仅次于尿路结石，列第二位。

1 前列腺是什么？有哪些作用？

前列腺是男性特有的一个小腺体，犹如一颗栗子大小，位于膀胱下方，包绕着尿道。

前列腺的作用有很多，首先是腺体分泌功能，主要分泌前列腺液，前列腺液是男性精液的主要组成部分，前列腺液里的蛋白可以为精子的成熟和运动提供一定的能量。其次是生殖功能，前列腺可以控制射精。此外还有控尿和排尿功能，排尿时前列腺部的尿道是放松的。

2 前列腺增生是怎么回事？

随着年龄增长，特别是中年以后，性激素逐渐萎缩，前列腺会逐渐增大，从而挤压尿道，影响排尿，引起排尿困难。同时，射精功能也会受到一定影响。

3 年龄越大越容易出现前列腺增生吗？

前列腺增生是多种因素共同作用的结果，其中，睾丸和年龄的增长是医学界公认的两个必备条件。它的发病率很方便记忆，50 岁以上发病率约 50%、60 岁以上约 60%、70 岁以上约 70%、80 岁以上约 80%，以此类推。所以，年龄越大越容易出现前列腺增生。

4 前列腺增生有哪些临床表现？

主要有四个临床表现。一是尿频、尿急、不能忍尿。尿频是良性前列腺增生患者初期症状，特别是夜尿增多，排尿不完全，尿不尽感，甚至伴有尿痛。二是排尿困难。较轻时排尿起始缓慢、排尿无力、射程短、尿线变细或者分叉；严重时排尿需多次憋气，腹部肌肉收缩，以增加腹压协助排尿；更重时，患者的尿流不能成线，呈点滴状，也就是尿滴沥，甚至完全排不出尿。三是尿潴留。即尿不出来了，而且前列腺增生的任何阶段都可能发生急性尿潴留。四是其他并发症。常见的有尿路感染、膀胱结石、膀胱憩室、尿失禁、肾积水和肾功能损害、疝气、脱肛和血尿等。

5 怀疑有前列腺增生去就诊应该注意什么？

到医院要挂泌尿外科。最简单的检查就是做个 B 超，看一下前列腺的大小，通常 B 超检查就能够明确诊断。现在前列腺癌越来越多，建议 50 岁以上患者要做一个前列腺特异性抗原检测，这是早期发现前列腺癌的常规检测。另外，做尿流率检测，医院有一个专门的仪器可以测尿液的流速，一般大于 15 毫升，就是一秒钟能尿出 15 毫升来，这样的尿流率是合格的，如果尿流率越来越低，甚至一直偏低的话，可以诊断出排尿的问题，所以前列腺增生诊断并不难，关键要及早就医，找专业医师。

6 前列腺增生的治疗方法有哪些？

不影响生活的情况下，可以采取保守治疗，保守治疗一般通过体育锻炼增强体质，比较肥胖的患者可以通过减肥来改善症状。以尿频为主症状的，可以通过控制饮水量缓解，如每天的饮水量不要超过 1500ml，晚上 8 点之后不要再饮水等。以尿不尽为主症状的，可以通过训练排尿习惯缓解，如每次排尿 10 分钟之后再尿一次，分次排尿，尿完之后可以挤压一下尿道。还有一些生活习惯的改变，如控制酒精、咖啡因的摄入，减少辛辣刺激食物的摄入等。

如果情况非常严重，出现并发症，如膀胱结石、尿潴留等，就要考虑手术治疗，现在主要是微创治疗。

7 手术治疗前列腺增生有哪些方式？

微创治疗，常见的有电切手术，通过尿道内置进去一个镜子，然后再伸入电切刀，像刮土豆一样一片一片地把前列腺刮下来，然后依次取出来，整个过程不用开刀。

近年来激光剜除手术已经逐渐取代了电切手术，也是通过尿道内置镜子把激光刀伸进去，然后用激光直接沿着前列腺的包膜把前列腺切掉，切掉之后推到膀胱里，通过一个组织粉碎器，把整个前列腺组织粉碎掉，然后再抽出来，这比电切手术更加微创、先进，相对于电切手术的多刀，它只需一刀，出血少，而且激光剜除手术是把整个前列腺组织“连根拔起”，相当于原来开放式手术中用手来剜除，极大地减少了复发的可能性。

8 切除前列腺对身体有什么影响？

切除后，前列腺增生导致的症状特别是排尿困难的问题可以得到有效解决。当然，前列腺还有一个影响射精的功能，切除后不影响性功能、勃起，射精时也有感觉，只是没有精液射出。现在也有一些微创的方法来尽量兼顾两方面，整体来看做手术之后获益肯定会更大。

9 日常生活中如何预防前列腺增生？

单从病因来讲是没法预防的，因为人总要一天天变老，从某种程度上说，前列腺增生并不是病，就像老了以后长白头发、长皱纹一样，前列腺是随着年龄增长而增生的。但是，也不是不能预防，可以从健康生活方式出发来延迟它的到来。做到锻炼身体、戒烟限酒、保持卫生、清淡饮食、合理体重、良好睡眠、心态平和、性生活规律等，再就是定期体检、及时就医，遇到问题要找专业医师及时干预。

10 前列腺增生会发展成前列腺癌吗？

前列腺增生和前列腺癌的好发部位是不一样的，包绕尿道的前列腺是容易增生的，前列腺癌好发于前列腺的外周带，所以前列腺增生和前列腺癌完全是两个疾病。

讲解专家： 魏巍，山东省立第三医院泌尿外科主任医师。

第7章

保护筋骨助健康

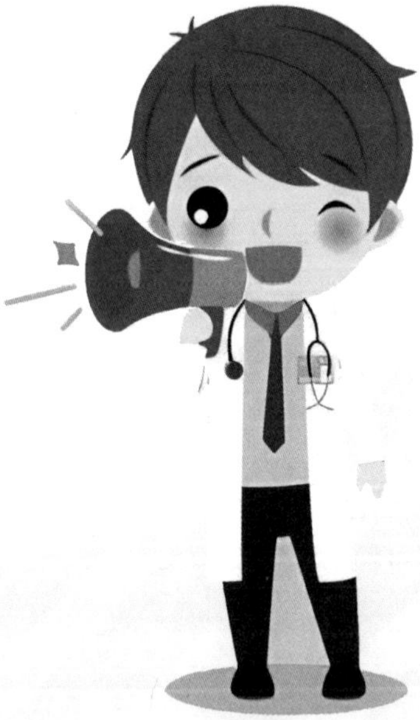

要运动 不要损伤

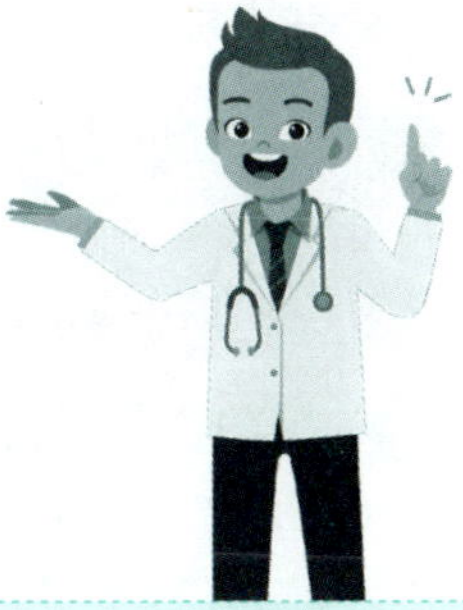

运动可以带来健康和快乐，但运动中的过失和意外也会留下伤痕和痛楚。大多数人都觉得运动损伤不是大问题，过几天就好了，事实却并非如此。

1 运动有哪些类型？

常见的运动包含以下几个类型。一是有氧运动，如快走、慢跑、骑自行车等。二是负重运动，如负重跑、举重等。三是抗阻运动，如俯卧撑、仰卧起坐等。四是冲击性运动，如球类运动，篮球、足球、网球等。五是传统健身运动项目，如太极拳、气功、八段锦等。

2 什么是有氧运动？

有氧运动是常见的运动，是指除氧气参与以外，全身的肌肉和骨骼系统都积极地参与了运动。有氧运动需要不停地产生能量和氧气来供给肌肉，需要心脏不停地进行等长的收缩，以泵出血液供给营养到肌肉，肺的呼吸也在持续做功，把氧气布散到身体各部分，同时把运动产生的废物，如乳酸等代谢产物带走。通过以上持续性的运动，使心肺功能得到持续加强和改善。

3 什么是抗阻运动？有哪些好处？

抗阻运动，就是人体在对抗阻力时进行的运动，如俯卧撑、仰卧起坐、深蹲跳等，对于骨骼质量的加强，预防骨质疏松很有好处。研究表明，长时间的抗阻运动会增强绝经后女性骨质的强度；另外抗阻运动能改善营养状况、消耗能量、改善糖分的代谢，对于预防糖尿病，改善睡眠，都是有好处的。

4 什么是负重运动？

负重运动，就是在有氧运动基础上增加负重锻炼，由跑步改为负重跑，还有像举重等活动。负重运动对锻炼人群要求比较高，通常要有一定的基础。年老体弱、有骨质疏松症的人群就不适合进行负重运动，因为运动不当，会造成急性关节软组织损伤，甚至会造成很大的后遗症。负重运动要在一定的条件下进行，要循序渐进。

5 合理运动有哪些好处？

合理运动给人体带来的好处毋庸置疑，非常多。第一，合理运动会改善心肺功能。第二，合理运动会降低心脑血管疾病发生的风险，可以燃烧糖分、消耗脂肪，使健康得到保障。第三，合理运动会增强骨质，防止骨质疏松，改善骨代谢。第四，运动可以调节内分泌系统，增加钙离子的释放，使很多有益的离子和元素参与人体活动，筋强骨健。

6 什么是运动损伤?

在日常运动或日常活动中，运动系统出现的各种损伤，统称为运动损伤。软骨、关节筋膜以及关节内的半月板、韧带等结构的损伤都是运动损伤。

7 哪些原因会导致运动损伤?

① 身体素质不过硬、身体不适或者没有运动基础，运动时就容易损伤。

② 缺乏良好的运动知识，包括运动前的准备，运动后的恢复，自我保护意识不够。

③ 运动量安排不合理，比如有的朋友急于减肥，大运动量高频度的进行跳绳运动，造成了膝关节、小腿肌肉和足踝部的疼痛。

④ 运动时要注意心理状态，如果过于疲劳，或者心理紧张，就不宜进行某些运动。

8 准备活动可以有效预防运动损伤吗?

准备活动是以一个良好的状态进入运动的必要的条件。第一，运动准备可以提高大脑中枢的兴奋性，改善应激状态，以一个良好的稍微有点紧张度的状态进入运动。第二，可以改善心肺功能，使氧气和能量的输出更加顺畅，为后续的运动打好基础。第三，可以改善肌肉的柔韧性，提高内分泌代谢水平，更好地释放钙离子等激素，保障运动正常进行。

9 有些人运动后觉得膝盖疼，属于运动损伤吗?

不一定完全是运动损伤，运动过程中，会产生一些乳酸性代谢产物，造成肌肉酸胀疼痛等。大腿、小腿肌肉的不适感，有时会延伸到膝关节，使膝关节感到酸胀疼痛。不正当的运动会造成重力方向上的磨损和压强增大，也会带来膝关节的疼痛不适。一些长期静卧久坐的人，膝关节出现了退化、增生、无菌性炎症，也会出现疼痛。

10 如何自查运动是否损伤了膝关节?

出现以下情况，可以简单地判断出膝盖不是很健康。一膝关节不定时地疼痛，酸痛或者是钝痛，上下楼时出现不适感。二不明原因的肿胀，膝关节肿胀变形，严重的会出现膝内翻、膝外翻等情况，经常会听到弹响，早期听到膝关节内部有嘎巴嘎巴的响声。三是看髌骨，正常情况下伸直双腿时，髌骨可以左右滑动，且没有不适感，反之就是有问题。

11 中医治疗运动损伤有哪些优势?

几千年的传承和发展，中医形成了自己完备的理论体系。在治疗运动损伤方面，也形成了很有特色的理论和方法，不能头痛治头，脚痛医脚，不但要治疗运动损伤，还要给患者进行全身的调理，达到功能和身心的康复平衡。中医秉承内外兼治、筋骨并重、动静结合。内外兼治，既要重视局部，又要重视整体辨证论治，不仅仅是内服外用药物。筋骨并重，既要重视肌腱、关节囊韧带、半月板这些软组织，更要重视关节和骨骼的康复。动静结合，既要把握活动的范围，又要适当休息，还要加上练功活动，使得病程缩短。

12 怎么预防运动损伤?

预防运动损伤一定要做到以下几点。第一，要选择适合自己的运动方式，天气合适的情况下，要经常到户外进行有氧运动，如果年老体弱、天气不好，进行室内的拉伸或者其他力量训练是比较安全的。第二，要劳逸结合、运动不能过量，运动前要进行准备活动，运动后进行放松活动，年老体弱、骨质疏松的人群一定要量力而行，运动后要及时补充相应的碳水和矿物质、维生素等。第三，要循序渐进，不能一蹴而就，老年人一定要慎重，运动时间要由短到长，要逐渐增加活动量，以达到预防运动损伤的目的。

讲解专家： 王卫国，山东省中医院显微骨科主任医师。

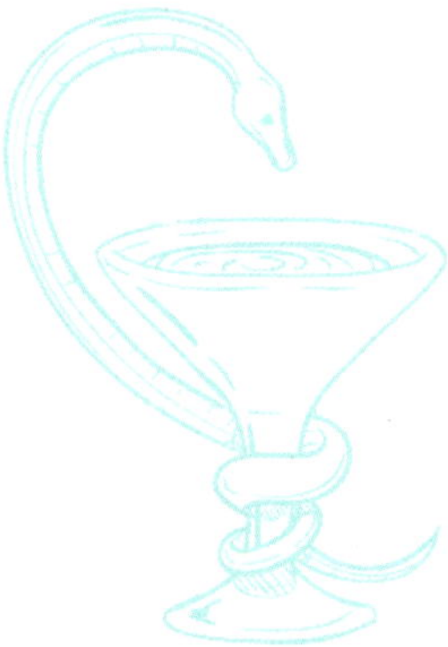

科学锻炼　谨防跟腱断裂

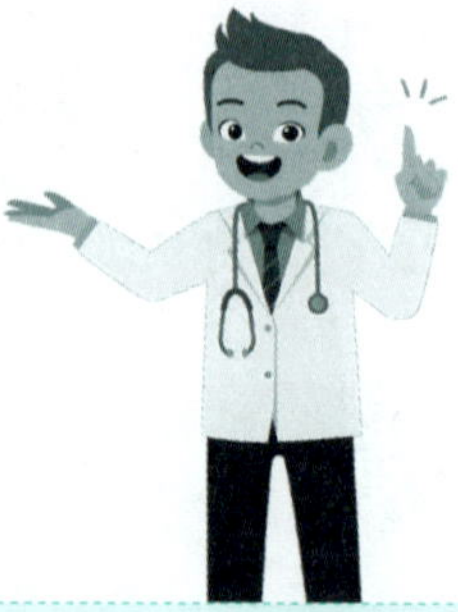

随着全民健身运动的推广，越来越多的居民热心体育健身活动，运动难度、强度也在逐渐增加，与此同时，因运动不当造成的各种损伤也多了起来。虽然跟腱是人体最强壮的肌腱，但在临床上跟腱断裂却是比较常见的。

1 跟腱是什么？

跟腱是人体最粗壮也是最强健的肌腱，在小腿下端后方，长度为 15 厘米左右，位置较表浅，浅居于皮下，很容易触及。小腿三头肌收缩时，可以通过跟腱牵拉跟骨向近端移动，从而产生足部的跖屈活动。

2 跟腱断裂是怎么回事？

跟腱断裂是指跟腱的完整性和连续性中断，以足踝跖屈无力为主要临床表现的一类疾病，主要见于以下损伤：

① 直接的外力损伤导致的肌腱断裂，如工地工人在劳作时被锐利的铁皮、玻璃所伤，农民在劳作时被镰刀、铁锹等锋利的边缘割伤。

② 大多数跟腱断裂是运动损伤，在一些对抗性和剧烈性的体育活动中，踝关节在极度背伸状态下，跟腱处于极度拉伸状态，这时如果前足突然发力蹬地，就容易造成跟腱断裂。

3 “坚韧”的跟腱在运动时为什么变得如此“脆弱”？

跟腱确实是人体最强壮的肌腱，但临床统计显示，在人体肌腱损伤的发病率中，跟腱断裂却高居第三位。原因包含以下几个方面：

①跟腱承担的负荷非常大，日常行走，跟腱承受的拉力和负荷就可以达到体重的 2 ～ 3 倍。在剧烈的体育活动中，跟腱所承受的负荷可以达到体重的 10 倍左右。

②跟腱断裂与自身的解剖缺陷有一定关系，随着年龄增长，跟腱的血管分布逐年下降。到 25 岁以后，跟腱血管分布缺少的现象就比较明显了，在跟腱止点上 2 ～ 6 厘米位置处形成一个乏血管区。此外，跟腱从上往下周径逐渐变细，特别在跟腱止点上 4 厘米的位置，周径变得更细，是跟腱断裂更容易发生的部位。

③发生跟腱断裂的患者，多数在断裂之前就存在跟腱的一些慢性损伤，如慢性跟腱炎、跟腱周围炎等，影响跟腱的代谢，运动时更容易发生跟腱断裂。

4 哪些人容易发生跟腱断裂？

据统计，急性闭合性跟腱损伤一般多发于 35 ～ 42 岁，且男性发病率远高于女性，可能与男性从事一些剧烈的体育活动有关。还有一类人群，被称为“周末战士”，也叫“周末运动员”，他们平时工作繁忙，没时间进行体育锻炼，到周末换上各种装备，开始疯狂锻炼，但是锻炼方法不科学。这种突击训练或者锻炼，很容易产生跟腱的断裂伤。

5 哪些症状表明已经发生了跟腱断裂？

跟腱断裂通常是急性发生的，在剧烈体育活动中，跟腱受到巨大外力时，瞬间感觉到脚后跟部位出现疼痛。疼痛不一定非常剧烈，因人而异，可能会迅速出现肿胀，有时候肿胀也不明显。跟腱断裂时，多数人感觉脚后跟像被棍棒狠击，或者像被别人狠狠踢了一脚，甚至能听到“嘣”的断裂声。随即会出现患足无法正常行走，特别是不能完成踢脚后跟这个动作。正常的跟腱应该是紧绷于皮下，用手摸上去有一定张力感，但是跟腱断裂后，就没有这种张力感了。

6 跟腱断裂可采取什么急救措施？

怀疑跟腱断裂，一定要立刻停止活动，不要试图强行运动，以免加重损伤。可以用自来水冲洗或冰袋冷敷，以减少局部的炎性渗出，减少肿胀，缓解疼痛，最重要的是一定要及时就医。

7 跟腱断裂如何治疗？

跟腱断裂有两种治疗方法：保守治疗和手术治疗。

保守治疗是用短腿石膏将踝关节固定，使断裂的跟腱相互靠拢，6～8周后，拆除石膏，穿戴“跟腱靴”，可以部分负重行走。每3～4天，去一层鞋垫（每种产品的使用方法不尽相同）。至伤后10～12周，去掉跟腱靴，逐渐正常行走，同时在医师指导下做康复锻炼，效果更好。保守治疗适用于那些对功能要求不高的患者。优点是操作简单，无须住院，花费低，没有手术相关的并发症。缺点是恢复时间较长，跟腱再断裂率较高。

功能要求较高的人群，如年轻患者、体育爱好者、运动员及演员等，手术是较好的选择。手术治疗的优点是修复质量高，可精确恢复跟腱长度，早期获得初始强度，有利于早期康复锻炼。术后2～3周，就可以穿戴跟腱靴，部分负重行走；回归正常生活和运动的时间也更短，跟腱再断裂率较低。缺点是需住院，花费较高；手术并发症，如切口坏死、感染、神经损伤较保守治疗高。

8 跟腱断裂手术后须注意什么？

① 虽然跟腱断裂是比较严重的损伤，但是患者和家人都不要过于悲观，应保持乐观向上的心态。大部分跟腱损伤，通过规范治疗，都能恢复正常，也能恢复喜爱的体育活动。

② 伤口早期的护理，要保持清洁、干燥，定期换药。如果居家时伤口出现红肿、流液，要及时复诊，让医生对症处理。

③ 在恢复期锻炼过程中，有些人可能会出现患肢的肿胀不适，这是一种正常现象，训练后适当抬高患肢，进行间断冷敷和充分休息，或者结合中药涂擦，可以缓解肿胀。

9 如何预防跟腱断裂？

① 在专业指导下进行体育活动。

② 在体育活动前，积极进行热身，充分拉伸关节、肌肉及韧带。

③ 选择适宜的运动方式，合适的运动场地，穿着合适的运动装备，如合适的鞋子及护具等。

④ 循序渐进地增加运动强度。
⑤ 不要过度运动，疲劳状态下，机体反应能力下降，更容易受伤。
⑥ 积极治疗跟腱原发疾病，如跟腱炎、腱周炎等，避免二次损伤。

讲解专家： 许波，山东省中医院显微骨科副主任医师。

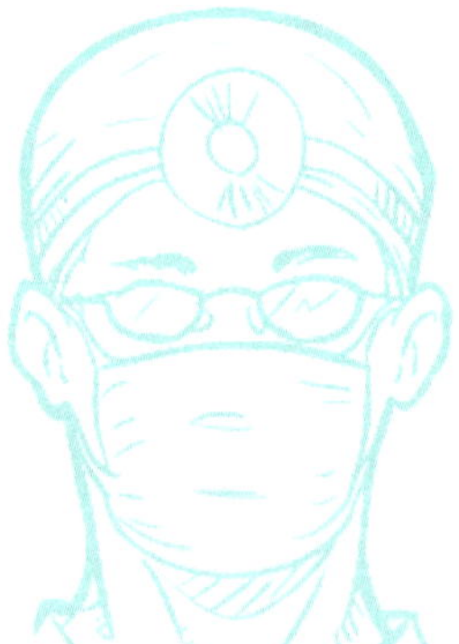

骨折的中医治疗与康复

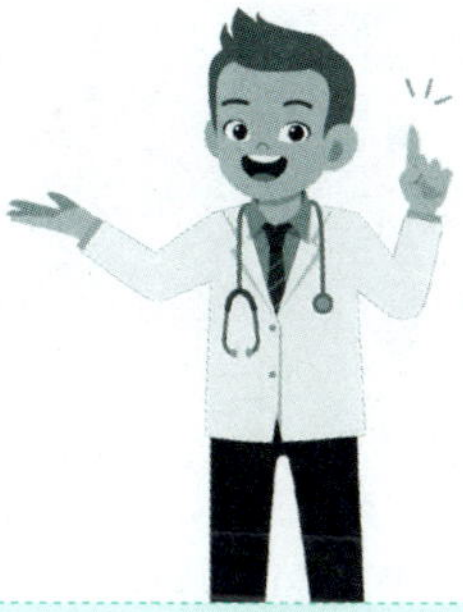

中华文明几千年，流传下了非常多的瑰宝。中医骨伤，便是其中之一。湖南长沙马王堆汉墓发掘的医学帛书，就有相关记载。《足臂十一脉灸经》有着“折骨绝筋”，也就是闭合性骨折的记载。在《阴阳脉死侯》中，则有折骨裂肤，也就是开放性骨折的记载。《五十二病方》有痉病是创伤后最严重并发症的记载。《黄帝内经》阐述的肝主筋、肾主骨、肺主皮毛、皮主肌、心主血脉及气伤痛、形伤肿，一直指导着骨科临床实践。

1 我国传统医学是如何认识骨折的？

人体是由皮肉、筋骨、脏腑、经络、气血与津液等共同组成的一个有机整体，人体生命活动主要是脏腑功能的反映，脏腑功能的物质基础是气血、津液。各脏腑有不同的生理功能，通过经络联系全身的皮肉、筋骨等组织，构成复杂的生命活动，它们之间保持着相对的平衡，互相联系、互相依存、互相制约，无论在生理活动还是在病理变化方面都有着不可分割的联系。骨折的辨证论治过程，均应从整体观念加以分析，既要辨治局部皮肉、筋骨的外伤，又要对外伤引起的气血、津液、脏腑、经络功能的生理变化加以综合分析，认识损伤的本质和病理现象的因果关系。这种局部与整体的统一观，是中医骨伤科治疗损伤疾患的原则之一。

2 从中医角度看，哪些人容易骨折？

临床上最常见的骨折患者是老年人。老年人容易骨折的原因，一是老年人骨质流失过多，容易发生骨质疏松，骨质疏松的程度不同对老年人影响程度也不同。轻者关节疼痛麻木僵硬，重者骨质变脆，容易发生骨折。二是老年人因为运动功能减退，反应慢，平时出行甚至走路时比较容易摔倒。老年人骨骼比年轻时更脆弱，所以摔倒严重时，很易损伤到骨骼，出现骨折现象。

3 中医是如何诊断骨折的？

骨折诊断是在中医诊断学基本理论指导下，结合实验室和影像学等辅助检查，通过望、闻、问、切四诊，在收集临床资料的基础上，根据损伤的病因、部位、程度、病性，进行分类，联系脏腑、气血、经络、皮肉、筋骨等理论，探求其内在规律，加以综合分析，概括为某种病证。尤其在闻诊中，骨擦音是骨折的主要体征之一，不仅可以帮助辨明是否存在骨折，还可以帮助辨别骨折属于何种性质；骨传导音用于检查某些不易发现的长骨骨折，如股骨、颈骨骨折，转子间骨折。切脉中，闭合性瘀血停滞骨折脉洪大、坚实而强为顺证，若脉见缓小则为逆脉，病情较复杂。

4 中医治疗骨折，有哪些特点？

骨折三期辨证治法，根据损伤的发展过程，通常分初、中、后三期。三期分治方法以调和疏通气血、生新续损、强筋壮骨为主要目的。临证时，必须结合患者体质及损伤情况辨证施治。

初即为初期，一般在伤后 1～2 周内，由于气滞血瘀，需消肿止痛，以活血化瘀为主，即采用“下法”或“消法”，代表方剂有大承气汤、桃核承气汤、柴胡疏肝散等；若瘀血积久不消，郁而化热，或邪毒入侵，或迫血妄行，可用“清法”，如清热凉血法，代表方药有五味消毒饮、黄连解毒汤；气闭昏厥或瘀血攻心，则用“开法”，如开窍活血法。

中即为中期，一般在损伤后 3～6 周期间，虽损伤症状改善，肿胀瘀阻渐趋消退，疼痛逐步减轻，但瘀阻去而未尽，疼痛减而未止，仍应以活血化瘀、和营生新、接骨续筋为主，故以“和”“续”两法为基础。

后即为后期，一般为损伤 7～8 周以后，瘀肿已消，但筋骨尚未坚实，功能尚未恢复，应以补气养血、补益肝肾、补养脾胃为主，称为“补法”；而筋肌拘挛，风寒湿痹，关节屈伸不利者则予以温经散寒、舒筋活络，称为“舒”法，如当归补血汤、补中益气汤、独活寄生汤等。

5 中医治疗骨折需要手术吗？

在某些方面，中医治疗骨折有自己的优势，但是在手法复位不能达到满意疗效的情况下，比如关节内的骨折、不稳定的骨折，还有肢体的多发骨折等情况，中医治疗也会采用手术方案。

6 中医手法复位治疗骨折是怎么回事？

手法复位在骨伤科治疗中占有重要地位，是骨伤科四大治疗方法（手法、固定、药物、练功）之一。《医宗金鉴 · 正骨心法要旨》提及：“夫手法者，谓以两手安置所伤之筋骨，使仍复于旧也。”该书还把手法归纳为“摸、接、端、提、按、摩、推、拿”八法，并详细阐述了各类手法的适应证、作用及其操作要领。临床常用的正骨手法主要有拔伸、旋转、屈伸、提按、端挤、摇摆、触碰、分骨、折顶、回旋、蹬顶、杠杆。运用手法整复时要明确诊断、密切观察全身情况变化、掌握复位标准、抓住整复时机、选择适当麻醉。在整复结束时，要常规拍摄正侧位 X 片复查，以了解治疗效果。

7 中医治骨折，需要服用中药吗？

中医中药，是中药文化宝库的重要组成部分，二者缺一不可。中药有自己独特的理论，也是中医基础理论的一个重要的亮点，结则散之，肾主骨生髓，这些理论都是中医治骨伤的指导理论，很多病都要从血从气而论。中药的遣方用药在骨伤科比较常见，不但要学会手术，更要学会遣方用药，使患者早日恢复正常的功能。

8 中医治疗骨折需要外敷中药吗？

损伤外治法是指对损伤局部进行治疗的方法，在骨伤科治疗中占有重要的地位。清代吴师机《理瀹骈文》提及：“外治之理，即内治之理；外治之药，即内治之药，所异者法耳。”临床外用药物大致可分为敷贴药、搽擦药、熏洗湿敷药与热熨药。其中敷贴药最常见的是药膏、膏药和药散三种。搽擦药可直接擦于伤处，或在热敷熏洗后进行自我按摩时涂擦。

9 在饮食上，配合中医治疗骨折有什么需要注意的吗？

骨折早期。骨折第 1～2 周，该时期受伤部位瘀血阻滞，经络不通，患者疼痛较明显，胃纳不好，或因失血过多引起脾胃虚弱。这时期应以清淡健补脾胃为主，宜进食蔬菜、豆类、豆制品、水果、鱼汤、瘦肉等，如食用黑木耳、黄花菜、薏苡仁等以消瘀血、利湿热、健脾和胃，促进排便；亦可用淮山药、扁豆、砂仁、大枣与瘦肉、鸽肉等炖服，以补脾健胃，增强消化吸收功能。

骨折中期。骨折第 2～4 周，该时期骨折一般已固定初复，逐渐愈合，但体内瘀血未尽，肿胀、疼痛依然可见，仍见气血亏虚，脾胃运化功能较差。应当和营生新，续筋接骨，饮食宜由清淡转为高营养补充，在活血化瘀的同时加大接骨续筋或补益气血之力，以满足骨痂生长需要，促进骨折早期愈合。可在初期的食谱上加以骨头汤、鸡汤及动物肝脏之类，以补给更多的维生素 A。

骨折后期。骨折 5 周以上，该时期筋骨连接，已近愈合，但因筋骨气血受损，主要表现为肝肾亏虚。应当益气养血，补肝肾以壮筋骨，再酌加化痰散瘀之品。宜多吃高营养食物和含钙、锰、铁等微量元素的食物，可配合食用老母鸡汤、猪骨汤、羊骨汤、水鱼汤等，促进更牢固的骨痂生成，并能舒筋活络，使骨折部位的邻近关节能自由灵活运动，恢复往日功能。

10 日常生活中应该如何预防骨折？

一要养成良好的生活习惯：有长期吸烟、过量饮酒、少动多坐及低钙饮食等不良生活习惯的人，容易在老年后发生骨质疏松。所以要戒烟，少喝酒，不喝浓茶，不食用过多的高蛋白食品，防止骨质疏松。穿戴护膝护腕等可有效地降低因跌倒造成的骨折可作为骨折的预防措施。二是鼓励多活动：适度的运动不仅能强化骨骼，也可以保持肌力和良好的平衡感，减少跌倒的发生。三是注意居家安全：75% 的跌倒发生在家中，尤其是浴室、厨房等地方。提供一个安全的居家环境，对降低骨折的发生是非常重要的。

11 万一发生了骨折，应该怎么应急处理？

第一时间拨打 120 急救电话。使患者平卧，不要盲目搬动，更不能对受伤部位进行拉拽、按摩。接着检查受伤部位，及时就地取材，选用树枝、木板、木棍等，对受伤部位进行固定，防止伤情加重。没有用于固定的物品时，对受伤的上肢可以用手帕、布条等悬吊并固定在其胸前，下肢可以与未受伤的另一下肢捆绑固定在一起。如果是开放性骨折，即骨折处皮肤或动脉破裂，骨头外露，要注意保持伤处清洁，防止感染。做完应急处理后，要密切观察伤者情况，等待医护人员到来，或者立即将患者送往医院救治，运送途中要注意不可碰撞受伤部位，避免人为加重伤情。

讲解专家： 王卫国，山东省中医院显微骨科主任医师。

关节保卫战

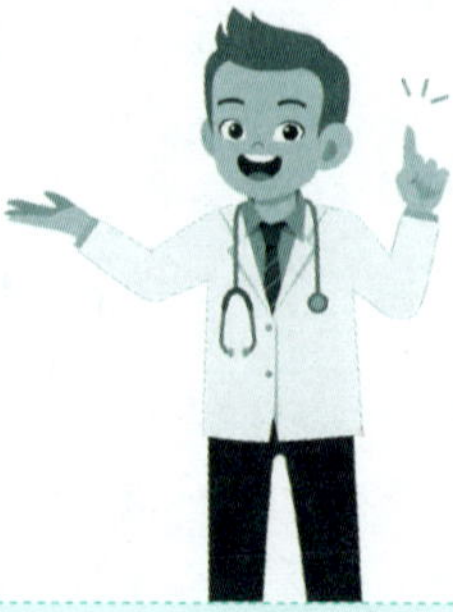

关节是人体的重要结构，位于人体的各个部位。若关节出现僵硬或者损伤，往往会导致肢体功能障碍。可以通过关节置换术来重建关节，消除疾病困扰。

1 什么是关节置换？

关节置换是一种关节替代性的手术，就是关节炎或受损关节的部分被移除，并用称为假体的金属、塑料或陶瓷装置替换。就像修车一样，把坏掉的汽车轴承或汽车轮胎更换一个新的上去，这辆车就可以正常的运行。该手术的目的是减轻或消除疼痛、矫正畸形、恢复正常健康关节的运动。人体全身所有的大小关节都可以置换，包括膝关节、髋关节、肩关节、肘关节、踝关节、小的指间关节。我国目前人工髋、膝关节置换术开展得比较成熟，临床应用最为普及。

2 哪些病情适合关节置换？

关节置换术的适应证，主要有四种。①类风湿性关节炎：关节滑膜炎所致的关节肿痛，继而软骨破坏、关节间隙变窄，晚期因严重骨质破坏导致的关节僵直、畸形和功能障碍。②骨性关节炎，常见于中老年人，由于年龄增大，软骨的积累性损伤使得软骨失去弹性和强度，并引起软骨下骨的硬化或囊性变及骨赘形成，从而产生疼痛和运动障碍，严重导致关节畸形。③严重骨折：关节骨折后造成关节正常结构的严重损害，或导致外伤性关节炎等。④骨与关节肿瘤：尤其是恶性肿瘤必须部分截骨、截关节者。

3 膝、髋关节置换术最常见的病因是什么？

膝关节置换最常见的原因，就是膝关节骨性关节炎，主要为退行性病变，属关节老化与磨损，特别是关节软骨的老化，表现出相应关节的疼痛、肿胀、变形和活动受限，经过保守治疗效果比较差后，就可以行关节表面置换术。髋关节置换最常见的原因，是髋关节炎或者髋臼发育不良、股骨头坏死、股骨颈骨折等严重的疾病，导致关节疼痛、功能受限，没有办法通过保守治疗获得正常的使用，长时间疼痛和功能受限的情况下，就需要进行髋关节置换手术。

4 关节置换可以行微创手术吗？

微创，顾名思义，就是尽可能减小创伤面。具体来看，膝关节置换手术又分为单间室表面置换和双间室表面置换，也就是通常所说的单髁置换术和全膝关节置换术。根据膝关节的形状和功能，把膝关节分成内外两部分。内侧的由股骨内踝、内侧半月板和外侧胫骨平台构成。同样，外侧部分由股骨外侧髁和外侧半月板以及外侧胫骨平台组成。单髁置换术仅仅把膝关节一侧间室的病变软骨及软骨下表面骨质去掉，不破坏关节内的重要韧带，对侧半月板、软骨等，是保膝手术，它可以保留膝关节的功能和本体感觉，手术操作简单，创伤小，术后康复快，相对全膝置换来说更加微创一些。

5 关节置换手术的风险大吗?

膝、髋关节置换手术风险大不大，要根据患者的实际情况来决定。单纯膝、髋关节置换手术本身，风险并不大。因为这种手术目前已经很成熟了，一般来说不会有太大的问题。不过每个患者的身体情况不一样，比如年龄较大的人，或者有糖尿病、高血压、冠心病等基础病的患者，做关节置换手术的风险会更大一些。因此术前应评估好患者的基础情况，控制好基础疾病，依据每个人的不同情况，个体化地制定手术治疗方案，将风险降至最低。

通常可以做血生化、凝血功能、感染五项、心电图及胸部 X 线、双下肢静脉超声等常规检查，来评估患者血糖、血脂、心肺、凝血功能情况，对于有心肺病史的老年人还需做心脏彩超及肺功能测定，术前请麻醉科等相关科室进行会诊，以确保手术安全，减少术中出现危险、降低术后并发症的概率。

6 关节置换手术后伤口疼痛、肿胀，怎么办?

术后会给患者用止痛泵到术后第三天，之后给患者口服止痛药，保证患者在术后的康复阶段不会很疼。手术后腿部肿胀是正常的，通过适当的脚部、腿部锻炼，配上消肿的药物，一般 3 天之后就能够逐渐缓解。

7 关节置换手术后多久可以喝水和吃饭? 在饮食上有禁忌吗?

麻醉完全清醒后就可以喝水和吃饭，术后当天以流质和半流质（米汤、稀饭）为主，术后次日开始可逐渐恢复正常饮食，可以增强营养，比如要多吃一些鱼肉、牛肉、鸡蛋、牛奶以及大量的新鲜蔬菜和水果，以高蛋白饮食为主，少吃辛辣、油腻、有刺激性的食物。具体口味和食物种类以患者口味为准，无特殊饮食禁忌。

8 关节置换手术后，很多动作都不能做吗?

以常见的髋、膝关节置换为例，膝关节置换术后的禁忌动作：应避免重体力活动以及需要膝关节大范围剧烈活动的运动项目，以减少发生关节脱位、骨折、假体松动。不宜坐低凳，平时应坐高凳；不宜用蹲式厕所，宜用坐式厕所；不宜做盘腿动作；不宜两腿交叉。

髋关节置换术后禁忌动作：①患者坐位、站立或平卧时均应避免交叉腿和膝（跷二郎腿、盘腿等），避免跪姿。②侧卧时双腿间应夹枕，避免过度内旋造成脱位，尽量向术侧翻身，此习惯最少应维持 3 月。③坐、站或躺时，膝盖和脚尖不能转向内侧，应保持脚和膝盖直对天花板或朝向外侧。④不要坐太矮的椅子或太软的沙发，如需要可用枕头垫坐。双膝的位置最好在髋关节以下水平。⑤如厕时使用加高坐便器，禁止蹲便，如厕时膝关节的位置保持在髋关节以下水平。⑥术后 3～6 个月内不要下蹲拾物。⑦平时要避免和控制各种感染，患髋有情况随时就诊。

9 关节置换出院后有什么注意事项吗?

主要把握这几个方面：①定时换药，3～4 天换一次，换上半个月左右，如果手术后伤口有渗出，需要立即换药，确保刀口敷料干燥。②加强膝、髋关节屈曲、伸直等功能锻炼，避免关节僵硬挛缩，避免深蹲、低坐、盘腿、交叉腿等危险动作。③继续抗凝药物行抗凝治疗至术后第 35 天，预防深静脉血栓形成，还要口服止痛药物至术后 4 周。④出院后注意定期复查血常规、血沉、C 反应蛋白、凝血、肝肾功、血生化等指标。⑤术后带齐所有影像资料至门诊定期拍片复查。当然这些是普遍适用的，医生会根据每名患者的不同在出院时给予个性化的建议。

10 一般多久复查一次？

术后 1 个月，患者要回医院复查，主要是检查患者关节功能恢复情况。术后 3 个月，患者需要再拍一张片子，看关节恢复得怎样。以后每年来复查，都要拍一张片子，并和术后 3 个月拍的片子做对比，以便查看人工关节有没有出现磨损等特殊情况。

11 膝髋关节置换手术的假体一般可以用多久？

若不出现假体感染、假体周围骨折等特殊情况，据统计，髋、膝关节假体 80%的患者使用寿命能达到 15 ～ 20 年，甚至更长。

12 关节置换手术后还可以做运动吗？

以常见的膝关节置换为例。运动方面，游泳是最好的选择，尽量去水温较高的泳池，对膝关节比较好。另外日常走路、散步、旅游这些轻度的活动都是可以的。膝关节置换手术以后，生活自理是完全没有问题的，但是绝对不可以从事重体力劳动，不可以进行剧烈的运动，比如跑、跳。因为剧烈的运动会加快关节的磨损，明显缩短关节寿命。

13 生活中如何保护髋、膝关节？

建议改变不良的生活及工作习惯，避免长时间跑、跳、蹲，同时减少或避免爬楼梯、爬山等。减轻体重也非常重要，减轻体重不但可以改善关节功能，而且可减轻关节疼痛。采用有氧运动方式，比如游泳、骑车等，可以改善关节功能，缓解疼痛。还可以进行股四头肌等长收缩训练、直腿抬高加强股四头肌训练、臀部肌肉训练、静蹲训练、抗阻力训练等，加强关节周围肌肉力量，既可改善关节稳定性，又可促进局部血液循环。

讲解专家： 刘培来，山东大学齐鲁医院关节与运动医学科主任医师。

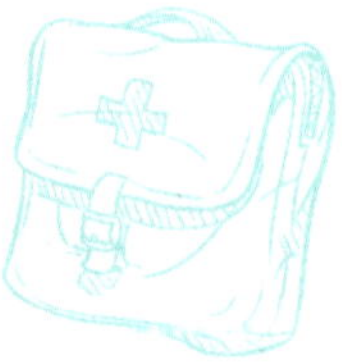

颈椎健康莫忽视

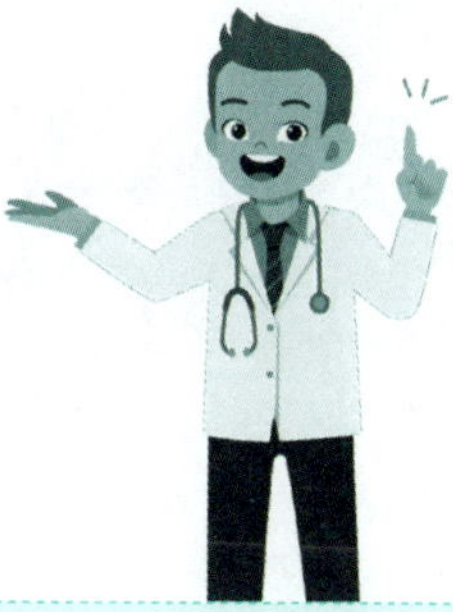

低头看手机、久坐打电脑，已成为时下许多人的习惯，殊不知这些做法，忽略了对颈椎的保护，为颈椎病的发生提供了温床。颈椎病的发病率逐年升高，悄然地危害着人们的身体健康。掌握更多颈椎病的相关知识，懂就医、会预防，才能有效地预防或治疗颈椎病。

1 颈椎病是一种什么病？

颈椎病是一种退变性（老化性）的疾病，是颈椎间盘退变导致椎间隙降低，椎体后缘出现骨质增生、韧带肥厚，压迫神经出现的一些症状。

颈椎病的发病率比较高，临床表现各异，普通人对颈椎病的认识存在很多误区，比如低头时间长了会出现脖子疼、头晕，有人就认为是得了颈椎病，其实是不一定的。一般来讲，颈椎病都需要有神经的症状，若出现双手不灵活，步态不稳等问题，就需要当心了。

2 颈椎病的发病原因是什么？

随着年龄的增大，颈椎退变老化会越来越厉害。相关调查显示，50～60岁颈椎病的发病率约为20%～30%，60～70岁颈椎病的发病率就上升到50%左右了。

一些不良的生活习惯、不良的工作方式也是导致颈椎病高发的原因。比如经常低头玩手机、经常低头对电脑、长时间看书，都有可能导致颈椎病的发生。伏案工作人员需要长时间低头，颈椎经常处于屈曲位，椎间盘内的压力就会增高，椎间盘就会发生退变，椎间隙就会降低，就会发生骨质增生，压迫神经，出现神经的症状。

3 颈椎病常见症状有哪些？

颈椎病分好多类型，不同的类型有不同的症状表现。

如果有一些颈部的僵硬，或者颈背部的一些弥漫性的疼痛，可考虑是不是颈型颈椎病。

如果出现手部的麻木，上肢放射性的疼痛，肩胛骨内侧的疼痛，咳嗽、打喷嚏时症状加重，就考虑是不是神经根型的颈椎病。

如果出现四肢麻木，有时候双手不灵活，一些精细动作不能完成，如系扣子系不死，吃饭掉筷子，吸烟的人烟头掉到地上自己却不知道；行走不稳当，有时候不能走直线或者不能快走；有束带感，感觉跟束带一样捆在胸前。当出现这些问题时，就要考虑是不是脊髓型的颈椎病了。

如果伴有头晕，看不清东西，有时候眼眶痛，有时候伴有心慌或者情绪上的一些变化，就要考虑是不是交感型的颈椎病。这种情况多见于年轻人，由于经常低头、经常对电脑、伏案工作时间比较长，颈部的症状比较明显。

4 如何诊断颈椎病？

颈椎病的诊断，一般需要结合患者的临床症状、体征以及影像学，做出综合的判断，特别是临床查体是非常重要的。

神经内科的一些疾病，像脊髓炎、运动神经元病，跟颈椎病有很多类似的地方，很容易混淆，需要做进一步的检查加以鉴别。比如做肌电图、脑脊液的检查，或者是跟神经内科的医生进行多学科的会诊，确诊是不是颈椎病。

患者不要根据自己的症状进行臆断，要到医院找专业的医生做诊断，以免耽误病情、发生漏诊误诊。

5 颈椎病怎么治疗？

颈椎病，大部分是可以通过保守治疗治好的，不是得了颈椎病，就一定需要做手术。比如颈型颈椎病，一般通过做热敷或者一些功能锻炼，就能得到很好的缓解。

神经根型颈椎病可以通过药物治疗，也可以进行牵引或者做些理疗，都能得到缓解。

脊髓型颈椎病，绝不是拖拖就能好的了的，一旦出现手指不灵活、走路不稳等问题，就要抓紧时间进行手术，因为拖的时间越长，椎管狭窄就会越厉害，脊髓损伤就会越严重，就会错过最佳的手术时机，耽误病情。

6 颈椎病可以推拿按摩吗？

按摩推拿是中医的一个瑰宝，好多疾病通过按摩推拿都能得到很好的疗效。比如轻微的颈部疼痛，通过按摩就能获得很好的效果。颈椎病患者不能盲目地自行去做推拿和按摩。以下三种情况，是不能推拿按摩的。

1）脊髓型颈椎病。因为脊髓型颈椎病椎管比较窄，脊髓在里面是受压的，推拿按摩，可能会造成症状的加重，有的人甚至可能会出现瘫痪。

2）神经根型颈椎病急性发作的时候。这种时候神经根处于水肿状态，炎性比较厉害，推拿按摩反复的刺激神经根，会导致神经根的炎性症状加重，导致疼痛更严重。

3）不明原因的一些颈部疼痛。比如疼痛伴有发烧、疼痛比较剧烈影响睡眠，不建议首先进行推拿，建议到医院进行检查，因为这些情况可能会同时伴有其他疾病，比如颈部的感染，甚至是肿瘤。

7 颈椎病能做牵引吗？

牵引治疗，也是建议去医院看过医生后再进行，因为牵引是有指征的，有适应证的。一些轻型的颈椎病，比方颈部的疼痛、颈椎的曲度变直，通过牵引能够缓解肌肉痉挛，能起到比较好的效果。另外，年轻患者的神经根型的颈椎病，牵引之后疼痛也能缓解。咨询过医生以后，一些轻型的患者可以选择居家牵引治疗，比如气囊牵引器，既廉价治疗效果又好，还有一些悬吊牵引等，但是不能自己随意地增加牵引重量，也不要随意地增加频次。如果牵引时出现胸闷或者手指无力等问题，要及早去医院看医生。

脊髓型颈椎病，就跟推拿按摩一样，不建议进行牵引治疗，这种类型的颈椎病一旦发现，要及早进行手术治疗。

8 颈椎病能治愈吗？

颈椎病，想完全治愈还是有难度的，因为它是一种老化性的、退变性的疾病，治疗的主要目的是解决患者的症状问题，让患者生活更有质量，而不是彻底地去解决退变或者老化。

经过治疗好转以后，日常要注意减少低头时间，不要睡太高的枕头，不要过多地玩手机等，以减少复发。

9 预防颈椎病有哪些好方法吗？

颈椎病是一种老化性、退变性的疾病，预防需要一个长期的过程，需要养成一种良好的工作和生活习惯。

1）不能长时间保持一个姿势。看书、对着电脑、玩手机时间长了就需要起来活动活动，或者抬头看看天花板。

2）注意颈部保暖。不要长时间地吹空调或吹风扇，这样对颈椎不好。

3）加强颈肩部肌肉的锻炼，常做一做头部及双上肢的前屈、后伸及旋转运动。

4）避免高枕睡眠，选择较矮的枕头平躺睡眠，不要将颈部悬空。

5）避免头颈负重物。比如脖子上悬挂很重的包等。

6）坚持运动锻炼。比如游泳、打羽毛球等，特别是游泳中的蛙泳，能够很好地改善颈椎的曲度，锻炼颈后的肌肉，是一种非常好的锻炼方法。

讲解专家： 董军，山东第一医科大学附属省立医院（山东省立医院）脊柱外科主任医师。

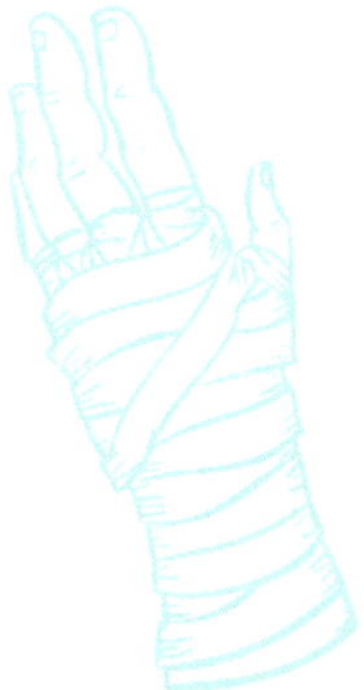

脊柱侧弯的矫正与康复

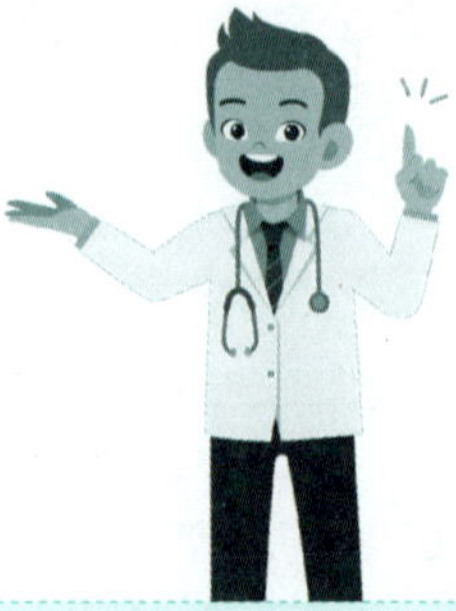

脊柱侧弯是脊柱弯曲异常的一种，是危害儿童、青少年健康的常见疾病之一。脊柱侧弯不仅影响姿势和体态，如不及时治疗，严重的还可能引起肋骨和胸廓畸形，造成心肺功能障碍，不容乐观。

1 什么是脊柱侧弯?

脊柱侧弯又叫脊柱侧凸。正常人的脊柱，从前面和后面看（医学上称为冠状位）是一条直线。当因为一些特殊原因，脊柱在冠状位出现弯曲，并且这种弯曲大于 10 度的时候，就称为脊柱侧弯。

导致脊柱侧弯的原因很多，根据形成的原因不同，脊柱侧弯分为很多类型。第一种常见类型是特发性脊柱侧弯，没有任何骨骼和神经结构异常。第二种是先天性脊柱侧弯，就是脊柱椎体存在发育异常等因素导致的脊柱侧弯。此外还有神经肌肉型脊柱侧弯、神经纤维瘤病合并脊柱侧弯、马凡综合征等。

2 脊柱侧弯有哪些危害?

脊柱侧弯对人体的危害主要取决于侧弯的类型和严重程度，不仅带来外观的影响，更为重要的是，脊柱侧弯后生理结构也会发生变化。一方面，使脊柱两侧椎旁肌受力不平衡，容易导致腰肌劳损，产生腰酸背痛；尤其是到中老年后，由于椎间盘受力不平衡，容易退变引起腰椎间盘突出症或椎体侧方滑脱，引起顽固的腰痛和腿疼；另一方面，严重的脊柱侧弯累及胸廓，可产生影响肺部呼吸功能和心脏功能的潜在危害。如果在婴幼儿时期已经发现了脊柱侧弯，可能会进展较快，很大概率会对心肺功能的发育产生影响。还有一部分在婴幼儿时期没有发现，到了青少年时期才发现，可能会导致孩子产生一些厌学、不愿意与同学交往等心理障碍。

3 怎样自行目测孩子是否出现了脊柱侧弯?

家长可以让孩子脱掉上衣，背对自己，弯腰 90 度，做深鞠躬动作，双手自然下垂。家长站在孩子身后平视孩子后背，看一看孩子胸背部、腰背部左右两侧是否高低对称，如果发现左右两侧高低不对称，孩子就有可能得了脊柱侧弯，需要去医院找专业的脊柱外科大夫确诊。

4 怎样确诊是否患有脊柱侧弯?

确诊脊柱侧弯的方法很简单，到正规医疗机构，找专业的医生拍摄一个站立的全脊柱正侧位 X 光片即可。如果存在侧弯，X 光片可以显示出来。

5 吊单杠、体育锻炼能够纠正脊柱侧弯吗？

从理论上来讲，脊柱侧弯的发展和人体受到重力的影响有一定关系，吊单杠似乎对矫正脊柱侧弯有一定的作用，但是不考虑正常的学习生活问题，单纯从体力角度，孩子也不可能天天吊在单杠上，每天吊单杠最多几十分钟而已，这几十分钟的时间相比于每天十几个小时受重力影响而言，作用几乎可以忽略不计了。虽然吊单杠对矫正侧弯没有帮助，但是对增强孩子的体质有很大帮助，可以鼓励孩子多加强体育锻炼。

6 怎样纠正脊柱侧弯或阻止病情发展？

脊柱侧弯发生的原因很多、很复杂，有些并不是很清楚，很难完全预防它的发生和发展，只能尽可能早发现、早干预。目前矫正脊柱侧弯的有效办法，除手术外，就是佩戴特定的支具矫正，通过施加一些特殊力量，对脊柱侧弯进行对抗，有一定作用。

7 脊柱侧弯什么情况下需要手术治疗？

脊柱侧弯的手术原则比较复杂，且随着科学技术发展，手术原则也在不断发展变化，真正做脊柱侧弯手术时考虑的问题很多，远不止几个简单的原则。

脊柱侧弯手术，第一个原则就是度数问题，在度数的基础上，还要参考侧弯的类型、发病年龄、孩子预期发育速度等。比如一个 17 岁男生，按照侧弯度数已经达到了手术标准，但最终采用了保守治疗，因为脊柱侧弯有一个特点，孩子发育越快，长得越快，侧弯也会发展越快。当孩子度过青春期后，发育基本停止，侧弯也就不发展或发展很慢了。按照这个规律，这位男生脊柱侧弯情况可能还会每年有 1～2 度的进展，但进展会很慢，他的性格很乐观，仍然可以采取保守治疗措施继续观察。再比如，一个 14 岁女生，脊柱侧弯度数也达到了手术标准，且她刚进入青春期，未来至少有两三年的快速发育过程，这意味着脊柱侧弯也会发展得较快，如果不采取手术，可能就会出现严重畸形，因此会建议手术治疗。同样是刚进入青春期的女生，如果脊柱侧弯度数很小，但进入青春期后可能脊柱侧弯就会进入一个快速发展阶段，这种情况建议佩戴支具，尽可能控制侧弯的发展速度。

再一个原则要参考侧弯的类型。如单个半椎体导致的先天性脊柱侧弯，进展速度往往非常快，如果条件允许，尽可能在幼儿阶段采取手术治疗。

因此，脊柱侧弯的手术相当复杂，是一个综合考量的结果，是否需要做手术，做什么样的手术，要交给专业医生做一个专业判断。

8 脊柱侧弯的手术风险大吗？

脊柱侧弯的手术风险取决于侧弯的类型和严重程度，如果没有先天结构异常，对于专业大夫来讲，就是一个常规手术，风险在可控范围内。如果存在明显脊柱畸形，畸形程度越复杂，手术风险相对也越高。

9 经过手术治疗，脊柱侧弯能痊愈吗？

首先要正确理解“痊愈”的概念。做过手术的脊柱永远不会再是父母给的“原装”脊柱了，就像机器一样，维修过的机器和原装的机器不可能完全一样，有的孩子做过脊柱侧弯手术也会有一些不舒服的感觉。如果脊柱侧弯手术只限于中下胸椎，不适感较为少见。如果手术涉及上胸椎，术后可能出现颈肩部酸痛的情况。如果需要融合腰椎，侧弯术后，会对腰椎活动产生影响，融合的腰椎数量越多，影响越大，还容易出现腰酸背痛的情况，尤其进入中老年之后，容易出现腰椎间盘突出、腰酸背痛等情况。

⑩ 脊柱侧弯手术后的孩子，活动时两肩不等高，是否意味着手术不成功？

双肩不等高的原因很复杂，其中最重要的一个原因可能由于刀口疼痛，孩子的姿势僵硬，没法自然站好。另外一种情况是孩子进行脊柱侧弯手术前，本身双肩就不等高，脊柱侧弯手术矫正后，后期需要有一个自我代偿的过程。刚做完手术，人的脊柱无法立刻代偿，往往需要三个月或者半年以上的时间再重建它的平衡和代偿功能。所以对于这部分孩子，一般建议回家后，要有意识去纠正自己双肩不等高的情况，经过三个月或者半年后，一般会明显改善。

讲解专家： 王乃国，山东第一医科大学附属省立医院（山东省立医院）脊柱外科副主任医师。

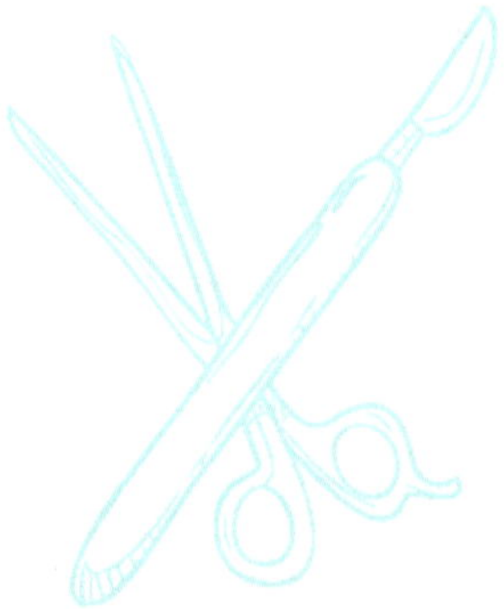

腰疼 当心腰椎间盘突出

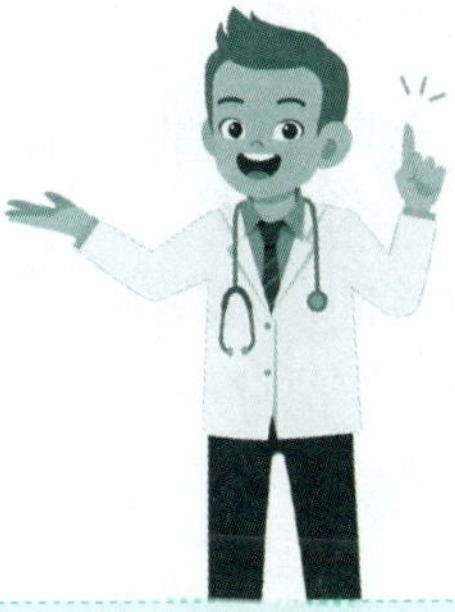

腰是人体用力较多的部位，为人体提供支撑并保护脊柱。腰的老化是从 20 多岁开始的，伏案、开车、久坐不动、弯腰驼背等不经意的生活习惯，无形当中让腰部承受着巨大的负担。腰疼，不仅仅发生于老年人和体力劳动者，也经常会发生于年轻人和脑力劳动者。导致腰疼的原因很多，腰椎间盘突出是其中最多见的一种。

1 腰疼的常见原因有哪些?

腰疼的原因有很多。最常见的是由肌肉问题引起的，像腰肌劳损；除此之外，椎间盘突出、腰椎肿瘤问题、腰椎的炎症感染等，都可以导致腰疼；还有一些其他非脊柱疾病也能导致腰疼，如阑尾炎，泌尿系结石等。

2 为什么腰椎病会腰疼?

腰椎，人们常叫大梁骨，也叫脊梁，其实就是脊柱，是一个承重结构，它的周边有软组织，有韧带，还有间盘来连接，任何一个部位发生病变，都会导致腰疼。间盘突出，会刺激其周边的动作神经反射引起腰疼，腰椎炎症，也会刺激这些神经引起腰疼症状。

3 哪些因素会导致腰椎间盘突出?

腰椎间盘突出的发生有四类常见原因：一是外伤；二是退变也就是老化；三是妊娠，怀孕的时候由于韧带松弛，也会导致腰椎间盘突出；四是遗传性因素。除了这四类常见原因，先天畸形，像脊椎先天发育畸形、骨神经挛缩症，也会导致腰椎间盘突出。

4 为什么有的脚疼也与腰椎间盘突出有关?

身体的每个部位都由神经来支配，脚是由腰的神经来支配的，比如足背内侧，是由腰五神经根支配的，足背内侧疼，可能是腰五神经根受刺激了，如果腰椎间盘突出或肿瘤压迫到腰五神经根，就会导致足背内侧疼痛。

5 腰椎间盘突出常见的症状有哪些?

腰疼伴有下肢疼痛，尤其那种像放电一样的疼痛，从腰一直放射到下肢，应考虑是一个压迫神经的症状；劳累时候加重，比如走路多了或站久了，疼痛会加重，同时伴有麻木，也应考虑是一个压迫神经的症状；还有一些体征，比如躺在床上抬高腿，正常情况下能抬到 60 度以上，但是压迫神经的时候，腿就抬不到 60 度；还有间歇性跛行，也考虑是一个压迫神经的症状，可能是椎管狭窄引起的。间歇性跛行就是走一段路之后，腿疼、发胀就会加重，甚至无力，不能再行走了，停下来休息一下，继续行走时就好一些，再走一段又不能行走了，又需要休息一下。

6 “腰疼非大事，忍忍就过去了”的说法正确吗？

腰疼的原因有很多，如果是肌肉、软组织导致的，像腰肌劳损，第三腰椎横突综合征，经过休息是可以缓解的。但是其他疾病，如严重的间盘突出，或者腰椎的炎症，或者肿瘤，休息肯定不能缓解，一味忍受会加重病情，需要及时就医。

7 腰椎病有哪些治疗方法？

腰椎病的治疗方法，一类是保守治疗，另一类是手术治疗。

手术治疗包括微创手术和开放手术，微创手术还有进一步的分类。各种方法都有各自的适应证、特点、优缺点，要具体问题具体分析。

保守治疗包括中医传统的一些方法，比如吃中药、脱水治疗，硬膜外封闭，还有牵引、针灸、小针刀等。优点是价格便宜、可塑性强、操作方便；缺点是它不能直接去除压迫物，复发率比较高。

随着技术的发展和进步，手术治疗已经非常安全了。手术方式也由传统的开放手术，逐渐向微创手术过渡。微创手术一般不破坏骨组织、不破坏韧带、不破坏脊柱的稳定性，还能减少疾病的复发。另外，微创切口较小，预后比较美观。微创创伤小，恢复快，还能缩短住院时间、节省费用。

开放手术一般包括传统的小开窗、半椎板、全椎板、脊柱内固定技术等，这些办法有的已经被微创手术取代，很少或者不再做了。

8 微创治疗方法有哪些？

微创方法包括介入手术和微创手术，介入手术包括臭氧、射频消融、激光等；微创手术主要是椎间孔镜（经皮内窥镜下腰椎间盘切除术）、椎间盘镜（显微内镜椎间盘切除术）等。其中椎间孔镜手术是在水里面操作，介质是水，通过水的清洗来廓清医生的手术视野，进而完成手术，切口 7～10mm。椎间盘镜手术是借助放大镜、纤维镜来完成操作，介质是空气，通过空气来廓清视野，进而完成手术。它的切口相对来说稍大，通道内的直径大约有 2 厘米。

微创手术是在尽量不破坏椎体的骨性结构的基础上，使用内窥镜进行的手术，将对患者的伤害减到最小，选择椎间孔镜手术者，甚至手术当天就可以下地活动。

9 腰椎间盘突出的治疗，还有一种运动处方吗？

腰部肌群包括很多肌肉，要根据患者的症状、疼痛的特点和查体情况来分析是哪块肌肉损伤，然后根据这块肌肉损伤的情况专门制定一个运动处方，包括肌肉锻炼的强度，锻炼的频次，都需要有一个科学的规划和设计。锻炼多了，病情会加重，导致进一步劳损；锻炼少了，达不到锻炼的效果。一定要找专业的康复医师开具运动处方，进行正规治疗，切忌盲目运动。

10 如何选择治疗方法？

不同的患者根据不同的病理分型，采用不同的治疗办法。总的原则是：能简单的不复杂，能保守的不微创，能微创的不做开放手术。像腰椎间盘突出轻微的，保守治疗效果就很好，间盘突出比较严重的，用椎间盘镜、椎间孔镜这些微创办法就能解决得很好，不需要开刀手术。

11 日常生活中如何预防腰椎病的发生？

①注意腰部保暖，避免寒冷潮湿。

②站立及行走时，注意抬头挺胸，保持合适的姿势，使身体处于自然舒适状态。

③避免穿高跟鞋。

④进行合适的锻炼，增加腰背部肌肉的力量，增加腰椎的稳定性，减少腰背部肌肉的损伤。

⑤注意饮食调节，多吃富含钙质的食物，增加各种营养物质的吸收，多补充各种维生素，多吃五谷杂粮、水果。

讲解专家： 谭洪栋，山东省公共卫生临床中心脊柱感染外科主任医师。

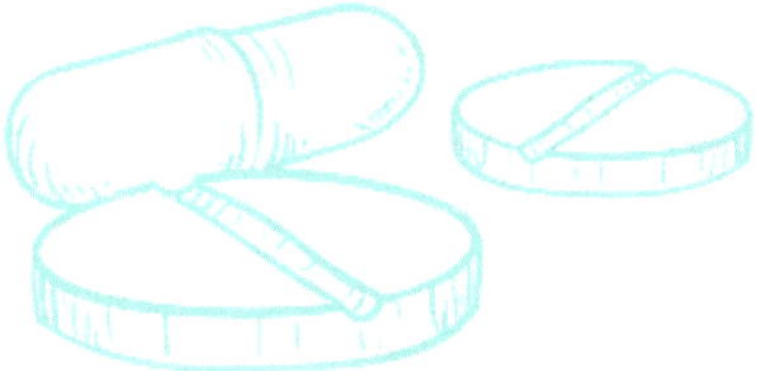

不可忽视的后背疼痛

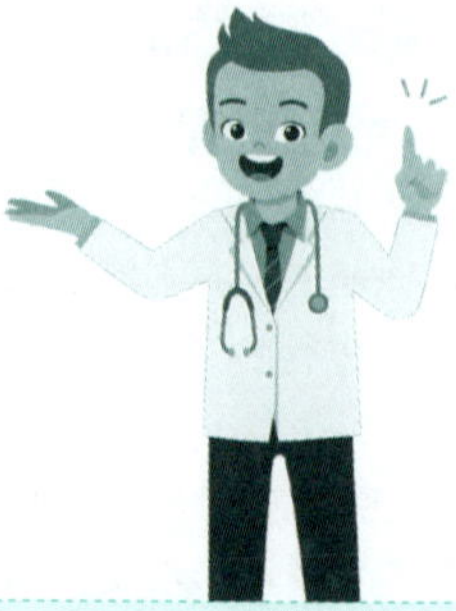

随着生活方式的改变，经常出现在中老年人群中的脖子疼、肩膀疼和腰疼，在年轻人群中出现得也更加经常。这些疼痛是常说的颈椎病、腰椎病？还是肌筋膜疼痛综合征？面对后背疼痛，又该怎么办呢？

1 脊柱在人体中发挥什么作用？

刚出生时，人的脊柱是 33 块，在发育的过程中，骶骨和尾椎骨逐渐融合为一块，成年人总共有 26 块椎骨，其中颈椎 7 块，胸椎 12 块，腰椎 5 块，还有一块骶骨和一块尾骨。

脊柱处在身体的中轴线上，上方承托头颅，下方与骨盆融合，与肋骨组成了胸廓，对胸腔、腹腔以及盆腔的脏器起到比较好的保护作用。

脊柱中间有一个比较大的空腔，叫做椎管，容纳的是脊髓。在妈妈肚子里的胎儿和动物一样，脊柱像 C 一样弯曲成半个圈，只有一个弧度。出生之后，随着孩子会抬头、坐起来、站起来等生长发育，慢慢的颈椎就会往前凸，胸椎向后，腰椎向前。这种脊柱弯曲曲度的变化，称为生理曲度。生理曲度会让脊柱像弹簧一样，起到减震减负的作用，同时也能保护脏器。

2 肌筋膜疼痛综合征是什么疾病？

肌筋膜疼痛综合征比较常见，比如脖子疼、腰疼。它是由于急慢性损伤、受凉等因素导致的颈部、腰部、胳膊、腿、臀部等部位的肌肉、筋膜产生的急慢性的水肿粘连。常见筋膜炎、腰肌劳损等都属于肌筋膜疼痛综合征的范畴。

3 肌筋膜疼痛综合征的发病原因有哪些？

导致肌筋膜疼痛综合征发生的因素非常多。常见的因素有四个。一是损伤，包括急性损伤和慢性损伤。比如上下楼扭着脚了，或者搬东西不小心闪着腰了，产生的肌筋膜和一些关节的炎症，属于急性炎症。长期弯腰、低头工作，一些长期姿势不良引起的疼痛，引起的肌肉韧带的水肿、炎症、粘连，是慢性持续性的损伤，也会产生肌筋膜疼痛综合征。二是受凉，比如夏天在空调屋里，如果空调风直吹脖子、腰，可能会产生相应部位的疼痛。三是潮湿，睡在比较潮湿的地方，也会产生局部肌肉的痉挛、炎症反应，形成筋膜炎，引起疼痛。四是内分泌的变化，骨质疏松的老年人，也会有广泛性的肌筋膜的一些疼痛，只是比较容易被忽视。

4 肌筋膜疼痛综合征的好发人群有哪些？

过去，颈椎病、腰椎间盘突出症一般常在 45 岁以上的中老年人以及需要长期伏案的工作者中发生。现在，手机电脑广泛使用，长期伏案的工作越来越多，颈椎病和腰痛的发生覆盖人群更广了。

5 肌筋膜疼痛综合征和颈椎病是一回事吗？

不是一回事。颈椎病是因为椎间盘的退变或突出，刺激到周围的肌肉韧带、神经血管所产生的一系列症状。肌筋膜疼痛综合征患者椎间盘的问题不大，尤其是年轻人。检查发现没有器质性问题，往往是肌肉、韧带带来的疼痛，或者肌筋膜炎，与颈椎病是不一样的。

6 腰疼跟肌筋膜疼痛综合征是一回事吗？

不是一回事。肌筋膜疼痛综合征，临床上很多患者的主诉就是腰疼，没有别的症状。典型症状是早晨不能睡懒觉，可能早晨七点甚至更早就腰酸背痛，再也睡不着，起来活动活动才能舒服。腰疼往往不是因为椎间盘的原因造成的，是肌筋膜疼痛综合征或者腰肌劳损造成的。

7 出现什么症状需要就诊呢？

绝大多数腰疼可以待在家里自行缓解，比如拉伤或者搬抬重物、长期久坐引起的腰部疼痛，可以贴膏药、做热敷，做广播操、伸展等。如果出现了腿疼、腿麻、走路腿没有劲儿，或者是剧烈疼痛没法坚持工作等，建议大家到医院做一些相关检查，确定病情并加以治疗。

8 去医院应该挂哪个科室？

腰疼、脖子疼，可以挂疼痛科，如果症状比较轻微，也可以去针灸、推拿、理疗科做一些针灸推拿等理疗。

如果疼痛非常剧烈，甚至产生了马尾神经（脊髓圆锥以下的腰骶神经根）的症状，建议患者去脊柱外科就诊。

9 疼痛科治疗哪些疾病？

疼痛科主要治疗四大类疾病。第一类是慢性疼痛，像脊柱性疾病、颈椎病、椎间盘突出等，可以在疼痛科做微创治疗。第二类是关节的疼痛，像关节炎、腱鞘炎、肩周炎、膝关节炎等这一类的疾病。第三类是神经性的疼痛，像三叉神经痛、带状疱疹性神经痛、糖尿病神经病变疼痛等。第四类是肿瘤方面的疼痛。

10 就诊时应该主诉哪些病情？

第一，描述疼痛的特点，比如是头疼还是脖子疼，胳膊是否疼痛，是否麻木等。第二，详细描述什么情况下疼痛能够缓解。症状描述越细致，对医生的诊断越有帮助。第三，告知医生疼痛部位，如果之前做过检查，建议就医时带着片子。

11 日常生活中如何锻炼好？

腰椎功能锻炼，像五点支撑、小燕飞、平板支撑等动作都是非常好的。

八段锦，也能够起到放松和拉伸肌肉的功效，同时能够缓解痉挛。在办公室里可以做米字操，用脖子写米字。做的时候不要太快，慢一点，尽量做得幅度大一些、自己能够承受的位置，对颈椎的长期伏案工作姿势起到一个缓解作用。

12 可以长时间吃像布洛芬之类的止痛药吗？

如果疼痛比较剧烈，可以吃布洛芬。但是这一类药对胃肠道和心脑血管有一定的刺激，不建议长期服用，如果偶尔疼痛比较剧烈，可以服用。

13 后背疼痛，需要吃消炎药吗？

不需要。很多人说的消炎药和医生说的消炎药，可能不是同一类药。很多人说的消炎药主要指的是抗生素类的药品，这一类的消炎药是不需要吃的。脚崴了、脚肿了，为无菌性炎症，不需要吃常规意义上的抗生素。

讲解专家： 王珺楠，山东第一医科大学附属省立医院（山东省立医院）疼痛科副主任医师。

第8章

各司其职说五官

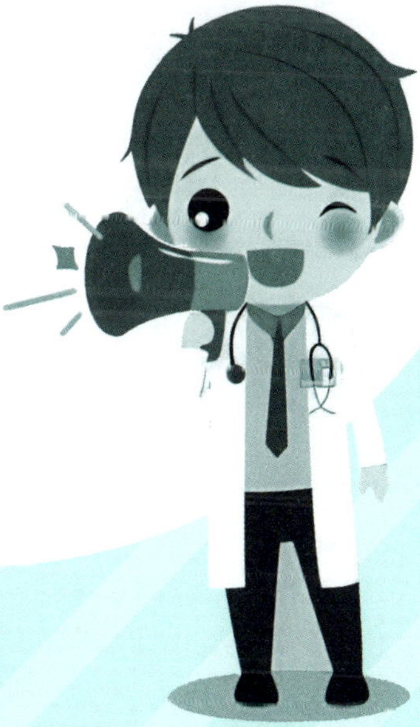

摆脱老花眼困扰

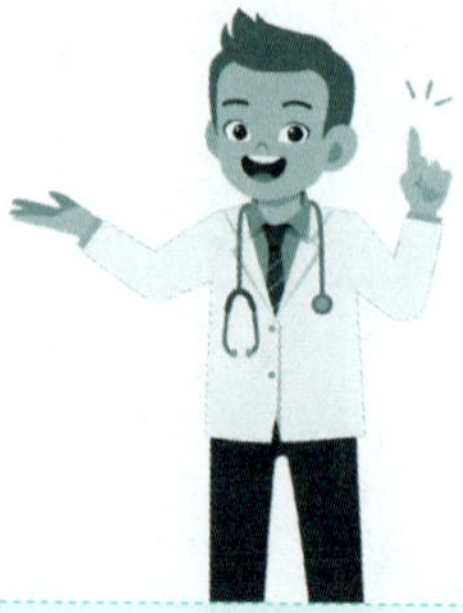

俗话说“四十七八，两眼花花”，步入中老年，很多人都会有这样的体会：不知不觉把书拿远些看，默默地把手机字体设置大一号，在光线稍暗的地方看不清药品说明书上的字……如果出现了这些情况，可能预示着老花眼找上门了。

1 老花眼是怎么回事？

老视，俗称“老花”，是指 40 岁以后，人眼逐渐出现近距离阅读或工作困难的情况，经常表现为看近模糊不清，不得不将书本、手机拿远才能看清。老花眼是人体机能老化的一种自然现象。

2 老花眼是怎么形成的？

眼睛如同一部制作精密的照相机，可将外界物体成像在视网膜上，眼睛用来调焦距的零件主要是睫状肌和晶状体。如果零件过于疲劳、老化，没有弹性，调节力下降了，就会引起老视的出现。

3 哪些症状提示可能是老花眼了？

年轻时视力正常的人，在 40 岁左右，眼睛就开始出现不同程度的老花现象。如果 40 岁左右，感觉看近有点看不清，比如看报纸、看手机小字都看不清，但看远比较清楚，可能就有老花眼了。

4 患有近视的年轻人，是不是就能“抵消”，将来不会再花眼？

近视和老花眼是两个概念。年轻时患有近视，到了中老年，也会出现老花眼。出门时可能要带两副眼镜，一副近视眼镜，用来看远的；一副老花眼镜，用来看近的。

5 科学用眼，老花眼会好吗？

虽然每个人患老花眼的时间不一样，但老花眼是不可能自愈的。如果老花眼突然又变好了，应该警惕是不是患上白内障了。老花眼“突然消失”可能是白内障引起晶状体屈光能力变化造成的，在白内障早期，由于晶状体的密度增加，逐渐变浑浊，使眼球的屈光状态缓慢地向“近视”转变，就会出现看近比以前清楚的情况。如果老花眼看近视力突然变好，建议到医院进行检查，明确原因。

6 老花眼，可以用放大镜来矫正视力吗？

用放大镜矫正视力是不科学的，放大镜会放大很多倍，长期使用放大镜，会使视力越来越差，习惯后很难再配到合适的老花镜。

7 家人共用一副老花镜，科学吗?

有些人会在街边或在网上购买一副老花镜，或者和家人共用一副老花镜，这些都是不科学的。因为每个人的眼睛不可能完全一样，随意购买一副老花镜，或用其他人的老花镜，很难与自己的实际度数、瞳距、脸型相匹配，容易造成视疲劳，长时间戴不合适的老花镜对眼睛有害无益，需要根据自己的眼睛来定制一副老花镜。如果出现老花眼的症状，建议到正规医院进行眼科检查，了解视力、眼压、晶状体等情况，确定眼睛没有其他病变，再根据眼睛的情况配老花镜。

8 既近视又花眼的朋友，需要同时准备两副眼镜吗?

普通的老花镜，比较适合原来不戴眼镜的人作为老花眼后的初始选择。但问题是老花镜只适合看近，不适合看远，也不适合看中等距离的物体，需要不停戴上和取下老花镜。既近视又有老花眼的人，必须有两幅眼镜更替使用。

双焦镜，是将两种不同屈光度磨在同一镜片上，成为两个视觉区域的镜片，避免了眼镜戴上、取下的麻烦。但存在中距离视物不清，有视觉上的“跳跃”现象。

渐进多焦镜，不仅有远视区和近视区，同时有清晰的中距离视物区，这样不会有戴上、取下的麻烦，也不会出现中距离模糊和跳跃现象，视觉效果会更好。但验配复杂，视野相对减小，有一定的变形区域，需一段时间才能适应。

花眼的人群可以在医生指导下，根据自己的需求选择合适的老花镜。

9 戴老花镜，会不会产生依赖，度数越来越深?

科学佩戴老花镜，不会导致老花眼更严重。老花眼不能治愈，只要戴上了老花镜，如果不通过手术治疗老花眼，确实需要“依赖”老花镜。且随着年龄增长、人体衰老，眼睛老花度数会改变的，因此也不能一直佩戴一副花镜，要根据老花眼的情况进行调整。

10 老花眼可以通过激光手术治疗吗?

用激光治疗老花眼，其实和近视手术一样，都是一种比较安全、比较成熟的方式。手术操作比较快，做完以后可能需要蒙一个眼罩，一般情况下屈光手术后1天即可用眼，但有时也可能会有一点不适感，如怕光、流泪等，这些症状会随着时间逐渐消失，若有加重或症状反复的情况，应马上到医院检查。此外，术后要在医生指导下正确使用滴眼液，避免用力揉眼睛，定期到医院检查。

11 人工晶状体置换手术也可以治疗老花眼吗?

人工晶状体置换手术，是用人工眼内晶状体代替已经老化变硬的自然晶状体矫正视力，实现清晰的聚焦。可同时解决老视、近视、远视、散光、白内障等多种问题。有些人做完晶体置换手术，白内障好了，眼睛也不花了。

12 日常生活中，怎样延缓老花眼出现的时间?

其实没有特效的措施来预防老花眼，可以到正规医疗机构，在医生指导下进行睫状肌锻炼，尤其是过早出现老花眼的人群，如40岁就可能老花眼的人，通过训练，可能到43岁，甚至46岁才会老花眼。经常用眼，眼睛疲劳时，可以多远眺，运动一下眼球，上下左右转动眼球；也可以把双手搓热，捂一下眼睛，来缓解视疲劳。

讲解专家： 王兴荣，山东中医药大学附属眼科医院主任医师。

告别干眼症

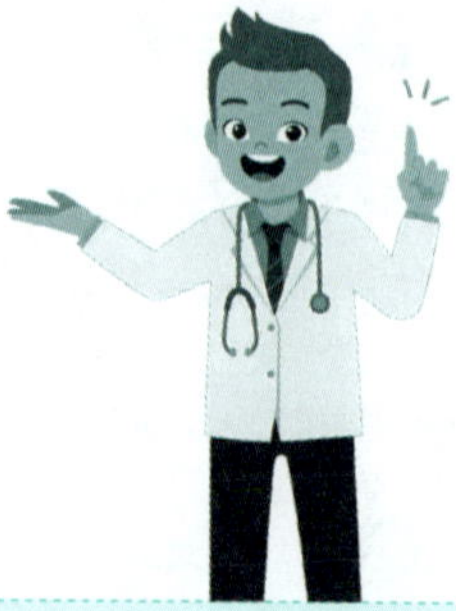

经常熬夜刷手机，眼睛干涩、畏光；每天面对电脑办公，视疲劳、难受；长期化妆，眼睛有异物感，分泌物增多……这些日常看似不起眼的小苦恼，背后隐藏的可能是干眼症“危机”。

1 什么是干眼症?

眼睛表面有一层泪膜结构，分为三层，分别为黏蛋白层、水液层和脂质层。泪膜主要作用是润滑眼表，清除细菌，提供眼睛足够的养分。泪膜的任何一层出了问题都会出现干眼症，也就是说任何因素导致的泪液缺乏、眼睛干涩，都会引起干眼症。

2 长时间看手机或电脑会导致干眼症吗?

有一定关系。比如有些特殊职业人群，需要长期近距离用眼，还有一些人天天看手机，都可能引起干眼症。正常每分钟眨眼 15～20 次，让泪膜不断保持更新，并均匀涂布在眼球表面。如果长时间看手机或电脑屏，眨眼频率会明显降低，甚至一分钟可能只有几次，这会让眼表暴露在空气中，泪膜很快干涸，加重干眼症。日常生活中，要避免长时间看电子设备。

3 长时间戴隐形眼镜与干眼症有关系吗?

有关系。戴隐形眼镜，可引起泪液的代谢障碍。泪液的产生有一个反射弧，角膜上的神经非常关键，感受外界刺激后，生成泪液。长期戴隐形眼镜，会使角膜的神经关键度下降，导致泪液分泌下降，因此，长期戴隐形眼镜，会加重干眼的症状。

4 干眼症的产生和发展与所处环境有关系吗?

干眼症的发生与环境也有密切关联性。比如在风沙比较大或者烟雾、尘土比较大的环境中，眼睛受到刺激容易产生干涩等不适症状。在空调房等湿度较低的房间中，也会引起泪液蒸发过强，导致干眼症状加重。

5 还有哪些原因可能引发干眼症?

除上述因素外，还有一些原因也会引发干眼症：口服的药物，如某些长期抗抑郁药物，会减少泪液的分泌；眼睛外伤，如某些化学类伤害损伤到角膜上皮和结膜上皮，可能会导致干眼症；某些手术，如准分子激光手术、白内障手术，会加重干眼症状；有些特殊的自身免疫性疾病，如干燥综合征、类风湿性关节炎、红斑狼疮等，也会引起干眼症。

6 年龄越大，越容易得干眼症吗？

一般情况下，年纪越大越容易得干眼症，尤其是中老年女性，发生干眼症的概率相对较大。这是因为随着年龄增长，人体激素以及分泌能力都会下降，导致泪液分泌下降。

7 干眼症有哪些症状？

干眼症临床表现比较多样，除了眼睛干涩，还会出现眼部烧灼感、异物感，就像有沙粒在眼睛里，磨的难受。有些干眼症患者有视疲劳的感觉，看东西时可能出现眼眶疼、头疼，还可能会有视物模糊或者波动，看东西时有点模糊，眨眼以后又会变清晰，这些都是干眼症的临床表现。

8 干眼症不及时治疗，会有哪些危害？

轻中度的干眼症，主要影响日常生活和工作，比如近距离电脑前工作的人群，可能会因为干眼症导致工作不能继续。还有一些比较重的干眼症，如干燥综合征引起的干眼症，如不及时治疗，可能引起角膜上皮脱落，继发角膜感染或角膜穿孔，导致视力丧失。

9 总觉得眼睛干涩，可以自己去买滴眼液来治疗吗？

总是眼睛干涩，首先要到正规医院做专业检查，来确定是否患有干眼症及分型和分期，医生会根据检查结果推荐适合的眼药水。自行购买的眼药水可能会含有抗生素或激素成分，对缓解干眼症没有效果，甚至可能会加重干眼的症状。

10 人工泪液可以缓解干眼症吗？

人工泪液是一种模拟正常人泪液的滴眼液，适用于泪液缺乏型干眼症，可以润滑眼表，缓解干眼的症状。但也要在医生指导下，根据疾病的程度来选择不同种类的人工泪液。

11 有哪些物理方法可以缓解干眼症？

可以在正规医疗机构采用熏蒸、热敷的方法。熏蒸疗法是把药物加到熏蒸仪里，对眼部进行熏蒸，可以明显减轻干眼的症状。热敷疗法是通过增加眼表温度，使阻塞的睑板腺再次扩开。热敷后对睑板腺进行按摩，把栓塞的脂质排出，使油脂排出更顺畅，保护眼表，减少泪液蒸发。

12 干眼症可以通过药物或者手术治疗吗？

轻度或中度的干眼症，可以用局部的人工泪液或低浓度的抗炎药物或物理治疗方法。一些合并全身症状的干眼症，如干燥综合征、类风湿性关节炎，可以口服激素类药物来缓解。手术方法有泪小点栓塞术，在泪液排出管道通过植入泪小点栓子实现部分封闭，以增加眼球表面泪液的潴留时间。对于一些特殊干眼症，如化学伤引起的眼睑瘢痕，眼睑不能正常闭合，可以通过缝合眼睑来保护眼表。具体采用哪种方式来治疗干眼症，要看分型和分期，听从医生的建议。

13 患有干眼症，还能做近视激光手术吗？

要具体情况具体分析。在做近视手术前，医生都会对眼部进行全面评估，干眼的评估是一个必做项目。通过评估来了解干眼的类型、严重程度。轻中度的干眼症，一般通过药物治疗或物理治疗缓解后，再做近视激光手术。

14 患有干眼症，还能佩戴隐形眼镜吗？

要看具体情况。轻中度的干眼症，可以佩戴隐形眼镜，但要注意选择含水量比较高的隐形眼镜，佩戴过程中，可以适当使用人工泪液来润滑眼表。

15 干眼症患者在饮食方面需要注意些什么？

不要吃特别辛辣、刺激的食物。可以补充一些对眼睛有益的食物，可以选择维生素 A、维生素 C、叶黄素含量比较高的食物，如胡萝卜、菠菜、玉米等。此外还要注意补充优质蛋白。

16 日常生活中怎样预防干眼症？

对于有明确病因的干眼症，没有有效的预防措施。但对于由环境、生活、职业等因素导致的干眼症，可通过采取以下措施来预防：尽量不要在风沙大的地方久留；用加湿器提升室内湿度；不要正对空调出风口；减少电子屏的应用；不要长时间盯着同一个地方；注意保持眼部湿润。

讲解专家： 温莹，山东中医药大学附属眼科医院主任医师。

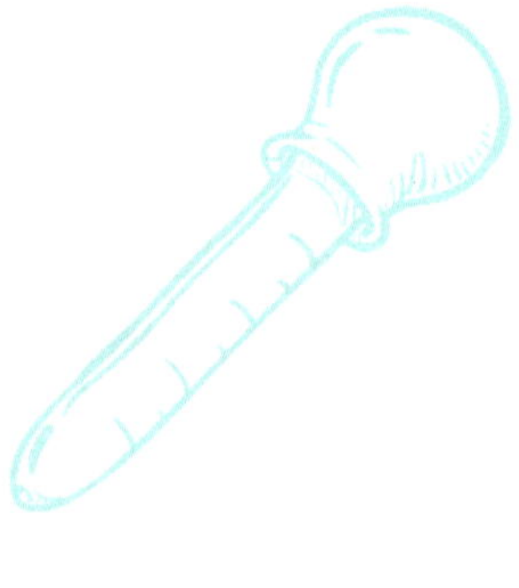

白内障，“熟了”才能做？

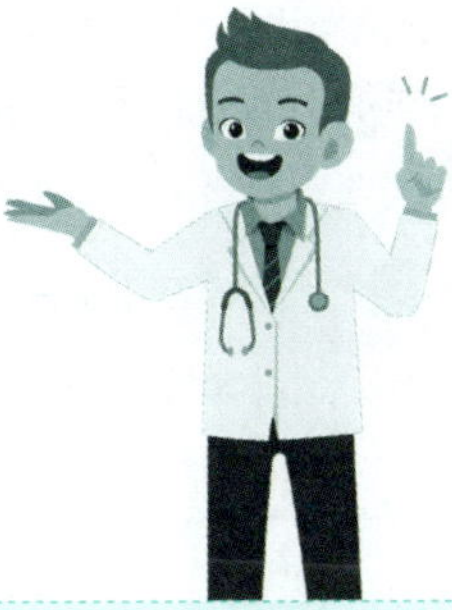

白内障是全球首位致盲性眼病，已经成为老年人最常见的眼疾之一。据统计，我国 60 岁以上人群白内障发病率约为 80%，90 岁以上人群白内障发病率高达 90%，发病率随着年龄的增长而不断升高。白内障初期，因为晶状体混浊对视力影响不大，容易被忽视，如果得不到及时治疗，甚至会导致失明，至今尚无药物可治愈白内障，手术仍是行之有效的治疗方法。

1 导致白内障的原因有哪些？

在眼球内部，虹膜后面和玻璃体前面，悬挂着一个双凸透镜形状的结构叫晶状体，任何原因导致的晶状体透明性或颜色改变所导致的光学质量下降，叫白内障。

晶状体处于眼内液体环境中，任何影响眼内环境的因素，如衰老、物理损伤、化学损伤、手术、肿瘤、炎症、药物（包括中毒）以及某些全身代谢性或免疫性疾病都可以直接或间接破坏晶状体的组织结构、干扰其正常代谢而使晶状体浑浊。

白内障的危险因素有很多，比如年龄、职业、紫外线辐射、糖尿病、药物、家族史和营养状况等。随年龄增高，白内障的发病率升高。由于紫外线辐射时间长，我国西藏地区的白内障发病率最高。

2 白内障多发于老年人群吗？

是的，因为它是一种年龄相关性眼病。年龄相关性白内障就是常说的老年性白内障，是跟年龄有关的。年龄越大，发生的可能性越大。除了年龄因素，综合考虑，白内障并不是老年人的“专利”，任何年龄都有可能得白内障。其他类型的白内障往往跟年龄关系不大，如药物及中毒性白内障主要跟某些药物的使用或者中毒有关，任何年龄的人都可能发生。

3 老花眼和白内障如何区分？

老花眼是一种生理现象，40 岁以后慢慢的看近不清楚，需要离远了才能看清，戴个老花镜就可以解决了，但白内障不一样，因为它是晶状体浑浊影响了光线的进入，就是光线压根不能通过晶状体聚焦到眼内，不管看远看近都会看不清。

总之，白内障是晶状体结构的浑浊，老花眼只是调节能力的下降，二者的发病原因是不一样的。

4 眼前有黑影飘动是白内障吗？

眼前黑影飘动并不代表患了白内障。眼前黑影飘动一般是玻璃体浑浊的表现，也就是飞蚊症，但是一定要排除一下到底是玻璃体本身的生理结构的浑浊，还是因为眼底有问题引起的出血和炎症。白内障最常见的症状为渐进性的视力下降，而且由白内障造成的眼前黑影遮挡是固定不动的。白内障属于晶状体疾病，玻璃体浑浊属于玻璃体疾病，两者并不是同一种疾病。

5 眼球发白就是白内障吗?

不一定。黑眼珠一般来说是指角膜和其后虹膜及瞳孔所对应的区域。黑眼珠发白有两种情况，一是角膜本身的病变引起的“发白”，二是瞳孔区为白色，除了白内障外还有很多其他的疾病可能，如视网膜母细胞瘤、内源性眼内炎、早产儿视网膜病变等。

6 白内障如何治疗?

可以通过改变其在危险因素下的暴露，来延缓白内障的发生和发展。如戒烟、减少紫外线照射、控制糖尿病等全身疾病、避免眼外伤、减少激素等药物的使用等。但目前还没有明确有效的方法和药物，来治疗和防止白内障的发生，手术是治疗各种白内障明确有效的方法。

7 白内障得“熟了”才能做手术吗?

在技术不发达的时候，真的需要等到长“熟了”才能做。白内障可分为 4 期，初发期也就是刚刚开始的阶段，这个时候不影响视力，大部分是在健康查体的时候散瞳看周边有些浑浊，是不用做手术的。随着病情加重，白内障会发展到晶状体中央来，影响视力，如果患者觉得影响到工作或者生活了，就可以考虑做手术。再往后发展，整个晶状体都浑浊了，也就是“熟了”，这个时候能通过肉眼看出眼球发白，这是第三期。如果还不做手术，发展到第四期也就是过熟期，就会引起其他的眼病了，比如青光眼、葡萄膜炎等，千万不要等到这一期才治疗。

目前来讲，希望大家不要等到长“熟了”，只要影响到工作和学习了，就是白内障手术最佳时期。

8 哪些情况提示白内障需要手术治疗?

第一是晶状体浑浊导致的严重视力下降，已经影响到正常的工作和生活。第二是晶状体浑浊导致影响眼底病变的观察或治疗，比如糖尿病视网膜病变，如果白内障已经影响眼底病的治疗了，也需要做白内障手术。第三是一些人眼前房比较浅、眼轴比较短，容易继发青光眼，或者是已经发生了青光眼，这时可以通过做白内障手术，解决青光眼的危险因素。第四是有一些高度近视或远视的情况，可以通过晶状体手术，解决屈光不正问题。

9 目前主流的白内障手术方式是什么?

目前临床最常用的手术方式是白内障超声乳化吸除联合人工晶状体植入术。所谓超声乳化，就是把白内障给粉碎了，然后吸出来，创伤很小，痛苦也小，恢复也快。所谓人工晶状体植入，就是用人工晶体代替已经发生浑浊病变的晶状体，从而恢复患者的视力。

10 白内障手术前和手术后需要注意哪些事项?

手术前，要把血糖、血压包括一些全身基础病控制在一个相对理想的范围。

手术后，就需要患者多加注意了。首先，滴眼液要按时使用，因为术后有一个炎症反应的过程。其次，要注意眼部卫生，保证水不进到眼球里边。再次，不要吃辛辣刺激食物，保持清淡饮食，保持大便的通畅，因为人工晶体在眼球里边有一个慢慢贴敷的过程，这个过程希望大家不要增加负压的动作，像是剧烈咳嗽，还有一些弯腰的动作等。最后也是最重要的，如果万一感觉眼睛疼不舒服，或者感觉眼红、分泌物增多，要尽早就诊，防止意外发生。

11 白内障手术后还会复发吗？

通过手术方式把白内障取出来，把病变的结构拿掉，更换为人工晶状体，人工晶状体一般是不会浑浊的，也就是不会复发。但是，用来包裹晶状体的囊膜有可能变浑，这种情况被称为后发性白内障，并非实际意义上的白内障，而且发生率比较低，即使发生也无须再做白内障手术，只需通过激光等方式把浑浑的囊膜打开一点，让光线透过人工晶状体，就没有问题了。

讲解专家： 刘冬梅，山东中医药大学附属眼科医院主任医师。

警惕视力被“偷”走

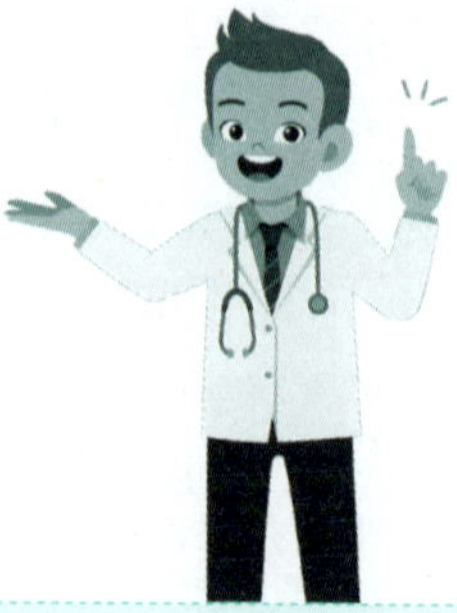

作为世界排名第一的不可逆眼病，青光眼常被称为人类致盲的“隐形杀手”，因为早期多数无明显症状，往往被忽视。当人们发现患上青光眼时，视力已经发生了不可逆转的损害，据了解，目前我国大约有 2100 万青光眼患者，致盲人数约 567 万，40 岁以上人群原发性青光眼的患病率为 2.3% ～ 3.6%，其中 54.9% ～ 82.0% 的青光眼患者未被诊断。

1 青光眼的医学定义是什么？

青光眼是世界上是第一大不可逆致盲性眼病。眼球就像一个轮胎，正常情况下是有一定压力的，称为眼压或眼内压。当眼压出现病理性升高时，就会损害眼球后面的视神经，导致视神经萎缩。视神经是连接眼球和大脑的“电线”，当这个“电线”受到损害，就会出现视野缺损，最终导致视神经萎缩，甚至失明，而且这种损伤是不可逆的，这就是青光眼。青光眼发病迅速，有的发病隐匿，危害性极大，随时可能导致失明。因此，早发现、早治疗尤其重要。

2 为什么青光眼是不可逆的？

如果把眼睛比作一盏台灯，那么视神经就是后面的电线，负责连接电源，保证灯泡发亮。同样，即使眼球结构再完整，如果没有视神经连接大脑，传递信号，人也无法看见东西。视神经位于眼球后部，负责将眼部的神经信息传递至大脑，同时也是青光眼的主要受损部位。视神经由约 100 万根视网膜神经节细胞的纤维汇集而成，视神经穿出眼球的结构是视盘，平均直径为 1.5mm。当眼压增高后，就会压迫眼球后面的视神经，也就是这个电线，视神经受压力损害会逐渐萎缩，因为视神经是神经节细胞发出的轴突，不能再生，电线断了，就再也接不上了，这就决定了青光眼的不可逆性。

3 哪些疾病容易跟青光眼混淆？

有许多疾病容易与青光眼相混淆，需要进行鉴别。主要有：①近视：出现视物不清，患者认为是近视加重引起的。结果，眼镜度数越配越高，视力越来越差，最后才发现是青光眼，高度近视患青光眼的概率是正常人的 6 倍。②远视：上了年纪，多数人会老花眼。读书、看报看不清，就以为是老花眼引起的，殊不知有的老年人是得了青光眼。因此，40 岁以上人群，如果出现视物不清，一定要及时到医院检查确定。③白内障：被白内障耽误的青光眼很常见。很多青光眼患者视力下降，自以为是白内障引起的，以为等做了白内障手术就好了，结果等真看不见了，到医院检查才知道得了青光眼，已经不可逆了。④偏头痛、脑血管意外及急性肠胃炎：青光眼眼压急性升高时，会有头痛、恶心、呕吐等症状。很多人误以为是偏头痛、脑血管意外或者急性肠胃炎，去急诊科或内科就诊，耽误病情。因此，出现头痛、恶心、呕吐等症状时，要注意是否视力下降，如有，应检查眼睛是否有问题。

4 青光眼的发病因素有哪些？

流行病学研究显示，青光眼的发病通常与以下几个因素有关。①年龄：随着年龄的增长，青光眼的发生率也会增加。青光眼患病率在普通人群为 0.68%，在 50 岁以上年龄段为 2.1%，到 65 岁后可高达 4% ～ 7%。②家族史：有家族史的人发生率会增加，包括父母、兄弟、姐妹或其他血缘亲属，若有人患青光眼，则其发病率增加 7 ～ 10 倍。③近视或远视：近视患者发生开角型青光眼的危险性高于正常人，远视患者发生闭角型青光眼的危险性高于正常人。④糖尿病：糖尿病患者发生青光眼的危险性高于正常人。⑤高眼压：是原发性开角型青光眼的一个重要危险因素。可能有人认为，高血压就会引起高眼压，但两者并没有直接联系。人的正常眼压为 1.33 ～ 2.79kPa（10 ～ 21mmHg），如果眼压超过正常值，就应该做详细的检查和定期随诊。眼压高但没有视神经损害的，称为高眼压症。长期随访发现，部分高眼压症患者可以发展为青光眼。

5 青光眼有早期症状吗？

青光眼有一些早期信号，需要大家有相关意识才能早期发现。第一就是经常性的眼睛疲劳，莫名其妙的眼睛就累了，休息休息又好转了，这种情况要引起警惕。第二就是眼睛经常胀疼，经过休息后也能好转。第三就是偏头疼，偏头疼的人也是青光眼的高危人群。第四就是眼睛干涩，这种眼睛干涩一般也是没有什么诱因的，无缘无故地出现眼睛干涩的症状。第五就是视力模糊，在青光眼早期，患者可能会感到看东西模糊，或者近视度数突然增加，视力模糊也是青光眼的早期症状之一。

6 确诊青光眼需要做哪些检查？

青光眼的诊断需要专业医生详细检查，有些患者甚至要长时间随访后才能下结论。一般需要检查视力、眼压，裂隙灯、房角检查，房角镜和超声生物显微镜（UBM）、眼底检查或眼底照相，电脑视野、光学相干断层扫描、角膜中央厚度、前房深度等。必要时，还要检查眼轴的长度、眼科 B 超、视觉诱发电位或眼底造影等。

这些检查是非常专业的，一旦觉得眼部不适、视野受限等一些不好的感受，一定要第一时间寻求专业医生的帮助和支持。

7 青光眼治疗的“三大武器”是什么？

治疗青光眼有“三大武器”，即药物、激光、手术。这些方法各有优势，分别适用于不同类型的患者，也可以联合应用，互为补充。青光眼的治疗要根据具体病情来评估确定。

总的来说，药物包括局部点眼药水、全身口服或静脉用药。一般眼药水可长期使用，口服或静脉用药因副作用较大，只能暂时使用。营养视神经的药物安全性较好，可相对长期使用。

治疗青光眼通常用 YAG 激光治疗闭角型青光眼；用 SLT（选择性激光小梁成形术）激光治疗开角型青光眼。

青光眼手术主要有传统手术和微创手术。传统手术主要包括小梁切除术、青白联合术、青光眼阀植入术、睫状体光凝等。微创手术主要有小梁网的切开、成形等。要根据病情做出个性化选择，视患者病情来定。

8 青光眼能治愈吗?

青光眼是不能治愈的。它是一种慢性、进行性、不可逆性的致盲性眼病。目前，治疗青光眼唯一被证实确切有效的方法是降眼压，但降眼压只是治疗的手段，目标是保持现有的视功能，维持生活质量，而不是恢复已经丧失的视功能，更不可能治愈。

9 如何看待青光眼这个疾病?

对于青光眼，要注意三个方面。

一是树立信心，做到与青光眼共存，很多患者及其家属对青光眼缺乏全面了解，形成了一些错误观念，造成“恐青光眼”。这非常不利于青光眼的治疗，甚至会加快病情发展。因此，无论患者还是家属，要全面认识青光眼，了解青光眼是可以预防和控制的眼病。

二是注意青光眼发病与心理因素的关系。青光眼是一种公认的眼科身心疾病，青光眼的发生、发展及转归与心理因素密切相关。应激导致的情绪改变被认为是闭角型青光眼急性发作的重要因素。据调查，闭角型青光眼的急性发作，70% ～ 80% 与情绪的突然改变有关，情绪障碍不仅与原发性青光眼的发生、发展有关联，而且会影响青光眼患者对治疗的依从性。因此，对青光眼的治疗，不能局限在传统药物和手术治疗上，需要“身心同治”。从预防角度出发，保持心态平稳，避免情绪波动过大，避免生气、焦虑，以乐观宽广的胸怀待人处事，保持良好的精神状态。注意起居规律，睡眠充足，重视心理因素在青光眼发生、发展及转归中的作用，依循“心身同治”原则，有助于更好地控制这一典型的慢性心身疾病。

三是青光眼患者，无论患者还是家属，都要学会与疾病相处。俗话说，疾病“三分治七分养”，在配合医生积极治疗的同时，患者的自我保健非常重要。

10 青光眼患者日常应注意些什么?

生活上至少应注意以下几点：①要保持良好的心态。②要适当饮水，应少量多次饮用，避免一次性大量饮水。③一定要戒烟、戒酒。④适度的体育活动，不建议进行跑步、跳健身操、打球、潜水等大运动量的运动。⑤合理饮食，清淡饮食。总之，要保持积极健康的生活方式。

11 专业医生对青光眼患者的建议有哪些?

一定要听专业医生的话，无论是日常用药还是定期做的检查，千万不可自行停止，有很多患者点眼药后眼压降了，就以为治好了，就停药了，结果停药后眼压又高起来了，病情就持续恶化。青光眼是个慢性病，跟高血压、糖尿病一样，用着药控制住了，停药后定会升高。另外有的患者从来不复查，忽略了有些药用时间长了会耐药或者病情本身加重了，原来的药已经不能有效控制眼压了，需要调药或者手术了。还有一种情况，很多患者发现的时候就是晚期，视野已经严重受损害了，不管是用药还是手术都只能保持现状，不会比原来提高，患者就觉得这个药没用，点了也不见好，于是就把药停了，任其发展。这些做法都是非常错误的。

讲解专家： 杜秀娟，山东中医药大学附属眼科医院副主任医师。

眼前飞蚊闪光　警惕视网膜脱离

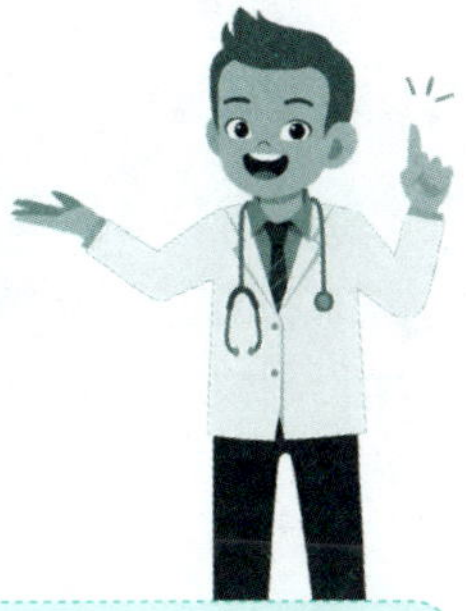

随着年龄的增长，人的视力大多会出现不同程度的下降，所以不少老年人觉得，偶尔眼睛有点不舒服，看东西有点模糊挺正常的，睡上一觉就好了。可这样的不在意，其实藏着巨大的风险。比如眼前常有黑色的“小虫子”在飞舞，怎么赶也赶不走，就是“飞蚊症”，严重的甚至会发生视网膜脱离！

1 什么是视网膜脱离？

视网膜是眼球壁最里面的一层，如果把眼球比喻成一个房子，视网膜就相当于墙皮。视网膜脱离通俗地讲，就是视网膜的两个层，即神经上皮层和色素上皮层发生了分离，分离之后，视网膜的神经上皮层就得不到有效的营养供应了，就像小树苗从肥沃的土地里被拔出来了一样，如果早期没得到诊断和处理，可能会失明，甚至眼球萎缩。

2 是什么导致了视网膜脱离的发生？

准确地讲，视网膜脱离不是整个视网膜跟它外面的脉络膜脱离，实际上是视网膜本身两个层次发生了脱离。视网膜脱离的发病机制，不外乎三个方面。第一，视网膜本身发生了一些疾病的改变，比如变性、裂孔，这是它自身的因素。第二，是玻璃体发生了改变，玻璃体是眼球内部的一个内容物，大约占整个眼球 3/4 的体积，年龄的增长或者一些疾病的因素，特别是近视，玻璃体会发生一些变性的改变，从凝胶状逐渐稀释了、液化了，对视网膜的支撑作用减弱，液化的成分，会顺着视网膜的裂孔，就像房子里边的水通过裂孔灌到了墙壁里面造成墙皮的脱落一样。这种类型最常见，即孔源性视网膜脱离，也就是原发性视网膜脱离。第三，是非孔源性视网膜脱离，也叫继发性的视网膜脱离，主要包括两种类型，一种是渗出性的，另一种是牵拉性的，大多数由眼部本身病变，或者全身其他疾病引起。

3 视网膜脱离的发病率如何，年轻人会得吗？

正常人群中，孔源性视网膜脱离的发生率大约是 0.03%，它可以累及到各个年龄组，年龄因素确实是发生孔源性视网膜脱离的一个高危因素，但是还有很多其他的发病因素，年轻人也要警惕这个疾病。

4 视网膜脱离的高危人群有哪些？

第一是近视患者，孔源性视网膜脱离的患者里面，2/3 的人有近视病史，高度近视是发生视网膜脱离的高危因素。第二是高龄人群，60 岁以上的人，眼底视网膜有可能发生一些变形性改变，这也是一个高危因素。第三是有过眼部手术史的人，比如做过白内障或者其他眼内手术，相对也是一个危险因素。第四是有家族病史的人，比如父母有视网膜脱离，或者兄弟姐妹有视网膜脱离，甚至患者对侧眼发生过视网膜脱离，就处于一个高危状态，要重视定期检查和随访。第五就是有先天因素的人，像早产儿，容易发生视网膜脱离的一些疾病。

5 为什么高度近视的人更容易出现视网膜脱离？

高度近视，除了近视度数高，其实也发生了一些眼球的改变，就是眼轴的拉长，眼轴每增长 1 毫米近视会增加 300 度，比如 1500 度的近视，眼的前后直径比正常人要多 5 毫米，眼轴拉长了就伴随着一些其他的眼球改变，眼球壁会被拉薄、巩膜会变薄、脉络膜会变薄，最里边的视网膜也就被拉薄了，在逐渐被拉长的过程中，就有可能在病理性改变之外，哪个地方被拉破了，形成视网膜裂孔，所以高度近视容易发生视网膜脱离。

6 做了近视手术，是不是就不会出现视网膜脱离了？

这个问题是年轻朋友们普遍关注的。近视手术包括飞秒激光、准分子激光等矫正手术，实际上都是摘镜手术，只是对近视度数的处理，对于近视本身造成眼球的病理性改变，并没有改善，也就是说不会因为做了一个近视手术，就不会出现视网膜脱离了。如果术前是高度近视，依然需要定期进行眼科检查。

7 视网膜脱离的主要症状是什么？

视网膜在它没发生脱离或将要发生脱离的时候，称之为先兆症状，眼前有漂浮物，是患者常见的一个临床表现。有的患者会出现闪光，看到一亮一亮的这种改变，这是玻璃体跟视网膜粘连比较紧密的地方出现了牵拉，对视网膜产生刺激造成的。如果此时发现病变，基本不需要住院，在门诊上做一个激光的光凝手术，就可以阻断疾病的发展，不至于发生严重的视网膜脱离。

如果病变继续发展，眼前遮挡感就有可能变成一片，即眼前有一个区域看不到了，再严重的话，眼前就像遮着幕布一样影响视力，敏感的患者看东西会出现变形，看直线不直、扭曲等。

8 怀疑网膜脱离，需进行哪些检查？

第一，查视力，通常要看一下视力表。第二，散瞳查眼底。第三，眼部的 B 超检查。第四，眼部的 OCT 检查。这些检查都是无创、无痛的，每项检查只需 1～2 分钟。

9 确诊为视网膜脱离，有哪些治疗方法？

视网膜脱离治疗有三个原则。第一个是封闭裂孔。第二个是解除牵引，即解除玻璃体对视网膜的牵拉。第三个是创造条件，让视网膜的色素上皮层和神经上皮层靠近，甚至贴敷。一旦发生了脱离，手术是必需的。

10 视网膜脱离手术之后需要注意什么？

手术后的早期，要避免剧烈的运动，如快速奔跑、跳水、坐过山车等。

要遵从医嘱，按时用好消炎眼药水。手术后的 1～2 个星期，一定要到医院复查。

11 视网膜脱离手术能使患者的视力恢复正常吗？

这取决于以下几个方面。第一是脱离的程度，也就是病情严重的程度。第二是脱离的时间长短，陈旧性的脱离预后就不好，新发生的脱离如果范围不大，关键的部位没有被累及，做完以后视力往往很好。第三是手术成功与否。

⑫ 手术治疗后视网膜脱离还会复发吗？

有一定的复发率，视网膜脱离手术成功率只有 90%，高手能做到 95%，仍然有 5% 的手术不那么成功，这还只是手术不成功。在 90% 的成功病例中，仍然有可能发生视网膜的脱离，这叫复发性视网膜脱离，如果三年之后又脱离了，不叫复发性视网膜脱离，而是又出现新问题了。

⑬ 生活中怎么预防视网膜脱离？

发生先兆症状的时候，要及时检查，如果有了视网膜的裂孔，要及时干预。高危人群，不要做剧烈的运动。

讲解专家： 李建桥，山东大学齐鲁医院眼科主任医师。

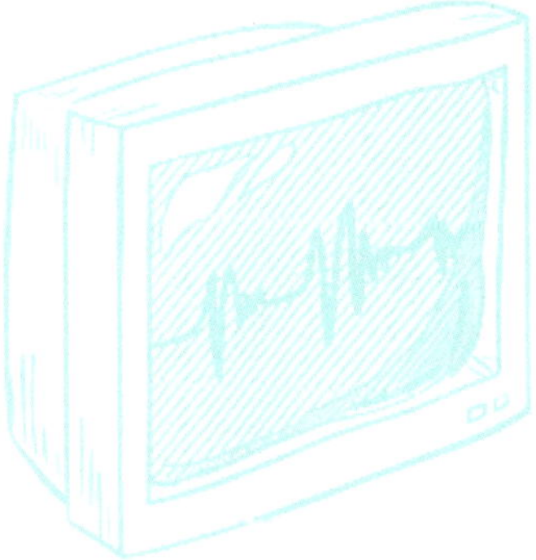

视物变形　警惕黄斑变性

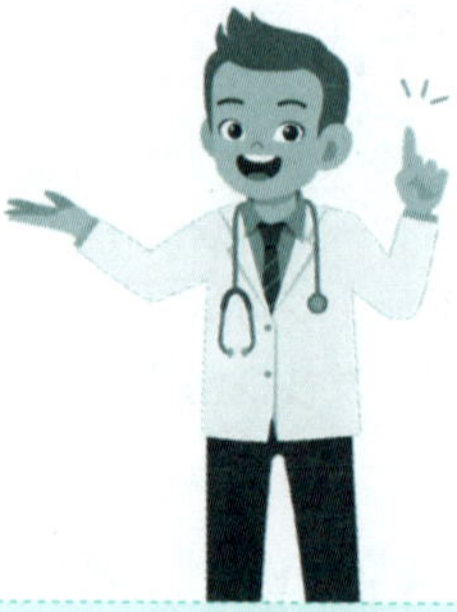

通常，中老年人会出现眼花、视野变形变暗的情况。切不可单纯地认为这是上了年纪、眼睛吃力的一种正常表现，也有可能是眼底黄斑变性的早期症状。眼底黄斑变性听起来似乎有些陌生，却是名副其实的中老年人视力杀手。数据显示，近年来我国年龄相关性黄斑变性患病率不断上升，有超过 400 万老年人罹患此病，黄斑变性已成为我国老年人群不可逆视力损伤的主要原因。流行病学数据显示，我国 50 岁以上人群老年黄斑变性的患病率为 15.5%，80 岁以上为 23.5%，相关的科学预防和治疗知识，应该知晓。

1 老年黄斑变性是一种什么疾病？

老年黄斑变性是一种临床常见疾病，但是大家对这个病的了解较少，甚至还有一些误区。临床上，经常有患者问，“大夫我有没有黄斑？”“黄斑是不是眼睛里长了黄褐斑？”其实，黄斑不是所谓的黄褐斑，黄褐斑一般是长在眼外皮的，而黄斑长在眼底视网膜上，是眼睛的一个正常的结构，人的眼睛都有黄斑。

如果把眼睛比作一个照相机，角膜和晶体就相当于照相机的镜头，眼底视网膜可比作是照相机的底板，黄斑就位于视网膜底板最中心的位置，而且黄斑在视网膜的功能占了 90% 以上。如果黄斑出了问题，视力就会受影响甚至丧失。

2 黄斑变性的原因是什么？

一般情况下，老年黄斑变性的发病原因，就是随着年龄的增长，以及不良生活习惯和生活环境，慢性光损伤等各种各样的因素影响，使视网膜色素上皮代谢衰退。黄斑上出现异常代谢物聚集，导致干性黄斑变性；或异常代谢物聚集后局部缺血缺氧诱发一些新生血管试图去补偿，但这些新生血管是不正常的，会发生出血，渗出、水肿，导致视力下降、视物模糊、看东西变大变小，这时候就出现一种湿性的黄斑变性。总的来说，老年黄斑变性是多因素共同作用导致的黄斑损伤。

3 老年黄斑变性会对患者带来哪些危害？

最直接的危害就是视力下降，但老年黄斑变性的危害远不止于此，视力下降之后，患者生活的自信心就会随之下降，有些老年人甚至会抑郁。再一个就是视力不好，看不清楚，行动时容易发生骨折。视力下降后生活不能自理，给家庭带来一定的负担。湿性的老年黄斑变性，病情容易反复，需要终身治疗，给家庭造成一定的经济负担。

4 导致黄斑变性的原因是什么？

导致黄斑变性的危险因素主要有以下几个：

①年龄。年龄对于黄斑变性的发病率是有明显影响的，50 岁以上老年人发病率大约在 15% 左右，而 70 岁以上，老年黄斑变性的发病率能达到 23%。

②肥胖。肥胖的老年人，容易发生黄斑变性。

③吸烟。研究表明吸烟能加重黄斑变性的发病，吸烟人群的发病率是非吸烟人群的 7 倍以上。

④缺少眼保护的户外活动。太阳光中的紫外线，对黄斑有刺激、灼伤的作用，也会增加老年黄斑变性的发病率，有研究表明能增加 3 ～ 5 倍，在阳光下进行户外活动最好佩戴墨镜保护。

5 黄斑变性的易感人群有哪些？

年龄大、肥胖、经常户外活动缺少眼保护、吸烟、饮酒的老年人，更容易发生老年黄斑变性。除此之外，高度近视的人、有高血压、高血脂、心血管病的老年人，也容易发生老年黄斑变性。此病还有一定的遗传易感性，欧洲白人的患病率约是亚洲人和非洲人的 2 倍。

6 老年黄斑变性会传染吗？

不会传染。但是如果一只眼得了黄斑变性，另一只眼得病的概率比正常人要高。一般情况下，如果一只眼得了老年黄斑变性，50% 左右的人在 5 年内另一只眼也会得老年黄斑变性。另外，黄斑变性患者的家人，更容易发生老年黄斑变性，这并不是感染过来的，而是一家人有一定的遗传易感性，又有着相同的生活习惯。

7 哪些症状提示有可能得了黄斑变性？

感觉眼前有黑影遮挡，看东西模糊；直的能看成弯的，比如门框本来是直的，他看成弯的了；看东西变形；看东西变大或变小，家里的门框看上去变小了，有的人则感觉看到的东西比原来大了；还有就是原先戴老花镜管用，现在突然不管用了。出现以上这些情况，可能眼睛已经出了问题，一定要引起重视，及时去正规医院找专业医生诊治。

8 黄斑变性，就医需特别注意什么？

①早发现早治疗，是黄斑变性治疗的关键。老年黄斑变性，越早治疗效果越好。如果能及早地发现并能及早就医，听从医嘱进行一些预防和治疗，95% 的患者能够阻止疾病的发生发展。很多患者就诊时黄斑区已经出血、水肿、渗出，发生了二次萎缩，这时再治疗，效果就不好了。

②有病不要乱投医。不要跟着广告走，很多老年人喜欢道听途说，听说什么特别好，就去拿一个药来吃吃看，且不说这个药会不会真有效，单是治疗的不规范也会贻误治疗时机。应该及早到正规的医院去做检查，来确定是不是这个疾病、处在疾病的哪一个阶段，不同的疾病阶段治疗办法是不一样的，对症治疗才能阻止和控制病情的发展。

9 黄斑变性的治疗方法有哪些？

临床上，干性和湿性的治疗是有区别的。干性黄斑变性处于一个变性、萎缩阶段，就相当于年龄大了皮肤会有皱纹一样，此时黄斑区仅仅是个变性萎缩，一般给予一些改善眼底循环、营养黄斑的药物进行治疗。比如服用叶黄素、补充维生素 E 等，对干性的黄斑变性都有比较好的帮助。建议患者吃一些含色素比较多的水果或食物，比如西兰花、青椒、哈密瓜；吃一些坚果类的食品，像核桃、花生；深海的鱼，像鲅鱼、带鱼。

湿性黄斑变性，需要往眼球里面打一种药物，叫抗 VEGF 药，也叫抗新生血管生长的药物。

10 日常生活中如何预防老年黄斑变性的发生？

要低盐饮食，多食富含维生素的蔬菜水果，适当食用一些坚果或深海鱼类。要控制血压、血脂。外出活动时，要戴墨镜。戒烟酒。定期检查眼睛，建议 50 岁以后要定期做眼底检查，如果没有问题，建议一年查一次；如果是干性老年黄斑变性，建议半年查一次，如果是湿性黄斑变性，建议一个月查一次。

讲解专家： 解孝锋，山东中医药大学附属眼科医院主任医师。

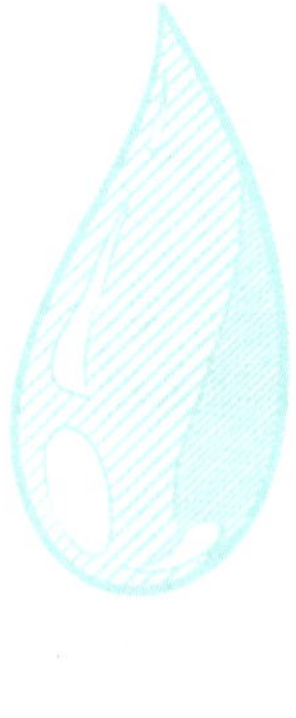

突发性耳聋　切勿拖延

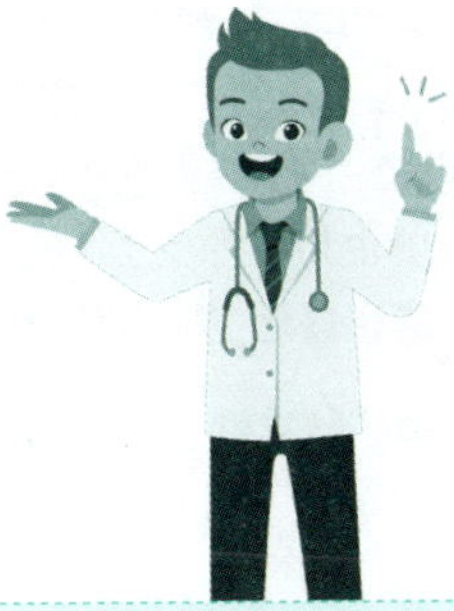

“过去一直好好的，没有出现过耳鸣、耳聋的情况，突然间，也不知什么原因，耳朵一下子就聋了，并伴有耳鸣”，当“突发性耳聋”不期而至时，一定要及时、尽早去医院医治，这种病的治疗效果与就诊时间直接相关。

1 突发性耳聋是怎么回事？

突发性耳聋是一种突然发生的原因不明的听力下降，一般累及单耳，少数人会发生在双耳，多数是在数天或者很短暂的数小时内，就出现很明显的听力下降，常常伴有明显的耳鸣或者眩晕。

2 突发性耳聋的症状有哪些？

突发性耳聋，顾名思义，首先得有突然发生的听力下降，除此以外，90% 的患者会发现自己多出了一个之前不存在的耳鸣，甚至有半数以上的患者，首先发现自己出现了耳鸣，数天之后，仔细分辨才感知到某侧耳朵出现了听力下降。除了耳鸣，半数以上的患者，还会有耳朵胀闷或者是堵闷感，有的出现恶心、呕吐，实际上是平衡功能出了问题，也就是眩晕出现了。也有的患者只表现为头晕。

听力损伤非常明显的，在医学上称为极重度聋的患者，可能会有明显的耳周麻木感。突发性听力下降，由于它存在耳鸣、头晕、耳周的堵闷感，这些症状对患者的心理状态会产生明显的影响，也会出现睡眠障碍。

3 突发性耳聋的发病原因是什么？

声音信号的传递途径是这样的：外耳听到了声音，把它传到中耳，再传到内耳感音，再传到大脑中枢，从外耳、中耳、内耳到大脑中枢，任何一个部位出了问题都可以引起突发的听力下降。

外耳如果有耵聍栓塞，有外耳道的炎症，有分泌物堵塞，就会出现轻度的传导性听力下降。这种情况治疗比较简单，把相应的病因去除，就能得到一个很好的听力恢复的效果。

中耳除了慢性中耳炎反复发作的炎症，外伤导致的中耳听骨链的中断，也可以引起突发的听力下降。这种情况要针对病因做中耳的治疗，听力可以得到很好的改善。

内耳是突发性耳聋的主要发生部位，内耳的缺血、出血、病毒感染、免疫缺陷等都可能导致突发听力下降，但是到目前为止，内耳发病还没有明确的病因，没有明确的发病机制，这部分听力损伤，被称为特发性的感音神经性耳聋。

内耳有两个结构组成，一个是耳蜗，是听声音的主要结构，另一个是前庭，是负责平衡的，这个器官出问题，往往会出现头晕。在内耳产生的听力下降，就是内耳损伤。如果损伤部位在耳蜗，产生蜗性感应神经性聋，称为蜗性聋。这种治疗，预后不如中耳和外耳的治疗效果理想，需要根据听力损失类型来做相应的治疗。

脑占位、脑出血、脑梗死，也可以表现为突发性的听力下降，这种情况下是有明确病因的，应该以治疗原发病为主。

4.突发性耳聋容易和哪些疾病相混淆?

突发性耳聋，首先要鉴别的是功能性聋或者伪聋，功能性聋和伪聋，不需要像突发性耳聋那样做相应的药物治疗。功能性聋是非器质性的病变，多数是因为心理压力或精神创伤造成的，表现为单耳或双耳的听力下降，一般没有耳鸣、眩晕；伪聋是为了达到某种目的，在听功能正常的情况下假装耳聋，或夸大其听力受损程度。通过客观的定量检查，比如听性脑干诱发电位和耳蜗电图，来确定患者内耳是否存在听力的下降，鉴别是很简单的，不能单纯只做需要患者配合的主观性的检查。

还需要鉴别的疾病就是占位性疾病。占位性疾病可以表现为突发性的感应性听力下降，但它的病变不在于耳朵，而在于颅脑的占位。对于突发性耳聋患者，尤其是单耳聋的患者，磁共振检查非常重要，能排除颅脑的病变。

另外就是眩晕、头晕或者眩晕发生，不一定都是突发性耳聋。

5 突发性耳聋有哪些类型?

突发性耳聋最主要的诊断依据是检查，通过听力学检查，可以对耳聋进行分型，耳聋分型的主要依据是纯音听力检测，依据结果不同，可分为低频听力下降、高频听力下降、中频听力下降和全频听力下降。

6 不同的类型表现形式如何?

不同的下降类型提示了不同的发病机制，用药治疗方案也是不同的。

低频听力下降，发病率非常高，而且很容易被忽视。因为低频听力下降的患者没有明显的言语听力下降，他的听功能、交流功能是正常的。它有三个主要的症状表现：一是嗡嗡样的耳鸣，二是听到声音之后有回音，三是耳朵胀闷，这三个症状可能以一个症状为主，也可能三个症状同时发生。这类耳聋治愈率非常高，比如仅仅有耳鸣回音的患者，甚至可以不做任何治疗，保证足够的睡眠、休息两三天，就能得到非常好的治疗效果，可以完全恢复。但是容易反复发作，隔上一段时间，劳累或者情绪波动之后，耳鸣又出现了。反复发生的次数多了，就容易出现头晕的症状。这类患者，在每次低频听力下降的症状出现时，都应尽快治疗，防止以后反复发生，因为随着反复的增多，会导致听力下降，治疗效果越来越差。

高频听力下降，也不以主要的言语听力下降为主，患者自认为听力是完全正常的，因为交流、沟通、听电话都没问题，它的主要表现是蝉鸣声，耳边一直有如同一群知了在吱吱叫的声音。这种需要进行内耳的声音治疗，保证耳鸣得到很好的改善。

全频听力下降，往往表现为不用聋的这侧耳朵去倾听，得不到很好的倾听效果。根据聋的程度不同，表现也有所不同。比如轻度的全频听力下降，只是在小声交流的时候，不能得到很好的辨音能力；中度是大声的时候，辨音也有一定的困难；重度耳聋患者，只有感音功能，知道这里发出声音来了，没有辨音的能力；最严重的是极重度聋，也称全聋，医学上称为没有使用听力，就是他连声音感知能力都没有了。

7 不同类型的听力下降治疗原则也不一样吧?

是的。低频听力下降，目前认为是内耳的淋巴液过多，或者是免疫缺陷造成的，改善内耳的微循环，改善过多的淋巴液，是非常重要的。因为它容易反复，容易伴有平衡功能眩晕的出现，在治疗中平衡康复训练也是非常重要的。

高频听力下降，主要是耳鸣，毛细胞功能受损是它的主要发病机制。治疗中除了常规的激素，改善内耳微循环中，一定要加重营养神经的治疗和对于耳鸣的声音掩蔽，或者叫声音放松治疗。

全频听力下降，发病机制跟内耳的血运障碍，甚至有血栓形成有关，治疗一定要抗血液凝集，通俗点就是溶栓的治疗。全频极重度聋的患者，容易伴有很明显的眩晕症状，治疗同时要进行前庭功能，也就是平衡功能的康复治疗。

8 具体的治疗方法是什么?

突发性耳聋早期以药物治疗也就是保守治疗为主。多年来，诊疗指南一直以两类药为主，激素和改善血液血流变的药物。治疗包括扩张内耳的血管、改善内耳的静脉瘀血、抑制内耳的血液凝固，或者降纤治疗，可以同时辅助以营养神经和抗氧自由基的治疗。

通过早期的药物治疗，一部分患者可以得到非常好的听力改善，还有一部分患者达不到完全治愈的目的，对于听力无法完全恢复的这些患者，等听力稳定后，多数是三个月左右，可以辅以外在的听觉康复治疗，比如根据听力情况，中度和重度的患者可以选择助听，极重度聋的，可以选择电子耳蜗听觉植入手术。

9 什么情况下需要进行手术治疗?

突发性耳聋主要是药物治疗，但是给药的途径，除了常用的口服以及静脉用药，为了减少全身的副作用，有时也采用局部用药，局部用药是选择耳后注射或鼓膜注射，需要一过性给药的手术操作。

药物治疗结束后，听力无法满足工作或生活需求的时候，可以选择手术，植入人工耳蜗。

10 突发性耳聋预后怎么样?

突发性耳聋有治愈的可能，但是跟就诊时间有非常明确的相关性。总体来说，突发性耳聋的患者如果能够及时就诊，30% 左右的患者能够完全治愈，50% 是听力部分恢复，另外接近 20% 的患者，没有疗效。

3 天内就诊，是治愈率和有效率最高的时间，其次是 7 天内、两周内。两周之后就诊的，虽然治愈率会逐级明显下降，但有效率还是可以的；如果一个月后再就诊，有效率会非常明显的下降，无效的概率在增加；如果三个月以上，不建议患者再做相应的药物治疗，因为三个月左右内耳的听功能基本稳定了，恢复的机会微乎其微了。

除了就诊时间，还跟耳聋程度有关，一般认为聋的越重治愈率越低；跟聋的类型也有关，治疗效果与低频、高频、全频也有一定的关系。低频聋是治愈率最高的，高频聋是治愈率较差的一型。

11 治疗后会有后遗症吗?

有。第一种是耳鸣。因为部分患者不能完全治愈，可能会后遗耳鸣或者耳朵堵闷的症状，这种后遗症对生活带来的不良影响，大脑可以慢慢去适应它，和它和平共处，患者应尽量减少对后遗症的关注度，保证良好的睡眠可以减轻相关症状。

第二种是头晕。听力在三个月左右达到稳定不再发生变化之后，如果前庭功能没有得到很好的康复或者代偿，之后头晕还会有反复发生的可能。一旦发现前庭功能有损伤，建议进行 3～6 个月的前庭功能康复训练，以减少头晕反复发作。

12 日常生活中，怎么预防突发性耳聋的发生？

虽然突发性耳聋没有明确的病因，但是有相关的诱因，生活中有一些事项，注意避免。

1）控制基础疾病。比如高血压、高血脂、糖尿病，是突发性耳聋发病率增加的一个明确危险因素。

2）保证充足的睡眠。夜间 11 点到凌晨 5 点，这 6 个小时的睡眠质量一定要保证，使内耳得到足够的血运，才能确保它的功能不受损害。

3）拒绝噪声。噪声可以损伤内耳的毛细胞。比如长时间地接听电话，长时间地戴耳机，都可能使毛细胞过度地使用，造成听力损伤或者耳鸣的出现及加重。

4）清淡饮食。相关数据证明，高血脂可以加重内耳的微循环障碍，引发耳鸣和听力下降。

5）避免情绪波动。着急上火对内耳的眩晕，是一个非常不好的影响因素。

6）戒烟戒酒。酒可引起血运扩张，扩张完后还会有一个收缩，而内耳的血运是末梢循环，是非常细微的，它一收缩，一些关键的毛细胞功能就可能出现问题。吸烟会减少血液中氧的含量，而血液中的氧，对维持细胞功能是非常重要的。

7）谨慎应用药物。有一些药物是耳毒性的，像氨基糖甙类的抗生素，某些抗肿瘤的药物，以及一些抗疟疾的利尿剂，也是耳毒性的，如果一定要应用，应在医生的指导下进行。

讲解专家： 王明明，山东省第二人民医院（山东省耳鼻喉医院）耳内科主任医师。

如何摆脱鼻窦炎

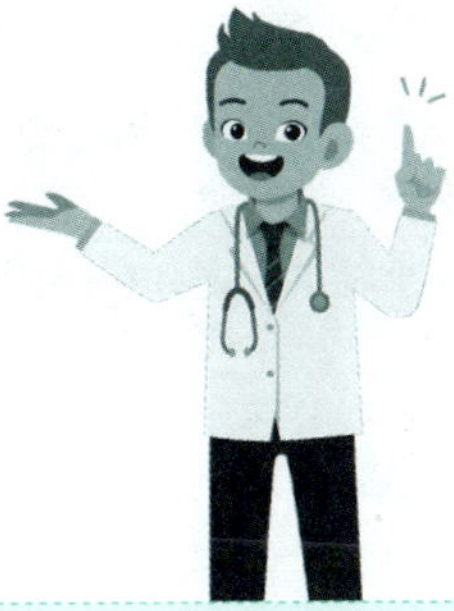

虽然鼻窦炎是一种常见病，许多人却不太了解，将其和鼻炎混为一谈。一般情况下，鼻窦炎的危害要比鼻炎严重。持续性鼻塞、流涕、头痛及烦躁不适、畏寒、发热、精神萎靡、嗜睡等，都是鼻窦炎的症状。了解鼻窦炎的特点，做到科学防治，才能摆脱鼻窦炎的困扰。

1 什么是鼻窦炎?

鼻窦炎指的是鼻窦黏膜的非特异性炎症。正常情况下，人的鼻窦每侧有 4 个，两侧有 8 个。通常被分为 4 组，最前面在前额部的叫额窦，在两个眼眶之间的叫筛窦，眼眶下面、上颌上面在颌面部的叫上颌窦，在中颅底附近这组叫蝶窦，是根据分布部位的不同命名的。鼻窦炎可以是单独 1 个窦发炎，也可以 4 个窦同时发炎。

2 鼻窦炎跟鼻炎是一回事吗?

从医学来讲，鼻炎跟鼻窦炎是有严格区分的。鼻炎是指鼻腔内部黏膜的炎症，鼻窦炎指的是鼻窦黏膜的炎症，虽然鼻窦都有小的开口通到鼻腔里，鼻腔黏膜跟鼻窦黏膜是相延续的，但是严格来讲，鼻炎和鼻窦炎是概念不同的两个病。有一种情况，常常是鼻炎同时并发鼻窦炎，或者是鼻窦炎刺激到鼻腔黏膜引起炎症的，鼻炎和鼻窦炎会同时存在，这种情况医学上称为鼻鼻窦炎。

鼻炎和鼻窦炎，主要是根据发病部位不同而命名的，有着完全不同的解剖结构，症状和危害也不一样。

3 鼻窦炎是怎么引起的?

引起鼻窦炎的原因，最常见的就是感冒，病毒感染引起鼻腔的炎症，导致鼻腔黏膜水肿，阻塞鼻窦门，致使鼻窦里面的一些分泌物，不能随时地流到鼻腔里去，而这些分泌物是含有高蛋白的物质，是非常好的细菌培养基，会进一步诱发细菌感染，引发鼻窦炎。所以说，引起鼻窦炎本质的因素是细菌感染。

另外一种容易出现鼻窦炎的情况，是鼻腔或者鼻窦周围的发育有问题，比如鼻中隔偏曲、窦口周围鼻甲肥大，鼻腔或者鼻窦周围有增生、有息肉了，就会阻塞窦口导致鼻窦引流不畅，引起鼻窦的感染。

还有一种情况，就是鼻窦周围的器官炎症波及了鼻窦，引起鼻窦炎的发生。比如经常见到的牙髓炎，通常会做根管治疗，当根管治疗穿透了牙根最顶端的时候，就到了上颌窦，引起上颌窦发炎，这种情况叫牙源性的鼻窦炎。同理，如果鼻腔后面的腺样体，咽部的扁桃体出现细菌感染，有时也会涉及鼻窦，引发鼻窦炎。

4 鼻窦炎有什么症状？

鼻窦炎的早期症状，一般是指急性炎症的早期症状，全身症状主要包括发烧、头痛、浑身酸痛、不舒服，不同的鼻窦发炎，症状也有区别。

鼻腔与鼻窦共有的症状常常是打喷嚏、流鼻涕，也可能出现周围组织，如咽部的不舒服，鼻咽部疼痛等感觉。

5 最严重的鼻窦炎是哪一类？有哪些症状表现？

鼻窦炎中最严重的一种类型，是侵袭性真菌性鼻窦炎。如果鼻窦里面是真菌感染，就叫真菌性鼻窦炎。如果真菌感染侵犯到黏膜内或黏膜下，甚至波及周围的骨质了，就叫侵袭性真菌性鼻窦炎。

这类鼻窦炎症状表现非常严重，除了有全身症状，鼻腔局部带血，有大量鼻腔干痂，伴有恶臭味，甚至出现面部皮肤的破损穿孔、硬腭的穿孔，如果感染累及颅底、颅内，会危及生命，如果是毛霉菌引起的颅内感染，死亡率可达 90% 以上。

6 鼻窦炎的检查。

最基本的检查就是前鼻镜，一个类似于撑开器一样的设备，能把鼻前庭撑开，大致看到鼻腔的一部分情况；更好更详细一点的检查，是鼻内镜，鼻内镜检查自带光源，能把鼻腔的各个部位都看得比较清楚。

鼻内镜检查，首先会在患者的鼻腔里进行局部的麻醉，一方面能够减轻患者的不适感，另一方面能够收敛鼻腔黏膜，扩大鼻腔空间，方便鼻内镜的进入。

常用的鼻内镜有不同的角度，包括 0 度的、30 度的、70 度的，直径有 2.4 毫米的、4 毫米的，分别用于小孩和成人的检查。鼻内镜进入鼻腔以后，可以通过鼻内镜的显像系统，看看鼻腔黏膜有没有充血，颜色是苍白的还是红肿的，有没有出血点，有没有溃疡，如果鼻涕中有血的话，就要重点看看是不是单纯的炎症引起的，以确定是鼻腔出血还是一些早期的病变。

鼻窦的 CT 或者核磁共振，能清楚地显示是哪一个鼻窦出了问题。

7 鼻窦炎的治疗方法。

无论是急性鼻窦炎，还是慢性鼻窦炎，治疗方式一定是先用药物治疗，就是保守治疗。绝大部分的鼻窦炎，只要没有并发症，通过药物都可以解决。

但大家千万要注意，不要随便自行到药店去买药。有一类药物点到鼻腔或喷到鼻腔内几分钟后，鼻子马上就通气了，主观感觉好了，其实这类药对慢性鼻窦炎是很难有治疗作用的，因为它是一种收缩血管的药，只是单纯地改善你的鼻腔通气，如果长期使用，一般连续使用超过一周，就可能会引起一种药物性鼻炎，就是让血管神经的调节功能越来越差，使用此类药物维持鼻子通气的时间会越来越短，一旦停药，鼻塞的症状会比原来还严重。

经过 2～3 个月正规药物治疗，症状改善不明显的慢性鼻窦炎患者，就要选择手术治疗了。常规的手术即是功能性的鼻内镜手术，就像鼻内镜检查一样，借助于鼻内镜的显像系统，可以不需要任何切口，就在鼻腔里面把每一个鼻窦都打开了。

慢性鼻窦炎无论是保守治疗还是手术治疗，一定要系统、要正规、要疗程够长，这是治疗的根本原则。

急性鼻窦炎很明确是有细菌感染，治疗首选口服或静脉用抗生素。如果急性鼻窦炎出现了并发症，就是这个炎症已经超出了鼻窦的范围，一定要及时手术，不然会产生更大的危害，甚至危及生命。

8 鼻窦炎能根治吗?

慢性鼻窦炎，经过药物治疗，大部分能完全控制住。这个病，不能用根治这个字眼来描述，就像感冒一样，这次治好了，不可能下次就不得了。鼻窦炎治得没有症状了，就叫完全控制或临床治愈。但大家注意一点，特别是慢性鼻窦炎，即使症状完全消失了，鼻窦黏膜做组织学检查，发现炎症还会持续很长时间，所以一般情况下，慢性鼻窦炎症状没有了，医生仍会建议持续再用一段时间药，特别是喷鼻子的药，可能还要持续 2～3 个月，以尽可能地减少复发。

9 预防鼻窦炎有哪些好方法?

生活规律，清淡饮食，保证营养，增强体质。出门回来，要像洗手一样洗洗鼻腔，能起到很好的预防作用。

10 鼻窦炎会转变为癌症吗?

目前没有证据表明鼻窦炎会直接导致癌症，但是基础研究有证据表明，长期的慢性炎症刺激是引起癌变的一个直接因素。要正规地治疗慢性鼻窦炎，不能让慢性炎症长期存在。

如果慢性鼻窦炎出现了症状变化，特别是鼻涕中带血，或者出现了眼睛后部的疼痛、头疼、牙齿的长期疼痛、牙齿松动等情况，一定及时到医院做正规全面的检查，排除恶变的可能性。

讲解专家： 纪宏志，山东省第二人民医院（山东省耳鼻喉医院）鼻科中心主任医师。

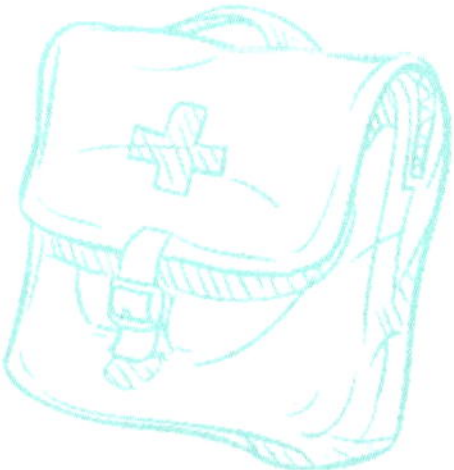

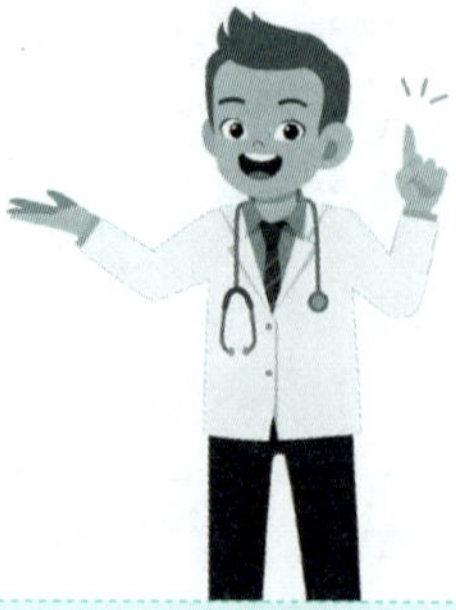

过敏性鼻炎巧应对

流鼻涕、打喷嚏，是感冒的常见症状。然而当你抱怨自己的感冒总不好时，就要警惕你得的可能并不是感冒，而是过敏性鼻炎。

1 过敏是怎么回事?

机体的免疫系统就像卫兵一样，对外界侵入机体的异物及自身产生的一些不正常的组织，如病毒、细菌、自然界的过敏原、肿瘤组织等，有非常强的识别及清除功能，可以保证机体维持正常的生理状态。

免疫反应程度过低，会产生一些疾病，如大家较熟悉的艾滋病。但免疫功能过强也不正常，会使机体产生过敏反应。过敏反应是一种特殊的病理性免疫反应，也称变态反应。过敏的产生一般有三个必要条件。一是过敏体质。二是自然界中存在的可以导致过敏的过敏原。三是过敏体质的人和过敏原相遇，就可能发生相应的过敏反应，产生过敏性症状。

2 怎么区分过敏性鼻炎和感冒?

过敏性鼻炎就是鼻子发生过敏，部分还伴有眼结膜以及咽部的过敏症状。感冒其实也是一种急性鼻炎的表现，是由病原体感染引起的，早期症状也是打喷嚏、流鼻涕，与过敏性鼻炎表现类似。但感冒早期还可能会有一些全身症状，包括乏力、不适，甚至发热，还可能伴随咽疼、咽干等感冒症状。感冒一般有自愈性，在感冒初期前一两天可能表现出过敏性鼻炎类似症状，两三天后，鼻涕一般从清鼻涕转成黏鼻涕，再过几天感冒就会痊愈。过敏性鼻炎则不同，它会出现反复的喷嚏、大量的清鼻涕，鼻塞症状通常会持续存在。花粉引起的过敏性鼻炎有一定的季节性，比如春季开花的时候。对于常年性的过敏性鼻炎，症状可能一整年反反复复，如果不进行治疗，也不会明显改善。

3 过敏性鼻炎的主要发病原因是什么?

过敏性鼻炎主要是由于过敏体质造成的，过敏体质可能与遗传有关。过敏体质的人一般在婴儿期表现为过敏性湿疹；添加辅食时，可能出现一些食物过敏，如对牛奶、鸡蛋甚至面粉过敏；再大一点可能对空气中的某些过敏原过敏，就会出现过敏性鼻炎、过敏性哮喘等症状，这个过程称为过敏性疾病的进行曲。

4 过敏性鼻炎与过敏性哮喘有关系吗?

鼻腔是呼吸道第一道门户，对吸入的空气有加温、加湿以及清洁、过滤的作用，对下呼吸道有非常重要的保护作用。如果过敏性鼻炎发作，鼻塞严重，导致鼻腔没法正常呼吸，需要经口呼吸，这样外界的寒冷、干燥、不清洁的空气会直接刺激下呼吸道，可能引起肺部的一些炎症反应及过敏反应。另外，上呼吸道和下呼吸道是相延续的，管腔相通，组织学上结构非常相似，很多病理反应也一致，参与过敏性鼻炎发病的炎症细胞以及大量的炎性细胞因子在哮喘的发病机制中亦起着重要作用。

5 治疗过敏性鼻炎的民间偏方靠谱吗？

过敏性鼻炎的治疗偏方要分别对待，有一些偏方确实有效，有一些可能效果不好。像鼻腔冲洗，是一种非药物治疗，对过敏性鼻炎能起到一定的预防和减轻症状的作用。祖国医学的很多中医方法和中药成分，对鼻炎也有一定疗效。建议大家在医生指导下合理应用，不要将偏方随便拿来用，如果使用不当，可能会对鼻腔黏膜造成一定损伤，加重病情。

6 怎样使用淡盐水冲洗鼻腔？

淡盐水洗鼻腔具有清洁作用，尤其是患有过敏性鼻炎时，用淡盐水把鼻腔分泌物清洗掉，再使用药物时更利于药物渗透，同时还起到保湿作用。空气污染比较严重时，鼻腔会存留一些污染物，可以通过鼻腔冲洗清洁。另外冲洗鼻腔对鼻腔黏膜能起到一定的按摩作用，有助于恢复鼻腔黏膜的正常生理功能。

冲洗鼻腔推荐使用生理盐水或淡盐水，不要捧一捧清水，把水吸进鼻子里，这样容易呛到。还要注意：第一，不能用过冷或过热的水，水温要适宜；第二，不可以用加碘盐的水，碘会引起鼻黏膜损伤；第三，不能用纯净水，渗透压可能引起鼻黏膜水肿。

鼻冲洗的正确步骤是：用专用的鼻冲洗瓶配好冲洗液；用鼻冲洗瓶的出水口堵住单侧鼻腔，身体前倾，整个过程张嘴呼吸，挤压瓶子 3～4 次后，会有脏水从另一侧鼻腔流出，然后把鼻腔里残留的脏水擤出来；换到另一侧鼻腔，重复上述过程。市面上的鼻腔冲洗瓶和冲洗液有所不同，具体可以在医生指导下或参照说明书使用。

7 过敏性鼻炎，怎样科学治疗？

首先建议去医院检查，明确过敏原的情况，以避免接触过敏原。由于好多过敏原无处不在，大部分过敏性鼻炎的人群，虽然知道对什么过敏，但很难完全不接触这个过敏原，可以采用药物治疗。如对花粉过敏的人，可以大概计算一下每年过敏性鼻炎的发作时间，建议提前 1～2 周使用药物，以预防过敏性鼻炎的发生，舒适地度过这个季节。季节过去之后，也不建议马上停药，建议再坚持用药 1～2 周，把症状完全控制好。常年都有症状的过敏性鼻炎患者，需要持续用药，可在医生指导下，用最低维持量来控制症状。除药物治疗外，还有免疫治疗，也叫脱敏治疗，这与接种疫苗的原理相似，就是让患者从最低剂量开始逐渐接触过敏原，等身体对过敏原产生耐受以后，再接触到过敏原时，就可能症状减轻或没有症状，甚至可以不用药物就能达到正常的生活状态。此外，还要注意对过敏性鼻炎进行规范管理。

8 如何预防过敏性鼻炎？

应对过敏性鼻炎最有效的方法是尽量避免接触导致过敏的东西。主要注意以下几点：

1）时常打扫，清洁地毯、窗帘、毛绒玩具，定期换洗、晾晒被褥，减少室内灰尘和尘螨，保持家居环境清洁。

2）居住空间相对湿度尽量维持在 40% ～ 60%。

3）对花粉过敏者，在开花的季节，尽量减少出门次数，外出时佩戴口罩；对冷空气过敏者，注意保暖；对动物皮毛过敏者，避免接触带毛的宠物、衣物等。

4）尽量使用有滤网的空气净化机、吸尘器。

讲解专家： 史丽，山东省第二人民医院（山东省耳鼻喉医院）鼻科中心主任医师。

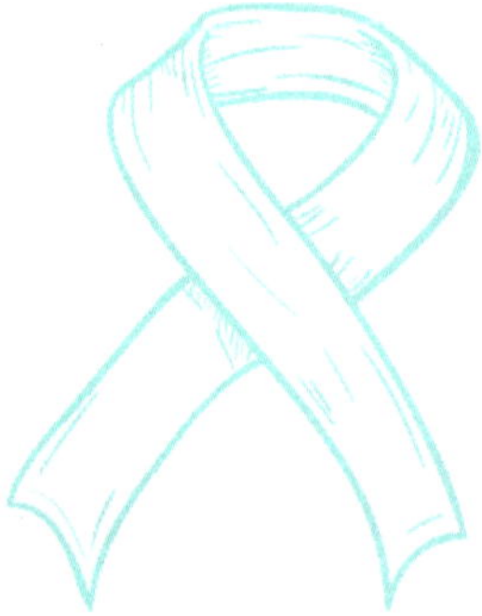

关注口腔健康　品味老年生活

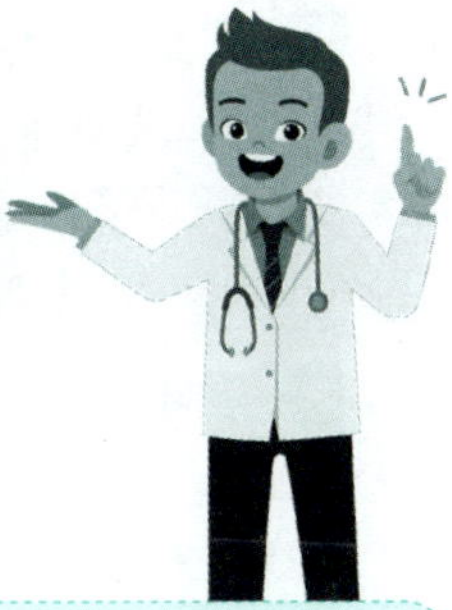

随着年龄增长，身体机能衰老，口腔也在悄然发生变化，口干舌燥，牙龈开始退缩，牙齿逐渐松动或脱落，各种口腔疾病的发生均呈现上升趋势。了解并有效预防常见的口腔疾病，对做好老年人口腔保健、帮助老年人健康长寿，有重要意义。

1 老年人通常会有哪些口腔问题？

年龄的增加，生理功能的逐渐衰退，加上全身疾病的影响，会对老年人的口腔健康造成影响。龋齿和牙周病最常见，是造成老年人牙齿缺失最重要的原因。随着年龄的增加，牙周病的发病率会越来越高，牙齿松动、牙龈退缩、牙缝变大，而且一旦牙龈萎缩、牙缝变大，牙根就会露出来，容易出现根面龋，吃冷的、热的、酸的、甜的食物就会觉得不舒服，甚至疼痛，影响老年朋友们的生活质量。

2 龋齿好像小孩容易得，老年人也会得吗？

龋齿跟年龄没关系，在各个年龄阶段都会发生，只是小孩牙齿刚萌出的时候，自己不会护理，更容易得龋齿。

年龄大了，更容易犯牙周炎，导致牙根裸露，若不注意口腔卫生，也容易得龋齿，特别是根面龋。牙齿从长出来就开始咀嚼食物，磨耗了几十年，牙釉质都磨没了，牙本质露出来了，厉害的牙髓也会露出来，就会发展成牙髓炎或者根尖周炎。

3 老年人如何预防龋齿的发生？

龋病产生的原因，主要是细菌以菌斑的形式附着在牙齿的表面，使牙齿上的食物发酵产生酸，不容易被口水稀释，作用牙齿就会让牙齿脱矿，脱矿了以后慢慢就会形成龋洞，最终形成龋齿。所以预防龋齿，就要控制细菌，除掉菌斑。

最简便的方法就是每天刷牙，要用正确的刷牙方法加合适的力度。要使用含氟牙膏，氟会加强牙齿的结构，同时也有抑制细菌的作用。另外，就是要选对食物，饮食要少糖或不加糖，或者寻找糖的替代品。一般情况下，细菌对糖的替代品不起作用。

4 哪些因素容易导致老年人患牙周病？

牙周病是口腔科除龋齿外，第二个常见疾病。牙周炎的发病机制有点像龋齿，也离不开细菌，细菌是牙周炎发动的始动因素，除此之外像塞牙、镶的牙不好等也会引起牙周炎的发生。再一个就是全身因素，比如糖尿病、一些血液性的疾病，如白血病，也会影响牙周炎的发生。还有就是遗传因素，这部分患者更要加强口腔保健。

5 老年人没有牙齿了，还需要清洁口腔吗？

有的老年人虽然没有牙齿，饭后口腔里还会积存一些食物，一定要漱口。舌苔比较厚的老年人，要刷刷舌，清洁一下舌苔，这样对口腔卫生有益，注意一定要用软毛牙刷。

很多老年人会戴假牙，一定要做好假牙的清洁工作。

6 老年人镶牙有哪些方式可以选择？

最常见的方式有三种：一是活动假牙，二是固定假牙，三是种植牙。

活动假牙，即患者可以自行摘戴的一种假牙，优点是对于邻牙的磨除量很小，容易维护口腔清洁，但是舒适性差，咀嚼效率比较低。

固定假牙，固定假牙需要粘接在临近的天然牙上，不能自行摘戴，舒适性好，咀嚼效率类似于天然牙，但是会磨损临近的天然牙。

种植牙，是将种植体植入牙槽骨内，种植牙上面有螺孔，可以固定修复基台和牙冠，种植牙不需要磨除任何的天然牙，并且它的舒适性好，咀嚼效率高，是目前最被推荐的一种修复方式。

讲解专家： 李国永，山东省妇幼保健院口腔科副主任医师。

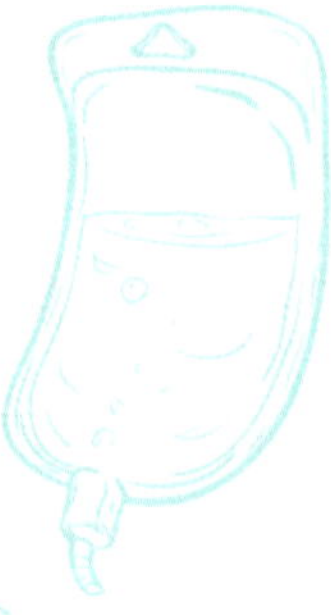

牙髓炎与根管治疗

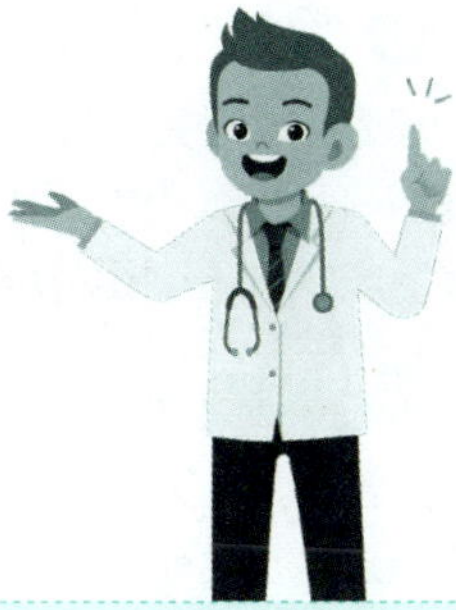

“牙疼不是病，疼起来真要命。”口腔健康是人体健康的重要组成部分，世界卫生组织将其列为人体健康的十大标准之一。龋齿，也就是所谓的“虫牙”，在早期没有疼痛症状，只能通过定期口腔检查来发现，如果龋洞越来越深，将平时被呵护在内部的牙髓暴露在外界的刺激之下，龋洞的细菌就可能会侵入牙髓，发展成牙髓炎。那么牙髓炎应该如何治疗？根管治疗又是怎么回事？

1 牙疼不是病，忍一忍就好了吗？

这种说法是不对的，牙疼是一种病，而且要早看。常见的牙疼病有龋齿、牙髓炎、牙周炎，还有一些疾病，如肿瘤、三叉神经痛等，也会引起牙痛。

2 牙疼需要等不疼了再治疗吗？

好多老百姓有一种误区，认为疼着去医院，大夫也没有什么好办法，还不如在家里先吃点消炎药，等不疼了再说，这种说法是不对的。在牙疼的时候，要尽早去医院就诊，以便于大夫更早地发现问题。在牙不疼的时候，大夫反而不好鉴别诊断。

3 牙齿一直没疼过，就很健康吗？

牙不疼不代表没有问题，建议大家每年进行一次口腔查体，进行一次洗牙。很多口腔的慢性疾病，比如釉质龋、慢性牙周炎、慢性牙髓炎等，几乎是没有感觉的。等疼了，就已经很晚了，建议每年检查，早发现早治疗。

4 牙髓炎、根尖周炎是怎么回事？

老百姓说的虫牙，专业术语是龋齿，龋齿如果不治，就会进展到牙髓。牙髓被牙齿坚硬的外壳包裹在里面，是疏松的软组织，受到炎症刺激时，软组织开始膨胀，就会出现疼痛的症状，冷水或热水激惹，都会疼，进一步发展到夜间疼痛、自发疼痛，就是牙髓炎。

牙髓炎还不处理，病变继续发展到了牙根，就叫根尖周炎。根尖周炎是牙髓病变的下一个发展阶段，会引起牙齿伸长，咬着不舒服，甚至牙龈会肿起一个大包来。

5 根管治疗是怎么回事？

根管治疗就是老百姓所说的杀神经，根管就是牙齿里面的管腔，当患上牙髓炎或者根尖周炎时，牙齿里面的牙髓组织是发炎的，根管治疗就是要把发炎的牙髓组织清理干净，在里面放上消炎药物，最后再把根管填起来，磨牙有 1～4 个左右的根管，要把每一个根管里面都清理干净，封药后再把它完全填好，最后再进行修复，这就是根管治疗。

6 牙髓炎、根尖周炎，不做根管治疗，吃药来消炎行吗?

牙髓炎、根尖周炎用药只能缓解症状，起不到治疗作用。因为牙髓很特殊，是坚硬的管腔里的疏松的软组织，牙髓发炎软组织会膨胀，引起剧烈的疼痛。吃药的药效是非常弱的，需要把牙齿钻开，把里面的髓腔压力释放，清理里面感染的牙髓，才能起到效果。

7 根管治疗的治疗过程是怎样的?

根管治疗，分为几个步骤，一般需要患者来医院就诊3～4次。第一步是先把牙冠钻开，暴露出牙髓，清理掉里面感染的牙髓组织。第二步是清理完之后，给管腔内封药，这个封药过程大概是1～2周的时间，如果管腔结构特殊或者结构复杂，时间还要延长。第三步，等消炎后牙齿不疼了，再对根管进行充填，最后再补上相应的材料。

8 根管治疗前需要做哪些检查?

一般要拍牙片，也就是进行X线的检查，如果牙片显影不清，还要进行CT检查，口腔CBCT对畸形牙、有隐裂的牙、有特殊牙根结构的牙，都看得很清楚。

9 有人根管治疗后疼得更厉害了，是怎么回事?

大部分患者做完之后，前两三天确实会有轻微的胀痛，是正常的。因为做任何治疗，牙齿都有一定的创伤。如果疼痛越来越厉害，有可能是以下两个原因。一是做根管治疗的过程中，对牙神经进行了切断清理，觉得更疼痛的患者，术后肿胀可能比一般人更厉害一些。二是治疗过程中，牙髓没有清理干净，或者被推出根尖孔或者是医源性的创伤，都会造成术后的反应，大部分能在2～3天内缓解，如果疼痛不能缓解，建议患者及时复诊。

10 在牙冠的选择上，一般遵循什么原则?

桩冠常用的有两种，一种是成品的纤维桩，另一种是金属桩。纤维桩应用非常广泛，跟人体的生物相容性更好，是最接近牙齿弹性的材料。如果牙齿缺损比较大，还要再进行金属冠金属桩的制备，这就相当于提前再做一个金属桩，在口外制作好了之后粘上去，然后再来做牙冠，需要增加就诊次数。在牙冠的选择上，尽可能选择全瓷冠，既美观又不影响做磁共振。

11 桩冠修复和种植牙，治疗时间和费用一样吗?

桩冠修复，要根据牙根的数目来判断，大部分前牙可能是1～2个根管，总费用3500元左右，后牙大部分是3～4个根管，总费用5500元左右，就诊次数需要4～5次。

种植牙一般是根据不同的品牌来确定的，费用在5000—10000元，大概需要6个月，就诊次数可能需要5～6次。

12 乳牙需要根管治疗吗，是不是换了牙就好了?

很多家长认为反正孩子的乳牙要换，忍一忍或者吃点药就算了，实际上孩子的乳牙跟成人牙齿是一样的，如果患上了牙髓炎，也要进行根管治疗，这样可以及时清理里面的炎症，对乳恒牙交替非常有利，不至于影响到恒牙的萌出和生长。

讲解专家： 刘鹏，山东第一医科大学附属省立医院（山东省立医院）口腔科副主任医师。

扁桃体炎　不可轻视

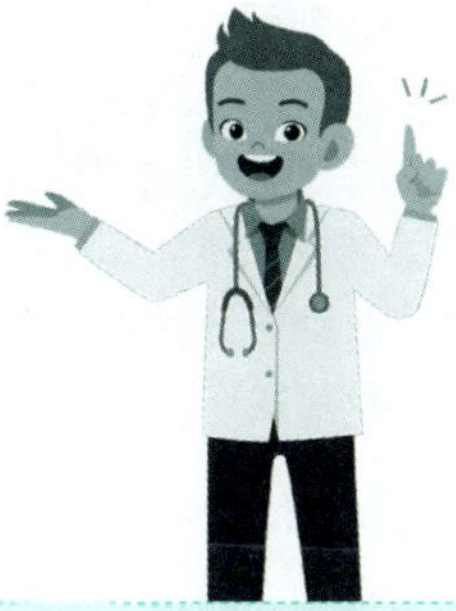

受凉感冒的时候，难免会出现扁桃体发炎，有些人不太当回事，认为忍一忍就好了，其实不然。扁桃体炎作为一种常见病和多发病，不仅危害身体健康，还给生活带来很大的困扰，一定要引起足够的重视，发病后及时就医。

1 什么是扁桃体炎？

扁桃体炎是一种常见的上呼吸道感染性疾病，可由多种致病微生物感染引起，链球菌或者葡萄球菌的感染比较常见。临床上一般分为急性扁桃体炎和慢性扁桃体炎。急性扁桃体炎较为常见，发烧、嗓子疼是急性扁桃体炎的主要表现。急性高热甚至达到40℃，烧的时间还比较长，一般持续3～5天；嗓子疼得比较厉害，不敢吞咽，不敢说话，甚至不敢张口，疼痛较剧烈时甚至会放射到耳部。慢性扁桃体炎，通常症状比较轻微，表现为轻微的咽痛、咽部的异物感、咽痒、咽干、刺激性的咳嗽等；或者表现为反复发作的扁桃体炎，有些扁桃体炎合并厌氧菌感染，出现口臭的症状。儿童的慢性扁桃体炎，一般表现为扁桃体的肥大，成人的慢性扁桃体炎往往就是慢性炎症的上述表现。

2 扁桃体炎发病原因是什么？

扁桃体炎的发病，是由多种因素引起的，有感染因素、免疫因素，还有邻近器官感染因素。扁桃体炎常见的致病菌，包括A组乙型溶血性链球菌肺炎球菌以及一些病毒，如流感病毒、腺病毒等。这些细菌或者病毒平时就寄生在扁桃体里，身体抵抗力下降时，这些细菌就会大量繁殖导致疾病发生。

3 嗓子疼痛就是扁桃体炎吗？

嗓子疼痛不一定是扁桃体发炎，扁桃体发炎只是导致咽喉部疼痛的一个原因，常见的咽部溃疡，反流性咽喉炎等，都会导致咽部疼痛。

怀疑急性扁桃体炎的患者，如果在家里想自己判断一下，可以找一个长柄的勺子或者吃冰激凌用的小木棒，把舌头压下去，发“啊”的声音，把整个的咽部暴露出来，看看咽部的黏膜有没有充血，扁桃体有没有肥大、充血红肿，在扁桃体炎比较重的时候，可以看到扁桃体表面有一些脓点，甚至有呈片状或呈膜状的脓性分泌物覆盖在扁桃体表面上。如果有这样的情况，就可以判断是扁桃体炎了。

4 扁桃体体积增大是得了扁桃体炎吗？

扁桃体肥大和扁桃体炎有一定的关系，但不是必然的关系。

扁桃体肥大，临床上常规分为三度。一度的扁桃体肥大，扁桃体还局限在扁桃体窝里，不会超过前弓或后弓；二度的扁桃体肥大，超过了后弓，但不会到达中线，中线就是老百姓常说的小舌头，就是悬雍垂；三度的扁桃体肥大，扁桃体体积增大已经到了或接近中线的位置，或者双侧的扁桃体互相接触了。

单纯以扁桃体体积增大来判断是否是扁桃体炎，是不可靠的。比如三岁以内的儿童，扁桃体生理性肥大就不是扁桃体炎；成人的慢性扁桃体炎，体积可能不会增大，但如果慢性扁桃体炎反复发作，危害反而更大。

5 扁桃体炎会传染吗?

急性期的扁桃体炎会通过飞沫、直接接触、食物接触等来传播。建议急性扁桃体炎患者，发病的前一两天进行自我隔离，避免传染给他人。急性扁桃体炎患者使用过的东西，比如毛巾、餐具等，使用之后要尽快消毒，并和其他人的分开放置。

6 扁桃体炎的好发人群有哪些?

扁桃体炎，没有特定的好发人群，但比较多见于儿童。儿童的免疫系统没有发育完善，抵抗力低，感冒后，往往容易继发扁桃体炎。成人患扁桃体炎也是比较多见的，扁桃体炎的发作往往都有诱因，比如最近工作比较劳累了，熬夜了，烟酒摄入了，都会导致扁桃体炎发作。

7 扁桃体炎对人体的危害大吗?

扁桃体炎，特别是急性扁桃体炎，疼痛会让患者很崩溃，经过治疗，基本上都可以治愈。但是，扁桃体炎反复发作，或者形成了慢性扁桃体炎，就会产生一些并发症，对身体的影响比较大。局部的一些并发症，比如扁桃体周围脓肿或者颈部的感染，会给颈部带来一定的损伤；全身性的一些并发症，比如关节炎、心脏病、风湿性心内膜炎，会给身体带来很大的影响，这些疾病的影响往往不是短期能够治愈的，治疗这些并发症往往需要切除扁桃体。所以，扁桃体炎的危害，不仅仅是咽部疼痛，对全身都可能造成一些影响，而且对全身造成的影响可能要高于扁桃体疾病本身的危害。

8 哪些检查可以帮助确诊扁桃体炎?

1）对患者进行仔细的查体，一般可以看到口咽部的黏膜呈现急性充血状态，以扁桃体充血为主，伴有扁桃体的肥大，扁桃体表面有黄白色的脓点，比较严重的患者，可以看到扁桃体隐窝口有黄白色或者是灰白色的点状豆渣样的物质，挤压可以看到分泌物渗出，这些东西附着在扁桃体表面，形成一层白膜，当合并扁桃体周围炎或是扁桃体周围脓肿的时候，可以看到扁桃体周围的组织呈现充血和肿胀的状态，同时将扁桃体挤压向内侧，会看到有扁桃双侧颌下淋巴结的肿大。

2）常规检查。一般会给患者做血常规及 C 反应蛋白的检查，可以看到白细胞、中性粒细胞和 C 反应蛋白升高。

3）影像学检查。如果患者合并其他的并发症，要进行相关的检查。比如患者合并扁桃体周围脓肿时，要进行颈部 CT 的检查，用以明确颈部脓肿的情况；如果患者合并肾脏相关疾病，会进行肾功能以及尿液分析的检查，用以指导下一步的治疗。

9 扁桃体炎有哪些治疗方式?

1）饮食方面，要注意多饮水，清淡饮食。疼痛比较厉害、吃饭比较困难的患者，建议吃一些流质的或半流质的食物；患者一定要注意局部卫生，比如多漱口，让脓液通过漱口排出来。

2）药物治疗。局部症状比较厉害、疼痛比较厉害的，可以吃点止疼的药物；发热的患者，可以吃一些消炎止痛的药物。由病毒引起的急性扁桃体炎，患者要注意休息，提高抵抗力；细菌引起的扁桃体炎，要积极进行抗生素的治疗，因为扁桃体炎多是链球菌感染，首先推荐使用青霉素；细菌和病毒合并感染的扁桃体炎比较多见，推荐患者在急性期间口服抗生素，一定要严格遵医嘱，不要吃了两三天，扁桃体不疼了，就自行断药。因为急性扁桃体炎治疗不彻底，会演变成慢性扁桃体炎。

3）手术治疗。若药物治疗效果不好，或者扁桃体炎反复发作，或者引起了其他的一些并发症，建议在急性期控制以后，一般是在 2～3 个星期以后，选择手术治疗。

10 哪些患者适合进行手术治疗？

扁桃体炎的手术治疗主要有以下几个适应证。

1）反复的扁桃体炎发作。一般情况下就是“357”原则，即最近 3 年以来每年发作 3 次以上，最近 2 年以来每年发作 5 次以上，最近 1 年以来一年发作 7 次以上。

2）扁桃体发炎引起了一些并发症。比如扁桃体周围脓肿、颈部的一些感染、咽旁间隙感染、颌下间隙感染等，建议手术治疗。如果引起了一些全身性的并发症，比如反复的低热、肾病心脏病、关节病等，在控制症状之后，也要手术切除扁桃体。

3）扁桃体肿瘤，建议手术切除。

11 哪些扁桃体炎不适合手术治疗？

1）扁桃体炎在急性感染期间不能做手术。

2）扁桃体发炎时及合并上呼吸道感染期间，不建议做手术。

3）并发全身其他系统的问题时，比如合并血压高、合并严重的心脏病、合并肺功能不行等，也不能做手术。

4）凝血系统有问题，不建议做手术。

5）女性月经期间不能做手术。

12 扁桃体切除后对身体有影响吗？

做扁桃体手术都是有原因的。比如扁桃体很大，影响呼吸、吞咽、发声等功能；扁桃体炎反复发作；扁桃体炎引起了全身的并发症。如果不做手术，这些疾病会造成更大的危害。

扁桃体是一个免疫器官，经常被称作是呼吸系统的第一道门户。通常所说的扁桃体仅仅是咽部淋巴组织的一部分，即腭扁桃体；除此之外，还有一些腺样体，叫咽扁桃体；还有一些舌根扁桃体即舌扁桃体；还有一些咽部的淋巴滤泡。切除扁桃体即腭扁桃体后，短期内可能会有一些免疫指标的降低，一般情况下 3 个月以后都能恢复。因为其他的淋巴组织会代替扁桃体的功能，不会造成抵抗力的下降。

讲解专家： 田家军，山东省第二人民医院（山东省耳鼻喉医院）小儿耳鼻喉科副主任医师。

第9章

谈"癌"没必要"色变"

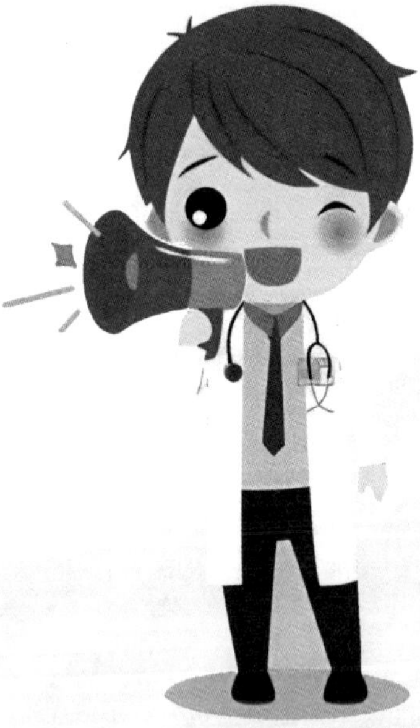

长期声嘶 警惕喉癌

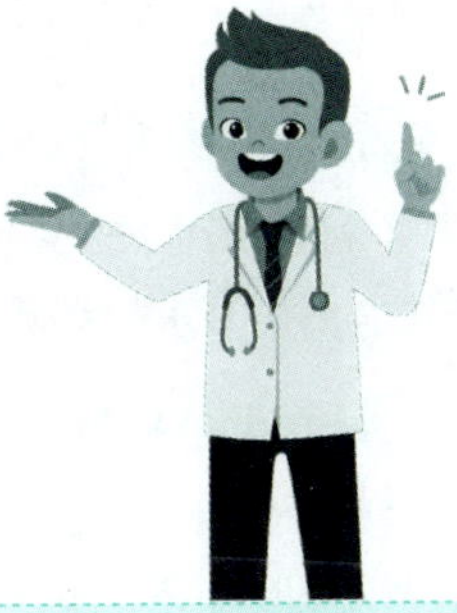

喉癌，大家对这个名词可能不太陌生，我们熟知的相声表演艺术家李文华、央视著名主持人李咏等多位名人都是因为喉癌去世的。统计数据显示，我国喉癌的发病率大约为 2.04/10 万人，在呼吸系统恶性肿瘤发病率中排在第二位，如果治疗不及时，将对患者的生活质量甚至生命造成严重威胁。

1 什么是喉癌？

喉癌是长在喉咙里的恶性肿瘤，从病理上看，绝大部分是鳞状细胞癌。

2 哪些因素可能会导致喉癌？

喉癌发病最主要、最常见的因素是长期吸烟，特别是有些人烟酒不分家，还喜欢饮酒，烟酒的协同刺激，是喉癌发病的最主要原因。当然，经常吸二手烟也是喉癌的诱发因素。还有一些特定病毒，如 HPV（人乳头瘤病毒）的一些亚型，有高滞留性，也会诱发喉癌。此外，生活不规律造成的长期咽喉反流刺激也是喉癌的危险因素。

3 喉癌早期症状有哪些？

喉腔分三个部位，分别是声门上区、声门区、声门下区，在三个不同部位出现的喉癌，表现是不一样的，特别是喉癌早期，如果在声门上区，容易出现咽部异物感，很多人感觉可能是咽炎，不太当回事，自己买个含化片吃，或者是买点治嗓子的药吃，结果耽误病情。如果喉癌长在声门区，长在声带上，就会出现声音嘶哑，如果不拖延、及时就诊，就会在早期发现。在声门下区的喉癌，早期通常没有症状，一旦出现症状，就比较晚了，但是声门下区的喉癌比较少见。

4 喉癌晚期有哪些症状？

如果喉咙里面长了肿瘤，而且长得比较大，首先会出现声音嘶哑、呼吸困难。进一步发展肿瘤破裂了，还会出现咳痰带血，甚至是咳血。再长大，会出现吞咽困难。声门上区喉癌，会出现淋巴结转移，颈部会出现包块。一旦出现了颈部包块，说明出现了淋巴结转移，就是晚期了。

5 出现喉部不适，应该做哪些检查？

如果长时间咽喉不适、声音嘶哑，应该及早到医院耳鼻喉科就诊，医生会详细询问病情，进行相关检查。最主要的检查是电子喉镜，电子喉镜就像摄像头一样，可以清楚地显示出喉部的病变，而且可以发现早期喉部病变。如果怀疑喉咙上有肿瘤，就要取活检进行病理诊断。进一步评估疾病的范围，还要配合颈部强化 CT 等其他检查。

6 如果确诊了喉癌，有哪些治疗方法？

喉癌的治疗方法主要包括手术切除、放射治疗、化疗、靶向治疗及免疫抑制治疗等，具体采用什么样的方案，取决于患者自身的肿瘤情况及身体条件，并最终由多学科共同诊疗决定。

7 早期喉癌应该选择哪种治疗方式？

早期喉癌用手术或放疗都可以解决，现在的治疗方法可以采用微创显微镜支撑喉镜下 CO_2 激光喉癌切除手术，就是在手术显微镜下经过硬管镜引导激光光束进去把病变切掉，患者术后恢复非常快，不影响吃饭等活动。早期喉癌治疗效果较好，通过规范治疗，患者的 5 年生存率能达到 90% 以上。

8 晚期喉癌的多学科综合治疗是怎么回事？

喉癌多学科综合治疗（MDT）是指由耳鼻咽喉头颈外科、影像科、病理科、放疗科、肿瘤科等不同学科的专家共同讨论，为喉癌患者制定一个个体化的综合治疗方案，根据患者的病情可能应用包括手术、放疗、靶向药物治疗、化疗等方法中的一个或者多个。

9 喉癌手术后会影响说话吗？

喉癌对说话有影响，做激光手术、放疗治疗，都会对喉部结构造成破坏。如果是喉癌早期做了激光手术，一般就是声音哑一点，但不影响交流。如果需要把整个喉咙切除，也就是进行全喉切除术，喉的发音功能就会丧失。这种情况下，患者可以通过训练，依靠自身食管发音，但并不是所有人都能学会这种发音方法，还可以借助体外装置辅助发音。因此，如果患上喉癌，先不要过多考虑手术对功能的影响，要先保住生命，然后再想办法提高生活质量。

10 喉癌患者术后需要注意些什么？

要重视定期复查，在术后固定的时间复查愈合情况，检查肺部、食道、胃等情况。同时还要注意膳食营养均衡，纠正不良的生活方式，戒烟戒酒，避免过度劳累，保持良好的心情，适当进行锻炼，提高身体免疫力。

11 喉癌患者的家庭护理应注意什么？

喉癌手术后，经过一段时间康复，大部分患者能够恢复正常的生活，也可以从事轻度的体力活动，一般不需要专人来陪护。但是手术对患者的发音多多少少会有一定的影响，可能会降低患者与外界交流的信心。家属要对患者多加关心，鼓励他们与外界多交流，多沟通，克服沮丧抑郁的不良情绪。

12 怎样预防喉癌？

喉癌的预防，要注意从病因上解决。首先要改变不良的生活方式，要戒烟限酒，避免接触放射线及有害物质等，具有恶变倾向的喉部病变应及早治疗去除病灶。当出现喉部相关症状时，及时就诊，做到早发现、早诊断、早治疗。

讲解专家： 徐伟，山东省第一人民医院（山东省耳鼻喉医院）头颈医学中心主任医师。

你应该了解的食管癌

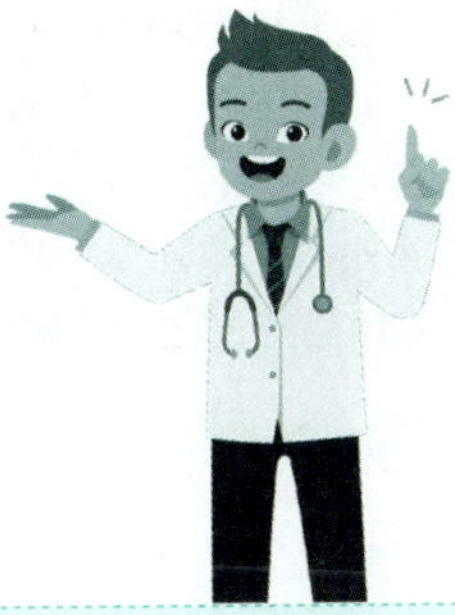

食管癌是一种常见的恶性肿瘤，以全部恶性肿瘤死亡率第四位的排名让人们闻之色变。世界上每年约有 30 万人死于食管癌，我国是食管癌的高发国家。更可怕的是，食管癌的早期症状往往不明显，容易被忽视，一旦发现，已经是晚期了。

1 什么是食管癌？

食管癌是食管里面长出来的恶性肿瘤，从病理上说，目前基本都是鳞状细胞癌。食管癌早期通常没有明显症状，随病情发展出现吃干东西或比较黏稠的东西时，开始难以下咽，最后发展到连水也难以下咽。它的发生与饮食习惯有着非常密切的关系，也可以说是“吃”出来的肿瘤。

2 哪些不良生活习惯可能是食管癌的诱因？

90% 的食管癌与不良的生活习惯有明确关系，最主要的是抽烟和饮酒，这是导致食管癌发生的两个特别重要的因素。抽烟、饮酒，都是上消化道致癌的独立因素，如果两种因素协同作用，致癌率更大。除了烟和酒的危害，吃太烫的食物与食管癌的发生，也有直接关系。反复且长期吃过烫的食物，会造成食管上皮反复增生，就有可能出现突变，导致发生恶性肿瘤。

3 进食食物以多热为宜？

一般刚盛出来的饭都是比较热的，喝很烫的水或很热的粥，口腔经常会烫掉一层皮，食管也是一样，吃下去以后，食管的上皮也会被烫伤，烫伤后随之而来的就是食管上皮的坏死、脱落，新的上皮再长出来，如此反复。长期吃过烫的食物，就会造成食管上皮反复的增生，就有可能出现突变，发生癌变。

世界卫生组织癌症研究机构把超过 65°C的热饮，定为 2A 类致癌物，所以，在吃饭、喝热饮的时候，要缓一缓，等温度降下来再吃（喝）。

4 哪些不良饮食习惯可能导致食管癌？

吃得太快，食物太硬、太粗糙，是容易引发食管癌的一个因素。因为食管上皮比较娇嫩，吃东西太着急，食物没有嚼碎，或是比较烫、粗糙的食物，都会对食管造成擦伤，长期的擦伤可造成食管上皮的慢性损伤、炎症，随之而来的就是增生突变，引发恶性肿瘤。

5 食管癌的发病与遗传因素有关吗？

遗传因素不是引发食管癌的主要原因。有些家族多人患有食管癌，多与生活习惯有关，比如都喜欢抽烟喝酒，吃很烫的食物等。现在胃食道反流的患者越来越多，是因为生活不规律等因素造成的，胃部的消化液往食管反流，会损伤食管，长期的慢性损伤也是食管癌的危险因素。

此外，要重视早发现、早治疗，一旦发现食管癌，要用积极的心态去面对它，认真做检查，寻找最佳的治疗方案，争取获得较好的治疗效果。

6 食管癌容易找上哪些人？

食管癌发病年龄多在 40 岁以上，男性略多于女性，中老年人是食管癌的高发人群。

7 食管癌的演变过程是怎样的？

食管癌从发病到出现症状，是一个较为漫长的过程。从病理上来说，食管癌是从出现慢性炎症、不典型增生、重度的不典型增生、原位癌、浸润性癌症的一个过程。症状也是从开始的无症状，到最后的堵塞食管，这个过程要经历相当长的时间。

8 如何区分慢性咽炎和食管癌早期症状？

有一个特别重要的点，可以区分慢性咽炎和食管癌早期症状。若在空咽时感觉有东西堵，吃饭喝水时却没有阻挡感，就是慢性咽炎。如果空咽的时候，没有很明显的阻挡感，吃东西的时候下咽困难，就要高度怀疑食管癌。

9 食管癌的相关检查有哪些？

食管病变的检查方法主要包括食管的钡餐透视，电子胃镜，还有 CT 的检查。最常用的检查方法就是食管的钡餐透视，一般在门诊上就可以完成。电子胃镜可以非常清晰地发现食管黏膜的早期病变；CT 主要用来判定食管病变的范围以及它侵犯的周围解剖结构情况，也可以排除向肺部和脑部等转移的可能。

10 治疗食管癌的方法有哪些？

食管癌的治疗和其他恶性肿瘤的治疗大致相同，即综合治疗。包括手术、放疗、化疗，现在扩展到靶向治疗、免疫治疗等。在解剖学上，人为地将食管划分为颈段（上段）、胸段（中段）、下段三部分。临床上以中段食管肿瘤最常见，治疗的方法也最成熟。

11 食管癌患者术后注意事项有哪些？

1）做完手术后，要吃一些比较柔软，容易消化的食物。

2）采用胃上提这种方法进行修复的患者，由于胃被提到了胸腔或者颈部，解剖结构发生了改变，不能吃得太多太饱，推荐少吃多餐，细嚼慢咽，如果食物吃得过多，有可能会造成术后反流。

3）吃完饭以后不要即刻躺下，可以多活动一会儿。

4）术后要保持积极乐观的心态，这一点对最终战胜疾病非常重要。

讲解专家： 徐伟，山东省第二人民医院（山东省耳鼻喉医院）头颈医学中心主任医师。

肺癌的中西医结合治疗

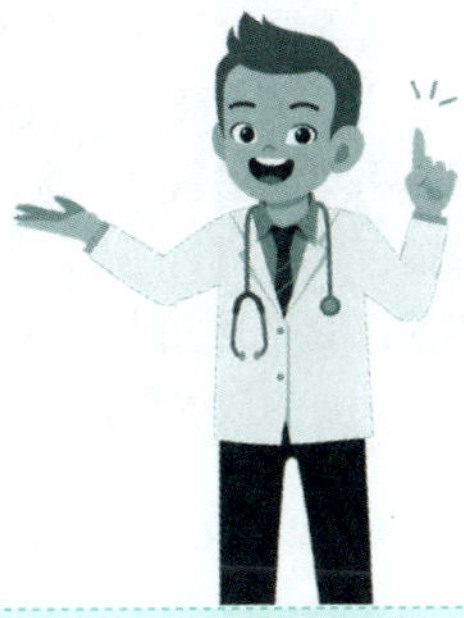

近年来，肺癌已成为全球癌症死亡的主要原因。尽管肺癌的诊治技术在不断提高，但大多数患者在出现临床症状时才就诊，被发现时多为中晚期。一旦确诊为肺癌，有人不能接受现实，一直消沉到最后，也有人能坦然面对癌症，积极寻求治疗，中西医结合治疗肺癌也越来越受到患者的认可。

1 什么是肺癌？

肺癌是指发生于肺部的一种恶性肿瘤，分为原发性肺癌和继发性肺癌。原发性肺癌是指肿瘤一开始就发生在肺部。继发性肺癌是从身体的其他部位扩散到肺部的肿瘤，如肿瘤首先发生在胃部叫胃癌，然后转移到了肺部，这种就是继发性的肺癌。

2 肺癌的发病率高吗？

国家癌症中心的统计数据显示，我国男性肺癌年龄标准化发病率为 27.2/10 万，女性肺癌年龄标准化发病率为 16.7/10 万。肺癌是男性癌症发病率和死亡率均为第一位的癌症，在女性中的发病率排在第二位，但死亡率排在第一位。所以关注及防治肺癌，对整个癌症领域的意义非常大。

3 肺癌是怎么发生的？

肺癌的病因至今尚不完全明确，大量资料表明，长期大量吸烟与肺癌的发生有非常密切的关系。已有研究证明，长期大量吸烟者患肺癌的概率是不吸烟者的 10 ～ 20 倍，开始吸烟的年龄越小，每天的吸烟量越大，吸烟的时间越长，患肺癌的概率越高。另外，生活环境的问题，如灰尘比较多的工作场所，还有饮食习惯、烹调习惯，如煎炒烹炸的油烟等因素也与肺癌的发生有一定关系。

4 哪些人容易得肺癌？

肺癌的易感人群或者高危人群，全球基本上采用两个指标来判定，一个是年龄，比如男性超过 50 岁，也有的国家界定到 55 岁。第二个标准就是吸烟，吸烟量如果每天 20 只超过 20 年，那么肺癌的发病风险就会大幅提高，建议这些人群每年要进行健康查体。

5 肺部结节和肺癌有关吗？

简单说来，临床上经常会遇到三种诊断报告，一是毛玻璃阴影，二是小结节，三是肺的占位性病变。关于小结节，会不会癌变，会不会是肺癌。临床医生非常关注两点，第一点是肺结节的大小，如果是在 8 毫米（也有的专家认为是在 5 毫米）以下，通常不能确定是肺癌。

第二个更重要的是定期观察，如 3 个月、6 个月进行观察，看看肺结节体积大小的变化，如果有增大，医生会建议采取一些干预措施。从目前的一些研究数据看，5 毫米或 8 毫米以下的肺结节，手术切除后化验发现大概 60% ～ 70% 都是良性的，恶性只占了很少的一部分。对于小结节建议大家进行密切随访，通过随访，及早发现、及早治疗，对整体预后有非常大的帮助。通常建议 6 个月复查 1 次，需要密切观察的可以 3 个月复查一次，但是千万不要每个月复查一次，太多的放射线，对身体也不好。

6 肺癌早期会有哪些预警信号？

肺癌的临床表现比较复杂，症状和体征的有无、轻重以及出现的早晚，取决于肿瘤发生部位、病理类型、有无转移、有无并发症，以及患者的反应程度和耐受性的差异。肺癌如果长在气管内或支气管内，很早期的时候，就会出现嗓子发痒、咳嗽。另外，早晨起来咳嗽带有一些新鲜或陈旧性的血丝，也提示肺部可能有问题。如果小的肺部病灶靠近胸壁、神经，也会引起一些局部疼痛。同时，还要注意人体的一般感受，如不明原因的体重下降，也是恶性肿瘤的一个报警信号。

7 肺癌的治疗方法有哪些？

临床上对于肺癌的治疗分为手术治疗、放疗及化疗，以及分子靶向治疗和免疫治疗等。但是这么多治疗手段和治疗方式，都要根据患者的病理类型、基因类型和分期等来决定采用哪一种最好。

8 肺癌化疗副作用大吗？

化疗对于癌症的治疗能起到非常重要的作用，但是它同时会带来一些痛苦，以往大家一谈到化疗，一般认为是敌我不分，一律杀伤，对癌细胞有杀伤作用，对正常的人体细胞也有一定的杀伤作用。但是医疗技术发展到今天，化疗药物也在进步，从既往的一些毒性比较高的化疗药物，到现在新一代的化疗药物问世，疗效提高了，毒性大幅下降了。同时，针对化疗不良反应的措施也在不断进步。如针对恶心、呕吐、白细胞下降的药物已经开发并在临床使用，把不良反应大幅降低。同时结合中医，使不良反应得到进一步控制。

9 中医如何应对化疗产生的不良反应？

中医认为化疗导致恶心、呕吐的关键在于化疗药物损伤脾胃功能，使中焦失和、气机升降失调，用健脾和胃、调畅气机、降逆止呕法来辨证用药，并结合中医外治疗法，如“穴位贴敷”“穴位封闭”“耳穴压豆”“穴位针刺”等，针药并施，可显著预防、减轻化疗引起的消化道反应，优于单用西药止吐。以中药补气养血、健脾和胃、滋补肝肾等，可以有效防治化疗引起的骨髓抑制、心肌损伤、肝炎、肾功能损伤、手足麻木等，同时许多扶正的中药与化疗药配合，能增强化疗的疗效，起到增效减毒的作用。

10 肺癌患者的生存期多长？

肺癌患者的生存期多长，通常与肺癌分期有关系。早期肺癌，大部分都能得到很好的治疗效果。如果就诊时发现是没有手术机会的晚期非小细胞肺癌，在 10 年前，50% 的患者生存期可能不会超过 1 年，但是到现在完全不一样了，因为 10 年前通常只有化疗这种治疗方式，现在有化疗、靶向治疗、免疫治疗，还有抗肿瘤血管药物治疗及中医治疗，这些治疗手段可以单一去应用，也可以互相结合，会使患者整体生存时间得到大幅提高。

11 如何科学预防肺癌？

首先要戒烟，有研究证明，戒烟能够明显降低肺癌的发生率，且戒烟越早，肺癌发病率降低越明显。其次生活环境、工作环境要轻松一些，要有良好的心态，如果太紧张，过于焦虑，对身体健康都会产生不好的影响。最后，要注意合理膳食，适量运动，养成良好的生活习惯。

讲解专家： 王哲海，山东省肿瘤医院质子中心主任医师；韩丽，山东省肿瘤医院中西医结合病区主治医师。

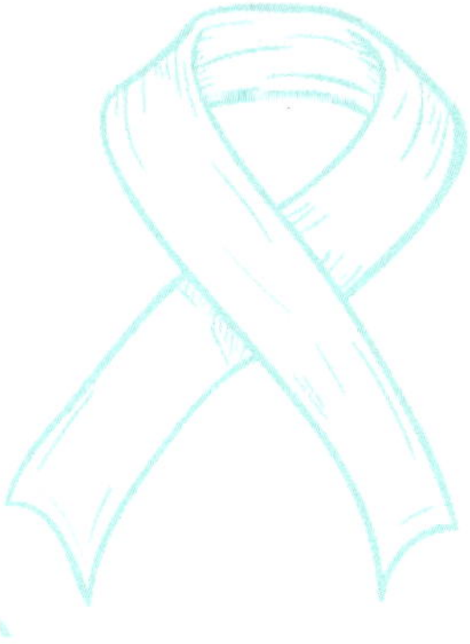

关注胃癌 科学防治

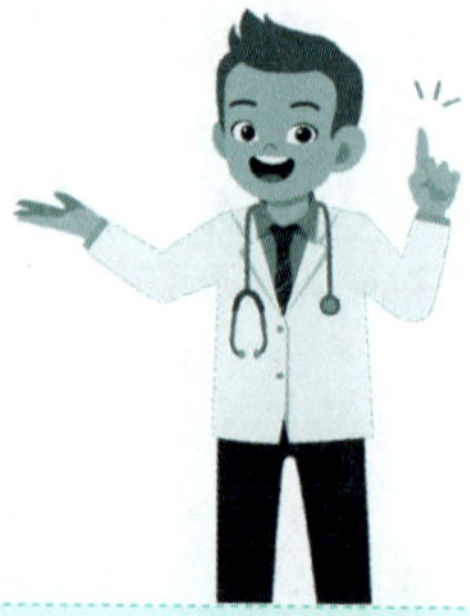

2024 年国家癌症中心全国癌症报告显示，胃癌在恶性肿瘤发病率中，位于第五位。关注胃癌，科学防治是关键。

1 胃是由哪些部分构成的?

胃处于上消化道，通过贲门连接食道，下方通过幽门连接十二指肠，位于整个消化道的上游。胃从内向外分为 4 层，分别是黏膜层、黏膜下层、肌肉层以及外边的浆膜。胃的疾病往往是从黏膜开始的，黏膜发生病变以后，向外浸润。

2 哪些原因可能会导致胃癌的发生?

第一，地域环境因素。地理位置不同，胃癌的发病率也不同。从全球来看，东亚是胃癌的高发区，欧美发生率比较低，在我国，东南沿海是发病率较高的地区。第二，饮食因素，包括饮食习惯、饮食的种类都与胃癌的发生密切相关。高盐饮食容易诱发胃癌，因为在高盐的状态下，胃内细菌容易将胃腔内的硝酸盐还原成亚硝酸盐，再与胺结合生成亚硝胺，亚硝胺是致癌物。另外，煎炸烤熏的食品容易诱发胃癌，因为这些食品在处理的过程中，容易产生多环芳烃化合物——3,4- 苯并芘，是致癌物。第三，饮酒可以诱发胃癌。酒可以直接损伤和破坏胃黏膜，导致胃癌的诱发因素直接作用到胃黏膜上，造成胃癌的发生。第四，膳食纤维吃得过少也容易引发胃癌。绿色蔬菜吃得过少，也是胃癌高发的原因。第五，幽门螺杆菌是高致病因素，幽门螺杆菌可以导致胃黏膜病变，最终导致胃癌。第六，胃做过手术，手术后剩下的胃为残胃，残胃是胃癌的一个危险因素。第七，吸烟、肥胖等也与胃癌的发生密切相关。

3 胃癌早期有哪些症状?

早期胃癌没有特异性症状，胃癌预警来得比较迟。胃溃疡导致的早期胃癌，可能会出现餐后疼痛，休息一段时间，吃点药会缓解，这可能会导致错过胃癌诊断的最佳时机。

4 胃癌有哪些治疗方法?

治疗原则是以手术为主的综合治疗，除了手术，根据病期及各种表现，还包括化疗、放疗、免疫治疗、生物治疗、基因治疗等。早期胃癌治疗效果好，但随着病情发展，手术效果不理想，所以早期诊断早期治疗非常重要。

5 胃癌患者都可以接受手术治疗吗?

不是的。全身状况恶化的患者无法耐受手术。如果病灶局部浸润过于广泛就无法切除。

如果有远处转移的情况，包括多发淋巴结转移、腹膜广泛播散和肝脏多灶性转移等也无法手术。如果心、肺、肝、肾等重要脏器功能有明显缺陷，或者有严重的低蛋白血症和贫血、营养不良等情况都无法耐受手术。

6 手术治疗有哪些方式?

胃癌的手术方式共有三种：内镜下切除、腹腔镜手术、开腹手术。部分早期胃癌患者可以内镜下切除，创伤小且恢复快。但要注意避免局部肿瘤残留和转移的淋巴结遗留。腹腔镜手术是临床上应用范围较为广泛的手术之一，创伤小也利于患者恢复。腹腔镜辅助手术是在腹腔镜操作下，进行胃部的游离和清扫，创口比传统的开放手术要小，可利用腹腔镜放大的优势清扫得更加彻底。开腹手术是比较传统的手术方式，相对而言出血量比较多。

7 胃癌患者手术治疗后如何复查?

胃癌术后辅助治疗结束后，2 年内每隔 3 ～ 4 个月应全面复查一次，2 ～ 5 年内每半年复查一次。5 年以后每年复查一次。包括要重点关注常规体检，检测肿瘤相关标志物（CEA，CA19-9 等），X 线胸片、超声、腹盆腔增强 CT（半年至 1 年）、胃镜（每年一次）等。

8 从饮食方面如何预防胃癌?

从胃癌的病因学来讲，饮食是关键因素，煎炸熏烤这些食物，在制备的过程中产生多环芳烃，这是强致癌物。再比如咸菜，处理不好会产生大量亚硝酸盐和亚硝胺，也是强致癌物。另外，剩饭剩菜也是危险因素，因为冰箱储藏会有细菌和霉菌产生的可能，食物一旦变质也是强致癌物的一种，大家一定要引起重视。

讲解专家： 于文滨，山东大学齐鲁医院普通外科胃肠外科主任医师。

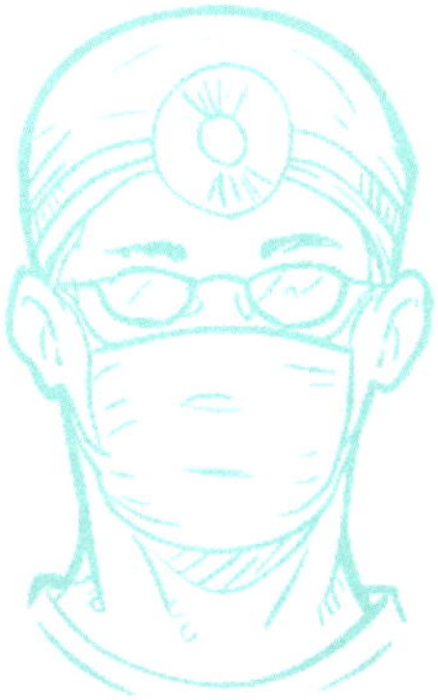

结直肠癌　早筛很重要

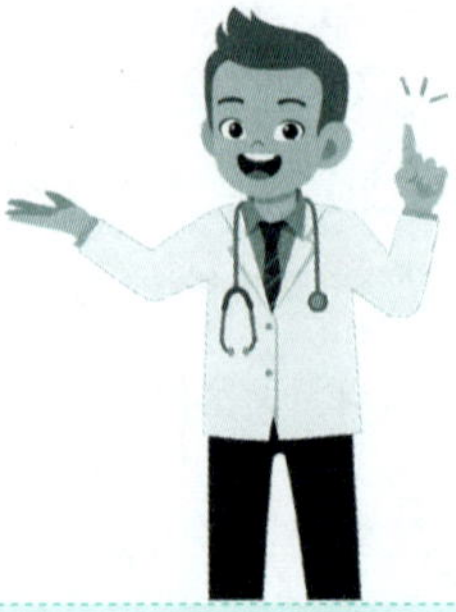

结直肠癌，来时悄无声息，约三分之一的患者确诊时已是晚期。预后较差，五年生存率很低。相反，如果能早期发现，五年生存率较高。也就是说，结直肠癌的预后与早期诊断密切相关，结肠镜检查是结直肠癌早期筛查的主要手段，可显著降低结直肠癌的发病率。

1 结直肠癌是可防的吗？

是的。因为结直肠癌，主要是由息肉恶变而来的，而结肠息肉的发生、发展，有一个过程，就是先由炎症，再到息肉，再到腺瘤，再到癌变。如果在早期干预，进行结肠镜检查，及时发现病变，进行内镜下的切除，就可以大大降低结肠癌的发生。因此，早期筛查非常重要。

2 为什么结直肠癌的发病率那么高？

虽然结直肠癌可防，但居民的早筛意识不强。没有医学知识的人，不了解结肠癌及如何避免它的发生，错过了最佳的治疗时机。最佳的治疗时机，往往就是息肉发生的过程，或者是它刚刚癌变的时候。如果大家不去检查，不能及早地发现一些像息肉这样的癌前病变，来避免结肠癌的发生，非常可惜。我国超过 80% 的患者，确诊时已发展到中晚期，早期诊断率仅占 10% ～ 15%，如果及时进行早筛，多数是可以早期处理避免转癌的。

3 身体出现什么症状，需要及早进行结直肠癌筛查？

腹痛、腹部不适症状、便血，黏液便、大便不成形，或者大便习惯性改变，都属于报警症状。另外，自己的父母，爷爷、奶奶等若有患过此方面肿瘤的，应该引起重视，及时查体，一定做个肠镜检查。

4 哪些人应特别重视做肠镜检查？

一般来说，50 岁以上的人，即使没有任何症状，也应该做一次肠镜检查；常患消化道疾病的人、有家族性息肉病的人、有结直肠癌家族史的人，更要加以重视，提高复查的次数；有消化道以外的慢性病或基础病的人，也应格外加以重视，合理安排肠镜检查。

5 肠镜检查，需要做什么准备？

做肠镜前要验血，看一下凝血情况；进行心电图检查；如果长期吃阿司匹林，要停服。再就是要服用泻药，做肠道准备，即通过饮食调整和应用药物，将肠道内的粪便排空，使结直肠内达到一种完全清洁的状态，以便肠镜检查时发现病变。

饮食调整：检查前一天建议低渣、低纤维饮食。可以进食面条、稀饭，不吃肉类、蔬菜，尤其是富含纤维素的食物，像木耳、海带。不吃带种子的水果，像西瓜、甜瓜、火龙果等。

肠道准备：口服肠道清洁剂，也就是泻药，包括单次和分次两种方法。单次方法，是在检查前 4 ～ 6 小时服用；分次方法，是在检查前一晚 8 点服用一部分，检查前 4 ～ 6 小时服用另外一部分。服用后可轻揉腹部，适当走动，加快排泄。服用后，可能会感到腹胀，如果症状明显，可放慢服用速度，待症状缓解后再继续服用，直至排出清水样便。

6 做肠镜检查难受吗？

在清醒状态下做，会有一些不适感；做无痛肠镜，会有专业的内镜麻醉医生，根据每个人的体重不同，按量给肠镜检查者用药，之后患者很舒服地睡一觉就把肠镜做完了，不会有痛苦的感觉。

7 肠镜检查什么结果，提示可能是结直肠癌？

结直肠癌，80% 以上都是由息肉恶变而来的，腺瘤性息肉进一步发展，就会成为早期的结直肠癌，进一步发展进入进展期，就有可能发生淋巴结的转移，比如肝转移、肺转移等。

结肠息肉，就是肠壁上长出来的，高于肠壁黏膜的小肉坠，形象点说，就像皮肤上长了瘊子一样。一般情况下，息肉越大癌变的风险越高。但是随着内镜技术、设备的发展，以及大家的认识度和依从性提高，发现小息肉也存在癌变的风险。绝大多数息肉没有症状，经过 5 ～ 15 年才会发生癌变。

8 哪些人容易长结肠息肉？

一般有肿瘤家族史的人群，容易长结肠息肉。喜欢高脂肪、高蛋白饮食，喜欢吃腌制品，喝酒抽烟，以及爱吃烧烤的人群，都是高发人群。不良的饮食习惯，容易造成基因突变，引发结肠息肉。

9 发现息肉后如何治疗？

内镜技术的发展，使检查和切除可以同步进行。发现息肉后，依靠内镜观察的清晰度，来检查微血管、腺管的异常、进一步诊断息肉。然后由病变处向外扩展 3 毫米，进行内镜下的切除，也叫治愈性切除。息肉没有癌变的，切除后不会再发展。有癌变的，也是一个治愈性切除，无须再开刀。

切除后，要送病理科做病理，如果是腺瘤，就没事了，就是一个治愈性的切除，如果不是腺瘤，进一步发展癌变了，要着重看基底切缘和侧切缘是不是阴性，只要黏膜下层浸润没有超过 1000 微米，就属于治愈性切除，一般不存在有淋巴结转移的风险。

10 息肉切除后，需要复查吗？

息肉切除之后，复查很重要。一般的息肉腺瘤，建议一年内复查；如果一年内复查没有再长，可以 2 ～ 3 年再复查；再复查后依然没再长，可以 3 ～ 5 年再复查，因人而异。若是癌前病变，也就是高级别上皮内瘤变，建议半年内复查。

讲解专家： 贾欣永，山东第一医科大学第一附属医院（山东省千佛山医院）内镜诊疗科主任医师。

早诊早治　谨防肝癌

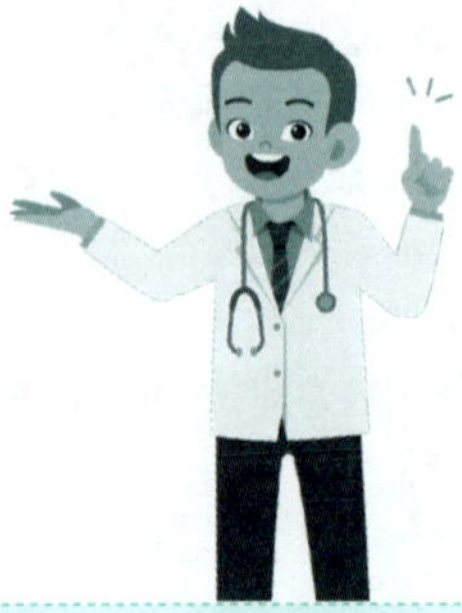

多数肝癌患者早期一般没有特异性症状，病情进展常常悄无声息，确诊时已为中晚期。肝癌这一隐匿性强、发病率高的癌症严重威胁着人们的生命和健康。

1 肝癌是一种什么病？

肝癌是发生在肝脏的恶性肿瘤。根据病理不同，主要分为三种类型，最常见的是肝细胞癌，另外还有肝内胆管细胞癌以及上述两种类型兼有的混合型肝癌。通常分为原发性肝癌和继发性肝癌，临床上，原发性肝癌最多见。

2 肝癌会传染吗？

肝癌本身没有传染性，但多数的肝细胞癌与乙肝病毒感染有关，而乙肝病毒是有传染性的，传播途径主要有血液传播、母婴传播、性接触传播。例如妈妈患有乙肝，可能会在怀孕或分娩时，传染给孩子。如果孩子出生后患有乙肝，这是肝癌的一个高危因素。但是，与肝癌患者有日常接触、交流，是不会被传染的。

3 在我国，哪些人群容易得肝癌？

在我国，肝癌的高危人群包括：具有乙型肝炎病毒感染、丙型肝炎病毒感染、脂肪性肝炎、过度饮酒的人，肝硬化患者，具有肝癌家族史的人，尤其是年龄大于 40 岁的男性。近年来，随着乙肝疫苗接种的普及，我国乙肝、肝硬化、肝癌的发病率都有所下降。

4 没有乙肝、丙肝的人就不会得肝癌吗？

这部分人群患肝癌的概率确实会小很多，但不是不会得肝癌，只是比高危人群发病率低一些。根据病理学特点，肝癌分为多种类型，有些类型的发生和肝炎密切相关，另外一些类型的发生和肝炎没有关系。如肝内胆管细胞癌，以及某些少见类型的肝癌。肝癌的发生与生活环境、饮食习惯也有一定的关系，如果生活习惯不好，长期熬夜、酗酒、吸烟，爱吃一些腌制的咸菜，也会增加患肝癌的概率。

5 肝癌又被称为“无声的癌症”，为什么早期没有明显症状？

肝脏是一个比较大的实体脏器，如果长了 5 厘米以下的肝脏肿瘤，通常不会有明显症状，等有症状到了医院就诊时，往往肝脏肿瘤已经比较大了，有的引起了疼痛，有的压迫到了胃肠道引起了恶心呕吐，有的出现消瘦、腹水，甚至有些长在肝门区的肿瘤压迫了胆管，患者出现了黄疸，出现这些症状再去就诊，就已经发展为中晚期的肝癌了。因此，肝癌的高危人群应该定期借助于肝脏超声显像和血清中胎蛋白（AFP）进行肝癌早期筛查，建议至少每隔 6

个月进行 1 次检查。普通人群建议每年进行一次筛查。

6 体检报告显示肝脏有囊肿，和肝癌有关系吗？

肝脏的囊肿分为先天性和后天性，最常见的是单纯性的肝囊肿，属于良性疾病，一般不需要治疗。除非囊肿特别大，产生压迫症状，比如压迫胃导致不能吃饭，压迫血管导致血流不畅，压迫膈肌导致呼吸受影响，这种情况下才需要手术治疗。

7 超声报告显示有肝脏回声增粗，是怎么回事？

肝脏回声增粗是超声科大夫很常用的医学术语。正常的肝实质密度比较均匀，颗粒比较小，回声比较均质。随着我国经济的发展，肥胖人群越来越多，肝脏内脂肪含量过多，可表现为肝实质回声增粗，这种情况大家不用过于紧张。但若肝癌高危人群出现这种情况，建议进一步检查，因为肝硬化也会出现回声增粗的情况，只有进一步检查，明确了病因，才能进行下一步具体的治疗。

8 查体发现肝脏结节，这种情况严重吗？

肝脏结节分为良性结节和恶性肿瘤。良性结节比较常见，比如肝腺瘤、肝局灶性结节性增生等。如果有乙肝病史的人，通过 B 超发现了一个肝脏的实性结节，建议检测血清甲胎蛋白。如果结果是阴性的，这个结节偏良性的概率高，如果血清甲胎蛋白是阳性，建议马上做强化 CT。但是对于小于 1 厘米的小肿瘤，尤其是一些良恶性不好鉴别的，需要做强化磁共振，以进一步鉴别结节的良恶性。

9 如果不幸确诊是肝癌了，有哪些治疗方法呢？

肝癌治疗的特点是多学科参与、多种治疗方法共存。常见治疗方法包括肝切除术、肝移植术、局部消融治疗、肝癌动脉灌注、化疗、栓塞治疗、放射治疗、系统抗肿瘤治疗等。现在肝癌的治疗方法仍然是以手术为主的综合治疗，提倡多学科的会诊，对于不同患者，强调个体化的治疗。早期肝癌，一般首选手术，对于中晚期肝癌患者，可以进行综合治疗或者介入治疗，如果能够降期或转化成功，可再进行二次手术。随着现在综合治疗，尤其靶向加免疫时代的到来，即使不能手术的晚期肝癌，也能够生存一年、两年，甚至更长时间。

10 肝移植手术适合什么人做？

肝移植手术确实是肝胆外科的一个“明珠性”的手术。采用外科手术的方法，切除已经失去功能的病肝，把一个有生命活力的健康肝脏植入体内，挽救濒危患者生命，这个过程就是肝脏移植，俗称“换肝”。对于良性终末期肝病、早期的符合米兰标准的肝癌，患者预期的中位生存期不到 6 ～ 12 个月，如果没有很严重的心肺并发症，符合肝移植手术治疗原则，这些患者是适合做肝脏移植手术的。对于肝癌患者而言，做了肝脏移植手术，不仅切除了肿瘤，而且换了一个健康的肝脏，原先的乙肝也治愈了。但肝移植手术要求较高，有相关资质的医院才能做，手术费用也较高。

11 肝切除术治疗肝癌，可能会出现哪些并发症？

做肝切除的患者，除了要做心肺功能评估、全身情况评估，还要进行术前的肝脏功能评分。如果需要切除肝脏的 75%，剩余 25% 的肝脏，且术前肝功不是最好的 A 级，术后就有可能出现肝衰。而且肝脏是一个血供很丰富的器官，即使术中止血非常确切，也有术后出血的风险。另外，如果肝脏切除创面的胆管结扎线脱落或感染，则会有可能导致胆漏。术后应该注意并发症。

12 肝癌手术后多久能恢复?

开腹的肝脏手术，一般术后 7 ～ 8 天可以出院。如果通过腔镜手术进行了左半肝或者右半肝切除，一般 3 ～ 5 天可以出院。肝脏的再生能力非常强，如果做了半肝以上的切除，术后 3 个月左右，肝脏就可以长到与术前差不多大的体积。建议患者出院 1 ～ 3 个月之内，每个月复查一下肝功情况、恢复情况，肝脏的再生情况。

13 日常生活中，怎样预防肝癌?

我国预防肝癌，最主要的是预防乙型病毒性肝炎。预防乙肝最有效的方法就是接种乙肝疫苗，我国已经广泛实行新生儿常规乙肝疫苗接种。与乙肝患者密切接触者，建议检查乙肝五项指标，看是否有保护性抗体，没有保护性抗体的人群建议接种乙肝疫苗。如果阻断乙肝病毒的传播链，相信我国肝癌的发病率会越来越低。其次做好肝癌筛查工作，尤其是肝癌高危人群，要定期筛查，做到早诊早治。此外，生活中还要做到合理膳食、适量运动、戒烟限酒、保持心理健康。

讲解专家： 靳斌，山东大学齐鲁医院器官移植科主任医师。

胰腺癌 你了解吗

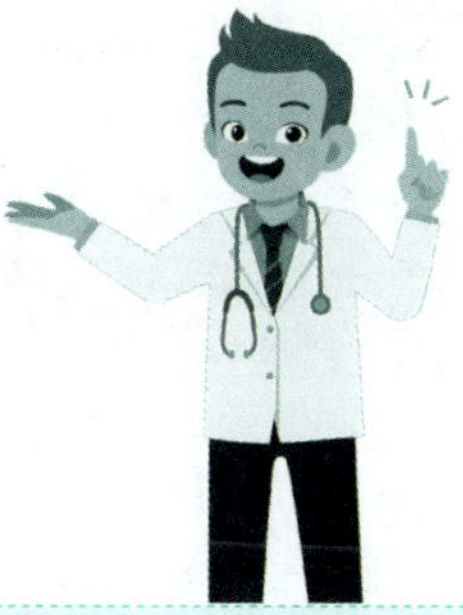

胰腺癌是一种消化道恶性肿瘤，因为恶性程度高，诊断、治疗较困难，预后差，常常被人称为“癌中之王”。关于胰腺癌，您了解多少？哪些人是胰腺癌的高危人群？如何做才能远离胰腺癌的威胁？一旦遭遇胰腺癌，应该如何应对？

1 什么是胰腺癌？

胰腺是人体重要的消化器官，位于上腹部，肝脏的下方，胃的后方，脾的右侧，与十二指肠关系密切，在胰腺这个部位发生的恶性肿瘤，统称为胰腺癌，常被称为“癌中之王”。

被称为王说明恶性程度高。恶性程度高的一个重要因素就是发现得比较晚，大大影响了预后。早期诊断、早期治疗非常重要。

2 胰腺的构造如何？哪里容易发病？

胰腺是索条状的，位于腹膜间的一个器官。根据不同的部位，胰腺分为胰头、胰颈、胰体、胰尾，有不同的组织学类型。胰头被十二指肠紧紧包绕，胰颈的后方是肠系膜上动脉和肠系膜上静脉，胰腺尾部左侧是脾。根据流行病学调查，位于胰腺头部的胰腺癌约占 2/3，位于胰腺体尾部的大约占 1/4，剩余的是全胰腺癌。

3 为什么胰腺癌不容易被发现？

胰腺藏在很多脏器的周围，症状不典型。初期症状表现非常轻微，或者没有什么症状。临床上常见的一种情况是患者出现了皮肤的黄疸，但并没有疼痛，到医院检查发现是进展期的或者晚期的胰腺癌。

4 身体出现哪些症状要警惕是患胰腺癌了？

胰腺癌最初表现是上腹部的饱胀，或胀疼不适，消化不好，很多人当成胃病。患者对早期症状没有足够重视，出现不适的时候吃点药能暂时缓解，再加上工作繁忙，各方面的应酬交织在一起，容易延误病情。

随着疾病进展，会出现典型症状，如上腹持续疼痛，白天、晚上疼，甚至夜间疼得更厉害。胰腺是一个腹膜后器官，胰腺肿瘤侵犯了周围的神经，可以出现典型的腰背疼，疼得非常剧烈。

胰头癌会压迫胆管，造成胆管排空障碍，出现黄疸，黄疸会致皮肤、眼睛、小便发黄，如果患者出现黄疸要及时到医院就医。胰体癌不会压迫胆管，不会出现黄疸，会有疼痛的症状，每个人对痛的感受不同，很多患者选择忍，继续工作生活。

晚期胰腺癌会出现腹水、肝转移、肺转移等，造成其他脏器的症状。

5 哪些原因导致了胰腺癌的发生？

胰腺癌病因非常复杂，是多方面因素综合造成的。

1）吸烟，吸烟与胰腺癌关系比较密切，特别是大量吸烟，会造成胰腺发生病变。

2）慢性胰腺炎，各种原因造成的慢性胰腺炎会导致胰腺增生，慢性炎性刺激，有一部分会转化为胰腺癌。

3）胆系感染、胆囊结石等会造成胰腺的急性炎症，慢慢也会转为慢性炎症。梗阻性病变如胆道、胰腺的梗阻，造成胰管扩张，产成慢性炎症，甚至形成胰管结石，刺激导致黏膜改变，从慢性病变逐渐转化为胰腺癌。

6 哪些不良生活习惯与胰腺癌的发生有关系？

1）睡眠不规律。任何肿瘤的发生与免疫系统都是密切相关的，不良的生活习惯会破坏身体的免疫系统，进而发生肿瘤。

2）暴饮暴食。暴饮暴食本身和肿瘤没有关系，但是暴饮暴食对胰腺就是负担，久而久之会导致胰腺癌的发生。

7 哪些人是胰腺癌的高危人群？

胰腺癌的高危人群一共有 6 类。

1）大于 40 岁的男性。

2）各种急性和慢性胰腺炎，急性胰腺炎有一部分可能会转变成慢性胰腺炎，慢性胰腺炎有可能会发展成胰腺癌。

3）胆道结石的患者，各种胆系的疾病如胆囊结石、胆管结石及胆系感染。

4）有各种不良生活习惯的人群，包括吸烟、酗酒、熬夜等。

5）肥胖、暴饮暴食。肥胖者往往伴有不良的进食习惯，喜食高脂饮食，高胆固醇饮食，可能会导致急性胰腺炎的发生。

6）有胰腺癌家族史的人群，胰腺癌的发生与遗传因素密切相关。

8 哪些检查可以帮助早期发现胰腺癌？

最常用的是 B 超检查，可以全方位扫描胰腺的各个部位，从头到体，不同的角度，对初步病变做筛查。B 超没有损伤，比较容易接受，可以反复做，是非常简便可行的一种检查方式。

如果 B 超筛查发现可疑病变，进一步明确病变可以做 CT、强化 CT，明确病变的性质、大小、数目、与周围脏器的关系等。

磁共振也是常用的胰腺疾病诊断方法。可以整体看胰腺脏器的病变情况，也可以了解胰腺与血管的关系，胰管有无扩张。

血液检查也是非常重要的。针对胰腺癌的肿瘤学指标也是比较常用的，比如癌胚抗原、CA199 等都是临床上常用、易做的化验检查，可以提示胰腺癌的发生及病程程度。

化验、影像学综合检查，可以做到早期诊断胰腺癌，建议大家增强健康意识，定期到医院做基本筛查。

9 如果这些还不能确定，还有其他检查方法吗？

有一些病变的诊断是非常困难的，可以借助超声内镜，通过口腔进到十二指肠，内镜的超声波探头，可以贴到十二指肠肠壁，直接扫描胰腺，对胰腺的病变，特别是微小的病变做出更多鉴别诊断。同时这种检查方法也可以做细胞学穿刺，通过十二指肠肠壁穿到胰腺取一些细胞组织，做细胞学和病理学检查，能帮助诊断同时也是非常安全的。还有一种方法叫PET-CT，即正电子发射计算机断层显像，可以进行全身扫描，对胰腺的病变会有比较明确的定性诊断。

10 如果确诊了胰腺癌应该如何治疗？

确诊胰腺癌后，最主要的方法是以手术为主的综合治疗，手术切除是获得长期生存的必要条件。除了手术治疗，还有放疗、化疗、靶向治疗等。在手术切除的基础上，配合其他治疗，提高生存率。

11 胰腺癌能做微创手术吗？

可以。随着对疾病理解的深入，手术设备、手术技术的提高，手术治疗手段更加丰富。可以根据不同胰腺病变，采取不同手术方式。过去需要开腹的手术，现在可以通过腹腔镜或机器人来完成，对患者的创伤更小，恢复更快，手术安全性大大提高。以胰头癌为例，传统手术复杂，手术时间长，并发症比较多，并发症出现比例能到30%～40%，但是通过技术改进，团队配合，并发症发生率大大降低。同时结合快速康复管理流程，患者康复更快，缩短了住院时间，减少了痛苦。

但是腹腔镜并不适合所有患者，医生会非常认真地筛选适合哪种手术方式，制定非常严格的个体化治疗方案，最大程度使患者获益，提高手术安全性和手术切除的彻底性。

12 如何预防胰腺癌？

预防胰腺癌，首先要养成良好的生活习惯，包括戒烟限酒等。避免熬夜、劳累、焦虑、精神紧张，还应尽量避免环境污染，水污染等。

讲解专家： 李杰，山东第一医科大学第一附属医院（山东省千佛山医院）肝胆外科主任医师。

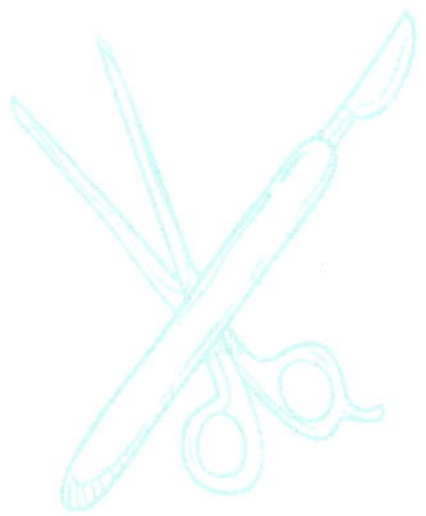

膀胱癌的诊断与治疗

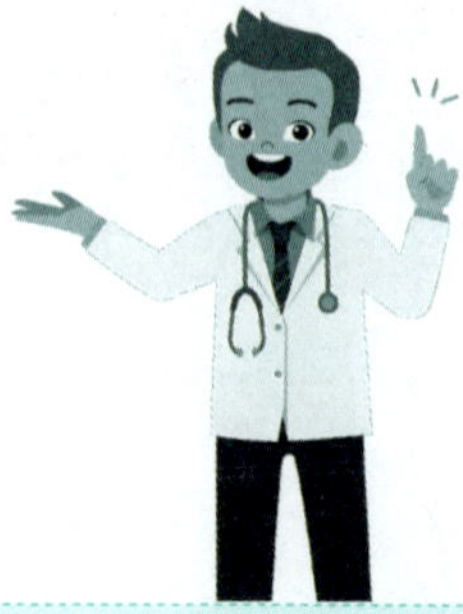

在人体的各大器官中，膀胱属于很“憋屈”的那一类：存在感低，如出现小便颜色发红，时好时坏，可能有些人并不在意，想着忍一忍就过去了，殊不知，这可能是膀胱癌来袭。

1 膀胱长在什么位置？

膀胱是人体盆腔里一个空腔的肌性囊状器官，具有储存尿液的作用。膀胱前方为耻骨，男性膀胱位于直肠、精囊和输尿管的前方，底部与前列腺邻接，女性膀胱位于子宫的前下方和阴道上部的前方。膀胱发病部位主要在黏膜，膀胱黏膜发病后，逐渐往黏膜下深层次进展，甚至可以“跑”到盆腔里，引起其他病变。

2 什么是膀胱癌？

膀胱癌是发生在人体膀胱黏膜上的一种恶性肿瘤，它的发病率在男性生殖系统和泌尿系统中占第一位，男性膀胱癌的发病率大约是女性的 3 ～ 4 倍。膀胱癌的特点是多元化，而且治疗以后容易复发。

3 膀胱癌的发生与哪些因素有关？

膀胱癌的发生原因非常复杂，一些相关性的因素如下：①长期接触芳香族类的工种，如染料、皮革、橡胶、油漆等职业的工人，膀胱肿瘤发生率较高。②吸烟的人比不吸烟的人膀胱癌发生率要高。③体内色氨酸的代谢异常、发生在膀胱内的某些寄生虫病等也可诱发膀胱癌。

4 膀胱癌有先兆信号吗？

膀胱癌最早期的表现是血尿，医学上叫无痛性的肉眼血尿，是指血尿能看得见，但是不疼。第二个比较常见的症状是尿路刺激引起的尿急、尿频、尿痛，这是因肿瘤长在输尿管口上，导致排尿受阻，尿路梗阻，出现肾积水，甚至尿毒症。再继续发展，有可能出现盆腔肿块，能触摸到腹部肿块；有时还会出现下肢水肿，这是周围淋巴结转移压迫的表现。晚期患者会出现恶病质，体重下降、食欲下降等。

5 怀疑得了膀胱癌，需要做哪些检查？

要到正规医院就诊。首先要做一个尿常规检查，看一看尿液发红，是不是真正的出血，有些人尿液出现红色，不一定是血液造成的，可能是因为吃了一些带色素的水果，如火龙果，或者服用一些药物，如利福平。其次要做超声检查，这是无创检查，能提供从肾到输尿管再到膀胱的一些有用信息，如是否有肿块、肾积水等。根据情况，可能还需要进一步检查，如膀胱镜检查。膀胱镜检查是一个很重要的精准检查，只有在膀胱镜下，才能直观看到膀胱内的病变是什么性质的，是结石还是肿瘤，还是其他问题。可以观察到肿瘤的大小、形态，基底部的形态，同时还能通过操作孔取一部分组织送病理化验，进行活检。

6 膀胱镜检查痛苦吗？

膀胱镜检查带来的痛苦不是很大，因为医生会给患者进行局部麻醉，通过局部麻药把尿道黏膜麻醉后，再进行操作，能明显减轻不适感。

7 膀胱癌有哪些治疗方法？

膀胱癌的治疗是一个很复杂的“工程”，是以手术、放疗、化疗，以及免疫治疗等方式的综合治疗。当然不是每一个患者都需要做这么多治疗，需要分情况，针对膀胱癌的病期、病理性质不同，运用不同的治疗手段。手术治疗主要分为微创手术，也叫保守手术，还有根治手术。保守手术指肿瘤局部切除，保留膀胱。根治性切除是指把整个膀胱做一个根治切除，下一步还要进行尿流改道。

8 哪些患者适合做微创治疗？

从病理上讲，必须是浅表性的膀胱肿瘤才能微创。浅表性膀胱肿瘤是指肿瘤的深度一般在浅肌层以内，可以通过微创技术，通过电切刀、激光就能够把肿瘤完整地切除，保留周围正常的膀胱。微创手术创伤比较小，而且保留了膀胱排尿的功能，是比较理想的方法。

9 什么情况采取膀胱切除术？

如病检结果提示为肌层浸润性膀胱癌，肿瘤浸润范围深了，向周围扩散了，这时候单纯用保守办法对肿瘤进行控制是不理想的，需要做膀胱根治性切除。所谓根治性就是要扩大范围，不光切除膀胱，对于男性，前列腺与精囊都要一起切除，对于女性，包括子宫和卵巢都要切掉，这样大范围的盆腔脏器切除后，同时进行双侧盆腔淋巴结清扫，把微小的转移灶消灭掉。

10 切除膀胱后，排尿怎么办？

如果切除了全部的膀胱，尿液无法储存在膀胱内，就需要通过尿流改道的方式来进行排尿，如原位回肠新膀胱术、回肠膀胱术等，通过另外的方式来将双侧输尿管的尿液排出体外。经过多年的临床实践，现在的医疗技术可以实现不需要造瘘、不需要尿袋，而是通过尿流改道，使患者通过原来的尿道排尿。

11 尿流改道是什么原理？

膀胱肿瘤患者把膀胱切除后，需要再做膀胱称为尿流改道。膀胱切除后，用乙状结肠或者回肠做成“新膀胱”，再接到原来位置，通过原来的尿道排尿，提高了患者生活质量，同时也满足患者心理需要。

12 进行尿流改道后，怎样适应“新膀胱”？

排尿的原理是完全靠腹压，围手术期患者刚刚恢复以后，要在医生指导下学会怎么排尿，要定期排尿，有时候可以放一个闹钟，2～3 小时左右去排尿一次，白天和晚上都要养成定时排尿的习惯。训练一段时间后就适应了，也会有感觉了，这种感觉通过中枢神经传到大脑以后，就又建立了正常的排尿机制。

13 膀胱癌手术后，有哪些注意事项？

膀胱癌的复发率很高，据统计在 50% 以上，进行保守治疗的浅表性膀胱肿瘤人群，一定要定期进行膀胱镜复查。一旦发现肿瘤有复发，要及时进行再治疗。接受根治性手术的人群，面临的主要问题是局部的复发和转移，如肺转移、肝转移，以及重建的“膀胱”有可能再长肿瘤，要定期检查，做到早期发现。如果“新膀胱”里又长了肿瘤，想再做手术是很难的，可以通过放疗，把早期肿瘤杀灭。

讲解专家：王绍勇，山东大学第二医院泌尿外科主任医师。

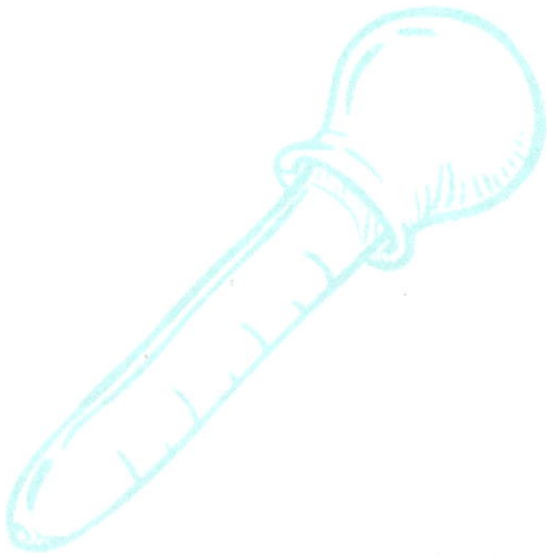

不容忽视的宫颈癌

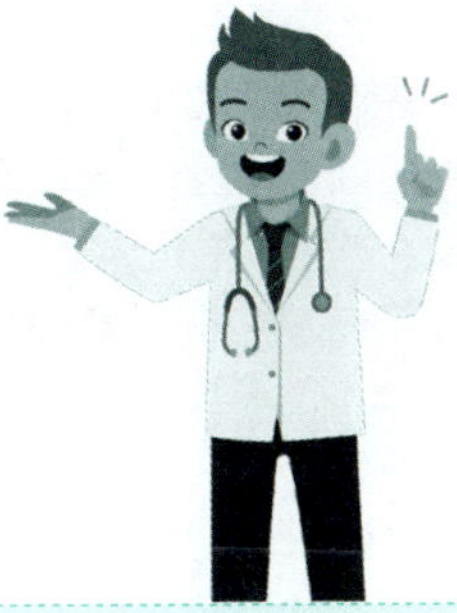

宫颈癌被称为“红颜杀手”“冷血杀手”，在早期多半没有症状，或者即使有症状，也容易被忽视。宫颈癌的发病率持续增高并呈现年轻化的趋势，严重威胁女性的生命健康。哪些原因可能导致宫颈癌？一旦确诊宫颈癌该如何治疗？又该怎样预防呢？

1 什么是宫颈癌？

子宫包括宫体、宫颈、宫底，宫颈癌就是指原发长在宫颈部位的恶性肿瘤，是妇科最常见的恶性肿瘤之一。宫颈癌的发病主要有两个好发时段，最多见于 40～50 岁，60～70 岁又是一个小高峰。

近年来，宫颈癌发病呈现出明显的年轻化趋势，最常见的是鳞状细胞癌，约占 75%，还有腺癌、罕见类型宫颈癌等。

2 宫颈癌发病原因有哪些？

宫颈癌最关键的发病因素是 HPV 感染。

HPV 病毒即人乳头瘤病毒，是一组嗜上皮性病毒，可以通过宫颈上炎症或损伤导致的微裂隙进一步感染上皮细胞的基底层。HPV 病毒的感染，特别是高危亚型的持续感染，是激发促使宫颈癌发生的最重要条件。如果 HPV 感染没有被机体免疫系统清除，出现了持续性的感染，就有机会导致宫颈上皮内瘤变也就是癌前病变，甚至发生宫颈癌。

3 宫颈癌会遗传吗？

宫颈癌不是一种遗传性疾病，发生最主要的原因是 HPV 高危亚型的感染，还有其他高危因素，如过早的性行为、多次流产、不良的生活习惯、机体免疫力下降等。

4 宫颈癌是如何发生的？

HPV 感染发病率很高，有的人自体免疫力能够清除掉体内的 HPV 病毒，80% 左右的人，能在感染 1～2 年内进行清除。如果自身的免疫系统没有把 HPV 病毒清除掉，就会出现持续感染，约有 10%～20% 的患者出现持续感染。持续感染会导致 HPV 病毒基因整合到宿主细胞 DNA 中去，这是激发 HPV 致癌性的关键点。感染时间越长，偶发的整合越可能出现。一旦出现整合，会进一步导致细胞分化增殖失常，导致宫颈癌前病变甚至宫颈癌。

5 HPV 是怎么感染的？

HPV 病毒在自然界是广泛存在的，感染的概率比较高。人群中 HPV 最常见的感染途径是通过没有保护或者没有屏障的性接触。有研究显示，有过性生活的女性在一生当中感染 HPV

的概率大约是 80%。其他的感染途径包括接触到了污染的物件如污染的毛巾、坐便器、衣物等，感染概率相对比较低。

还有一种是母婴传播途径，分娩过程中，新生儿通过产道，吞咽羊水可能会导致新生儿感染，产生新生儿喉部乳头瘤，比较罕见。

还有一种是医源性的，医务工作者在工作接触过程中出现的感染。

6 HPV 疫苗有三价、四价、九价，价是什么意思？

HPV 疫苗是世界范围内已知的唯一可以预防恶性肿瘤的疫苗。进行 HPV 疫苗注射，可以帮助女性预防宫颈癌，有人把 HPV 疫苗称作宫颈癌疫苗。价指的是病毒亚型的种类，二价疫苗表示疫苗覆盖两种病毒亚型，最常见的 HPV16、HPV18 型。四价疫苗添加了两个低危亚型，HPV6，HPV11，九价在四价基础上又增加了 5 种亚型，包括 HPV31、HPV33、HPV45、HPV52 和 HPV58 型。

7 九价疫苗是不是比二价、四价疫苗保护更全面一些？

价数越高，覆盖面积越大，保护率越高。数据表明九价疫苗，约能预防 92% 宫颈癌的发生。资料显示，二价和四价疫苗的保护率能达到 84%。

8 打完疫苗就可以高枕无忧吗？

不是的，不管是二价、四价、九价疫苗，保护力都达不到 100%，还是需要注意。

接种疫苗之后，产生抗体的滴度的高低，时间的长短，受自身免疫情况及体质方面的影响。即便接种了 HPV 疫苗，仍然建议适龄女性进行定期常规的宫颈筛查。

9 哪些症状表现提示可能是宫颈癌了？

宫颈癌早期没有特异临床症状，最常见的临床表现是阴道不规则出血或接触性出血，如同房后出血，阴道不规则大量出血。

绝经后女性，表现为绝经后出现阴道流血，随着肿瘤逐渐增大，或继发感染，会出现白带增多，淘米水样伴有恶臭的阴道分泌物。

随着病程进展，会出现盆腔、腰部疼痛，下肢后部放射性疼痛。如果肿瘤侵犯邻近脏器，如肠道、泌尿系统等，会出现相应的症状，如血尿、便血、排尿困难等。

到晚期后，会出现转移相应器官的表现，如肺转移可能会出现呼吸道症状；颈部淋巴结转移，可以在颈部摸到肿大的包块等。

10 宫颈癌，如何做到早发现？

最好的办法是筛查，在适龄女性人群中进行广泛筛查。宫颈细胞学检查是常用的筛查手段。很多没有症状的患者，在筛查过程中被发现。此外，还可以进行 HPV 病毒检测。

11 应该多久筛查一次？

推荐 25 ～ 64 岁的女性，至少每 3 ～ 5 年做一次 HPV 病毒检测，或 HPV 病毒联合 TCT 检测，或每三年进行一次 TCT 检测。

对于有高危因素的人群，如性行为过早、多次流产、多个性伴侣或免疫缺陷性疾病患者，可以提早或增加频次。

终止筛查的要求，是在 65 岁之前的 10 年内，有完整的筛查阴性记录。完整的筛查阴性记录是指 65 岁前的 10 年内，连续 3 次宫颈细胞学阴性，或者是连续两次 HPV 阴性，而且最后检查要在最近 5 年之内，既往没有感染过 HPV，或没有宫颈上皮内瘤变的病史，也没有 HPV 相关的治疗病史。如果 65 岁以上的女性，从来没有进行过筛查，10 年内没有比较规范的筛查或有临床症状，仍然需要进行筛查。

12 如何治疗宫颈癌？

经活检确诊为宫颈上皮内瘤变，大部分患者是可以自然消退，只有百分之十几的患者继续发展。这部分患者可以半年进行一次随访。如果观察两年仍然存在，低级别病变，建议做 LEEP（利普刀，宫颈电热圈环形切除术）或锥切。高级别病变建议做宫颈锥切，切除病灶一方面是治疗，另一方面可以阻止进一步病变。具体根据医生的建议进行治疗。

宫颈癌治疗要规范化，根据患者的年龄、生育要求、临床期别、有无淋巴结转移等情况，做综合的治疗。早期的宫颈癌患者可以采取手术或放疗，晚期患者采取根治性放化疗。医生会根据患者不同的情况，进行治疗方案的选择。

13 宫颈癌会复发吗？

有复发概率，高级别上皮内病变的复发率是 10% ～ 15%。

宫颈癌的不同期别，预后也不相同，早期宫颈癌预后较好，5 年生存率较高，更早期患者可以达到临床治愈。随着级别的增高，晚期淋巴结转移、淋巴脉管浸润患者，预后相对较差。

14 怎样预防宫颈癌？

宫颈癌的预防，最好的办法是接种 HPV 疫苗。

另外，改善生活方式，不要有过早的性行为，单个性伴侣并注意个人卫生，建立健康的饮食习惯，加强锻炼、增强体质等。建议定期去医院或者查体中心筛查，有 HPV 感染或上皮内瘤变病史的要定期随访。

讲解专家： 刘鸣，山东第一医科大学附属省立医院（山东省立医院）妇科主任医师。

早防早治卵巢癌

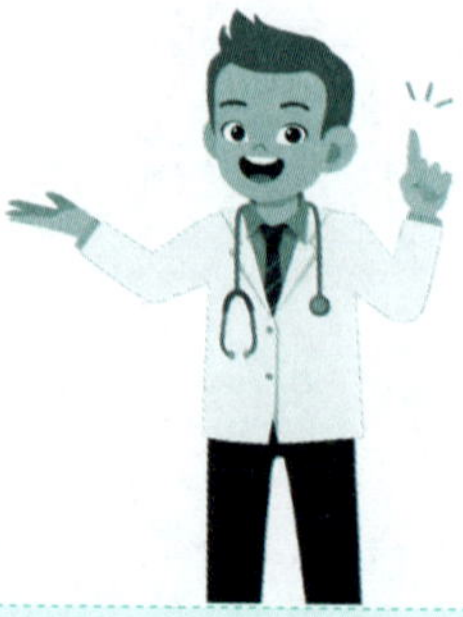

大多数卵巢癌患者查出时即是晚期，预后较差。其实，卵巢癌早期是有信号的，如胃肠道不适、腹部肿物、月经紊乱等，这些早期信号虽然微弱，但对自己的身体健康很细心地加以关注，是有可能及时发现的。

1 卵巢癌的发病特点有哪些？

卵巢癌是女性生殖系统发病排名第三的癌症，仅次于宫颈癌和子宫内膜癌。

1）卵巢癌的特点，有 3 个 70%。首先是早期难以发现，有 70% 的患者发现时即是晚期；其次是复发率高，有 70% 的患者容易在 3 年内复发；最后是死亡率高，70% 的患者有可能在 5 年内死亡。

2）卵巢癌容易发生转移。卵巢癌早期局限于卵巢，一旦突破卵巢，就很容易发生转移。卵巢癌容易出现腹腔的播散转移，就像将一把种子撒到了腹腔里面一样，播撒的地方都有可能产生癌症，比如肠管的表面、大网膜的表面，还有两边的结肠旁沟等部位。卵巢癌也容易发生淋巴结转移。它是一个逐层的转移，比如可以从盆腔转到腹腔，再到胸腔，然后转移到脖子上，有些患者就是因为脖子上面的淋巴结发现了肿大，就诊时发现了卵巢癌。还有一种转移比较少见，卵巢癌的血行转移，可能会转移到肝、肺、肾这些实质的脏器，有些患者就是因为实质的脏器首先发现了转移瘤，就诊时发现了卵巢癌。

2 卵巢癌有哪些症状？

卵巢癌的一般症状有腹胀、腹痛、下肢水肿、月经改变。因为卵巢肿物容易刺激产生腹水而发生腹胀，好多患者来就医，就是因为腹水产生了腹胀。卵巢肿物压迫肠道、压迫腹腔的神经导致腹痛。肿块大了会压迫下肢静脉回流、淋巴回流等，出现下肢水肿的症状。月经改变分两种情况，一种是破坏卵巢正常的实质，造成雌激素分泌减少，月经减少甚至停经；另一种是雌激素产生过多，引起月经失调或绝经后阴道流血的情况。还有一个症状就是消瘦，有些患者因为腹痛、腹胀，再加上肿瘤本身生长消耗比较大，容易出现消瘦。

3 卵巢癌的高危因素有哪些？

1）基因层面。某些基因会导致卵巢癌的风险提高。

2）有刺激排卵的因素。比如有不孕不育病史的患者，有口服雌激素病史的患者，特别是长期口服雌激素的患者，得卵巢癌的概率也会增加。

3）子宫内膜异位症和卵巢癌具有相关性。子宫内膜异位症，是指子宫内膜异位到卵巢或输卵管上，反复的刺激卵巢或者输卵管，造成卵巢癌发生的概率提高。

4 卵巢癌有保护性因素吗?

卵巢癌的保护性因素和它的危险因素基本上是相反的。比如妊娠、哺乳方面的因素：生过 2 个孩子，哺乳期超过 6 个月，都可以降低卵巢癌发病概率。

5 卵巢癌会遗传吗?

如果母亲发生了基因突变，她的孩子就有遗传的概率。

从染色体的层面讲，人有 46 条染色体，其中来自母亲的有 23 条，来自父亲的也有 23 条，子女有 50% 的概率会遗传到母亲的这一条染色体，无论男女，都有 50% 的概率得到这条基因。

基因遗传了也不一定发病，只是会导致特定癌症的发病概率增高。临床上，如果卵巢癌患者检出基因阳性，建议其直系亲属也做一下基因检测。

6 卵巢癌的好发人群有哪些?

有卵巢癌家族史的患者容易早期发生卵巢癌，和基因相关；卵巢生殖细胞肿瘤作为卵巢癌的特殊类型，容易发生于青少年及儿童；大部分卵巢癌，发生于中老年人。

7 卵巢癌如何分期?

按照国际妇科组织的标准，主要是根据转移的程度进行分期。Ⅰ期患者，病变主要局限在卵巢上；Ⅱ期患者，病变主要局限在盆腔里；Ⅲ期患者，病变局限在腹腔里边；Ⅳ期患者，一般有胸腔以上的转移，或者是远处的脏器转移。

8 卵巢癌有哪些治疗手段?

卵巢癌的治疗手段，有手术、化疗、放疗、免疫治疗、靶向治疗等。根据患者的发病程度或复发时间来选择合适的治疗手段。

9 有没有筛查方法能尽早检出卵巢癌?

很遗憾，目前还没有很好的手段，可以早期发现卵巢癌，主要原因是卵巢癌早期局限在卵巢上。普通人群若有腹胀、腹痛之类的症状，建议及早就诊，有可能早期发现卵巢癌。

10 卵巢癌患者日常生活需注意什么?

建议卵巢癌患者进行适当的运动，以增强抵抗力，减轻焦虑。运动方式原则上以低强度运动为主，比如散步、跳广场舞等，如果身体可以耐受，也可以选择中高强度的运动，比如跳绳、游泳、跑步等，关键要做到持之以恒，才能更好地获益。

饮食上，建议营养均衡，肉、蛋、奶、水果、蔬菜及碳水化合物都要摄入，以维持长久的健康。

讲解专家： 陈亮，山东省肿瘤医院卵巢肿瘤病区副主任医师。

乳腺癌的防与治

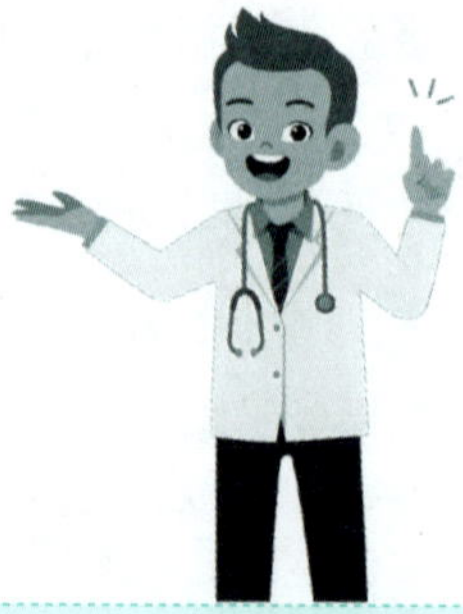

随着健康意识的提高，越来越多的女性通过体检、两癌筛查等项目检出乳腺结节，而恶性的乳腺结节即为乳腺癌。《中国妇女发展纲要（2021—2030年）》已将乳腺癌防治意识明显提高、综合防治能力不断增强，作为妇女健康领域的主要目标之一，有效防治乳腺癌，早防早治很重要。

1 乳腺癌的发病率高吗？

乳腺癌，就是发病在乳腺组织或者乳腺上皮细胞的恶性肿瘤。乳腺癌的发病率较高，中国国家癌症中心最新数据显示乳腺癌发病率位居女性恶性肿瘤的首位，呈逐年上升且有年轻化趋势。

2 乳腺癌好发于哪些人群？

乳腺癌好发于绝经期后的女性。一般发病年龄在55～60岁，目前发病有逐步年轻化的趋势。

绝经较晚的女性、月经初潮较早的女性发生乳腺癌的概率相对较高。工作压力较大、情绪不好，平时处于焦虑状态的女性也相对高发。

3 乳腺癌是如何发病的？

医学研究证实，恶性肿瘤的生长，都是通过体内一些分子、蛋白的表达，引起一些通路的激活，从而诱发肿瘤的发生、转移。诱发乳腺癌发生的病因，常见的有几个方面：绝经较晚、初潮较早，压力较大、情绪不好、焦虑；不良生活习惯，如吸烟酗酒；肥胖。

另外，也有一定的遗传因素。有明显遗传倾向的乳腺癌患者，提早进行切除，可能会减少发病。

4 乳腺小叶增生会导致乳腺癌吗？

小叶增生，是良性病变，90%以上都没有问题，随着月经周期的变化，它也在不断地变化。比如每次来例假之前，乳腺可能都有一些肿胀、疼痛的感觉，这是非常正常的。但是，如果增生是恶性的，比如局部的增厚比较明显，就要引起高度重视。

5 乳腺癌的症状表现有哪些？

有的乳腺癌患者触诊时表现为一个乳腺结节；部分乳腺癌患者甚至摸不到结节的存在，检查时可能会发现腋窝有一个肿块，还有一部分患者肿块离皮肤比较近，有侵犯皮肤的症状，会表现出酒窝征；如果患者的肿块影响到了淋巴的回流，皮肤就会出现淋巴的水肿，看起来像橘子皮一样；还有一些患者可能会出现乳头溢血。

6 体检发现有乳腺结节应该怎么办？

应该引起重视，及时到医院就诊。首先，要进行 B 超检查，判断一下是实性还是囊性；看看是单发的病灶还是多发的病灶。再进一步选择磁共振检查，极小的结节，会起到一个提示作用，需要适当加以重视，按医嘱定期复查。

7 怎样进行乳房自检？

建议女性在每个月月经结束后的 3 ～ 5 天内进行乳房自检。

1）进行乳房视诊。面对镜子观察，左右两侧乳房的外形是否对称，乳房皮肤表面是否有异常凸起或者凹陷。乳房的皮肤或者乳头是否有湿疹甚至是橘皮样的改变。

2）乳房的触诊。触诊时以左手抱头，用右手检查左侧的乳房。四指并拢，用指腹在乳房上进行轻柔的按压，按照顺时针的方式，直到检查完全部的乳房，感受乳房内是否有硬结。然后用右手的食指和大拇指挤压乳头，观察有无异常的分泌物。最后是腋窝的触诊，检查腋窝内有无肿大的淋巴结。

8 乳腺癌治疗方法有哪些？

乳腺癌治疗方法，是以手术为主的综合治疗。比较早期的，首选手术治疗。还有一些其他的辅助治疗，像化疗、放疗、靶向治疗、内分泌治疗、免疫治疗等。根据不同的患者、不同的分期、不同的分型来选择不同的治疗方案。

9 什么是保乳手术？

保乳手术要符合一定的条件，比较早期的，肿块大小与整个乳房的比例比较合适的。保乳手术之后一定要进行放疗。

10 乳腺癌治疗效果怎么样？

早期的乳腺癌，如果发现比较及时，切除之后，患者的五年生存率高达 95% 以上。晚期的乳腺癌如果已经发生转移，预后相对较差。早诊断早治疗非常重要。

11 怎样预防乳腺癌？

养成良好的生活习惯，规律的饮食，规律的睡眠，尽量少熬夜，有规律的运动。提高对体检的重视程度，在每年固定的时间去体检。发现症状要及时就诊。

讲解专家： 杨青，山东第一医科大学附属省立医院（山东省立医院）乳腺甲状腺外科副主任医师。

科学解读淋巴瘤

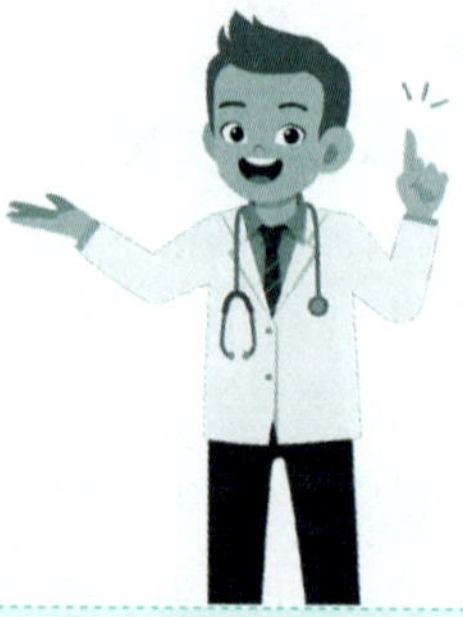

淋巴存在于人体的各个部位，对免疫系统有至关重要的作用。当身体局部组织或器官出现炎症时，会导致附近相应的淋巴结出现肿大、疼痛。如果淋巴结出现无痛性肿大并伴随发热、消瘦、盗汗等症状，一定要提高警惕是不是有患上淋巴瘤的可能。

1 淋巴有哪些功能？

淋巴系统是人体重要的防御系统，一方面通过引流淋巴液可以清除体内的异物和细菌；另一方面遍布在全身各处的淋巴结有滤过作用，可以有效阻止微生物通过淋巴管道入侵人体，对人体起到很好的保护作用。

2 淋巴系统出现了问题，身体会有哪些症状表现？

淋巴系统出现问题，最常见的表现就是淋巴结肿大。淋巴结肿大最常见的原因是淋巴结发炎。淋巴结发炎引发的淋巴结肿大是有疼痛感的，而淋巴瘤引的淋巴结肿大没有疼痛。淋巴结肿大压迫神经会引起局部疼痛；压迫上腔静脉会引起上腔静脉综合征，表现为面部、上肢、颈部的水肿；压迫气管会出现胸闷憋气，呼吸困难。

3 淋巴瘤有哪些症状表现？

除了淋巴结肿大，患者可能还会有其他的表现，如发热、盗汗、体重减轻等。盗汗不是通常说的多出点汗，而是夜间透湿性的出汗。体重减轻，是指短时间里出现体重减轻十几斤，甚至半年之内减重几十斤。还有一些长在特殊部位的淋巴瘤，如长在鼻腔的淋巴瘤，患者会有鼻塞、流涕、鼻出血的情况；长在扁桃体的淋巴瘤，患者会有长时间进行性扁桃体肿大，要特别注意。

4 淋巴瘤有哪些类型？

淋巴瘤可以分为霍奇金淋巴瘤和非霍奇金淋巴瘤。我国霍奇金淋巴瘤的发病率远低于西方国家。非霍奇金淋巴瘤的种类非常多，根据细胞的起源可以分为 B 细胞淋巴瘤、T 细胞淋巴瘤、弥漫大 B 细胞淋巴瘤、滤泡性淋巴瘤。T 细胞淋巴瘤包括外周 T 细胞淋巴瘤，NK/T 细胞淋巴瘤。

5 淋巴瘤的高危人群有哪些？

儿童、青少年和老年人都是高危人群。除此之外，免疫功能低下，长期接触放射线，长期接触有毒物质或化学制剂，幽门螺杆菌感染，EB 病毒感染的患者也是高危人群。

6 怀疑患上淋巴瘤，应该做哪些检查？

出现疑似淋巴瘤症状时，推荐患者首先到血液科门诊或淋巴瘤专科门诊就诊，医生触诊有疑似肿大的淋巴瘤时，可以做超声来观察淋巴结的血流和结构的改变。进一步通过淋巴瘤诊断的金标准即淋巴结的活检进行诊断。除了上述的检查，还需要完善血液、骨髓细胞学检查免疫组化以及影像学的检查来综合判定淋巴瘤的类型和分期。

7 治疗淋巴瘤有哪些方法？

淋巴瘤类型不一样，治疗方法也不一样，总体来讲治疗方法包括化疗、放疗、免疫治疗、靶向治疗、造血干细胞移植等。

8 家人如何帮助患者进行康复？

第一，家属要积极疏导患者情绪，使患者保持乐观向上的态度。第二，要调整饮食方式及进餐时间，化疗前 4 小时，化疗后的 1 ～ 2 小时不宜进餐。第三，要注意少食多餐，在食物的选择上推荐富含维生素，且容易消化吸收的流质饮食，例如果汁，避免食用过于油腻、辛辣刺激的食物。第四，要常通风换气，保持室内空气流通。

9 淋巴瘤患者日常应该注意哪些问题？

首先，要远离恶劣的生活环境和工作环境。其次，要保持良好的生活习惯，不抽烟、不喝酒，不吃油炸、腌制、霉变食物，尽量避免感染。此外，还要注意保持良好心态，适当运动。适当的运动是指不要剧烈运动，可以采取比较舒缓的运动方式，比如打太极拳、瑜伽、散步等。

10 如何预防淋巴瘤？

首先，要避免不良的生活习惯和生活方式，不熬夜，不接触有毒物质。其次，与淋巴瘤相关的感染应该及时治疗，避免疾病进一步发展。

讲解专家： 陈春燕，山东大学齐鲁医院血液科主任医师。

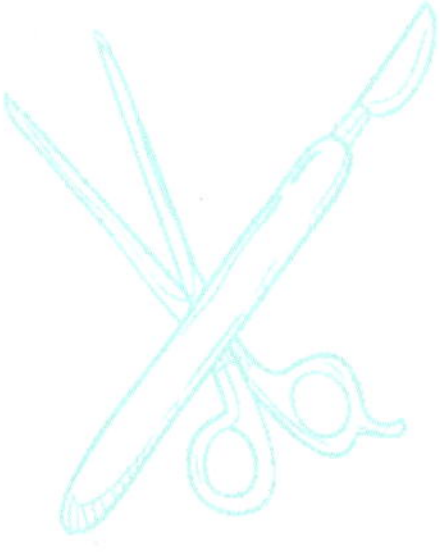

第10章

女性健康需呵护

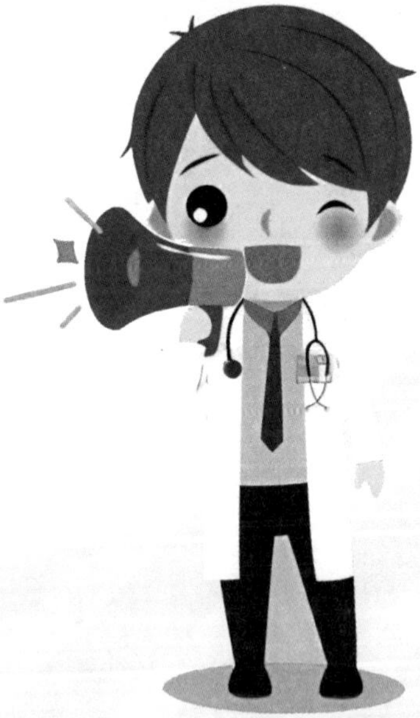

关注乳腺健康

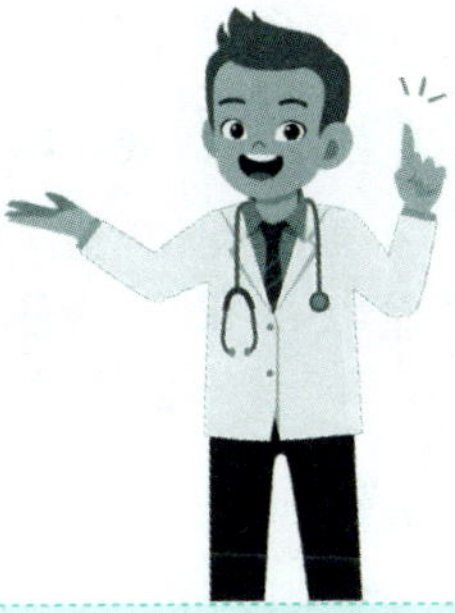

角色越多，压力越大。对于很多女性来说，既要工作又要兼顾家庭，使得关爱自己身体健康的时间和精力越来越少。有数据显示，当前中国女性乳腺良性疾病的患病率约 70%，关爱女性，从关注乳腺健康开始。

1 乳腺的结构是什么样的？

乳腺主要由三部分组成，一是脂肪，二是乳腺腺体，三是乳腺导管，就是乳腺腺体和乳头连接的导管。此外，乳腺外面还有一些皮肤包绕，乳头后方有胸壁肌肉和肋骨。

2 乳腺常见问题有哪些？

经常遇到的问题有以下几类：一是乳房疼痛，有时可以摸到乳房包块或结节；二是乳头溢液，乳头有异常的分泌物出现，流出的液体有红色、黄色、无色的；三是乳头内陷，不是先天性的，而是突然出现的乳头内陷；四是乳腺的皮肤发生改变。

3 如何看待乳房疼痛？

乳房疼痛比较常见，大部分和月经周期相关，和体内激素的周期性变化有关。绝大多数乳腺疼痛是轻微疼痛，自限性的疼痛不需要治疗。但有大约 15% 的患者，疼痛影响正常生活，需要及时就医。

4 乳腺痛是怎么回事？

乳腺疼痛，大体分为三大类。第一类是乳房真性疼痛，呈周期性，叫周期性的真性乳腺痛。第二类乳腺痛，没有周期性规律，叫非周期性真性乳腺痛。第三类患者自认为是乳腺痛，检查发现并不是真正的乳腺痛，而是乳腺周围其他器官或组织发生病变而产生的疼痛。

5 引起非周期性乳房疼痛的原因有哪些？

一般来说，一侧乳房痛或局限性的乳房痛，常见原因是乳房固定在胸壁上的副韧带受牵拉过大，常见于一些乳房比较大的女性。乳腺导管扩张导致分泌物增多，排出不畅的情况下，可能会引起无菌性炎症，炎性因子的存在引起局部乳腺组织疼痛，此外，突然出现大囊肿或者结节造成压迫，造成结构改变，也会造成非周期性疼痛。

6 医生一般会通过哪些症状来初步判断是否是乳腺癌？

医生会问询病史，给患者做一个详尽的检查，目的是发现乳腺癌的征象，如是否有乳腺占位性病变、乳腺肿块或者乳头内陷、乳头溢液以及乳房皮肤的改变。如果没有这些情况，而是比较规律的周期性双侧乳腺疼痛，可以排除恶性的可能。

7 乳腺肿块是怎么回事？

乳腺肿块比较常见，有些人在自我检查时发现和乳腺其他组织分离的东西，就认为可能是肿块，但其实可能只是自身的乳腺结构。如果乳房脂肪层比较薄，很可能摸到的正好是腺体结构。当然，有一部分是良性病变，像比较常见的纤维腺瘤、乳腺囊肿，只有很少的一部分是乳腺癌。

8 如何进行乳腺自我检查？

乳腺自检分为两部分，第一是看。睡觉前或洗澡前对着镜子观察自己的两侧乳房是否对称，皮肤有没有红肿破溃或局部的隆起，乳头有没有新出现的凹陷或溢液。第二是触摸。采用站立位或平卧位，将乳房以乳头为中心，划分为 4 个象限，外上、外下、内下和内上，用手指的指腹轻轻按压乳腺，切记不要挤压或拉拽腺体，这样极易将正常的乳腺腺体误诊为乳腺结节而引起不必要的恐慌。检查完 4 个象限以后，检查乳头后方也称为中央区，去感受乳头后方有没有乳房肿块，再轻轻挤压乳头，看乳头有没有溢液。检查完一侧乳房后要记得检查同侧的腋窝淋巴结，因为乳腺癌最常转移至腋窝淋巴结。将上臂外展，用同样的手法先检查腋窝顶部的淋巴结，自上而下检查，然后将手滑至腋窝的前侧壁，检查胸大肌深部的淋巴结，将手划至腋窝的后外侧壁，检查背阔肌前内侧的淋巴结，检查完一侧的乳房和淋巴结后，记得检查对侧，这样整个乳腺自检就完成了。如果摸到乳房肿块或其他异常征象，应及时到医院就诊。

9 乳腺癌筛查多大年龄开始比较合适？

如果不是高危人群，建议 40 岁作为乳腺癌影像筛查的起始年龄。如果是高危人群，在 40 岁之前就要定期检查，一级亲属有乳腺癌的话，比如女儿，就要比母亲确诊的年龄提前 10 年进行乳腺癌筛查。

10 哪些因素可能增加患乳腺癌的患病概率？

所谓致病因素或高危因素，并不是说有了这些因素就一定会得乳腺癌，只不过是它可能会增加得乳腺癌的概率。一是有家族史；二是有患病史；三是有一些突变基因；四是激素异常，比如 12 岁之前就来例假，或绝经过晚，55 岁之后才绝经，这些通常是乳腺癌的危险因素。除此之外，肥胖、饮酒等也可能会增加乳腺癌的发病风险。

11 如何辨别乳房溢液是否正常？

乳房的正常功能就是哺乳，如果在妊娠期或哺乳期，溢液是正常的生理现象。一般在哺乳期结束 6 个月以内，还会有乳汁的分泌，这是正常现象。如果溢液时间过长，或停止哺乳很久已经不再分泌乳汁了，突然又出现乳头溢液，就不正常了，需要及时就诊。

讲解专家： 王蓓，山东第一医科大学第一附属医院（山东省千佛山医院）超声诊疗科主任医师。

烦人的盆腔炎

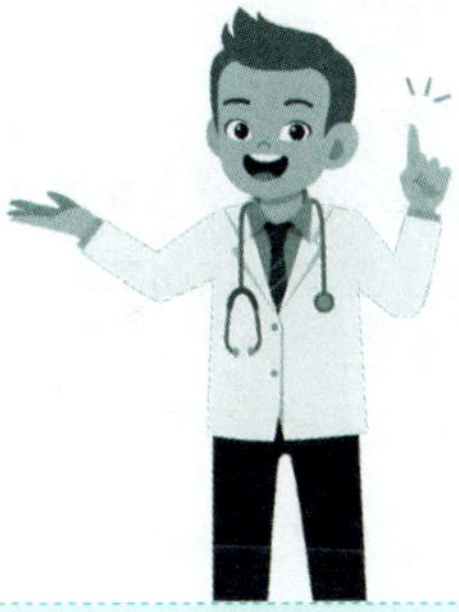

有些女性朋友时常会觉得下腹坠胀疼痛，腰酸乏力，严重时外阴部会有下坠感，出现这些症状，要警惕可能是得了盆腔炎。那么是什么原因导致了盆腔炎？得了盆腔炎应该如何进行治疗？又该如何预防呢？

1 盆腔炎是一种什么病？

盆腔是由几块骨头组成的骨性结构，包括骶骨、髋骨、耻骨等。盆腔发炎不是指骨盆发炎，而是指盆腔内的组织结构发炎。

盆腔像一个花盆，子宫、卵巢、附件端坐在中央，像花盆里的骨朵一样，如果骨朵发炎了就叫盆腔炎。

盆腔炎是女性上生殖道一系列疾病的统称，包括子宫内膜发炎，附件炎也就是输卵管、卵巢发炎，子宫周围结缔组织发炎。

2 出现哪些症状就要警惕可能是盆腔炎？

盆腔部位比较广，不同部位炎症临床表现不一样。出现以下症状要引起注意可能盆腔发炎了。第一，腰痛，经常出现腰痛而且不是经期痛经那种肚子疼。第二，腹痛，经常莫名其妙的肚子发紧、发疼、发凉，伴有发烧。第三，分泌物增多，出现异味，带下黄臭，甚至瘙痒。

3 盆腔炎会导致不孕吗？

不孕症近几年发病率越来越高，影响怀孕的因素主要有三个方面：第一，是否有好的种子，就是卵子；第二，土壤好不好，就是子宫内膜是否正常；第三，输卵管是否通畅，精子、卵子能不能正常结合。盆腔炎可能会导致不孕。盆腔炎既可能是子宫内膜发炎，也可能是输卵管发炎、积水、粘连，还可能是卵巢发炎影响排卵。怀孕的这三个环节，盆腔炎都可能影响到，许多盆腔炎患者往往是因不孕症来就诊的。

4 怀疑是盆腔炎，一般会进行哪些检查？

第一，做最基本的妇科检查，主要检查子宫、附件、宫颈是否有压痛，看炎症侵犯到了哪个部位。

第二，理化检查，看白带常规，有没有病原体，内源性的还是外源性的，病原体是哪一种感染，有没有特殊感染等。

第三，其他检查，如果这些检查还不够明确，还可以做宫腔镜、腹腔镜等。

5 什么原因导致盆腔炎？

第一，外来感染入侵。最常见的是不节制的性生活、过度清洗、人工流产等。有的女性朋友喜欢天天晚上用花椒水、清水、生理盐水等冲洗阴道，破坏了阴道的微生态，造成逆行感染。有的女性朋友因为意外怀孕反复清宫、流产，会加剧医源性感染。

第二，内源性感染。大量应用抗生素、免疫抑制剂、过度清洗等会造成阴道内菌群失调，导致细菌上行感染。

6 怎样治疗盆腔炎？

盆腔炎发病经常很隐匿，急性盆腔炎门诊发现不超过 5%。隐匿性盆腔炎占到了 50% 以上。

盆腔炎的治疗有三个原则。第一，应用广谱抗生素；第二，及时治疗，不要拖延；第三，治疗过程个性化，每个人的用药习惯、保健保洁习惯不一样，要根据个人习惯的不同，适当选择抗生素治疗。

7 中医如何治疗盆腔炎？

在治疗过程中，中医中药积累了丰富的经验和方法。1800 年前，张仲景创造的方子，现在仍然在广泛应用。近年来，在中医特色治疗方面积累了更为丰富的方法，根据患者的症状体征，结合中医的望闻问切四诊合参，进行精准的辨证论治。中医的特色疗法针灸、穴位埋线、穴位贴敷等方法，效果都非常好。盆腔炎的针灸治疗，在辨证分型的基础上选取穴位。最常用的是灸法。灸法有温热感，能够有效改善盆腔的血液循环。依据个体情况，可以选择隔物灸，如隔姜灸、隔附子灸。

8 盆腔炎不及时治疗会有什么危害？

盆腔炎得不到规范及时的治疗，会有一些后遗症，如不孕症。有些人结婚后两三年不怀孕，就诊检查发现是盆腔炎造成的。

盆腔炎还可能导致异位妊娠，也就是宫外孕。因异位妊娠就诊的患者往往合并输卵管粘连。

盆腔炎得不到及时治疗，还可能导致慢性盆腔痛。表现为非月经期腰疼、肚子疼、下坠，遇到身体状况差，如劳累、生气、受凉等因素，反复发作。

9 使用杀菌性洗液能预防盆腔炎吗？

这类洗液不能盲目选择，要有针对性。如果没有细菌性、霉菌性阴道炎，不建议长期使用。因为阴道内环境是一个微生态的环境，有一个正常的菌群在维持。如果经常用外来的洗液尤其是抗生素洗液，会破坏阴道内环境、微生态，造成菌群失调，造成阴道炎、宫颈炎、盆腔炎。

10 运动能预防盆腔炎吗？

不建议剧烈的运动，如跳绳，尤其是有盆腔脓肿或者卵巢脓肿时，反复的剧烈的跳动会加剧炎症扩散。推荐慢跑，通过慢跑改善盆腔的血液循环。一些稍微静态的运动，比如瑜伽、室内的拉筋训练、仰卧起坐训练，也能有效改善盆腔的血液循环，提高免疫力。

讲解专家： 郑祖峰，山东中医药大学第二附属医院妇产科主任医师。

异常子宫出血须警惕

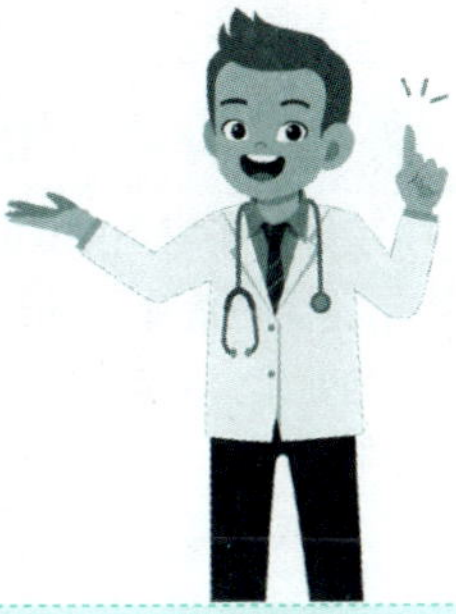

"医生，我月经刚结束没几天，怎么又出血了？""医生，我每次月经量特别多，这可怎么办？"异常子宫出血的患病率并不低，大约占育龄期女性的 11% ～ 13%，涉及的疾病也较多，有些情况比较复杂，影响着女性朋友的身心健康和生活质量。

1 月经是怎么形成的？

月经来潮是女性成熟的标志之一。月经是随卵巢周期性变化而出现的子宫内膜周期性脱落及出血。排卵时如果卵子正好遇到一个精子，女性怀孕后，孕激素会维持胚胎发育。如果卵子没有遇到精子，会形成黄体，黄体萎缩，子宫内膜剥脱，就形成了月经。

2 异常子宫出血是怎么回事？

月经周期频率、规律性、经期长度、经期出血量这 4 个要素，任何一个和之前不一样，且出血来自宫腔，就可能存在异常子宫出血。但异常子宫出血的定义有年龄限制，青春期前、孕期和绝经后的女性，即使是来自宫腔的出血，也不算是异常子宫出血。

3 怎样判断是否存在异常子宫出血？

判断是否是异常子宫出血，可以参考以下标准：

1）月经周期。出血的第 1 天为月经周期的开始，两次月经第 1 天的间隔时间称一个月经周期，一般是 21 ～ 35 天。小于 21 天，是月经频发，大于 35 天，是月经稀发。

2）月经规律性。每个女性月经周期都在一个相对稳定的范围内，周期变化大于 7 天是月经不规律，需要引起重视。

3）经期长度。每次月经持续时间称经期，一般为 3 ～ 7 天，经期长度大于 7 天是经期延长，小于 3 天是经期过短。

4）经期出血量。经量为一次月经的总失血量，正常月经量为 5 ～ 80ml。月经量多，影响生活质量，属于月经过多；经量较以往减少，点滴状，则为月经过少。

以上四点出现任何异常，或者与自己之前的月经表现不一样，就需要引起重视。女性生殖系统的出血不仅仅是来自子宫，还可能来自外阴、阴道、宫颈等，如果出现异常，需要找专科医生做相关检查，明确是否为异常子宫出血。

4 异常子宫出血有哪些危害？

异常子宫出血，影响女性的生活质量，给工作和生活带来不便；长期出血可能会引起贫血，出现头晕乏力、心慌等症状。治疗不及时还可能会导致妇科炎症，长远来看，妇科炎症还可能引起输卵管问题，造成不孕症。还有一些异常出血，可能存在潜在恶性病变，治疗不及时，甚至危及生命。

5 引起异常子宫出血的原因有哪些？

引起异常子宫出血的原因分为两大类：第一类是器质性病变，第二类是非器质性病变。

1）器质性病变。通俗来讲就是可以通过超声、CT、磁共振、宫腔镜等辅助检查，看到子宫结构的变化，有时甚至需要借助病理检查来明确诊断。器质性病变主要包括子宫内膜息肉、子宫肌瘤、子宫内膜异位症，还包括子宫内膜不典型增生甚至恶变。

2）非器质性病变。通过上述检查，查不到器质性问题，如有些女性存在凝血功能异常，来月经会出现异常出血，临床上最常见的还有排卵障碍也会引起异常子宫出血。月经受下丘脑-垂体-卵巢轴的影响，任何一个部位出问题，都会引起排卵障碍，导致激素水平失衡，子宫会出现异常出血的情况，这一类最常见疾病有多囊卵巢综合征、高泌乳素血症，甚至甲状腺功能异常，也会引起异常子宫出血。服用某些激素类药物时，突然停药，子宫内膜炎症、局部病变，排除上述器质性病变，也可能会引起子宫出血。此外，还有一种疤痕憩室，即剖宫产切口形成的一个憩室，就像雨天地面有洼的地方会存水一样，会存一些血，也会导致异常的子宫出血。

6 月经量大，且经期很长，该怎么办？

血液系统疾病、免疫治疗或服用某些抗抑郁症药物，都可能会导致月经过多。有一些女性可能存在器质性病变，比如有肌瘤，体积较大，引起月经过多，可以考虑把肌瘤切除，有的女性通过检查发现有息肉或者腺肌病等，医生需要根据不同的情况来处理。

7 两次月经之间会出现一次异常出血，是怎么回事？

临床上经常遇到经间期出血的女性，大家普遍认为是围排卵期出血，其实病因并不完全是围排卵期出血。出现这种情况，第一，要进行妇科检查，明确是来自宫腔的出血，还是来自其他部位的。第二，要结合超声及激素水平检查，判断是否是围排卵期出血。有些情况并不是围排卵期出血，例如有女性吃紧急避孕药，可能引起经间期出血，这就是药物撤退性出血，有些女性可能有子宫局部的炎症、息肉或肌瘤，也可能会出现经间期出血。

8 月经量少，可能是什么原因引起的？

每个人月经量都有很大差别，且影响月经量的因素也较多。服用短效口服避孕药，可能会引起月经量减少，一般停药后能恢复。反复的宫腔操作对子宫内膜会造成损害，也会引起月经量减少。患有结核病后以及放置节育器等，都可能会导致月经量减少，要到正规医院明确诊断，及时诊治。

9 子宫内膜息肉引起异常子宫出血，该怎么处理？

子宫内膜息肉引起出血，主要表现为月经淋漓不尽，月经不规则，甚至会出现月经量过多。通过超声检查，宫腔内的息肉是很容易被发现的。通常小于 1 厘米的子宫内膜息肉，可以通过药物治疗。如果有生育需求，但性生活正常的情况下一年内没有怀孕，可能与息肉相关，即使息肉不大，也建议手术治疗。对于一些大息肉，尤其 2 厘米以上的，不管是否引起月经变化，都建议做宫腔镜检查，把息肉处理掉，减少病变的风险。

10 异常子宫出血，怎样确定是否存在子宫内膜不典型增生的情况？

子宫内膜不典型增生在临床上可能没有很明确的超声学改变，有的仅表现为局部的不规则回声，但是会引起异常子宫出血。出现异常子宫出血，建议去医院完善相关检查，排除其他病因，可以先在医生指导下用药物干预，一般 7 天内能止血。如果药物干预后，出血量仍然增多，就要警惕子宫内膜不典型增生或者恶变。建议进一步进行宫腔镜检查，看一下内膜的情况，在怀疑有病变的部位，取一块组织进行病理检查，根据病理诊断，制定治疗方案。

11 如果确定是子宫内膜不典型增生甚至是恶变，该怎么办？

出现子宫内膜不典型增生，如果不及时治疗很有可能发展为子宫内膜癌，应积极处理。没有生育需求的女性，建议行子宫切除，以免发展为恶性疾病。对于有生育需求、要求保留子宫的女性，可以采取高效孕激素治疗。治疗 3 ～ 6 个月后，再对内膜进行评估。有一部分人效果很好，出现逆转，接下来可以按照剂量继续进行药物治疗，3 ～ 6 个月再复查，如果没有问题，建议尽早完成生育。有一部分人可能随着时间推移，病变没有进展，也没有逆转，这时建议增加药物剂量，3 ～ 6 个月复查，如果出现逆转，可以按照剂量继续用药、随访。如果病变进展，建议及时切除子宫，生命比生育更重要。

讲解专家： 郝宝珍，山东省妇幼保健院妇科副主任医师。

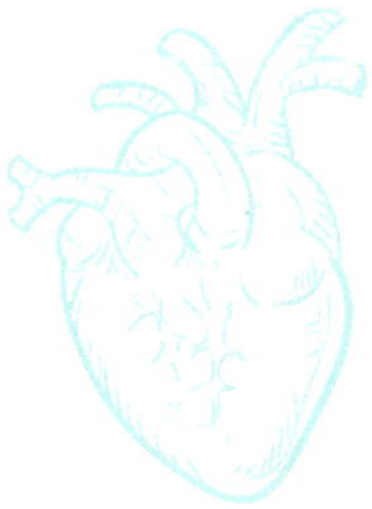

子宫保卫战 科学应对腺肌病

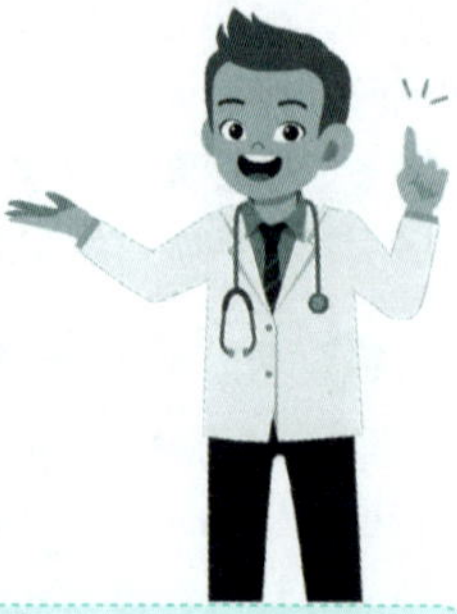

经期及经期前后下腹痛，是很多女性朋友曾有的经历。当痛经越来越严重，月经量明显增多，疼痛时间延长，甚至整个月经期疼痛都在持续，痛得难以忍受，吃止痛药都难以缓解时，您就要高度警惕可能是得了子宫腺肌病了。

1 正常的子宫是什么样子的？

正常的子宫位于女性的盆腔，大小相当于本人的拳头或者略小一些，呈倒梨状的倒三角形。分为子宫体宫底和宫颈，子宫是附件，即卵巢和输卵管。在子宫的剖面上有子宫肌层，肌层里有一层膜叫子宫内膜。每个月卵巢分泌的激素会发生周期性变化，子宫内膜会随着卵巢的激素发生脱落，脱落以后通过阴道流到体外，即月经。

2 什么是子宫腺肌病？

子宫腺肌病是子宫内膜长到了肌层里，在肌层内造成一些病灶。随着时间推移，病灶增厚，形成子宫腺肌病。人体正常的器官，内膜下一般都有一层黏膜下层，但子宫没有。在子宫内膜和肌层之间，形成一种结合带，这个结合带犬牙交错。在月经期宫腔压力大的时候，或反复流产宫腔操作对结合带造成一些损伤的时候，内膜就会“钻”到肌层里，在里面生长发育，形成了局部的内膜，形成小囊腔，导致子宫腺肌病。

3 子宫腺肌病的临床表现有哪些？

子宫腺肌病最重要的临床表现是进行性痛经，特点是越来越重，这一次比上一次重，下一次比这一次重，是逐渐加重的。另一个常见症状是月经量多、经期长。其他的，还包括例假后会有贫血的表现，还可能会造成不孕、怀孕后容易流产或早产等。严重的子宫腺肌病，会有一些压迫症状，出现尿频，或者大便不好的情况。

4 子宫腺肌病为什么会引起疼痛？

子宫内膜会随着患者体内激素发生周期性变化。每当月经来临时，长在子宫肌层里异位的子宫内膜，也会发生周期性变化，因此每个月异位的子宫内膜都会出血。出血时，局部形成的一些小囊腔张力增加，就会产生局部周期性脱落引发的疼痛。此外还有一些原因，比如炎性反应，神经递质发生变化，或激素受体发生变化，都会引起疼痛。

5 痛经一定是子宫腺肌病吗？

不是的。痛经是女性常见的症状。在医学上通常分为原发性痛经和继发性痛经两大类。痛经有很多原因，单纯的痛经没有子宫腺肌病这种进行性加重表现。子宫腺肌病因为内膜长在子宫肌层里，出血流不出来，因此每次月经来临时，疼痛都会较上次加重。

6 怀疑是子宫腺肌病，需要做哪些辅助检查？

对于妇科疾病的诊治，妇科超声是非常重要的法宝，在子宫腺肌病的诊断当中也不例外。妇科超声分为经腹和经阴的，通过超声可以观察子宫的大小、形态，还有肌层回声的改变。子宫腺肌病，一般表现为子宫不均匀增厚，尤其以后壁或者宫底部为主，肌层回声不均匀，甚至会形成小囊肿。另外一种辅助检查就是肿瘤标志物，子宫腺肌病的患者，CA125 会明显增高。另外，磁共振也可作为它的检查方法。

7 超声检查能够观察到子宫腺肌病的哪些变化？

通过超声检查，能发现患者的子宫是否增大，子宫前、后壁是否均匀。①正常的子宫前后壁约 1 厘米，如果发现子宫前后壁不均匀，特别是后壁增厚，有的能达到 4～5 厘米，可能是子宫腺肌病。②子宫肌层里回声不均匀，有强回声结节。③子宫肌层里会形成一些小的囊腔，类似蜂窝状的囊腔，一般有 1～5 毫米。

8 患有子宫腺肌病的患者能生育吗？

子宫腺肌病对子宫有一定的破坏，对生育有一些影响。随着病程发展，子宫腺肌病对子宫的影响会越来越大，建议患者尽量在病情不太严重时，尽早怀孕生子。

9 病情比较严重的子宫腺肌病患者，有办法怀孕吗？

子宫腺肌病患者，如果出现不孕，且子宫较大，可以使用一些药物，帮助缩小子宫，再尝试怀孕，会增加怀孕的成功率。此外还有促排卵治疗，人工授精等。如果这些办法还无法解决患者怀孕的问题，就要尝试试管婴儿。再严重者，可考虑手术后再尝试怀孕。

10 子宫腺肌病的临床治疗手段有哪些？

子宫腺肌病的治疗分为两大类：一类是保守治疗，另一类是手术治疗。患病早期保守治疗，可口服止痛药；还可口服一些避孕药，抑制排卵，抑制激素形成，会对子宫腺肌病起到一定的缓解作用。此外，口服一些孕激素类药物，也会起到降低雌激素的作用，对疾病起到一定的治疗作用。但是子宫腺肌病的治疗是漫长的，长期服用激素类药物，会对肝脏有损害，因此此类治疗方式，不太被患者接受。现在还有一种叫宫内释放系统，是把药做到节育环里边，然后放在了宫腔里，每天 20 微克的药物，直接释放在宫腔里，能发挥 5 年的作用，此类治疗手段，是目前大家比较容易接受的。

此外，还可以通过注射药物引起激素水平降低，就和更年期以后的状态一样，这种方法需要每个月（28 天）打一针，效果很好。

11 什么情况下子宫腺肌病需要采取手术治疗？

如果药物治疗效果不好，解除不了痛苦，或者无法完成生育，可采取手术治疗方案。手术治疗方案分为两类：一类是保守型手术，另一类是根治型手术。保守型手术适合有生育要求的。对于一些没有生育需求，或者年龄偏大，发生病变、弥漫性病情的患者，局部切除无法解决问题，应选择做根治型手术，即把子宫切除，也叫全子宫切除术。

12 子宫腺肌病会癌变吗？

子宫腺肌病是子宫内膜长到了子宫肌层里，有恶变的可能，但恶变的概率不高。

在子宫腺肌病发展的过程中，要严密观察，如果出现了疼得很厉害或者长得很快这些情况，要怀疑恶变的可能。恶变一般会是子宫内膜样腺癌，或黏液性子宫内膜样腺癌，或浆乳癌。

13 子宫腺肌病能预防吗?

日常生活中，可以从以下几点来预防：

1）养成良好的就医意识和习惯，做到及时就医。

2）增进医患交流，进行健康教育，消除不良情绪。

3）加强对疾病的认识，当自己的身体发生不适、有异常变化的时候，要及时做好记录，以便于医生寻找更好的治疗方法。

4）生育是治疗和预防子宫内膜异位症最佳的治疗途径。

5）如果没有生育要求，要做好避孕措施，尽量避免人工流产手术。

讲解专家： 李明江，山东第一医科大学附属省立医院（山东省立医院）妇科主任医师。

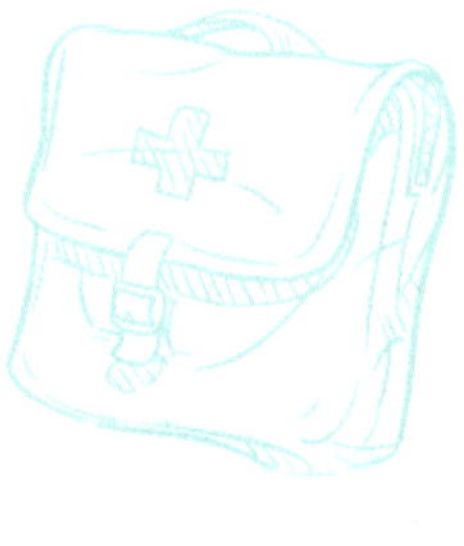

唐筛　优生的关键一环

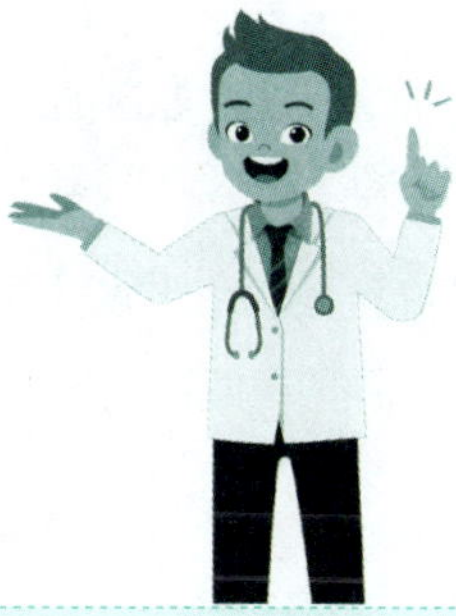

3 月 21 日是世界唐氏综合征日。唐氏综合征即 21- 三体综合征，由于染色体异常导致，患者通常表现为智能障碍、发育落后、身体多发畸形等。目前为止，这种病还没有有效治疗方法，只能通过孕期“唐筛”，早发现，早干预。

1 唐氏综合征是怎么回事？

唐氏综合征是导致出生婴儿智力低下的最常见的一种染色体疾病。每个人都有 46 条染色体，包括 22 对常染色体和一对性染色体。唐氏综合征患者的第 21 对染色体多了一条，他们共有 47 条染色体。

2 唐氏综合征患儿有什么表现？

唐氏综合征患儿最特征性的表现，就是生长发育迟缓和智力障碍，同时具有特征性的先天愚型的面容，包括眼距较宽，眼裂较小，鼻根部低平，耳位低，通常会有伸舌、流口水等表现，身材比较矮，四肢和手指比较粗短，有的还会有特殊的掌纹，比如通贯掌等。

3 唐氏综合征是一种遗传疾病吗？

唐氏综合征是一种遗传病。遗传病是遗传物质改变所导致的疾病，唐氏综合征就是由于患者的遗传物质染色体的数目发生了异常，多了一条 21 号染色体所导致的。

4 健康的父母，有可能生育唐氏综合征的宝宝吗？

虽然唐氏综合征是一种遗传性疾病，但是并不是只发生在有遗传家族史的家庭中，健康的夫妇也有可能生育唐氏综合征患儿，而且 90% 的唐氏综合征的患儿都是由正常的夫妇生育的。因为染色体分离异常的发生是随机的，是一个概率事件，正常的夫妇也有可能生育唐氏综合征的患儿。

5 唐氏综合征能够治疗吗？

唐氏综合征的发生是由于染色体异常导致的，目前来说没有有效的治疗手段，只能通过孕期的产前筛查和产前诊断，减少唐氏儿的出生。

6 唐氏综合征能预防吗？

传统的唐氏综合征血清学筛查，也就是唐筛，包括在孕 11 ～ 13 周零 6 天的早孕期筛查和孕 15 ～ 20 周零 6 天的中孕期筛查，通过检测孕妇血清中特定的生化指标，结合超声的 NT 结果，孕妇的孕周、年龄、体重来综合评估胎儿发生唐氏综合征、18 三体综合征以及神经管畸形的风险。

做唐筛的主要目的，是从正常的孕妇群体中筛查出胎儿发生唐氏综合征高风险的孕妇，再进行进一步检查，减少唐氏儿的出生。

7 唐筛，早期和中期的检查都必须做吗？

不同的医院执行的策略不同，有些医院采用联合筛查的策略，既进行早孕期的筛查，也进行中孕期的筛查。

有些产检医院采用酌情序贯的筛查，先做早孕期筛查，如果孕早期筛查是临界风险或高风险，再进一步做无创 DNA 检测或产前诊断，如果孕早期的筛查是低风险，再联合孕中期筛查。一部分产检医院仅进行单次的孕中期筛查。

8 如果错过了唐筛查检查时间，怎么办？

不管是孕早期筛查还是中期筛查，都需要根据所在的孕周，才能准确地评估发病风险，如果错过了筛查孕周，是不能再进行补检补筛的，可采用无创 DNA 筛查或者产前诊断的方法进行进一步检查。

9 唐筛结果如何判别？

唐筛给出的结果，是胎儿发生每一种目标疾病的风险值，对于每一种疾病来说，都有一个截断值。以唐氏综合征为例，截断值是 1/270，如果筛查结果大于 1/270，就属于高风险了，医生会建议进一步进行产前诊断；如果风险值在 1/270 ～ 1/1000，属于临界风险，如果超声没有提示其他异常的情况，医生会建议进行无创 DNA 筛查；如果筛查风险值小于 1/1000，提示胎儿发生唐氏综合征的概率相对比较低，后期可以按期检查。

10 产前无创 DNA 是一种什么检查？

传统的唐筛，假阳性率相对偏高，对于筛查属于临界风险的孕妇，医生会建议进一步做无创 DNA 筛查，也就是孕妇外周血胎儿游离 DNA 产前检测，是抽取孕妇的外周血，通过应用高通量测序技术，检测孕妇血中的胎儿来源的游离 DNA，来判断胎儿发生像 21 三体、18 三体等常见染色体异常的风险，准确性高于传统的唐筛。

11 无创 DNA 产前筛查的适用人群有哪些？

无创 DNA 的适用人群，主要包括三类。

1）早孕期唐筛或者中孕期唐筛，结果提示为介于高风险与低风险之间，也就是临界风险的情况。

2）孕妇本人有产前诊断的适应证，但是存在产前诊断的禁忌证，比如先兆流产、发热、出血倾向等。

3）孕妇错过唐氏筛查的最佳时期，她的孕周已经≥ 21 周，但她要求评估常见的染色体异常，比如 21 三体、18 三体和 13 三体的患病风险。

无创 DNA 的慎用人群：无创 DNA 检出效果下降的孕妇，检出效果不明确的孕妇，或按有关规定建议其进行产前诊断的孕妇。具体包括以下 7 种情况。

1）做了早孕期唐筛或者中孕期唐筛，结果是高风险。

2）孕妇预产期年龄≥ 35 周岁。

3）孕妇比较肥胖，体重指数≥ 40。

4）孕妇不是自然受孕，通过试管婴儿受孕。

5）怀的是双胎或者多胎的情况。

6）孕妇本人之前生过染色体异常的胎儿，但是夫妻双方的染色体检查都正常。

7）经医生评估，有可能有影响结果准确性的一些情形。

无创 DNA 的不适用人群：有以下情形之一的时候，无创 DNA 的检出效果是明显下降的。

1）检测时的孕周小于 12 周。

2）夫妻双方之一有明确的染色体异常。

3）孕妇之前接受过异体移植、干细胞移植，一年之内接受过异体输血，4 周之内接受过细胞免疫治疗的情形。

4）超声提示存在胎儿结构畸形的情况。

5）夫妻双方之一有明确的遗传病家族史或胎儿评估提示有基因病遗传高风险的。

6）孕妇妊娠期间合并恶性肿瘤。

7）经医生评估，存在严重影响结果准确性的情形。

12 如果唐筛结果提示为高风险，宝宝就一定会有问题吗？

筛查提示高风险，仅仅是提示胎儿发生唐氏综合征或其他染色体异常的概率是增加的，并不是说胎儿一定有问题。拿到筛查高风险的结果之后，一定要找专业医生进行充分咨询，选择适宜的产前诊断技术来确诊胎儿是否真正患有这样的染色体疾病。

13 产前诊断指的是什么？

产前诊断是一种有创性的诊断技术，包括绒毛活检、羊膜腔穿刺术以及脐血穿刺手术，都是通过取得胎儿的细胞来进行进一步诊断，包括遗传学检查以及一些宫内感染的病原体的一些检查。既然是一种有创检查，风险就会相对高一些，但通常情况下是安全的。进行穿刺之前，医生要对孕妇进行全面的术前检查，在保障孕妇和胎儿安全的情况下再进行穿刺。

讲解专家： 俞冬熠，山东省妇幼保健院医学遗传与产前诊断中心主任医师。

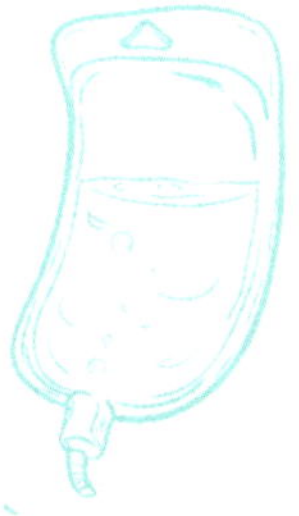

合理控糖　健康妊娠

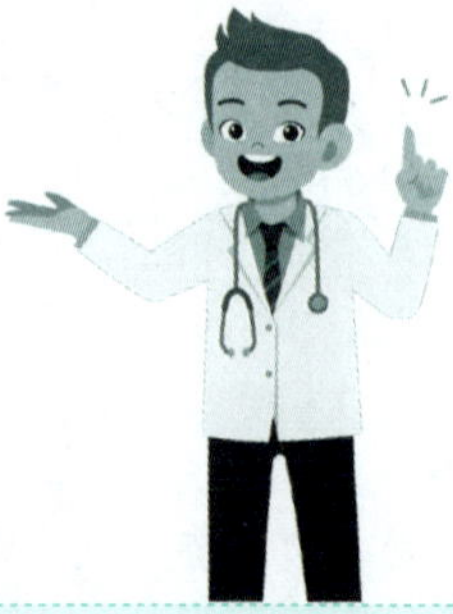

怀孕了，一个新的生命正在孕育，是件特别甜蜜的事情，可有时候“甜”过了头就开始让人担心了，比如准妈妈出现妊娠期高血糖。

1 什么是妊娠期高血糖？

妊娠期高血糖主要分孕前糖尿病和妊娠期糖尿病两大类。孕前糖尿病是孕前已患有糖尿病。妊娠期糖尿病是在怀孕期间首次发现的糖尿病。还有一类是空腹血糖受损，血糖值高于正常范围，但还达不到诊断糖尿病的标准，这部分人群，也应引起足够重视。

2 什么原因导致了妊娠期高血糖？

孕期是一个特殊时期，这个时期因为胎儿需要一定的血糖，雌、孕激素会促进孕妇对血糖的利用，且肾脏排泄率增加，因此孕期的葡萄糖需要量增加，然而孕期，尤其到了怀孕中晚期，雌激素、孕激素及一些生物酶，会降低胰岛素功能，使胰岛素关键度下降50%～60%，同时抵抗高血糖的能力也会下降一半，胰岛素的代偿性分泌比怀孕前能增加2～2.5倍。但有一部分人的胰岛素分泌无法达到相应的代偿性增加，这时就会出现血糖升高。

3 妊娠期高血糖有哪些危害？

妊娠期高血糖对母婴都有影响。如早期流产，有一部分发现是血糖高导致的。妊娠期高血糖还可能导致早产、羊水增多，可能使胎儿长得比较大，造成难产，导致剖宫产概率增加，且剖宫产后也容易导致感染。妊娠期高血糖的女性在产后5～10年后，2型糖尿病发病率也高于健康人群。此外，妊娠期高血糖对孩子也有影响，容易导致胎儿宫内缺氧，甚至胎死宫内；孩子出生时也可能出现低血糖，同时成年后患有2型糖尿病的风险也会增加。

4 哪些人容易出现妊娠期高血糖？

妊娠期高血糖高危人群包括近亲，尤其是一级近亲中有糖尿病的女性，高龄，多胎、多产，怀第一胎时有妊娠期糖尿病或血糖增高病史，患有多囊卵巢综合征的女性，另外还包括吸烟、高血脂、有不良生活习惯、肥胖、妊娠期体重增长过快的女性。

5 糖尿病治疗的“五驾马车”是什么？

第一驾是健康教育，孕妈妈要知道高血糖的危害、怎样预防等知识；第二驾是合理膳食；第三驾是适量运动；第四驾是确诊是糖尿病的孕妈妈，孕期要定期监测血糖和体重；第五驾是药物治疗。

6 孕期体重增长多少合适?

我国女性 BMI 指数：体重 ÷ 身高^2。正常值为 18.5～23.9，一般孕期总增重大约 11.5～16 千克，每周增长 0.25～0.42 千克左右，也就是常说的“半斤八两”，28 周之前最好每周增重半斤内，孕晚期可能长得快些，可达到八两。对于超重或者肥胖的女性，孕期要严格控制，一般每周体重增长 0.15～0.28 千克。BMI 指数小于 18.5 的孕妈妈在孕期可以多长一点，但建议每周不要超过一斤，过度的体重增长，对孩子和妈妈的未来都有潜在风险。

7 孕妈妈该如何运动?

有人认为，怀孕后要多躺着，其实这是不可取的，除非有一些医学指征，医生建议卧床休息。如果没有医学指征，身体情况允许的前提下，提倡孕妈妈尤其是“糖妈妈”可以采取中度强度有氧运动。孕妈妈可以根据运动感受，自己判断中度强度运动，这种感受就是运动半小时后，感觉心跳有点快，有点出汗，运动后可以正常聊天但不能连续唱歌。一般建议每周至少运动 5 天，每次至少 30 分钟。一般中度强度的运动推荐散步、快走、孕妇瑜伽、韵律操等，一定要在孕前运动习惯的基础上进行尝试。

8 孕妈妈在什么情况下不适合运动?

孕妈妈出现以下情况不适合运动：胎膜早破，诊断为宫颈痉挛不全或宫颈环扎，中晚期反复持续出现阴道流血，孕 26 周后诊断为前置胎盘的多胎妊娠，有早产风险的双胎妊娠，控制不好的妊娠期高血压、糖尿病，未管理的甲状腺疾病等，有严重的心脏病、肺病及其他全身性疾病。另外，有习惯性流产史、不明原因早产史、进食障碍、严重贫血等，也不适合进行日常的运动项目。

9 妊娠期高血糖的女性，产后还需要进行血糖监测和管理吗?

产后一定要定期监测。因为妊娠期糖尿病的女性中有一部分人可能在 5～10 年后转成 2 型糖尿病。建议“糖妈妈”在产后 42 天再做一个糖耐量实验，有一部分人可能筛查出是糖尿病，还有一部分人血糖恢复正常了，但仍要在 1～3 年内定期复查，做好监测和管理工作。

10 产后血糖恢复正常，下一次妊娠过程中会再次出现妊娠期高血糖吗?

有这种概率。妊娠期高血糖的高危因素中，就包括前一次妊娠有高血糖病史。建议有妊娠期高血糖的女性一定要把自己血糖管理到正常之后再怀孕。如果是计划外怀孕，一定要及早到医院检测血糖情况，把预防关口前移。如果早发现，通过合理膳食和运动，有些人可以不吃药，就能把血糖控制在正常范围。

讲解专家： 刘翠英，山东第一医科大学附属济南妇幼保健院（济南市妇幼保健院）产科主任医师。

当妊娠遇到甲减

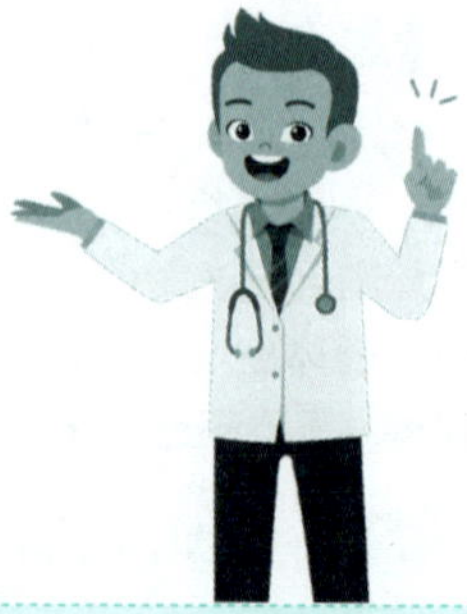

怀孕了，一个新的生命正在孕育，是件特别幸福的事情。但是妊娠合并甲状腺功能减退会让怀孕之旅蒙上一层阴影。那么到底什么是妊娠合并甲状腺功能减退？如果被诊断为妊娠合并甲状腺功能减退，对孕妈妈和宝宝有哪些危害？应该如何进行治疗呢？

1 什么叫妊娠合并甲状腺功能减退？

甲状腺功能减退是由于体内甲状腺激素合成或分泌不足引起，以机体代谢减低和神经兴奋性下降为主要特征的内分泌疾病。可以发生于各年龄段，尤其对育龄女性危害较大，如果控制不好，对母儿双方均可造成不良影响。临床上甲状腺功能减退一般分为两种：一种是临床甲状腺功能减退症，简称甲减；另一种是亚临床甲状腺功能减退症，简称亚甲减。

2 甲状腺激素在人体中起什么作用？

第一，甲状腺激素可以促进能量代谢，使机体耗氧量和产热量增加，代谢率增高，对三大营养素——蛋白质、葡萄糖、脂肪均有影响。

第二，甲状腺激素可以提高神经系统兴奋性，如果甲状腺功能减退可表现为反应迟钝、行为迟缓、记忆力减退、乏力等。

第三，甲状腺激素是维持机体正常生长发育必不可少的一种激素，特别是对大脑和骨骼的生长发育。如果婴幼儿体内甲状腺激素不足，孩子出生后可能会出现身材矮小、智力低下、生长发育迟缓等。

3 妊娠合并甲状腺功能减退，会对孕妈妈和宝宝造成哪些不良影响？

对女性来说，可能会影响月经，如闭经、不孕等，怀孕后容易发生流产、早产，孩子体重低，还可能导致死胎，妊娠期高血压疾病，胎盘早剥以及分娩以后出血多等不良妊娠结局。

对胎儿来说，早期脑发育所需要的甲状腺激素主要来自母体，特别是在孕早期，如果甲状腺功能减退没有得到及时纠正，会影响胎儿大脑和骨骼的发育，导致孩子出生后出现身材矮小，智力低下等，也就是临床上常说的呆小症。

4 哪些人群比较容易出现妊娠合并甲状腺功能减退？

第一，孕妇患有自身免疫性甲状腺疾病、慢性淋巴细胞性甲状腺炎、亚急性淋巴细胞性甲状腺炎等，均可能引发甲状腺功能减退。

第二，碘过量和碘缺乏都可能导致甲状腺功能减退。

第三，接受某些药物治疗的人群，比如接受碘制剂治疗及放射性碘治疗的人群。

5 为什么妊娠期容易出现甲状腺功能减退？

怀孕以后孕妇和胎儿对甲状腺激素的生理需求增加，孕期甲状腺的体积比平时要增大10%～40%。怀孕期间肾脏对碘的排泄量也是增加的。在这个过程中，如果甲状腺激素无法满足妊娠的过程，就容易导致甲状腺功能减退。

6 妊娠合并甲状腺功能减退有哪些症状？

疲倦、乏力、嗜睡等都是甲状腺功能减退的典型临床症状。这些症状在正常的妊娠期，特别是孕早期也是比较常见的。有些孕妈妈会忽略这些表现，不及时就医给孕期诊断甲状腺功能异常增加了难度，甚至会延误病情。

此外，常见症状还有怕冷、神情淡漠、情绪抑郁、反应迟缓、软弱无力等。还可以表现为脱发、皮肤干燥、出汗少、食欲差、体重增加。少数还可以表现为心悸、气促或声音低沉嘶哑。也有少数患者无明显临床症状。

7 应该在产检的哪个阶段做甲状腺功能检查？

胎儿早期脑发育所需要的甲状腺激素主要来源于母体。在孕早期，如果孕妈妈甲状腺功能减退得不到及时纠正，会影响宝宝大脑和骨骼发育。

建议甲状腺功能筛查在怀孕8周以前完成，最好是在备孕时进行筛查。

8 确诊了妊娠合并甲状腺功能减退可以只通过调整饮食来治疗吗？

不吃药，只通过饮食的调理是达不到治疗效果的。

左甲状腺素片与人体自身分泌的甲状腺激素是完全相同的，只要服用的剂量合适，不管对孕妇，还是对肚子里的宝宝，都是非常安全的，不会有副作用。相反，如果该服用而不服用药物，甲状腺功能减退得不到及时纠正，会对母儿特别是胎儿产生更大的危害。

9 如果孕妈妈服用了左甲状腺素片，还需要定期复查甲状腺功能吗？

口服左甲状腺素片治疗甲功达标以后仍然需要定期复查，建议怀孕20周以前，每2～4周复查一次甲状腺功能，并且根据甲功的治疗目标，调整药物剂量。在怀孕20周以后，促甲状腺激素稳定的情况下，每4～6周复查一次甲状腺功能。

需要特别强调的是，这种药物一般是整个孕期都需要口服，甲功达标不是指该停药了，而是指目前药物的剂量是合适的，要按药物剂量继续吃下去。有些孕妈妈甲功达标以后停药，认为可以像感冒一样好了就可以不再吃药。结果停药后，经过一段时间，复查甲状腺功能，又回到了原来的状态。

10 服用甲状腺素片有哪些注意事项？

左甲状腺素片最好是在清晨空腹顿服。吃药半小时至一小时后进餐，有利于药物的吸收。与平时常吃的豆制品、牛奶、浓咖啡、葡萄柚，以及孕期常补充的铁剂、钙剂、高纤维的食物等间隔2～4小时食用，以免影响药物的吸收。

11 对于确诊甲减的孕妈妈来说，日常饮食需要注意什么？

碘是合成甲状腺激素非常重要的原料，在怀孕早期胎儿所需要的甲状腺激素主要来源于妈妈，此后宝宝开始利用从妈妈身上获取的碘自己合成甲状腺激素，因此在怀孕期间比怀孕前需要摄入更多的碘。普通成年女性每天需要摄入碘量大约是150微克，孕妈妈需要每天摄入碘量要达到 250 微克。怀孕过程中最好的补碘方式是使用加碘盐。推荐所有孕妈妈都食用加碘盐，同时每周增加 1～2 次富碘的食物。富含碘的食物主要是海产品，如海带、紫菜、贻贝（淡菜）、海苔、虾米、虾皮等，豆腐干及鹌鹑蛋含碘相对也较高，但比海产品低很多。

⑫ 如何监测孕妈妈体内碘含量?

可以通过测定尿碘来了解体内碘的状态。如果尿碘低于每升 150 微克，说明缺碘，需要及早干预，进行补充。也不是吃的碘越多越好，碘过量同样是有害的，会引起甲状腺功能减退。如果尿碘正常，则正常饮食即可，不需要额外补充。

⑬ 患有甲减孕妈妈生完宝宝后，还需要继续服用左甲状腺素片吗?

患有甲状腺功能减退的孕妈妈，需要在生产完后将左甲状腺素片调整至怀孕之前的剂量，在产后 6 周复查甲状腺功能。

对于怀孕以后诊断的亚甲减，在分娩后一般可以考虑停药。产后 6 周复查甲状腺功能。

讲解专家： 康燕，山东省妇幼保健院产科副主任医师。

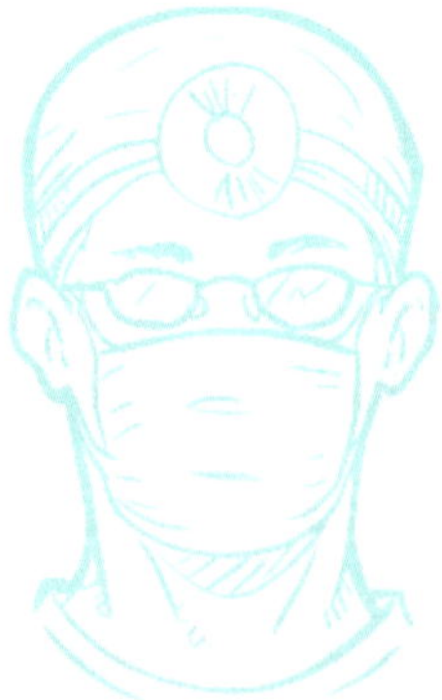

高龄孕育指南

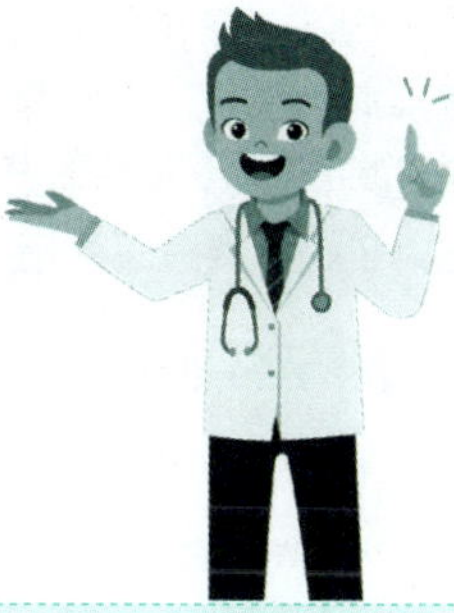

如今很多家庭选择进入 1+1 ≥ 2 的模式，也就是一对夫妻养育 2～3 个孩子。改变家庭结构的初衷是为了让孩子在成长道路上有更多陪伴，但是很多夫妻也有所顾虑。人到中年，随着年龄增大生育风险也越来越高，母亲和孩子的平安健康是家人最关心的问题。

1 孕产妇年龄越大，生的孩子越聪明，这种说法有科学依据吗？

这样的说法只是谣言，没有科学依据，生育是自然过程，一定要遵循自然规律，适龄生育才是最科学的。

2 医学上怎样界定高龄孕产妇？

以预产期这一天属于孕妇的周岁年龄作为诊断标准，如果在预产期时，孕妇的年龄超过 35 周岁，就属于高龄生育，现在还有一个年龄标准是 40 岁，如果在预产期时，妈妈的年龄超过 40 岁，这是超高龄，带来的风险会更多。

3 叶酸是备孕妈妈的必需品吗？

补充叶酸可以预防神经管缺陷的发生，还可以减少流产发生，每一个孕妇都要在备孕时提前吃叶酸，因为叶酸在红细胞里蓄积达到有效浓度需要 3 个月，怀孕后再补可能就有点晚。

4 备孕期在饮食方面需要注意什么？

主要有以下几点：①避免过度生冷辛辣，这些食品可以引起消化系统紊乱，导致胃部不适、便秘、腹泻、痔疮等问题；②避免高脂肪、高糖以及腌制食品，这些食品可以增加妊娠期糖尿病、肥胖等风险；③避免饮用高咖啡因、浓茶、酒精类饮品，这些饮品在一定程度上可以引起女性月经失调、排卵障碍等；④注意补充铁、钙以及蛋白质，比如奶、肉、蛋等。通过饮食调整，使女性达到最佳备孕状态，迎接新生命的到来。

5 高龄孕妇容易出现哪些问题？

高龄生育，特别是 40 岁以上的高龄女性可能慢性疾病的发生率会增加，孕产风险的发生率也会增加，所以在孕前应该进行充分的评估。另外，所有的卵子都是在女性胎儿时形成的，受时间和环境的制约会影响卵子的质量，所以，有针对性的产前诊断很有必要。

6 高龄孕妇应该如何运动？

孕期运动的问题和年龄没有关系，一般若孩子是健康的，适量运动不会带来不利影响。

但也不排除一些特殊情况，如孕妈妈有宫颈机能不全或者是有严重母体疾病，心脏病，呼吸系统疾病的情况，有过早产史或正在保胎的孕妈妈要限制活动，注意休息。对于绝大多数高龄孕妈妈而言，推荐适量运动，运动能解决吃好、睡好、心情好，缓解怀孕带来的不舒适。总之，孕妈妈要在医生指导下去做合适的运动。

7 孕妇采用哪种睡姿比较好？

不同时期推荐的睡姿也不一样，在早孕期及孕 14 周之前，妈妈的睡姿以舒适为主。因为在这个时期，子宫还比较小，除膀胱以外，它对其他器官的压迫比较小，妈妈躺左侧、右侧甚至平躺都可以。在孕中期推荐侧躺，一方面是由于妈妈在平躺的时候胎动比较频繁，平躺时，孩子在子宫内的活动空间相对较小，所以妈妈觉得孩子胎动可能会跟之前幅度有点改变，甚至次数有点增加。孕中晚期随着子宫增大，对盆腔内及腹腔内的脏器压迫比较大，可能会出现一仰卧位低血压的症状，比如在平躺时可能会出现心慌、胸闷，甚至出冷汗，在这种情况下，最好选择左侧卧位来缓解不适症状。

8 高龄孕妇在孕期服用某些药物，哺乳期还可以继续服用吗？

如果患妊娠期高血压疾病、子痫前期，在产后血压大于 150 ～ 100mmHg，仍然要口服降压药。此外，孕妇本来有甲亢、甲减或自身免疫性疾病，一定要遵循医嘱，由产科医生和内科医生来共同管理。几乎所有的药物都经乳汁分泌，哪些药物在哺乳期能用、哪些不能用、哪些需要间隔喂奶的时间等都有明确指导意见，需要严格遵医嘱。

讲解专家： 连岩，山东省妇幼保健院产科主任医师。

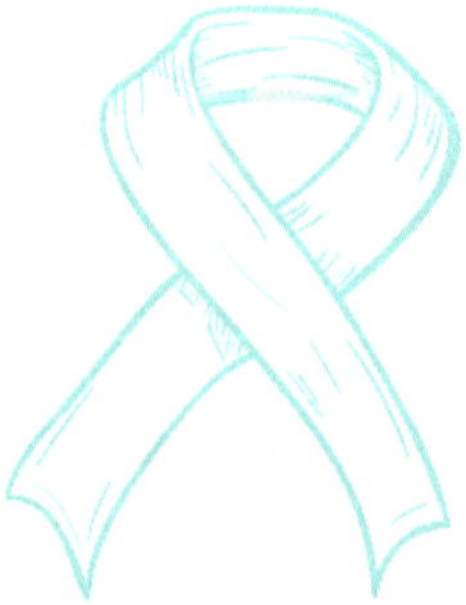

向产后抑郁说“不”

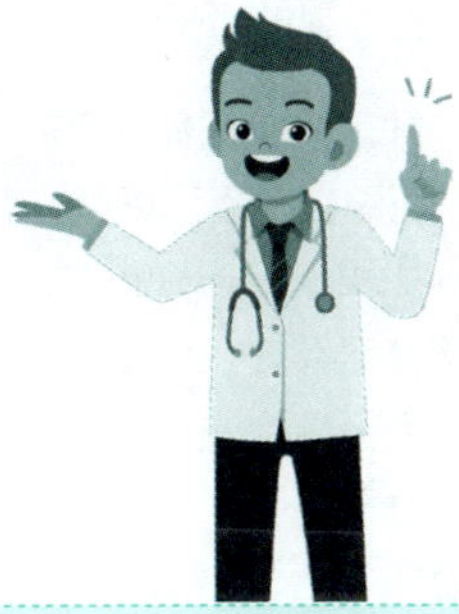

有些女性生完孩子后性情大变，可能会突然情绪低落、一言不发，也可能会莫名其妙地大发脾气、歇斯底里。她们烦躁、迷茫、纠结、质疑，经常哭泣，甚至有可能会突然伤害孩子或自己。当这些情况出现时，须警惕产后抑郁症悄然来袭。

1 什么是产后抑郁症？

产后抑郁症是分娩后常见的心理障碍，通常在产后 4 周内发作。产后抑郁症并不是个性怪异，也不是脆弱、矫情，它是分娩之后的一场情绪感冒。其病因、临床表现、病程及结局和其他形式的抑郁障碍相似，属于特殊时期的抑郁障碍。

2 什么是抑郁障碍？

抑郁障碍一般是指由各种原因引起的、显著而持久的、以心境低落为主要临床特征的一类心境障碍。临床上主要表现为心境低落，与其处境不相称，可以从闷闷不乐到悲痛欲绝。部分患者会出现明显的焦虑症状以及运动性激越，严重的可以出现幻觉和妄想等精神病的症状。也有部分患者会出现自伤和自杀行为，甚至因此死亡。抑郁障碍单次发作至少持续两周以上。

3 产后抑郁症的病因是什么？

产后抑郁症的病因目前在医学上并不十分明确，目前提出很多理论来解释产后抑郁症的高危因素，公认的有生物学因素和社会心理学因素。其中生物学因素强调激素在产后抑郁症中的作用，比如雌激素和孕激素，可以调节神经递质的传导，可以调节神经内分泌，可以导致昼夜节律变化。孕期和分娩期，雌激素和孕激素水平的急剧变化，会影响下丘脑垂体性腺轴的变化，从而引发产后抑郁症。

社会心理学因素在产后抑郁症的发病中也起到了非常重要的作用，比如，产妇处事不良的表现、对自己的情绪控制差、人际关系关键、分娩前没有做好充分准备、产后过分关注婴儿的性别和健康状况等。如果住房紧张、夫妻关系不和睦、婆媳等家庭关系不良，也有可能诱发产后抑郁症或加速它的发展。

4 哪些人比较容易患产后抑郁症？

分娩后 4 周以内，50% ～ 70% 的产妇容易出现一些轻度的抑郁情绪，比如不开心、不高兴，只有 10% ～ 15% 的产妇会罹患产后抑郁症。除了刚才提到的具有社会心理学因素特征的产妇容易患产后抑郁症，有精神疾病家族史，尤其是家族性抑郁症病史的产妇，更容易得产后抑郁症。

5 抑郁情绪和抑郁症怎么区分？

抑郁情绪和抑郁症并不是一回事。人有七情六欲，情一般指的就是情绪，抑郁是一种不开心、不高兴的负面情绪，就像高兴、愤怒、恐惧一样，是每个人一生中都能体验到的正常情绪。

如果仅仅出现一过性的心情不好，很快就调整好了，就不用做特殊处理。如果这种抑郁情绪持续存在，影响到饮食、睡眠，甚至出现一些躯体症状了，就有可能是得了抑郁综合征。只有抑郁综合征持续存在，影响到正常生活及社会功能了，才有可能诊断为抑郁症。

也就是说，抑郁是正常情绪，抑郁症是疾病。有些产妇由于分娩的疼痛、产后角色转变困难等，会出现一些委屈、不开心、不高兴、烦躁等情绪，经过自己的调整很快就消失了，可以不用做特殊处理。但是产后抑郁症需要专业的心理帮助。

6 如何确诊产后抑郁症？

很多新手妈妈没有育儿经验，刚开始照顾孩子时觉得十分崩溃，但是否是患上产后抑郁症了？产妇或家人可以对照以下 9 条做一个初步判断。

① 几乎每天的大部分时间都心情低落，感到悲伤、沮丧或绝望。周围人也能观察到产妇容易哭泣或默默流泪。

② 对于所有或几乎所有活动的兴趣或乐趣都明显减少，做事提不起劲，原来特别感兴趣的事情也没兴趣了，觉得生活索然无味。

③ 记忆力减退，或犹豫不决，对事物专注有困难（例如阅读或看电视），说话常常前言不搭后语，大脑里空白一片。

④ 睡眠不好，几乎每天都入睡困难、睡不安稳或睡眠过多。

⑤ 食欲不好，甚至出现不吃不喝的情况，体重明显下降，也有少部分产妇进食过多，暴饮暴食。

⑥ 感觉疲倦或没有活力、精力不足。

⑦ 感到自己毫无价值，觉得自己很糟糕，很失败，或让家人失望，或过分地、不适当地感到内疚。

⑧ 动作或说话速度缓慢到别人已经觉察，或正好相反——烦躁或坐立不安，动来动去的情况更胜于平常。

⑨ 有不如死掉或用某种方式伤害自己的念头或行为，有部分产妇有伤害孩子的念头或行为。

如果只是时而出现以上几条症状，也不一定就是患上了产后抑郁症。但是如果出现了 5 条以上症状，而且持续时间超过 2 周，就应该去看医生了，警惕可能被产后抑郁症偷袭。

此外，产后抑郁症患者还容易出现多种躯体症状，可以涉及各个器官，包括头痛、头晕、耳鸣、眼花、胸痛、胸闷、腹痛、乏力等症状，患者到临床科室去就诊，往往各项检查皆提示身体没有大问题，或即使发现了一些躯体障碍，但检查结果和临床症状并不相符。如果出现这些情况，也要警惕产后抑郁症。

7 产后抑郁症能预防吗？

产后抑郁症往往非常严重，需要提前预防。预防分为孕期预防和产后预防。

孕期预防：

① 孕期就要开始做好几件事情：从怀孕开始就要逐渐进入母亲角色，可以通过阅读书刊、听讲座、手机 App 了解育儿知识，了解儿童生长发育的规律，孩子的常见疾病，安全防范措

施等。

② 也要多了解产后情绪的变化，可以在丈夫陪伴下多去咨询医生，对于产后抑郁症也要有所了解，便于更好地应对产后不稳定情绪。

产后预防：

① 要坐好月子，在月子期间保持心情舒畅，最好是在熟悉的环境、周围有挚爱的亲人陪伴，这样有助于缓解产妇养育宝宝的无措感。

② 产妇要逐渐认同并适应母亲的角色，平时要多陪伴孩子，给孩子做抚触，增进亲子关系以及母子依恋关系。如果产妇出现情绪不稳定，家人要注意避免讨论一些关键话题，比如婴儿性别、产妇产后身材问题、家里经济困难等。

③ 注意休息，避免打扰。

④ 要适当运动。产后情绪不好时，可以外出散步，沮丧时，身体力行地做一些自己喜欢的运动，可以缓解情绪。

8 家人怎样帮产妇远离抑郁症的困扰？

丈夫要多承担家务，帮助照顾孩子，比如喂奶粉、换尿布；如果孩子经常晚上哭闹，丈夫最好和母子同住，以减少产妇委屈的情绪；发现妻子情绪沮丧、低落，丈夫要多体谅，多倾听，少训斥；家里的大事小事要多和妻子商量，多征求妻子的意见。

家里人要多帮产妇做一些力所能及的、有意义的事情，消除她的空虚感，保证她规律地进食和良好的睡眠。

婆媳关系不和也是产后抑郁症发生的一个很重要的社会心理学因素，处理好婆媳关系，对于预防产后抑郁症有很好的预防作用。婆媳关系最重要的是相互沟通，只有充分的沟通，才能体会到对方的思维方式，对对方很多行为习惯给予充分理解，避免发生冲突。即使婆媳在日常生活中出现一点小摩擦，好的沟通也利于消除。婆媳应该相互尊重、相互包容，客观地解决事情，就事论事，不要心存芥蒂。

9 如何治疗产后抑郁症？

如果已经确诊是产后抑郁症，要根据病情的轻度、中度或重度等不同的严重程度，系统规范地治疗。常用的治疗方法有心理治疗、药物治疗和物理治疗等。

心理治疗是产后抑郁症最常见的治疗方法，常用的有支持性心理治疗、认知行为治疗、人际心理治疗等。支持性心理治疗就是给予产妇解释、安慰、劝说、鼓励等，让产妇认识到自己的疾病，主动配合治疗；认知行为治疗就是矫正产妇的不良情绪，达到改善的目的；人际心理治疗主要是改善产妇的社会交往问题，比如产妇不正常的悲伤反应、角色转化困难、人际交往缺乏等。

如果采用药物治疗，一定要考虑到药物对于产妇本身代谢的影响，对于她认知功能的影响，还有乳汁对于婴儿的影响，必须要权衡利弊，一定要在医生指导下进行。

物理治疗相对于药物治疗来讲，不良反应确实比较少，包括重复经颅磁刺激治疗，经颅直流电治疗，无抽搐电休克治疗等，有研究显示，光照治疗对于产后抑郁症的治疗也是有效的。

讲解专家： 张华，山东第一医科大学第一附属医院（山东省千佛山医院）心理科主任医师。

第11章

儿童健康同守护

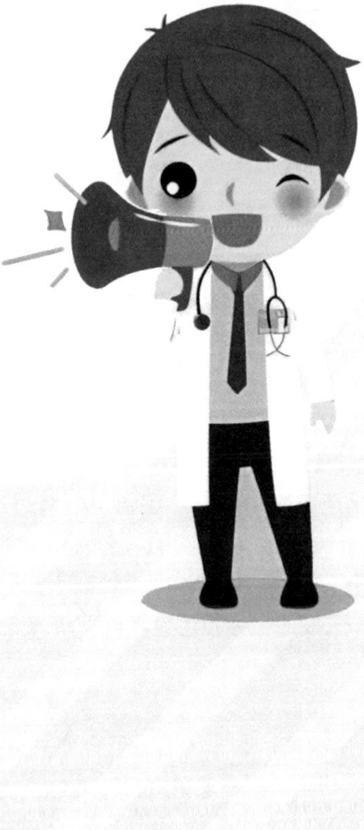

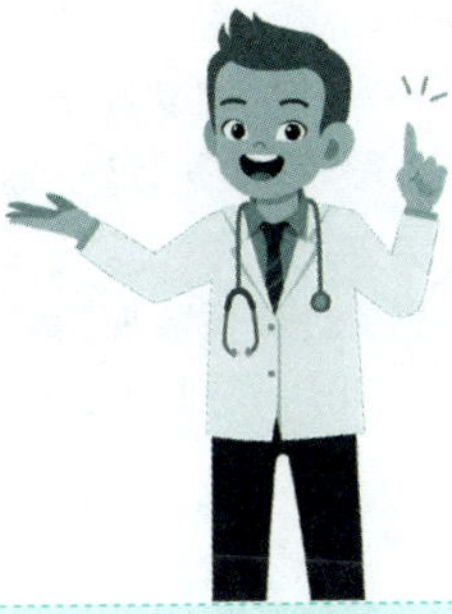

别把孩子鼻炎当感冒

孩子的抵抗力相对较低，很容易出现感冒症状，有时治疗不见好转，仍然鼻塞、流鼻涕，就要警惕孩子可能是患了鼻炎。那么到底什么是鼻炎？孩子得了鼻炎应该如何治疗呢？

1 什么是鼻炎？

鼻炎是由细菌、病毒、过敏原等因素引起的鼻腔黏膜炎症性疾病。主要表现为鼻塞、喷嚏、鼻痒等症状。

根据病因可以把鼻炎分为过敏性鼻炎、感染性鼻炎、非过敏非感染性鼻炎，其中最常见的是过敏性鼻炎。

2 鼻炎在儿童中常见吗？发作跟季节有关系吗？

儿童鼻炎非常常见，发病率相当高。急性鼻炎常见于冬春交替时节，往往与病毒感染有关系。过敏性鼻炎在四五月份、八月下旬及九月发病率相对较高。

儿童过敏性鼻炎城市的发病率高于农村。

3 哪些孩子比较容易患鼻炎呢？

儿童患鼻炎有一定规律性，一般发生在机体免疫力比较差或过敏体质的儿童。增强体质和改善免疫状态，可以预防儿童鼻炎的发生。

4 家长患有鼻炎，会不会遗传给孩子？

非过敏性鼻炎是不受遗传因素影响的，往往与病毒、细菌感染有关系。过敏性鼻炎受遗传因素的影响，具有一定的遗传倾向。有过敏性鼻炎家族史的孩子发生过敏性鼻炎的概率明显高于其他孩子，是其他孩子的 2～6 倍。

5 哪些症状提示孩子可能患有鼻炎？

儿童鼻炎最典型的表现是鼻塞，流大量清涕，鼻子发痒，打喷嚏等。不同类型的鼻炎有不同伴随症状和特殊症状。

儿童得了鼻炎有很多伴随症状，主要是由解剖结构引起的。鼻腔与眼睛、鼻窦、中耳、咽喉、下呼吸道的气管、支气管相通，患有鼻炎以后，常常会出现鼻音加重、慢性咳嗽、张口呼吸、夜间打鼾等症状。过敏性鼻炎儿童还可能出现眼睛发痒、结膜充血等眼部症状，还有部分孩子出现外耳道痒和喉咙痒的情况。

儿童鼻炎还会出现一些特殊症状，常见的有以下几种。一是变异性敬礼。儿童得了过敏性鼻炎，鼻子经常痒得很严重，这时喜欢用手轻轻推鼻子，就像敬礼一样。二是变异性皱褶。孩子鼻痒，经常揉鼻子，鼻背上面会出现一条红线，像一个褶子一样。三是变异性黑眼圈，也叫下眼睑暗影。孩子得了过敏性鼻炎，静脉回流受到影响，皮肤因为静脉瘀血导致成为青色或黑色。

感染性鼻炎表现为鼻腔分泌物可以由黏性的鼻涕转为黄色脓性鼻涕，可伴有发热、全身不适等症状，与上呼吸道感染类似。

6 鼻炎和普通感冒如何区分?

过敏性鼻炎和感冒有非常多类似的地方，导致家长容易混淆。但仔细分辨，两者之间还是有区别的。

第一，感冒一般伴有全身症状，像全身乏力、头晕、恶心、呕吐等，有些孩子还会出现发热。但是过敏性鼻炎的患者并没有全身症状，而且过敏性鼻炎多为早上症状比较明显。

第二，感冒一般在一星期左右会好转，但是过敏性鼻炎如果没有得到有效治疗，持续时间很长，会持续 1 个月甚至 2～3 个月。

第三，过敏性鼻炎会出现连续打喷嚏，3 个以上甚至 10 个。

第四，过敏性鼻炎的孩子会出现眼睛发痒，感冒的孩子没有这种情况。有些家长认为孩子是感冒不是过敏，用了感冒药以后，孩子的症状就明显好转。其实是因为感冒药里有很多抗过敏性药物，用药后过敏症状也会明显缓解，所以家长认为孩子感冒了。

7 怀疑孩子患上了鼻炎，应该到医院做哪些检查呢?

一是一般检查，观察鼻腔黏膜颜色有无水肿、息肉，是否有黑眼圈，鼻部皮肤是否出现横行褶皱，是否有反复揉鼻的表现。

二是血液检查，包括血清特异性免疫球蛋白 E、血常规、C 反应蛋白等。可以明确过敏原，提示有无感染等。

三是其他检查，有时要给儿童行鼻内镜检查，以排除腺样体肥大。如果有脓鼻涕可以行鼻窦的 CBCT（锥形束投照计算机重组断层影像设备）检查。CBCT 比普通 CT 辐射量更小，仅有普通 CT 的 1/10，可以用来排除鼻窦炎。

8 如果孩子确诊为鼻炎，应该如何治疗?

儿童鼻炎的治疗原则是如果有明确的致病因素，尽量避免，并进行治疗。对于病因不明确的儿童鼻炎，可以先对症治疗。

过敏性鼻炎的治疗包括避免接触过敏原，药物治疗，特异性免疫治疗等，同时还需加强对于过敏性鼻炎知识的普及和宣传教育。

感染性鼻炎的治疗主要是抗感染治疗，如果是病毒感染，进行抗病毒治疗；如果是细菌感染，用抗生素进行治疗。

非过敏性非感染性鼻炎的治疗，根据有可能存在的病因进行治疗。

9 日常生活中如何避免过敏原?

常见的过敏原往往是吸入性过敏原，如尘螨、宠物皮屑、花粉、真菌菌丝或孢子等。需要采取措施，避免接触过敏原。常常采取的措施包括控制室内湿度，定期对床上用品进行清洗。有过敏性鼻炎病史的家庭不要养宠物，狗、猫等都有可能导致过敏性鼻炎。

10 儿童鼻炎不及时治疗，会有哪些危害？

如果儿童鼻炎得不到有效治疗，可能会引起其他器官或系统的疾病。

一是支气管哮喘。过敏性鼻炎的儿童，支气管哮喘的发生率明显高于正常儿童。过敏性鼻炎和过敏性哮喘是同一气道同一类疾病，发病机制类似，发病部位不同。

二是容易导致上气道咳嗽综合征。上气道综合征是儿童慢性咳嗽最常见的病因之一。

三是分泌性中耳炎。过敏性鼻炎儿童患有分泌性中耳炎的比例较高。

四是睡眠呼吸障碍。睡眠呼吸障碍是指患儿在睡眠过程中频繁发生的上气道阻塞，扰乱了正常的通气和睡眠，出现一系列的病理生理变化过程。过敏性鼻炎患儿由于鼻腔黏膜水肿，鼻腔通气不好，出现打鼾，甚至睡眠时突然憋醒坐起的情况，说明症状比较严重，需要及时规范治疗。

11 有哪些非药物性措施能够缓解孩子鼻炎的症状？

一是雾化吸入，水分经过雾化以后吸入鼻腔，对鼻腔黏膜能起到减轻水肿的作用，改善鼻塞流涕的症状。

二是盐水喷雾。盐水喷到鼻腔以后可以稀释鼻腔内分泌物的黏性，有利于分泌物排出。

三是运动，运动时交感神经兴奋，鼻腔黏膜血管收缩，腺体分泌减少，鼻腔通气改善。

12 经过治疗后，儿童鼻炎还会反复发作吗？

鼻炎作为鼻腔黏膜的炎症性疾病，可能会反复发作。急性鼻炎治好后，也有反复发作的可能性。过敏性鼻炎，是一个长期慢性疾病，常反复发作。发作时间相对固定的患者，在鼻炎出现症状的季节可以提前两周用鼻喷激素，或提前用药，症状就不会再出现了，起到预防的作用。

13 在日常生活中如何预防儿童鼻炎？

一是要注意保暖，不要受凉，预防感冒。

二是要注意高蛋白饮食，增加营养；同时避免挑食，膳食平衡。

三是要避免吃辛辣刺激性食物和过于油腻不容易消化的食物。

讲解专家： 万玉柱，山东省第二人民医院（山东省耳鼻喉医院）鼻科中心主任医师。

科学应对小儿中耳炎

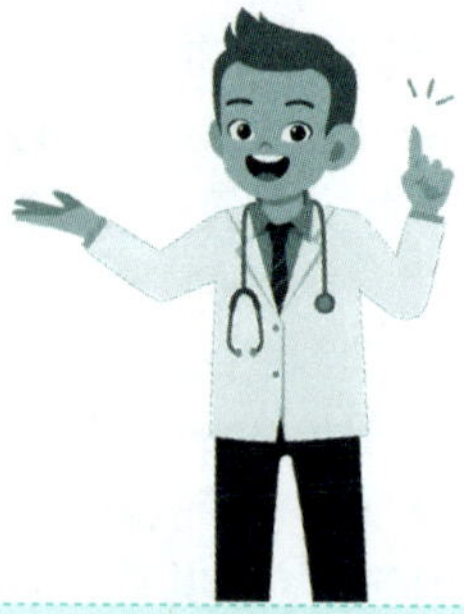

中耳炎属儿童多发病，此病恢复程度与就诊时间直接相关，及时就医十分重要，家长平时要学会仔细观察孩子，一旦出现了中耳炎相关症状，一定要马上就医，千万不要拖延。

1 小儿中耳炎是一种什么病？

中耳炎是中耳的炎症性疾病，分为急性中耳炎、慢性中耳炎、分泌性中耳炎等。对儿童来说，比较常见的是急性中耳炎和分泌性中耳炎。急性中耳炎是因为中耳黏膜的急性化脓性感染导致的，分泌性中耳炎是骨室内的压力改变，特别是咽鼓管的急性阻塞导致鼓室压力异常，出现中耳积液渗出，导致听力下降。

中耳炎是儿童常见疾病。五岁之前，特别是上幼儿园后，有 90% 左右的孩子曾经患过一次中耳炎，发病大多跟感冒有关。

2 小儿中耳炎治疗不及时会有什么危害？

通常情况下，小儿急性中耳炎如果不及时处理，可能出现鼓膜穿孔。小的穿孔可能会自己愈合，大穿孔一旦形成，就会导致听力障碍。小儿特别是 3 岁以下婴幼儿，可能会出现耳后鼓膜下脓肿，还会出现脑脓肿、颅内感染等症状，后期甚至会出现脑膜炎。

小孩子是一个比较特殊的群体，他们不太会表达，家长要密切观察，不同的孩子有不同的表现，七八岁的孩子自己会跟家长说；两三岁的孩子不一定能说清楚，但是会说哪里难受哪里疼；一岁以下的孩子，表现为哭闹、烦躁不安，可能会使劲拍耳朵，后期会出现恶心、呕吐等症状。

3 小儿中耳炎有哪些症状？

中耳炎症状分为全身表现和局部表现。局部表现有耳朵疼痛、耳内异响、听力下降、耳朵流脓等。全身表现有恶心、呕吐、发烧、咳嗽等症状。

4 中耳炎一定会疼痛吗？

不同类型的中耳炎有不同表现，急性期的表现为疼痛。分泌性中耳炎通常慢性发作，有的孩子可能感觉不到疼，可能会表现为听力下降。

5 导致中耳炎的原因有哪些？

最常见的原因是感染，孩子感冒容易诱发急性中耳炎。还有些孩子由于中耳周围结构的炎症，比如出现急性扁桃体炎或者急性鼻窦炎，也会诱发中耳炎。因为扁桃体、鼻子和中耳之间有咽鼓管相通，多数情况下，中耳炎就是通过这个管道逆行感染导致的。

6 孩子经常感冒会增加患中耳炎的风险吗？

经常感冒会增加患中耳炎的风险。很小的孩子，即便没有明显的感冒，仍然可能患中耳炎。因为在孩子刚生下来到 3 岁之间，咽鼓管有个持续改变的过程，刚开始是平的，就像一个平面一样，孩子吃奶或者呛奶也会逆行感染。

7 确诊儿童中耳炎，需要做哪些检查？

一般需要做耳镜检查、听力检查、中耳 CT、磁共振检查。

① 耳镜检查：可以观察外耳、鼓膜的情况，发现一些中耳炎的征象。

② 听力检查：常用的有声导抗、纯音测听、多频稳态、耳声发射检查等，可以评估听力有无受损以及受损程度。在以上检查中，耳声发射较简便常用，特别是小婴儿，只要耳声发射检查通过，可以大致判断为听力未受损，再结合声导抗检查，观察曲线情况，就能明确病情的严重程度，进而判断是否需要进一步检查。

③ 中耳 CT：可以直观地观察中耳结构有无异常。特别是反复化脓的中耳炎，可以鉴别中耳胆脂瘤、中耳肿物、听骨链异常、骨质是否有破坏。

④ 不愿意行颞骨 CT 检查的患儿，可以行内耳磁共振检查，无痛无辐射，但是做起来时间长，一般需要 10 ～ 30 分钟，噪声大，需要戴听力保护罩，很多孩子还需要药物镇静。

8 如何选择检查方式？

不同检查项目的应用价值和临床诊断价值是不一样的。比如纯音测听，太小的孩子配合不了。而使用耳声发射，哪怕 3 岁以下婴儿，只要耳声发射检查正常，说明这个孩子即便是得了中耳炎，也没有导致听力损失。

如果听力损失超过 60 分贝，就要做影像检查。最常用的是 CT，通过 CT 可以看到骨头的发育情况和破坏情况。临床诊断中医生会针对不同病情，采用不同的检查方案，不局限于一种手段。

9 怎样治疗急性化脓性中耳炎？

急性化脓性中耳炎病因相对比较明确，多数是细菌感染。常见的有肺炎链球菌、金黄色葡萄球菌、流感嗜血杆菌、卡他莫拉菌等。这几个菌群多数对青霉素和头孢类药物关键，可以用来治疗。

10 使用抗生素会对孩子造成不良影响吗？

抗生素有利有弊，作为医生首先要权衡利弊。儿科医生能选择的药物是非常有限的，必须在几种有效药物中进行选择，但是肯定要以保证孩子身体安全健康为第一位。

11 分泌性中耳炎需要手术治疗吗？

通常来说，分泌性中耳炎需要先保守治疗 2 ～ 3 个月，如果没有好转，听力损失又超过了 40 分贝，就要考虑进行手术治疗。

12 急性化脓性中耳炎如果造成鼓膜穿孔会丧失听力吗？

穿孔的早期肯定是影响听力的，因为鼓室内的积液太多，脓液、分泌物等影响了听骨链的传导。

鼓膜穿孔对听力的影响和穿孔的大小有关，小型穿孔可能两三天愈合后，不影响听力；中型穿孔在中耳炎痊愈后，可能还需要 2～4 周才能愈合；边缘大穿孔可能一直愈合不了，需要后期做鼓膜修补。一般建议 8 岁后再进行鼓膜修补，即便早期修补了，如果再得中耳炎，鼓膜会再破。8 岁以后孩子抵抗力好了，得中耳炎机会少了，再穿孔概率也小了。

13 中耳炎预后效果怎么样？

急性中耳炎的预后最好，因为它来得快，去得也快。一般静脉输液 5～7 天，中耳炎就能完全治好。

急性中耳炎治愈两周以后要去医院复查，防止后期引起分泌性中耳炎和慢性中耳炎。

14 中耳炎能预防吗？

可以，应尽量做到以下几点。

① 孩子洗澡或游泳后，要及时用棉签轻柔地清理外耳道。陈旧性鼓膜穿孔或鼓室置管者不宜游泳。

② 积极预防和治疗上呼吸道感染。预防感冒，勤洗手，感冒高发季不要带孩子去人多、不通风的公共场合。

③ 孩子如有鼻炎、鼻窦炎、扁桃体炎等鼻咽部疾病，要积极治疗，防止反复发作。

④ 要保证孩子规律作息、均衡饮食、强身健体，提高免疫力。

⑤ 香烟烟雾会影响咽鼓管功能，家长主动戒烟，避免二手烟影响孩子。

讲解专家： 孙晓卫，山东大学附属儿童医院（济南市儿童医院）耳鼻喉二科主任医师。

中医巧治小儿咳嗽

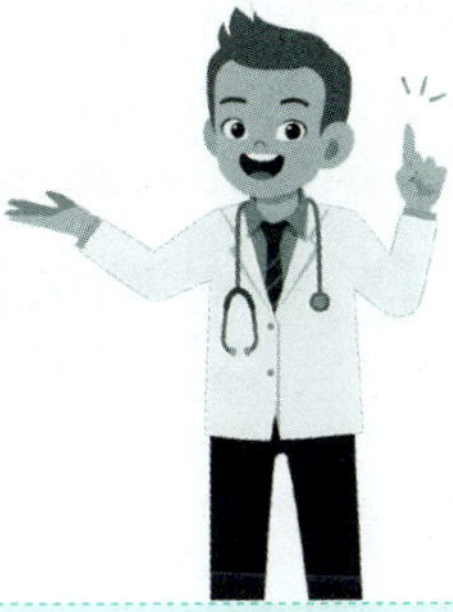

“孩子出去玩儿了一会，回来就开始咳嗽，很剧烈”“孩子咳嗽快一个月了，还鼻塞，流清鼻涕”“孩子晚上咳得厉害，尤其下半夜”……咳嗽是孩子常见症状之一，有时候药吃了一大堆，孩子还是反复咳嗽，好不利索，这给家长带来了很大的困扰。

1 小儿咳嗽是怎么回事？

咳嗽是儿童常见的一种呼吸道症状。遇到孩子咳嗽，家长先不要着急，因为咳嗽其实是人体呼吸道排出异物的一种保护性反应，可以使呼吸道保持清洁和通畅。中医认为孩子肺脏娇嫩，不耐寒热，受到外邪侵犯后，容易出现咳嗽。孩子咳嗽时要通过医生辨识病因，再对症治疗，不要见咳止咳，更不要一咳嗽就用镇咳药物。

2 哪些原因可以导致孩子咳嗽？

咳嗽有很多原因，如病毒、细菌、支原体等病原体侵袭呼吸道，刺激黏膜，引起咳嗽。呼吸道异物也会引起咳嗽，如孩子在哭、笑或喊叫时，把嘴里的食物或其他东西吸入呼吸道，刺激呼吸道黏膜，会产生剧烈的呛咳，如果后期咳嗽不愈，一定要重视，及时就医。过敏体质的孩子，特别是在春秋两季，也容易出现过敏性咳嗽。有一些先天性疾病，如气管食管瘘，也会引起咳嗽。

3 中医看来，小儿咳嗽一般分为哪几类？

咳嗽主要分为外感咳嗽和内伤咳嗽。

外感咳嗽，是由于风、寒、暑、湿、燥、火引起的，如风寒咳嗽、风热咳嗽。风寒咳嗽主要由风寒引起，有风寒的征象，如鼻流清涕、打喷嚏、恶寒、怕冷。风热咳嗽会伴随鼻流黄涕、嗓子疼、痰液黏稠等症状。

内伤咳嗽是由于脏腑功能失调所致，如孩子脾虚生痰咳嗽、肾虚咳嗽，还有肝火比较旺的咳嗽。内伤咳嗽的原因很多，一是由于孩子脾常不足，又吃了一些高热量、高蛋白的食物导致食积，容易引起痰热咳嗽。痰热咳嗽的孩子会出现咳嗽伴随发黄、黏稠的痰，伴有内热倾向，如大便干、舌苔厚。还有一些脾虚的孩子，虽然没有食积，但会出现痰湿咳嗽，表现为痰白而清，会伴有脾虚征象，如倦怠、乏力、食少、纳呆。二是孩子体质比较虚弱，如感染了肺炎，随着疾病的好转，也会逐渐出现气虚咳嗽、阴虚咳嗽。气虚咳嗽，通常表现为咳嗽无力，并伴有一些乏力征象。阴虚咳嗽表现为干咳或痰非常黏，咳痰困难。

4 怎样通过痰的情况判断咳嗽的类型？

脾为生痰之源，肺为储痰之器。儿童如果脾虚，又乱吃乱喝或营养过剩，容易生痰咳嗽。

不同情况下，痰的性状是不一样的，如痰白有时夹有泡沫，多属风寒咳嗽，痰黄较黏稠多属风热咳痰；痰质胶固，稠黏量少，不容易咳出，多为肺燥。医生询问痰的情况，以此来辨识咳嗽，有利于更精准的用药。

5 根据咳嗽的声音，能判断疾病吗？

通过听咳嗽的声音，有利于辨证。家长带孩子就诊时，有时医生会让孩子咳嗽几声，结合病史、伴随症状、体征等情况，初步确诊是哪一种疾病。如常见的感冒咳嗽，有的是轻咳，有的咳声重浊、咳声有痰。还有一种咳嗽非常特殊，是犬吠样咳嗽，声音就像小狗叫一样，这种咳嗽可能是由于喉炎导致喉头水肿引起的，严重时会导致窒息，有生命危险，要及时就医。此外，还有一种鸡鸣样咳嗽，提示可能是百日咳，有传染性，也需要引起足够重视。

6 孩子咳嗽，通常需要做哪些检查？

如果孩子病程比较短、咳嗽症状轻，中医可以先通过望、闻、问、切判断病情，不需要做其他检查。如果孩子咳嗽严重，或伴有发热，且一般治疗效果差，就一定要做检查，明确病因。儿科咳嗽病因检查，一般包括影像学检查、血常规、病原体相关检查等。影像学检查主要是通过胸部正侧位片和 CT 检查，因为两种辐射量不同，医生会根据病情进行选择，如果病情轻，简单胸部 X 线可以诊断；病情复杂、较重的，需要胸部 CT 来诊断。为了更精准治疗，有时需要查血常规，完善病原学检查。如果病情没有好转，还需要进一步检查，如支气管镜检查等。是否需要做检查，做哪些检查，一定要遵医嘱。

7 中医有哪些治疗咳嗽的方法？

中医治疗咳嗽主要通过内外合治。内治一般指口服药物治疗，外治有穴位贴敷、耳穴压豆、推拿等方法，效果都非常好。穴位贴敷可以通过贴敷一些相应的穴位，达到宣肺止咳、化痰的效果。通过一定的手法进行推拿，调理脏腑，达到防病治病的目的，孩子也比较容易接受。耳穴压豆是用王不留行子在选取的穴位上进行刺激，达到调整脏腑，调整阴阳的目的。

8 给孩子喝中药有哪些小窍门？

孩子服用中药的剂量比成人小，给孩子煎煮中药时，可以把两三副中药放在一起进行煎煮，但不要加太多水。家长可以一边加水，一边用手按压中药，使其全部浸湿，水没过中药 1 厘米就可以。这时熬出来的中药量比较适中，再给孩子分天分次进行口服，也可以少量多次服用，总量控制好就可以。此外，可以在中药里加适量的糖，如冰糖、红糖、白糖，改善药物的口感，更利于孩子接受，但注意不要加蜂蜜。

9 食疗能治小儿咳嗽吗？

痰湿咳嗽可以选用萝卜进行切块，加入 3～6 克陈皮一起煮。针对燥咳，可以把雪梨一切两半，从中间挖一个小洞，把 3～6 克川贝放进去，一起蒸煮。但注意食补也要辨证，不能盲目应用。

10 在什么情况下孩子咳嗽需要及时就医？

如果孩子开始咳嗽症状轻，通过口服药物或食疗两三天后，治疗效果不好或不对症，尤其是出现咳嗽伴发热三天以上，需要及时就医。如果孩子吃饭时大哭大闹出现呛咳后，咳嗽加重伴呼吸不畅，一定要立即就诊。呛咳后，虽然没有呼吸不畅，但反复咳嗽不断，也一定要到医院排除是否是异物引起的咳嗽。此外，孩子出现像犬吠样咳嗽、鸡鸣样咳嗽，也要及时就医。

11 孩子容易咳嗽，家长应该怎样护理？

中医认为“正气存内，邪不可干”，家长要注意增强孩子体质，抵御外邪。同时室内要寒暖适宜，保持一定湿度，注意天气变化，特别是由热转凉时，要及时给孩子添加衣服。孩子咳嗽时，要吃一些易消化的食物，多饮水；咳嗽痰多时，可以给孩子轻轻拍背，促进痰液排出。

讲解专家： 劳慧敏，山东省中医院儿科副主任医师。

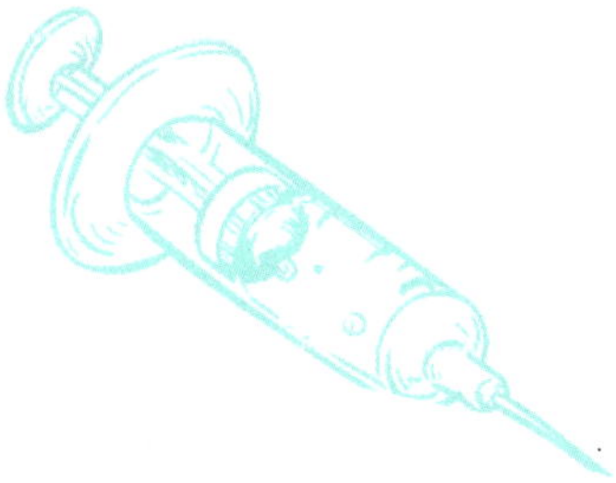

小儿疱疹性咽峡炎巧应对

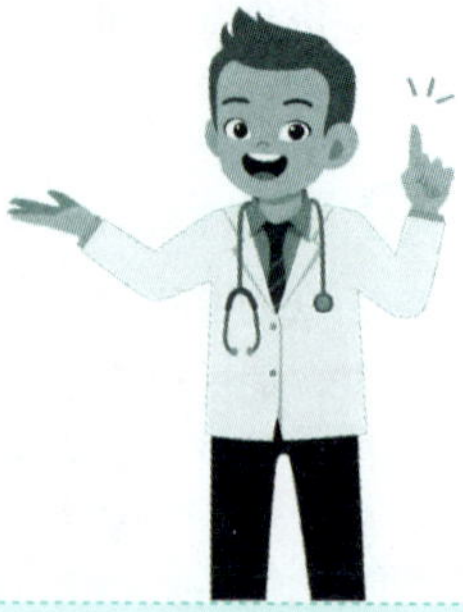

孩子突然高烧，哭闹着不愿意吃饭，喉咙里还长出了一些小疱疹时，家长们要警惕，可能是疱疹性咽峡炎在“作怪”。

1 什么是疱疹性咽峡炎？

咽峡是指咽部垂直面的一个环形结构。上面为悬雍垂与双侧软腭游离缘，下面为舌根，左右面为腭舌弓、腭咽弓，这四面结构共同构成了一个环状狭窄部位，称为咽峡。疱疹性咽峡炎属于中医学的“口疮”，由肠道病毒（主要是柯萨奇A组病毒）引起。感染后会出现发热、咽峡部布满疱疹等症状。一般5～8月是发病的高峰期。

2 疱疹性咽峡炎的传播途径有哪些？

疱疹性咽峡炎不仅可以通过飞沫传播，还可以通过粪口途径传播，比如，茶杯被病毒污染了，其他健康的小朋友去摸茶杯，再触碰口鼻就可能得这个疾病。另外，成人感染疱疹性咽峡炎不一定发病，可能仅表现为轻微嗓子疼，或者口腔里长口疮，症状比较轻。但这时如果不注意洗手，去拥抱、亲吻孩子，无形中就会把病毒传染给孩子。

3 疱疹性咽峡炎有哪些症状？

疱疹性咽峡炎主要分4个阶段：

① 潜伏期。孩子可能没有什么感觉，这时症状不明显，或者出现倦怠、乏力、打蔫，吃饭时没有胃口等症状。

② 前驱期。孩子发烧，咽喉有点肿痛。这时可能看不到喉咙里有水疱，容易误诊。

③ 水疱期。孩子在这个阶段除了发热，咽峡部的水疱开始变得比较明显。水疱壁透明、较薄，周围可以伴有红晕。

④ 破溃期。咽峡部水疱随着时间推移，出现破溃，形成溃疡面，伴有一些黄白色的纤维素渗出物。此时，孩子会逐渐感觉嗓子疼痛加重。

4 怎样及时发现孩子得了疱疹性咽峡炎？

疱疹性咽峡炎在潜伏期、前驱期不容易发现，但是水疱期有独特的表现，比如大一些的孩子会说嗓子疼，这时候让他张开嘴巴，可能就看到疱疹了。有些小宝宝不会表达，可能会哭闹、拒食。另外，疼痛可能会引起口水增多，小宝宝不能正常吞咽口水，可能会出现流口水较多的情况。孩子出现这几个表现时家长应该多加注意。

5 怎样区分小儿手足口病和疱疹性咽峡炎？

疱疹性咽峡炎和手足口病可以算作近亲，感染的病毒属于同一类，且症状有相似的地方。不同点是疱疹性咽峡炎只发生在咽峡部，而手足口病除口腔有疱疹，还可能会发展到手、足、臀等部位。手足口病可能会出现危重症病例，如少数孩子出现脑炎、心肌炎，甚至个别病情进展快，会危及生命。疱疹性咽峡炎虽然可能合并细菌感染，但是重症的概率较手足口病低。

6 疱疹性咽峡炎会出现高烧的情况吗？

疱疹性咽峡炎属于自限性疾病，但孩子感染后可能会出现高热或者反复高热的情况，有些孩子烧到 39°C、40°C，甚至到 41°C，可能容易发生热性惊厥，就是我们常说的抽风，所以要给孩子及时退热。最简单的退热方法是口服退烧药或物理降温，如果孩子 1～2 天持续不退烧，要及时就医。还有一些中医特色疗法，比如推拿退热、足浴退热，穴位贴敷退热等，效果也较好。

7 孩子的退烧药，该如何选择？

儿童常用退烧药通常有两种成分：对乙酰氨基酚、布洛芬。给孩子喂药时，口服液更容易被孩子接受，因此，市面上的混悬液制剂是比较好的选择。但是这两种成分的退烧药不建议相间使用，比如先给孩子吃了对乙酰氨基酚，一小时后退不下烧来，再吃布洛芬，这是不行的。同时，还要注意每天服用退烧药不能超过说明书的用量和剂量，否则容易加重孩子肝肾损伤。孩子年龄较小，特别是 2 岁以下的，用药一定要遵医嘱。

8 孩子得了疱疹性咽峡炎，需要输抗生素吗？

如果只表现为病毒感染，是不需要输抗生素的。有部分孩子感染肠道病毒后，容易合并细菌感染，一旦查血常规发现存在细菌感染，那么口服抗生素或输注抗生素是必要的。因此是否用抗生素要分情况对待。

9 孩子得了疱疹性咽峡炎，家长该如何护理？

家长配合医生给孩子进行治疗的同时，可以通过几个护理小技巧来减轻孩子的症状。

最重要的是饮食方面。孩子发热时需要更多水分，但因其喉咙疼不愿意吃饭、喝水，建议家长给孩子准备低温的液体或流质食物来减轻疼痛，可以喝常温的牛奶、常温鲜榨果汁，但果汁不能过酸、过甜，以免刺激疱疹，引起孩子反感。还可以喝常温的稀饭，但孩子脾胃薄弱，不主张孩子食用冰镇的食物。

还有一味药，叫柿霜，其实就是柿饼上面的霜。柿霜有清热解毒的作用，临床上常用，可以口服，也可以直接把柿霜涂抹于溃疡面上，能缓解口腔疱疹的疼痛，孩子容易接受，效果非常好。

10 中医治疗疱疹性咽峡炎，有哪些独特的疗法？

中医一般是内外合治。内治疗法如内服药，用汤剂进行治疗。此外，可以在医生指导下用一些中成药来喷口，但不推荐使用含有表面麻醉剂、抗炎药物或薄荷醇的喷剂治疗，这类药物对于年幼儿童不安全。

外治疗法，如穴位贴敷，用吴茱萸贴敷涌泉穴。涌泉穴是足少阴肾经的常用腧穴之一，位于足底部，第 2 趾、第 3 趾趾缝纹头端与足跟连线的前 1/3 与后 2/3 交点上。当用力弯曲脚趾时，足底出现的凹陷处就是涌泉穴。吴茱萸性味辛温，有引热下行的作用，用醋调和一下可以抑制它的辛温之性，增强引热下行的作用。家长也可以在家把吴茱萸粉用食醋调一下，放一个纱布，晚上贴敷孩子的涌泉穴，效果较好。

11 孩子得了疱疹性咽峡炎一般多久能好？

孩子得了疱疹性咽峡炎，一般一周可以治好。个别体质比较差的孩子，可能容易出现并发症，如高热不退的孩子可能会出现头疼、呕吐、精神萎靡、烦躁等症状，这时一定要警惕心肌损伤。虽然疱疹性咽峡炎是一种自限性疾病，重症病例罕见，也不能掉以轻心。

12 孩子得过疱疹性咽峡炎，还会复发或二次感染吗？

疱疹咽峡炎不是一个终身免疫性疾病，可能年年都会得，有些体质差的孩子甚至可能一年得两次，因此疱疹性咽峡炎重在预防。

13 如何预防疱疹性咽峡炎？

① 注意个人卫生。家长和孩子都应注意家庭及个人卫生，勤洗手，尽量少去人群集中、空间封闭的地方。

② 及时隔离。一旦发现孩子得了疱疹性咽峡炎，要做好隔离措施，以免把病毒传染给其他孩子，预防病毒的扩散，阻断疾病。

③ 及时消毒。感染疱疹性咽峡炎的孩子接触过的玩具、餐具和衣物等，应彻底消毒，以免传染他人。

④ 增强体质。日常可以让孩子进行适当体育运动，合理膳食，增强抵抗力，抵抗病毒感染。

讲解专家：劳慧敏，山东省中医院儿科副主任医师。

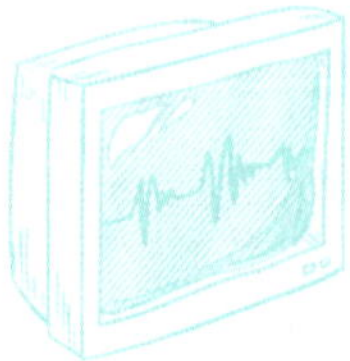

警惕小儿病毒性脑炎

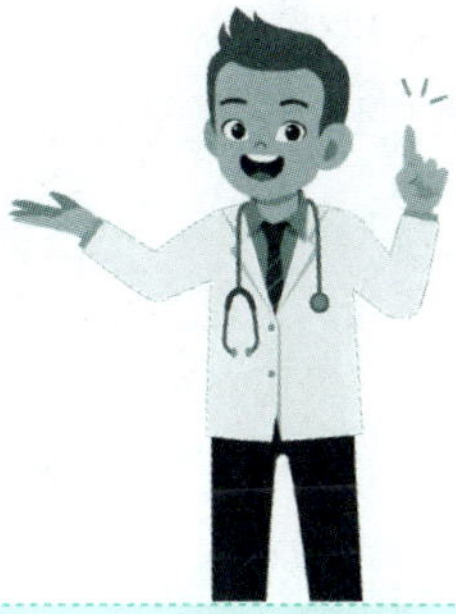

脑炎是一种严重的神经系统疾病，往往伴有脑实质性炎症，其中病毒性脑炎最为常见。儿童的免疫力相对薄弱，病毒比较容易入侵。来势汹汹的小儿病毒性脑炎，让家长闻之色变、恐惧不已。

1 病毒性脑炎会威胁生命安全吗？

一般来说，绝大部分病毒性脑炎患者没有生命危险，症状比较轻微，但是有部分脑炎，可以引起一些严重的不良后果，也叫后遗症，有一些甚至会引起死亡，具体要根据感染情况来判断。

2 哪个季节容易感染病毒性脑炎？

多数病毒性脑炎没有季节性，但是乙脑是由蚊虫传播的，易发生在蚊虫滋生的夏秋季节，其他类型的脑炎没有明确的季节性。

3 为什么儿童是病毒性脑炎的高发群体？

病毒性脑炎主要高发于免疫功能比较差的人群，儿童就属于这个群体，但 1 岁以内的孩子比较安全，不容易患上脑炎。1 岁以内，尤其是 6 个月以内的孩子，还可以从母体得到一些抗体，所以在这个阶段孩子相对安全，但也并非绝对安全。孩子 2 岁以后，家长要格外注意，这时候母体给予的抗体减弱甚至消失，孩子需要自身的免疫力来支撑。

4 哪些病毒会引发脑炎？

引起病毒性脑炎的病毒有 100 多种，最常见的是肠道病毒，还有呼吸道合胞病毒、柯萨奇病毒以及一些虫媒传播的病毒，这些病毒都可以引发病毒性脑炎。

5 病毒是通过什么渠道侵入人体的？

一般来说，主要通过呼吸道、消化道、皮肤、结膜。比如，柯萨奇病毒、呼吸道合胞病毒，经过呼吸道进入中枢神经系统。有些肠道病毒会在抵抗力差的时候侵入血液，到达脑膜，最后进入脑实质引发感染。虫媒传播的途径是皮肤受到损伤后，蚊虫就可以把病毒直接种到皮肤之内，从而引发脑炎。此外，EB 病毒或一些其他病毒，可以经过结膜直接到中枢神经系统引发感染。

6 病毒性脑炎早期有哪些表现？

早期往往是上呼吸道感染的症状，如发烧、呕吐、头疼、腹泻等表现。孩子患病毒性感冒时，精神状态不会受太大影响。但如果是病毒性脑炎，就会出现精神萎靡、嗜睡、昏睡、烦躁不安、哭闹不止，这时家长要提高警惕，尽早到医院做检查。

7 高烧会烧成脑炎吗？

不会。实际上发烧是机体对于早期感染性疾病的应激反应，所以发烧并不能作为感染脑炎固有的表现。病毒性脑炎症状比较隐匿，2～4 天后症状才明显，这就给人们造成误解，认为是发烧引起的脑炎，实际上不是这样。

8 孩子出现高热惊厥，家长如何应对？

如果孩子出现惊厥，家长要把孩子置于侧卧体位，以免孩子被咽喉中的分泌物呛到或引起误吸。大多数的惊厥发作在两分钟之内就可以自行缓解，抽搐结束之后及时送到医院，千万不要强力按压孩子，因为正在抽搐时强力挤压容易造成骨折或脱臼；不要往孩子嘴里塞东西，不要按压人中。如果惊厥发作超过两分钟，就需要及时去医院就诊。

9 如果怀疑孩子患上脑炎，需要做哪些检查？

需要做血液检查，看有没有感染，感染的严重程度，确定感染的性质到底是细菌性的还是病毒性等。此外，还要做腰椎穿刺，进行脑脊液的检查，这是明确是否感染病毒性脑炎最主要的，也是最基本的一个检查项目。如果孩子精神状态和意识状态很差，怀疑脑实质感染弥漫，建议做脑电图，如果怀疑有定位、有局部的损伤，建议做脑磁共振。

10 一旦确诊病毒性脑炎，有哪些治疗方法？

目前，病毒性脑炎仍然是以对症和支持治疗为主，比如孩子发烧，可以采用药物降温或物理降温的方法，把体温降下去，有利于孩子身体恢复；如果有颅内压增高且增高比较明显，要立即采取降颅压的方式；如果有惊厥，要用止惊的药物；如果一直惊厥，用短期治疗方式效果不好的情况下，可以早期应用一些抗癫痫药物。

11 病毒性脑炎在饮食方面需要注意什么？

饮食需要清淡，易消化而富有营养。发病初期，孩子因为呕吐会精神不好，而且胃肠消化功能不好，这个时候可以给孩子吃一些流质饮食，如牛奶、米粥、米汤。随着食欲好转，可以增加一些更富有营养的食物，如鸡蛋羹、蔬菜、瘦肉粥等。一定要避免给孩子进食过于油腻及辛辣的食物。

12 病毒性脑炎大概多久康复？

一般病毒性脑炎 1～2 周可以康复，重症的病情恢复时间要更长，治疗时间的长短由病情决定。

13 病毒性脑炎会复发吗？

一般来说，病毒性脑炎不会复发，但并不代表永不再出现病毒性脑炎。如果抵抗力差，下一次又有病毒感染，或病毒感染的种类毒力比较强且数量比较高，就可能再发病。

14 病毒性脑炎会有后遗症吗？

重症脑炎会留有一些后遗症，比如偏瘫、癫痫、眼睛视力的改变甚至失明，听力的改变甚至失聪，语言功能减退甚至智力低下等。

15 病毒性脑炎会遗传吗？

病毒性脑炎以感染为主，没有遗传性。

16 如何预防病毒性脑炎？

首先，可以通过接种疫苗来预防，如接种乙脑疫苗来预防流行性乙型脑炎。其次，要增强孩子的抵抗力，多进行锻炼，饮食上要营养均衡，保证规律作息，不能熬夜。最后，对于幼小的孩子，家长要及时监督卫生习惯，确保孩子进食安全，夏秋季尽量避免蚊虫叮咬。

讲解专家： 李保敏，山东大学齐鲁医院儿童医疗中心神经科主任医师。

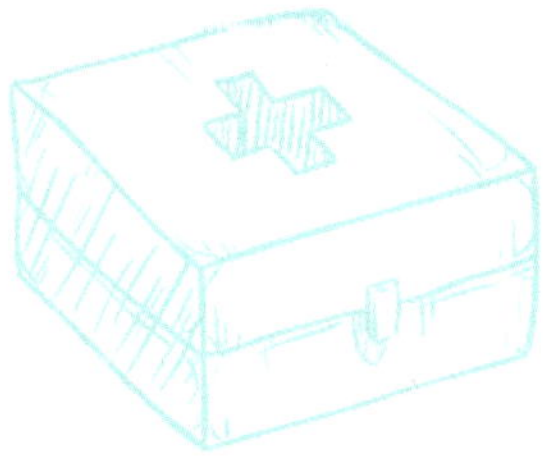

儿童换牙 不可大意

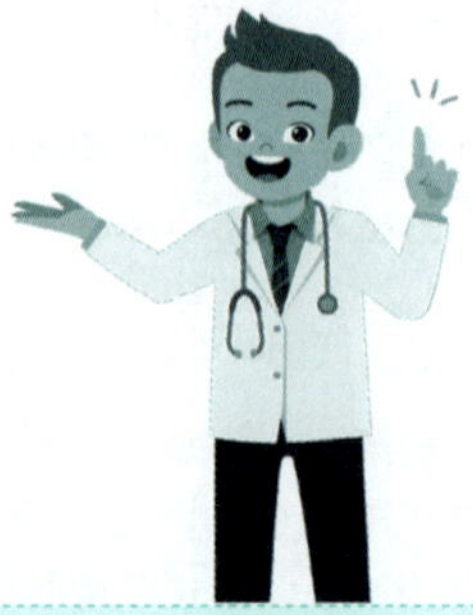

换牙是孩子成长必经的过程，让孩子顺利地换牙，保持新换恒牙的健康、美观，是家长需要做好的功课。家长要懂得儿童换牙的相关生理知识，指导孩子保护牙齿健康，同时要细致观察，及时发现孩子换牙过程中出现的问题，及时就医，进行相应的治疗或矫正。

1 什么是儿童换牙期？

人的一生中都要长两次牙齿，即乳牙和恒牙。乳牙 20 颗，通常 6 个月左右开始萌出，2～3岁长齐。恒牙28～32颗，通常在5岁左右开始长出，14岁长齐28颗，智齿通常是0～4颗，萌出更晚，因人而异。

儿童从 5 岁左右乳牙会陆续发生生理性自动脱落，到 14 岁左右乳牙全部被恒牙替代，这段时期称为儿童换牙期。换牙有一定规律，简单来讲就是“一定时间，一定顺序，左右对称，先下后上”。

2 为什么要关注儿童换牙期？

孩子以后的牙齿是否健康、整齐，与换牙期的日常护理有密切关系。换牙期间，建议家长注意经常观察孩子的牙齿发育情况，并采取相应的护理措施，帮助孩子顺利度过换牙期。

好多孩子乳牙非常整齐，在换牙过程中，有的牙齿该掉的没有掉，或该长的没有长，或牙齿长歪了，导致一口不整齐的恒牙；或因牙弓狭窄、牙齿前凸，造成面型不好看，这都是换牙过程中的问题没有及时处理造成的。

3 为什么需要特别关注六龄齿？

通常孩子在五六岁左右，开始萌出第一颗恒牙，这就是六龄齿，也就是 28 颗恒牙长齐后最后方的那几颗大牙；也有的孩子先换下前牙再长六龄齿。

对多数人来说，六龄齿是最早长出的一颗恒牙，是全口牙齿排列中非常重要的一个基石。如果六龄齿长歪了，或咬合关系不正常，就会导致全口的牙齿咬合关系错乱，影响孩子的口腔健康。

这颗牙齿，容易被家长忽视，好多家长误认为这颗牙是乳牙，将来还要被换掉，当它坏了，出现黑线、黑点、黑洞的时候，家长觉得没必要管，错过了最佳治疗时机。

4 孩子换牙常会遇到哪些问题？

儿童换牙期间，会出现很多问题。

① 恒牙长出来了，乳牙还没有掉。要及时带孩子去医院把该拔的乳牙拔掉，新出的恒牙

才能长到正常的位置上。

② 多生牙，在儿童换牙期也常见。有时家长是看不到的，因为有些多生牙埋在骨中，有的一颗，有的两颗，还有多颗的，它会影响恒牙的萌出。有的孩子不长新牙，甚至乳牙掉了一年、两年了还不长新牙，一般都是多生牙的情况。应该及时把它拔掉，恒牙才能长出来。

③ 乳牙早失，在儿童中也会出现，是由外伤造成的。遇到这种情况该怎么办？镶一颗假牙，还是不用管它？正确的做法是去找专业医生看一下，看看恒牙需要多久才能长出来。如果下面有恒牙，而且半年之内就能长出来，就可以不管它；如果恒牙还需要很久才能长出来，如需要两三年或四五年，就需要做一个间隙保持器，占一下这个位置以免两边的牙倒过来，相对的牙伸长。

④ 虫牙龋坏，是儿童比较普遍的问题。黑线、黑点、花斑，包括牙齿表面凹凸不平、黄色，还有粗糙，或者白线，都是牙齿龋坏的早期，应该尽早带孩子到医院找专业医生检查。根据情况，有的孩子需要做涂氟预防，有一些可以做无垢封闭，有的需要及早挖掉一些小龋块、补上材料，防止它继续发展。若孩子的牙已经烂掉了，新牙还没长出来，需要做间隙保持器。

⑤ 牙齿错位咬合，也叫错颌畸形。咬合关系不好会导致很多问题，比如咀嚼功能降低、影响面部美观、呼吸异常、发音异常等。有的人说话漏风，总是闭不上嘴，就是这个原因造成的，需要及时加以纠正。

⑥ 牙齿排列不齐。

5 孩子牙齿排列不齐，什么时候矫正比较好？

如果只是换牙过程中牙齿不齐，可以暂时不用管，等到所有牙齿都换完了之后再看一下。因为这个年龄段的孩子，颌骨还在不断的发育中，牙弓也在不断长大，换完牙后，可能牙齿会排列整齐。

有的需要马上矫治，如牙弓长得异常，再如牙弓很窄、往前凸等，会造成牙齿越来越不齐，还会造成口呼吸，影响咀嚼功能，应该及时戴一个儿童扩弓器。牙弓狭窄通常是孩子咀嚼效率低、锻炼不足导致的，帮他扩弓，让牙弓恢复正常，牙齿才能排列整齐。

咬合问题，会造成牙列不齐。比如，地包天，也就是下颌长、上颌发育不足，或者是过度的深覆合，即上面长、下颌后缩，还有开合的问题，需要早期矫治。

儿童牙套有很多种，有扩弓的，有前牵引的，有舌挡丝阻止舌头往外伸的，还有一些肌功能矫治器，都可以帮助孩子早期纠正咬合关系。如果不及时纠正，任其发展，到了 12 岁、14 岁，可能就不能做这些纠正，只能手术了。

6 有的孩子刚换的新牙特别得大，需要干预吗？

孩子刚长出的新牙，家长觉得很大，与脸型不匹配。其实不必担心，因为孩子的脸还小，一般七八岁的孩子，脸才长到成年后的 60%，随着年龄增长，牙弓还在变宽变长，脸也会变大，而牙齿完全长出后不再继续长大，一般到 12 岁，牙齿跟脸型看上去就匹配了。

7 儿童换牙期，有哪些注意事项？

① 饮食方面，要让孩子多吃一些较有硬度的含纤维的食物，比如胡萝卜、玉米，刺激颌骨的发育，锻炼咀嚼肌。

② 适当给孩子补充一些维生素。如维生素 D 能促进钙质的吸收。

③ 纠正孩子的不良习惯。比如无器质性的口呼吸、咬手指、吐舌、咬铅笔等，要及时纠正。发现孩子口呼吸，要检查一下孩子的腺样体、扁桃体是否肥大。

④ 让孩子坚持刷牙。不论是乳牙还是在换牙期，一定要让孩子养成良好的刷牙习惯，坚持一天刷牙 2～3 次。

⑤ 换牙期新长出来的恒牙，牙根还没有完全发育好，要避免外伤造成牙齿损坏。

⑥ 及时带孩子到医院做口腔检查，以平均 3～6 个月检查一次为宜。

8 口呼吸会造成什么危害？

正常的呼吸，是从鼻子吸入和呼出的。如果有鼻炎，或不良习惯，或睡姿不良等，常会导致口呼吸。如小孩子喜欢趴着睡，张着嘴喘气，时间久了，就会形成口呼吸的习惯。长时间口呼吸会导致牙弓狭窄，上颚高拱，牙齿前凸，鼻子的呼吸功能减弱。

讲解专家： 徐向华，山东省妇幼保健院口腔科主任医师。

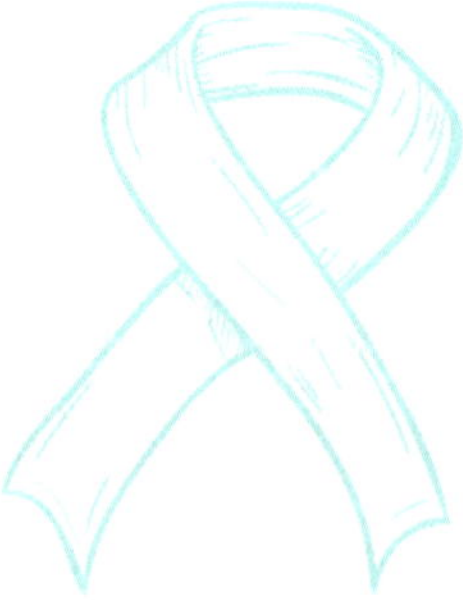

小儿推拿　守护孩子视力健康

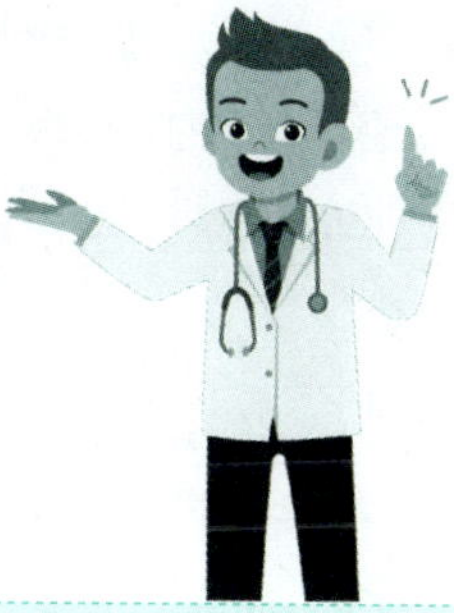

每一位家长都希望孩子拥有一双健康明亮的眼睛，不少孩子却被近视困扰。当前，我国儿童、青少年近视呈早发、高发态势，已成为影响孩子健康和全面发展的突出问题。近视可防可控不可逆，要做到早预防、早发现、早干预。

1 近视是怎么回事？

眼睛在调节放松状态下，来自 5 米以外的平行光线经过眼球的屈光系统折射后形成的焦点，正常是落在视网膜上，形成清晰的物像。而近视时，远处物体经眼球折射后会聚焦于视网膜前，从而导致看近比较清晰，看远比较模糊。

2 什么是假性近视？

假性近视和真性近视的区别在于眼轴，眼轴长度在正常范围内，就是假性近视，是一种可调节性的近视。假性近视一般是孩子用眼过多，出现视疲劳，导致眼睛调节出现问题，出现视力下降。这种情况如果早期干预，通过休息或者减轻用眼，视力可以得到改善。

3 从中医角度讲，近视的病机是什么？

中医认为眼睛是五脏六腑之精华，上注于目而为明，眼睛与五脏六腑、十二经脉都有关系。目得血而能视，即眼睛要得到充分的气血濡养，才能够看到。如果气血不足，眼睛得不到濡养，没法发挥正常看东西的功能，会导致近视的发生、发展。

4 中医在近视防控方面有哪些优势？

中医防控近视的原理主要通过穴位经络系统调理，改善眼睛周围的气血，缓解视疲劳，是“治本”的防控。中医在防控近视方面方法较多，如中医药、针灸、推拿、耳穴压豆、食疗。其中，推拿是人类最古老的一门医术，小儿推拿是推拿的一个重要分支，推拿防治近视有独特的优点。推拿不用吃药、打针，没有创伤，非常舒适，孩子的接受性和依从性较强。治疗之余，家长可以通过推拿在家里给孩子做辅助的保健。

5 推拿疗法防治近视，一般在孩子多大时进行干预，效果最好？

推拿防治近视，越早越好，年龄越小越好。两三岁是孩子眼睛发育的关键时期，到六七岁时，基本接近于成人，18 岁左右，眼轴的发育基本固化。因此，在孩子眼睛的发育期防治近视效果较好，等眼睛发育基本固化后再去治疗就比较困难了。

6 一般按摩哪些穴位能够起到防控近视的作用？

治疗近视的穴位较多，推荐“四明穴”法防控小儿近视。四明穴包括了 4 个带“明”字的穴位。一是睛明穴，也是孩子做眼保健操会按摩到的穴位之一。二是上明穴，位于眉弓下缘中点。三是翳明穴，在耳朵后面，在翳风穴后一寸的位置。四是光明穴，这个穴位比较独特。中医认为不能头疼治头，脚疼治脚，有时需要近病远治，虽然近视是头面部疾病，但光明穴在小腿的外侧，外踝尖上 5 寸。此外，中医还讲究整体观念，通过对头面部、胸腹部、四肢、腰背部和颈项部的推拿，形成了一套完整的推拿技术来防控近视。

7 “四明穴”防控近视，适合所有孩子吗？

“四明穴”防控近视，没有太多禁忌证，除了一些严重的心脏疾病或血液病患者，基本所有孩子都是适用的，也适用于成年人。眼睛需要全生命周期的呵护，不仅是儿童、青少年，中青年以及老年人也要呵护好眼睛。

8 推拿治疗近视，需要间隔多久一次？

医生会根据孩子的近视程度来确定推拿次数，一般 6 次为一个疗程，每次推拿时间 20 ～ 30 分钟。通常每周推拿 3 次，孩子裸眼视力提升后，一般提到 1.0 以上需要巩固，可以每周推拿一次。等视力非常稳定了，可以一周或两周巩固一次。除了孩子在学校做眼保健操，建议家长和大一些的孩子都学习一下护目操，可以在家定期做一下。通过治疗及自我的眼睛保健，可以缓解视疲劳，防控近视。

9 护目操具体怎么做？

清洁双手，全身放松。

第一步，分刮上下眼眶。先刮上眼眶，由目内眦刮至太阳穴，小一点的孩子可以刮 5 ～ 6 次，大一点的孩子可以刮 12 ～ 24 次。再按照上述方法刮下眼眶。

第二步，点按穴位。按揉睛明穴、眉头的攒竹穴、眉中间的鱼腰穴、眉尾的丝竹空穴、眼角外的瞳子髎穴、眼球与眶下缘之间的承泣穴，以及眼保健操里用到的四白穴和太阳穴，各 20 ～ 30 次。

第三步，转眼球。闭上眼睛，沿顺时针缓慢转动 6 次，再沿逆时针转动 6 次。较大年龄的孩子可以增加至 12 次。

第四步，摩掌熨目。闭上眼睛，双手摩擦，感觉发热发烫，用空掌的掌心覆盖在眼睛上，重复操作 6 次。利用温热效应，加速眼睛周围的血液循环，改善视疲劳、保护眼睛。

10 推拿多久，孩子的视力会有改善？

在医生推拿治疗之前，给孩子测视力，治疗之后即刻再测视力，这种即刻疗效能达到 90% 以上。虽然孩子的裸眼视力提升了（尤其是真性近视的孩子，治疗时近视度数会降低一点），但随着孩子眼轴不断发育、不断用眼，经常出现视疲劳，度数还可能加深，因此要不断进行巩固治疗。

11 防控近视，孩子的日常饮食营养需要注意什么？

同一个班里有的同学近视，有的同学不近视，其实与孩子的体质和营养也是息息相关的。眼球由 6 条肌肉来控制，4 条直肌，2 条斜肌，眼睛之所以能上下左右转动，是受这些肌肉的调整。如果孩子偏食、挑食、厌食，体质比较弱，在看东西时，巩膜组织不那么坚韧，在眼外肌的挤压下，容易造成眼轴变长。此外，还要注意让孩子少吃甜食，吃糖多了不仅会得龋齿，过多的糖在人体中分解产生能量时，要消耗大量的钙，如果巩膜组织缺钙，容易造成眼疾。因此，要少吃含糖多的食物，多吃含钙多的食物，注意多到户外晒太阳。

12 预防近视，还应该注意哪些问题？

经常做眼保健操，日常的学习和生活中要养成良好的用眼习惯，避免长时间近距离用眼，读书、写字时要保持正确的坐姿，尽量增加户外运动的时间。饮食方面要均衡，保证营养素的供给，可以多吃一些富含蛋白质、钙、磷的食物，少吃甜食及辛辣食物。

讲解专家： 于娟，山东省中医院小儿推拿中心主任医师。

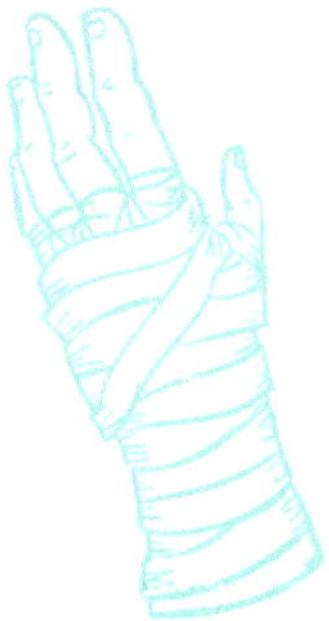

小儿推拿　赶走腹痛“小怪兽”

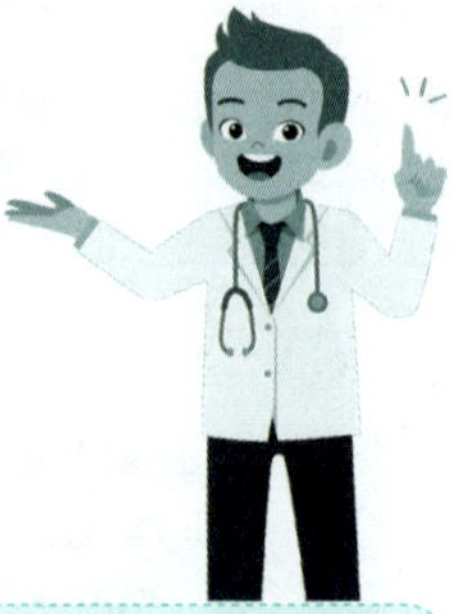

腹痛是儿科最常见的症状之一，大多数家长可能都遇到过孩子腹痛的情况。但腹痛也实在太宽泛了。到底是上腹痛，脐周痛，还是下腹痛？是胀痛，刺痛，还是绞痛？是持续痛，还是偶尔痛？……有些孩子年纪小，不会表达疼痛部位和性质，只会哭闹。“腹痛”这个“小怪兽”总是变着花样缠着孩子，这让家长看在眼里，急在心里。

1 孩子腹痛是怎么回事？

腹痛是小儿最常见的症状之一。引起腹痛的原因很多，几乎涉及临床各科疾病，可能是器质性的，也可能是功能性的。中医认为腹痛主要是脾胃受寒，还有乳食积滞、胃肠热结，以及一些器质性疾病所致，也就是所谓的不通则痛。

2 哪些原因会导致腹痛？

导致腹痛的原因比较多，首先是腹部器质性病变，如胃炎、肠炎、肠梗阻等可以导致腹痛。其次是全身性疾病，如心肌炎、过敏性紫癜等。孩子出现腹痛症状的同时，还会出现一些其他症状。还有一种腹痛就是没有器质性病变，孩子的胃肠道查不出问题，只是功能出现问题，最常见的是神经调节功能问题、胃肠蠕动问题、肠道出现胀气、痉挛，导致腹痛；还有较常见的肠系膜淋巴结炎，是疾病感染造成的，肠道本身没有器质性病变，也是一种功能性腹痛。

3 肠系膜淋巴结炎是什么疾病？

肠系膜淋巴结炎是西医病名，隶属于中医儿科的腹痛范畴，多见于 7 岁以下的孩子。有的孩子是由于反复的呼吸道感染，如感冒、支气管炎、肺炎等，引起肠系膜淋巴结发炎；胃肠道感染，也可能会直接导致淋巴结发炎。淋巴结发炎的症状表现为腹痛，也有的孩子会出现发热，通常做 B 超显示肠系膜淋巴结肿大，超过 1 厘米。

4 怎样初步辨识孩子肚子疼可能预示什么问题？

腹痛的原因很多，症状和体征表现不太一样，最简单的判断就是摸一摸孩子肚子的软硬。如果肚子是软的，一般不严重，可能揉一揉就好了。如果孩子肚子是硬的，尤其是疼痛反复发作，持续时间比较长，还伴随着发热等症状，有大便的改变，出现这些情况需要及时到医院就诊。

另外，注意观察孩子腹痛时间、伴随症状等。1 岁以内的婴儿不会说话，肚子疼时只会哭闹，两个小手攥着，有时候腿和腹部出现卷曲状态，这种情况最常见是肠胀气。家长可以摸摸他的小肚子或者敲一敲来初步判断一下。如果给孩子揉一揉肚子，腹痛好了或减轻了，很可能就是胃肠胀气，一般给孩子排气后会有所缓解。如果上述方法没有用，还是要及时带孩子到医院就诊。大一点的孩子会说话了，有的可能会说他的腹痛会持续一段时间，如果孩子腹痛持续 10 ～ 15 分钟，间隔 15 分钟或 1 小时、2 小时，再次出现疼痛，且大便是暗红色或者果酱样，家长要特别注意，这可能是肠套叠，属于一种急腹症，要及时就诊。如果孩子好几天不大便，肚子比较硬，这时候家长要注意是否有肠梗阻的情况，也需要及时就诊。

5 推拿可以帮助孩子缓解腹痛吗？

推拿治疗腹痛的效果非常好，而且简便易学，家长可以掌握一些小儿推拿的方法，来给孩子减轻腹痛或者做日常保健。中医认为，孩子腹痛主要是由外感寒邪、伤于乳食、脾胃虚寒、情志不畅等原因造成的，可分为寒积、食积、虚寒、气滞四种类型。寒积腹痛主要是孩子腹部受寒，或者吃了一些生冷的食物，而出现肚子疼。食积腹痛主要是有些很小的孩子不知饥饱，家长给孩子喂得太多，出现积食引起腹痛。虚寒腹痛是由于有些孩子的体质属于脾常不足、肝常有余，本来脾的功能较弱，又吃了一些生冷的食物，导致脾阳受伤，从而出现脾胃虚寒的情况，如大便不成形、肚子怕凉等。气滞腹痛是指有些孩子脾气暴躁、肝气不舒，会导致脾胃运化不畅，也会出现腹痛。

6 孩子寒积腹痛，一般可以推拿哪些穴位？

家长给孩子推拿时，在家里可以用做饭用的淀粉作为介质，防止皮肤擦伤，手法要轻柔，通常推孩子左手。寒积腹痛，一般建议推这几个穴位：

① 一窝风：位于手背腕横纹正中凹陷处，揉 100 ～ 300 次。

② 外劳宫。位于手背侧第 2、3 掌骨间，掌指关节后 0.5 寸。可以让孩子握拳，中指尖这里是内劳宫穴，相对应的外侧就是外劳宫穴，揉 100 ～ 300 次。

③ 补脾经。位于拇指外侧缘，推的时候要把孩子拇指屈起来，补脾经的方向一定是单方向，从拇指尖推到拇指根。

7 孩子食积腹痛，一般推拿哪些穴位？

还是要使用淀粉介质，推荐推拿以下穴位：

① 补脾经。操作方法与上述寒积腹痛一样。

② 揉板门。板门穴位于孩子手掌大鱼际中部。

③ 掐揉四横纹。位于掌面食、中、无名、小指的第一指间关节横纹处，每次掐 3 ～ 5 下，然后再揉 30 ～ 50 次。顺序是从食指开始掐 3 ～ 5 下，揉 30 ～ 50 下，再掐揉中指、无名指、小指，依次做下来。

④ 揉足三里。足三里位于小腿前外侧，当犊鼻下 3 寸距胫骨前缘一横指。家长可以在孩子膝关节的位置摸到一个小坑，这就是外膝眼也叫犊鼻穴。找到后往下滑，用孩子的手测量出 3 寸的位置，一定要用同身寸用，3 寸大概是孩子四指宽的距离，摸到一个骨头是胫骨，胫骨前一横指这里就是足三里。按揉足三里，能够健脾消食、止腹痛。

8 孩子虚寒腹痛，需要推拿哪些穴位？

虚寒腹痛取穴，主要是补脾经、补肾经、推三关。

① 补脾经。参考上述操作。

② 补肾经。肾经在孩子的小指，从指根到指尖往外推，大概 100 ～ 300 次。

③ 推三关。三关穴位于前臂，腕横纹至肘横纹，即从阳池穴到曲池穴成一条直线。推拿时也是单方向，由手腕推到肘关节。

9 孩子气滞腹痛，需要推拿哪些穴位？

① 补脾经。参考上述操作。

② 清肝经。肝经在食指螺纹面。推拿时从食指根推到指尖，单方向推。

③ 清大肠经。大肠经位于食指外侧（桡侧），从指根推到指尖。

④ 按弦搓摩。从孩子两侧腋下胁部往下推，能够疏肝解郁、理气止痛。

10 家长给孩子推拿时，需要注意哪些事项？

家长给孩子推拿时，手法要轻柔，把握好频次和时间。按揉上述穴位时，对于较小的孩子，一般每个穴位 100 ～ 300 次，即每个穴位揉 1 ～ 3 分钟。大一些的孩子，每个穴位可按揉 300 ～ 500 次，即 3 ～ 5 分钟。

11 如何预防孩子腹痛？

① 1 岁以内的婴儿，注意预防肠胀气。妈妈在哺乳时要注意技巧，如乳头、乳晕都要放到孩子嘴里包裹住，以免吸入大量空气，造成肠胀气，出现胀气、腹痛。同时，家里要保持平和安静的环境，避免大的噪声。突然大的声响会吓到孩子，中医认为惊则气乱，容易导致肠痉挛，就会出现痉挛性疼痛。

② 不要给孩子吃太多东西，以免积食引起腹痛。肉食摄入要适量，海鲜类要少吃，尽量避免生冷的食物。孩子本身容易上火，喜欢吃冷饮等食物，家长不能投其所好，要适可而止。孩子想吃凉的东西，可能是身体内热太大，还要去寻找病因，如孩子喝水少，吃的太油腻、太甜，针对这些病因，注意日常的调护。选择合适的水果，适当多吃一些平性的水果，如苹果、香蕉等。榴梿、桂圆等热性水果和火龙果等凉性水果都不宜多吃。此外，要少吃零食，尤其是油炸类食物、巧克力、奶油等。

③ 注意锻炼身体，增减衣物，预防感染。传染病高发期，尽量不带孩子去超市等人员密集的场所，以免感染疾病。同时要注意饮食卫生，以免出现消化系统疾病。

④ 紧张也会导致胃肠道痉挛。对于大一些的孩子，因不爱去幼儿园，或作业没完成害怕被批评，会出现紧张情绪，此时，家长要注意孩子情绪变化，做好心理疏导，帮助孩子放松，揉一揉肚子，这些做法都能减少孩子腹痛的发生。

讲解专家： 于娟，山东省中医院小儿推拿中心主任医师。

儿童用药指南

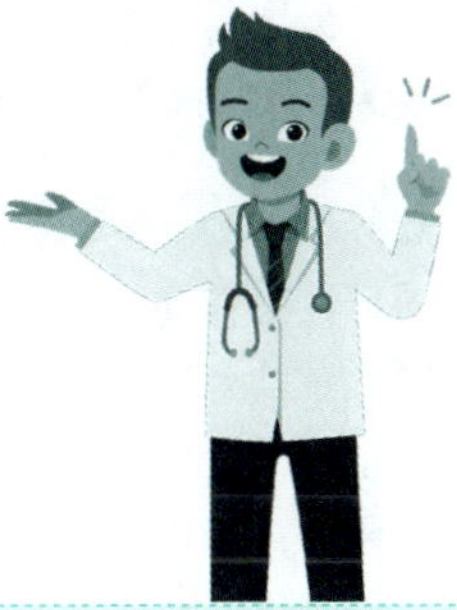

衣食住行，家长都会给孩子专属的呵护，即便如此，孩子感冒、发烧还是在所难免，这就更需要家长密切关注儿童的合理用药。儿童对许多药物的代谢、排泄、耐受性较差，一旦用药不当，轻则加重病情，重则致残甚至威胁生命。

1 与成年人相比，为什么儿童用药的不良反应发生率更高，危害更严重？

最主要的原因是儿童身体发育不成熟，各个器官功能尚不完善。对于成年人来说，一种药物吸收到体内发挥作用，要经过多个环节，而儿童由于胃肠道发育不完善，药物吸收可能与成年人不一样，会吸收慢一些，发挥作用也慢一些。另外，药物通常需要经过肝脏进行代谢、解毒，儿童的肝脏发育也明显不如成年人，因此给婴幼儿或儿童用药剂量不当，不合理配伍，超说明书用药，都可能造成药物在孩子体内蓄积，药物度过高，而引发一些毒性反应。另外，血脑屏障可以阻拦一部分药物进入到中枢神经系统，但儿童血脑屏障发育不完善，有些药物不会到成年人的中枢神经系统，但儿童使用就可能进入他们的中枢神经系统，引发一系列不良反应。还有一些其他原因，如缺乏儿童专用的剂型、规格药品，儿童被迫要用成人药，也可能导致相关的不良反应。因此，儿童并不是成年人的“缩小版”，一定要注意合理用药。

2 孩子感冒就得用抗菌药物吗？

孩子普通感冒、流行性感冒，都是由病毒感染引起的，只不过是引起感冒的病毒不一样。而抗菌药物抗的是“菌”，“菌”主要指细菌、真菌等病原体，所以抗菌药物对病毒引起的感冒没有作用，因此，只要不是合并了细菌感染的普通感冒或流行性感冒，都不建议使用抗菌药物。

3 孩子咳嗽需要使用镇咳药物吗？

不建议使用镇咳药物。咳嗽本身就是人体的一个反馈机制，可以把痰液、异物及时排出，帮助人体尽快痊愈，对身体有保护作用。如果用了一些镇咳药物，可能会使痰液停留在体内，使病程延长，疾病迁延不愈。一般情况下，不主张给孩子使用镇咳药来治疗普通感冒引起的咳嗽。如果孩子咳嗽比较厉害，可以多饮水，1 岁以上的孩子，也可以适量食用蜂蜜来缓解咳嗽。

4 孩子发烧，就需要输液吗？

首先要正确认识输液。输液能够让药物以最快速度到达体内病变部位，并达到有效浓度，起到治疗疾病的作用。因此对于一些重症感染或者严重呕吐完全没有办法口服药物的人群来说，输液毋庸置疑是一种非常好的给药方式。但是如果孩子只是表现为高热，如普通感冒引起的高热，而贸然通过输液治疗，是不合理的。

5 在感冒高发季节给孩子吃药来预防感冒，可行吗？

流行性感冒通常是病毒引起的，除了有针对性地接种流感疫苗，还没有发现能够真正有效预防感冒的药物，因此不管偏方，还是宣称能够预防感冒的“保健品”都是不可信的。学龄前儿童、低年级学生的日常生活以群体为主，学校可能会有比较多的传染源，且同学们之间接触较多，被传染的途径也较多；此外有些孩子不太运动，抵抗力会略差一些，比较容易感冒。因此孩子出现感冒症状时，建议恢复后再去学校，以免传染其他孩子，导致疾病传播。另外，在公众场所，让孩子佩戴口罩，日常生活中做到勤洗手、勤通风，都是预防感冒的有效方式。

6 儿童可以用成人药吗？

儿童用药不良反应发生率高，其中的一个原因就是应用错误的药物。如果药物有儿童专用的剂型和规格，应该给孩子用儿童专用的。因为有些成人药物成分并不适合孩子，甚至导致孩子出现严重的不良反应。还有些成人药物剂型，如肠溶、缓控释药，不能掰开，掰开后服用可能会使药物失效，也可能短时间内发挥比较大的作用，引发药物毒性，因此，不能给孩子滥用成人药。

7 孩子不愿意吃药，可以强行灌药或等他睡着再偷偷喂药吗？

不能因为儿童服药困难，就采取这些方式。因为不管孩子哭闹时还是睡着时，强行灌药都容易导致孩子将药液吸入气道中，可能造成吸入性肺炎，甚至引起窒息，比较危险。

家长应该掌握正确的喂药技巧，帮助孩子建立对待药物的正确认知。如告诉孩子生病时要吃一些比较苦的药，才能把病治好，也要让孩子知道药是能治病的，但是它很苦，不能乱吃。可以准备一些便于孩子用药的小工具，如用小针筒把药液喂到孩子嘴里，给孩子准备一些喜欢吃的东西，吃完药后让他吃一点小饼干、小糖果，遮盖一下嘴里的异味。对于特别小、不是很配合的孩子，建议两个家长配合给孩子吃药。

8 可以把药物溶到牛奶、酸奶或果汁中给孩子服用吗？

药物是否可以与果汁、牛奶混合，建议以药物说明书为准。如果一些药物需要空腹服用，这时候把药物溶到稀饭、牛奶中就不合适了，而且有些药物成分容易与牛奶结合，可能影响药效。但是有些药物确实是可以放到果汁或牛奶中服用的，这种都需要严格按照说明书或在医生指导下服用。如针对儿童哮喘，有一种药物孟鲁司特钠颗粒剂，通常大家觉得颗粒剂是冲到水里后喝下去，而说明书是建议直接让孩子放到嘴里吃下去，或者用母乳、配方奶粉溶解后，快速喝进去。因为，这种药本身结构非常不稳定，见光容易分解，如果把它放到透明的水中溶解，再一勺一勺慢慢喂孩子喝，短时间内，药物可能已经转化为无效成分，不能发挥作用，而牛奶或配方奶粉不透明，能够在很大程度上阻止光线照到药物上，使药物不会很快被分解。而且用配方奶粉冲服时，温度也要低一些，高温同样能够让这种药物快速失效。

9 家庭小药箱中，需要给孩子常备哪些药物？

① 退烧药．婴幼儿、儿童的免疫系统还没有发育成熟，有时又不注意卫生，容易受到各种病原体侵袭，发热是儿童常见病中最常见的伴随症状。目前最常用的治疗发热的药物是对

乙酰氨基酚和布洛芬，可以选择儿童专用的混悬液制剂。但建议给 2 岁以下的宝宝用药时，先咨询医生，同时要按照药品说明来使用，不能超量使用。

② 缓解鼻塞药物：感冒伴随鼻塞的症状很常见，对于缓解鼻塞药物，可以选用生理盐水滴到孩子鼻孔里，也可以用生理性海水鼻喷雾剂。

③ 止泻药：最常用的止泻药是蒙脱石散，安全性比较高。还可以准备口服补液盐，及时补充儿童大量腹泻后所需要的水分和电解质。

④ 助消化药：推荐使用活菌制剂，应用时需注意用 40℃以下的温开水冲服，不要用温度过高的水溶解。

⑤ 抗过敏药：孩子接触刺激性物质，可能引起皮肤过敏，在户外被虫咬了，可能发生虫咬性皮炎，甚至有的孩子还可能对花粉、食物等过敏。可以备儿童专用的口服和外用的抗过敏药物。

⑥ 外伤药：推荐碘附，而不是碘酒。碘附与碘酒相比，对孩子外伤痛处的刺激比较小。

对于常备药箱还有以下注意事项：第一，要放在儿童接触不到的位置，以免儿童误服中毒。第二，要对药箱进行简单密封，放置在避光环境下。第三，建议定期进行检查，及时清理过期药品，对已经消耗的药品要进行及时补充。

10 药品说明书，应着重看哪些内容？

学会看药品说明书是每一位家长应该具备的技能。药品说明书通常会标明适应证、用法、用量、药理作用等。家长应该带着以下几个问题去看，以保障孩子的用药安全。

第一，“孩子的病是否适合用这个药”，要看“适应症”，了解药物治疗的疾病与孩子的病症是否相符。

第二，“孩子能不能用这个药”，要看“禁忌症”，看一下孩子是否有不能用这个药的情况。如有些药是用乳糖来做辅料，但孩子有严重的乳糖不耐受，像这种含有乳糖的药物，孩子就不能用。

第三，“孩子该吃多少量，怎么吃”，要看药品说明书的“用法用量”这一部分。

第四，要做到心中有数，了解吃药可能会发生什么样的问题，要去关注一下“不良反应”和“注意事项”这两部分。

讲解专家： 张雅慧，山东第一医科大学附属省立医院（山东省立医院）药学部临床药学科副主任药师。

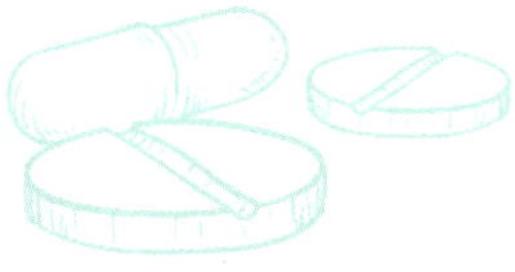

孩子怎么吃更健康

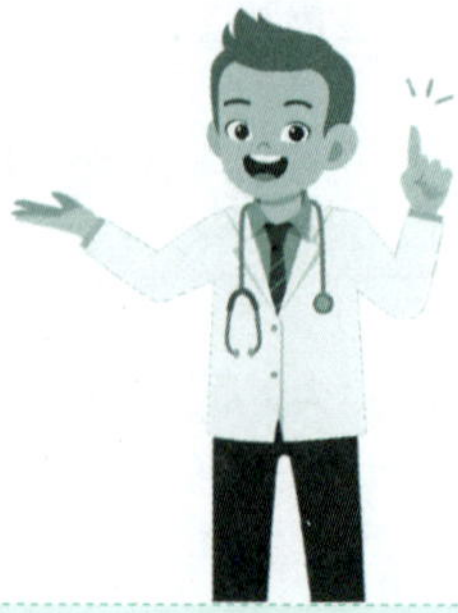

学龄儿童正处于生长发育阶段，全面、充足的营养是其正常生长发育，乃至一生健康的物质保障。学龄期是建立健康信念和形成健康饮食行为的关键时期，养成健康的饮食行为和生活方式将使其受益终生。孩子如何吃对、吃好，保持身体健康，是每个家长都需要关注的问题。

1 什么年龄段属于学龄儿童？

学龄儿童指的是满 6 周岁，不满 18 周岁的未成年人。

2 为什么要专门制定学龄儿童膳食指南？

第一，6～18 岁这个年龄段的孩子，身体处在快速发育的阶段，营养饮食习惯将对身体发育产生很大影响。

第二，这个年龄段正好是形成饮食习惯的关键时期，是培养健康生活习惯的最佳时期，针对这个年龄段，在《中国居民膳食指南》的基础上，又进行了内容扩充和具体阐述，指导学龄儿童健康饮食。

3 《中国学龄儿童膳食指南（2022）》的主要内容有哪些？

《中国学龄儿童膳食指南（2022）》推荐了五条膳食准则。

第一条，用通俗易懂的语言引导孩子进行食物的选择和搭配，以提高营养素养。

第二条，建议孩子吃好早餐，合理选择零食，建立健康饮食行为习惯。

第三条，天天喝奶，足量饮水，不喝含糖的饮料，禁止饮酒。

第四条，尽量多参加户外活动，减少视屏时间，建议中等强度的活动每天要在 60 分钟以上。

第五条，定期监测体格生长指标，包括身高、体重，保持体重适宜增长。

4 如何引导学生主动参与食物的选择和制作，提高营养素养？

第一，让学生了解食物与健康的关系，了解饮食对健康能够造成哪些影响，合理的饮食习惯能够带来哪些益处。

第二，引导学生参与食物的选择和制作，建议家长带孩子去超市、菜场选购食材，带孩子进厨房参与各种食物的加工和制作。外出吃饭的时候可以让孩子点餐，进行食物的搭配，了解各种食物对健康的影响。家长要以身作则，让家庭的饮食习惯更加健康。

第三，教会孩子看食物营养标签，在选择预包装食品时选择有利于健康的食物。

5 如何看营养标签？

预包装食品营养标签中的营养成分表主要有三列内容，第一列是各种项目，包含能量、蛋白质、脂肪、碳水化合物和钠，是国家要求必须标注的内容。第二列是每百克食物能够提供给机体的具体数值。第三列叫做营养素参考值百分比，即每百克食物提供的能量、碳水化合物等营养素占到一天所需营养素的百分比。

6 为什么强调孩子要吃早饭？

建议一日三餐定时定量，假期里孩子睡到比较晚，容易一天吃两顿饭。早餐是上午所需能量的来源，如果不吃，可能会影响孩子的认知能力，一上午精力不够旺盛。

长期不吃早餐，可能会导致午餐过量，外加摄入零食等，造成超重、肥胖等问题，甚至引发更多慢性疾病。

7 怎样搭配早餐更合理？

早餐要营养充足，搭配合理，能够缓慢地被身体吸收和释放。一顿相对较好的早餐，营养要均衡，包含谷薯类，蔬菜、水果，蛋白质类，蛋、奶、豆类，少量的坚果。

8 哪些零食比较适合孩子吃？

零食指的是一日三餐之外所吃到的食物和饮料，不包括水。零食分为两大类，第一大类是天然食物，另外一大类是经过加工的食物。天然的食物，如水果、干果类，还有奶或奶制品。加工类的零食，如辣条、膨化食品等，属于深加工的食品。

建议零食选择天然的，如奶制品、水果、干果类对身体健康有益的食品。深加工的食品往往是高盐、高糖、高脂，长期吃会给身体带来很多危害。天然的零食，也不要过多吃，每天的摄入量不超过一天总能量的 10%。零食还包括饮料，像含糖饮料、碳酸饮料、酒精饮料等，不建议儿童、青少年饮用。临床上经常碰到孩子把饮料当作水喝，结果导致肥胖，长期喝饮料还可能会导致高尿酸血症甚至痛风。

9 什么时间吃零食比较好？

吃零食一般建议在两餐中间，最好距离主餐一小时以上。最好不要边看电视边吃零食，睡前尽量不要吃零食。家长也要以身作则，帮助孩子养成健康的饮食习惯。

10 儿童每天需要喝多少奶？

《中国学龄儿童膳食指南（2022）》推荐每天喝 300 毫升及以上的奶或等量的奶制品，像常温的牛奶、酸奶、奶酪、奶粉等，都属于奶或奶制品。几种奶制品之间有换算关系，一般情况下 300 毫升鲜奶等于 300 毫升酸奶，等于 37.5 克奶粉，等于 30 克奶酪，家长可以根据换算关系给儿童进行选择。

11 优酸乳、乳酸菌、奶酪棒、芝士等，属于奶制品吗？

优酸乳，属于乳饮料，是奶加水制作而成。主要成分是水，营养价值远不及鲜奶、酸奶、奶粉、奶酪等。奶酪棒和芝士，也是经过加工的，含有较多的钠，不建议儿童多吃。

12 喝多少水才算足量饮水？

膳食指南关于饮水量有非常具体的推荐。建议学龄儿童要饮用清洁卫生的白开水。在温和的气候下，轻体力劳动的 6 岁儿童建议每天饮水量是 800 毫升。7 ～ 10 岁的儿童每天饮水量是 1000 毫升。11 ～ 13 岁的男生每天饮水量是 1300 毫升，女生每天饮水量是 1100 毫升。14 ～ 17 岁的男生每天饮水量是 1400 毫升，女生每天饮水量是 1200 毫升。如果从事大量的运动出汗较多，要额外多饮水。

13 怎样安排饮水时间？

口渴是身体发出的严重缺水信号，不要等到口渴了再去喝水，要养成在没有感觉到口渴时饮水的习惯。比如早晚各喝一杯水，早晨醒了先喝一杯水，间隔 1~2 小时喝一杯水，保证身体不产生渴的信号，满足机体对水的需求。

14 饮料的量可以算到饮水量里面吗？

一般情况下饮料不计入饮水量，不建议孩子把饮料当水喝。饮料里会添加糖及各种添加剂，长期摄入会导致孩子发生龋齿、肥胖、超重等一系列问题。孩子不喜欢喝白开水，可以用天然的食材，像柠檬片、薄荷叶等，给孩子调一下水的味道，帮助孩子喝水。炎热的夏天煮绿豆汤给孩子防暑降温，也是不错的选择。

15 学龄儿童一天睡多长时间合适？

充足的睡眠对长身体的孩子非常重要，是一天活动和学习效率的保证。

6 ～ 12 岁的儿童，建议每天睡 9 ～ 12 个小时，不要低于 9 个小时；13 ～ 17 岁的儿童建议每天睡 8 ～ 10 个小时。如果睡眠时间不足，可能会导致生长激素分泌不足，影响孩子身高的增长。充足的睡眠是需要家庭、社会和孩子共同携手做好的。

16 为什么要对学龄儿童进行体重监测？

超重、肥胖的危害是非常多的。糖尿病、高血脂、高尿酸血症、痛风、腹型肥胖、脂肪肝、心脑血管疾病、女性多囊卵巢等都与肥胖密切相关。

因此，应注意监测儿童体重，发现体重过度增长，应尽早进行干预，避免相关慢性疾病的发生。

17 如果孩子出现超重或肥胖，应该怎么控制？

肥胖儿童可以去体重营养干预门诊进行干预。一是从饮食上进行引导，避免儿童进食高热量、高脂、高油、高糖的食物。二是引导孩子多进行体育锻炼，摄入低于消耗，体重才能下降，如果长期摄入大于消耗，体重会越来越高。三是进行健康宣教，让家长、社会都认识到肥胖问题的严重性。

新版膳食指南推荐儿童每天进行累计 60 分钟中高强度运动，如进行篮球、足球、排球等球类运动。每周三次增强肌健骨的运动，如俯卧撑、平板支撑等。每周三次高强度运动，如快跑、游泳等。

讲解专家： 冯丽，山东第一医科大学附属省立医院（山东省立医院）临床营养科主任医师。

走出沉迷 健康成长

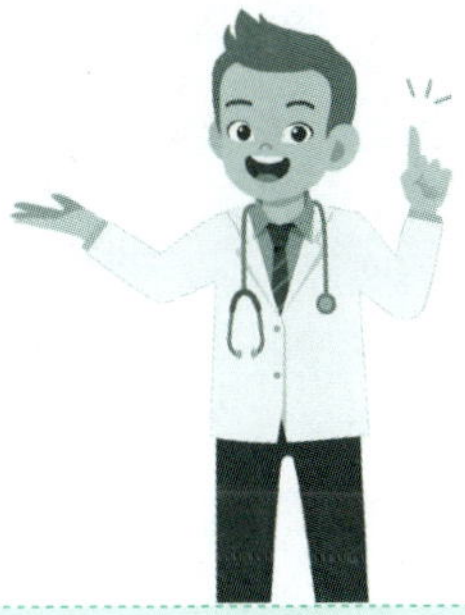

由于年龄小、自制力弱、家庭教育、网络诱导等因素，青少年容易出现沉迷行为，不仅影响正常的学习和生活，而且不利于健康成长。

1 什么是沉迷行为？

沉迷行为，就是对某种行为习惯或者模式的一种身体或心理上的依赖。这个依赖一旦遭到中断，就会产生心理、生理和身体上的不适感。

2 沉迷行为形成的原因是什么？

孩子形成沉迷行为，建议家长们多从亲子沟通、家庭教养方式方面寻找原因，具体来讲，原因主要有以下几点：

① 教养方式固化，照搬上一代的教育模式来教育下一代，摆事实、讲道理，希望孩子绝对服从、听话、懂事，自己认为好的，就是对孩子好。

② 物质上富养，精神上穷养，认为只要给孩子吃好、穿好就可以了，缺乏对孩子有效的情感陪伴和理解、尊重。

③ 父母工作压力大，精神层面匮乏，思维方式缺乏灵活性，跟不上孩子心理发展的节奏。

④ 功利性的教育，攀比，对孩子的激励多是物质的形式，追求即刻满足，比如“你如果去上学，我就给你 100 块钱”“你每洗一件衣服，我给你 10 块钱”，等等。

⑤ 不能有效的交流和沟通。家长抱怨最多的就是，“她到家就关着卧室门玩手机，从来都不和我们交流”。世界上最远的距离，是我就站在你的对面，却不知道你在想什么，这种交流的不畅甚至是完全堵塞，可能会造成孩子的沉迷行为。

3 沉迷行为是孩子对现实生活的逃避吗？

是的。当代的孩子，深受网络影响，他们的现实感有点弱，虚拟感却很强。网络就像一把双刃剑，给孩子提供丰富资讯、多种学习途径的同时，网络垃圾也会趁机而入。致使孩子用想象替代现实，沉浸于幻想当中，看到的都是滤镜下的完美世界，接受不了现实的复杂性和多样性。很多孩子都是完美主义者，要求完美，如果求之而不得，不可避免地就会产生巨大落差和深深的挫败感。

4 如何帮助孩子走出沉迷？

帮助孩子走出“沉迷行为”，可以从以下几个方面入手：①不要把孩子当孩子。②放手地去爱。③看见孩子。④不要过度“物化”孩子。⑤让孩子学会延迟满足。⑥让孩子学会以价值为导向。

5 如何做到“不要把孩子当孩子”？

有位记者采访一个成功孩子的妈妈，问“你的孩子为什么会成功？”妈妈回答说，“其实很简单，我没有把孩子看作孩子。”不要把孩子当孩子，即要尊重孩子的话语权，像对待成年人一样尊重他。

当父母的，一定要平等地对待孩子，说话一定要算话，要信守承诺，大人要像孩子一样学会不断修正自己来成长。因为社会发展太快，知识更新也很快，如果不学习，就吸收不到新鲜的知识，就不能和孩子一起成长。

6 “看见孩子”具体应该怎么做？

看见孩子有两个方面的含义，要看见孩子真实的需求，还要看到孩子行为背后发生了什么，不能老是埋怨他。举一个形象的例子，有个孩子在很浅的水里学游泳，却总是游不起来，妈妈就很着急，嫌他笨，嫌他学不会。其实是孩子的脚被水草缠住了，没法游了。妈妈没有看见孩子的真实需求。再比如，孩子成绩下降了，不一定是没有好好学习，也有可能是和同学闹矛盾了，帮他建立一个好的同伴关系，才可能解决问题。对孩子，要建立一个规则和底线，“看见孩子”绝对不是无限度地满足孩子。

7 “放手去爱”，怎么把握好尺度？

尺度很难把握。很多家长过于珍视和关注孩子，特别害怕孩子出事，比如担心孩子上学走错路、在学校里受欺负等。有的家长描述：孩子一离开自己，就特别的忐忑，整天就想着孩子别出什么意外。因为家长没有安全感，在孩子的潜意识里，就会去满足家长：妈妈我不能离开你，免得你担心和焦虑。造成的直接后果就是孩子也没有安全感。家长过度的担心，投射在孩子身上就是没有安全感。家长觉得是为孩子好，不放手，孩子却被情感缰绳牢牢锁住。孩子内心如果认同家长，就可能会产生与家长相同的安全感缺乏和分离焦虑。

8 不要过度的物化孩子，具体应该怎么做？

父母生活中有过物资相对匮乏的年代，在物质条件转好之后，就出现了“惯”和“管”的现象。一方面，父母过于娇惯孩子，给孩子最好的物质生活，吃最好的、穿最好的，给孩子花钱从来不心疼；另一方面，又给孩子设定了过多的条条框框，这也不行、那也不行，这个脏、那个不安全，这样会变傻、那样会学坏等，甚至对孩子进行恐吓和威胁。孩子天性自由，想要对家长说“不”，奈何家长把所有最好的都给了他，想说“不”的时候，会有深深的愧疚感，孩子的内心纠结，不知该反抗还是该保持沉默。不在沉默中爆发，就在沉默中消退。爆发的结果是各种所谓叛逆行为，消退的结果就是形成退缩、茧居行为。

9 如何让孩子学会延迟满足？

在孩子的眼里，大人都是压力很大、很着急、没有耐心的样子；大人对孩子的教导，多是以结果为导向的，比如考个好成绩、上个好大学、出人头地等，孩子也就以结果为导向，找不着东西着急、完不成作业着急、交不到朋友着急、考不好着急，各种着急焦虑发脾气，不能等待，没有耐心。

让孩子学会延迟满足，家长自己要先做到孩子着急时不要急，孩子哭闹也不要紧，因为孩子就是在经历各种各样的挫折和磨难中长大。家长要稳如泰山，给孩子一个充满安全感的环境。家长要慢下来，做榜样，让孩子看到解决问题的具体方式，向孩子示范怎么一步步地做事情，怎么和声细语地说话，怎么和别人一句一句地交流，要简单直接，不能唠叨，要注意态度和语气，不能进行枯燥的说教。

10 以价值为导向，应该怎么来理解？

以价值为导向，就是要体验当下、体验过程，而不是追求所谓的成功目标。

比如，现在好多家长是从农村出来的，他们考大学，就是为了脱离农村，目标特别明晰。到了孩子这一代，不缺吃不缺穿，物质很丰富。如果再督促他“好好学习，考个好大学，找个好工作，将来赚钱养家”，他是非常不认同的，因为他已经有这些东西了。

以价值为导向，比较抽象，难以理解。下面通过一个故事，来更好地理解。

有两个小朋友坐在汽车后座上，妈妈要带他们去游乐园玩，这个过程需要三个小时。有一个小朋友，每隔 5 分钟就要问一句，“妈妈，我们到了吗？”妈妈被问的不耐烦，孩子也感到非常的挫败，两个人一路关系都很紧张。另外一个小朋友却很安静，他一路观察着车窗外的田野、工厂、人群，时而挥动小手致意。到了目的地，两个人都玩得很愉快。但是只有后边这个小朋友得到了一段有益的旅程，因为他不只关注目标，还欣赏了路程中的美景，他善于探索。

大多数人都认为达到了目标才算成功，其实不是这样的。成功取决于价值，即使离目标还有一段很长的距离，即使永远都不可能达到目标，也有可能是成功的。

讲解专家： 杨楹，山东省精神卫生中心儿童青少年心理行为医学中心主任医师。

照亮孩子内心的“隐秘角落”

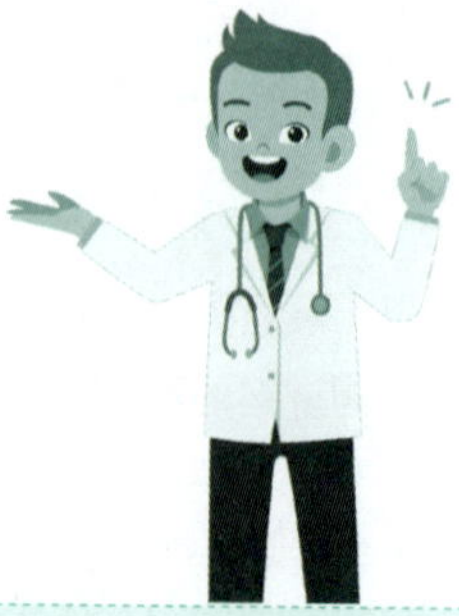

在电视剧《隐秘的角落》里，乖小孩朱朝阳的“黑化”，让很多人既揪心又惋惜。一个成绩优异、内向温顺的好孩子，最后竟然成了整部剧心机最深、最让人不寒而栗的黑暗人物，成了一个比张东升更可怕的“未来的张东升”。这部剧也将儿童、青少年的心理健康问题再次带入公众视野。

1 儿童、青少年心理健康的标准是什么？

简单来说，儿童、青少年身心健康的标准就是情绪稳定，社会适应能力良好，人际关系和谐，有良好的心理承受能力，对遇到的困难和问题有应变和处理能力。

2 我国儿童、青少年心理健康状况如何？

儿童、青少年心理健康是全社会关注的话题。有研究报告显示，我国儿童、青少年中约3000万人受到各种情绪障碍和行为问题困扰。有30%的儿童、青少年出现过抑郁症状，约4.76%～10.9%的儿童、青少年有过不同程度的焦虑障碍。还有一些常见的问题，包括网络成瘾、校园霸凌，还有亲子关系的障碍，包括沟通障碍、亲子关系不良等。

3 为什么儿童、青少年会出现如此多的心理问题？

儿童、青少年时期是成长发育的关键时期，是自我意识形成的时期。而孩子是家的一面镜子，孩子的问题背后往往是父母和家庭问题，即家庭互动模式出现问题了。儿童、青少年有两大重要需求：一是获得满足感，二是确认自己的重要性。《隐秘的角落》里有一个场景让人印象深刻，母亲在给孩子喝牛奶时，强迫必须一口喝进去，烫也要一口喝进去，这让孩子无所适从，内心产生深深的叛逆感。如果孩子父母是离异的，母亲是一个弱者，在母子关系里，她更想控制孩子，让孩子一切都听她的，觉得自己为孩子安排好一切，就是用自己的想法代替孩子的想法。这反而让孩子觉得自己是母亲的一个工具，没有被重视。所以在电视剧高潮的时候，孩子对母亲说：“你在乎的根本不是我，你只在乎你自己。”

4 原生家庭对孩子心理健康有什么影响？

原生家庭是一个社会学概念，是指儿女还未成婚，仍与父母生活在一起的家庭。原生家庭对个人心理健康的影响是一个备受关注的话题。孩子就像一棵幼苗，原生家庭就是孩子成长的土壤，如果土壤不肥沃，孩子就很难长成参天大树。家庭中第一位的是夫妻关系，第二位才是亲子关系，夫妻关系融洽，对孩子能够深度的理解和接纳，孩子才会安心地做回孩子，才能健康快乐地成长。如果父母争吵不断，孩子会觉得很无力，可能会把家庭的争吵和冲突归因到自己身上，从而产生深深的自卑感。原生家庭的幸福，能够治愈一个人一生，原生家庭的不幸，往往用一生都难以治愈。就像电视剧《隐秘的角落》中这些孩子，他们只能被动地选择接受不幸的原生家庭，无处可逃。建议通过学校和社会的力量，给那些被原生家庭伤害过的孩子一些支持和关爱。

案例一

亮亮（化名）今年8岁，前不久，他经常摔倒在地，失去意识，怎么叫也不醒。每次家人把他送去医院，检查发现心率、血压、呼吸都正常，大约一个多小时后会自行醒来。家人很是担心，也曾带他在多家医院就诊，均未查出明显病因。

5 亮亮身体症状的主要原因是什么？

亮亮在医院做了脑电图、磁共振都显示没问题，但就是经常无缘无故地摔倒，这让他的父母极度焦虑和恐慌。经过与亮亮深入交流，发现这个孩子内心冲突非常剧烈。他说他亲眼看见了父母吵架的一幕，父亲在母亲脸上重重打了一记耳光，从此孩子就特别恐惧焦虑，每天做噩梦。由于这种焦虑无处发泄，就转化为躯体症状，即躯体化障碍。

6 家庭治疗是一种什么治疗方式？

孩子是家庭的一面镜子，孩子的问题背后反映的是家庭内部不良的沟通及互动模式。像案例一中的亮亮，孩子爸爸经常酗酒，夫妻关系紧张，孩子目睹了父母之间激烈的肢体冲突。因为孩子是弱小无助和关键的，他认为父母的不和睦是因自己而起，自己也没有能力去解决这些问题，从而内心产生恐惧、焦虑，频频做噩梦。医生对他们进行家庭治疗时，一方面鼓励孩子自由表达，说出内心最真实的想法，一方面让父母倾听、理解孩子的感受，鼓励夫妻之间充分沟通，找出问题所在，经过几次治疗，夫妻关系、母子关系、父子关系都得到了改善，家庭的互动模式得以改善，家庭的生态系统也得到了改善。通过家庭治疗，亮亮状态恢复正常，他说“我觉得心里不堵得慌了，好像一个东西落下去了”。

案例二

小琪（化名）今年上初一了，父母对她的期望比较高，并且老拿她和其他孩子比较。后来小琪出现心情低落，自责自卑，对什么都不感兴趣，到医院检查诊断为抑郁症。此后父母的态度出现大转变，处处顺着孩子，在孩子面前强颜欢笑。而小琪为了不让父母担心，也故意装出活泼开朗的样子，其实心里很痛苦，不知道怎么宣泄自己的情绪，甚至想到自杀。

7 小琪为什么会出现抑郁情绪呢？

根本原因是父母对孩子情绪和情感需求的忽视。孩子在学校遇到了困难，比如朋友的背叛、学习成绩下降，父母没有和孩子一起找原因，反而拿孩子和别的孩子比，结果导致孩子感到深深挫败，感到不被支持和理解，感到被全世界孤立，结果出现情绪问题。

8 当孩子出现负面情绪时父母该怎么做？

父母看不到孩子的内心世界，对孩子产生疏离、隔离或者控制，其实是莫名纵容了孩子内心负面情绪的淤积、加剧、变异以及爆发的过程。父母要理解孩子的独立性、独特性，要有能力想象并把握自我与孩子的思维状态、精神状态，能够理解自己的孩子是一个独立的人，有自己的想法、感受，需要得到大人的理解，不要模糊化、工具化孩子，更不要无视、跳过孩子的感受，要鼓励孩子表达、宣泄，好情绪、坏情绪都要表达出来。父母要做的，是给孩子温暖和深深的理解，让孩子知道家和父母永远是自己安全的港湾，孩子就能自主地解决问题，从而获得自我价值感。

案例三

小希（化名）今年上初二了，从小父母对她比较溺爱，事事顺从。升入初中后，父母希望她考个好成绩，对她的要求变高了，经常找老师打听她的学习情况，学习不好或者不听话，就打骂她，甚至和亲戚一块训斥她，丝毫不顾忌面子。这段时间，母亲发现孩子出现强烈的逆反心理，上网玩游戏，充游戏币，和网友聊天，还经常发脾气，甚至要离家出走。

9 小希出现心理障碍的原因是什么？

根据人的不同状态，可以分为“成人自我”和“儿童自我”。前者代表着理性与权威；后者代表着信任与探索。小希出现负面心理情绪的根源是父母用成人自我去看待孩子的问题。很多时候，父母运用成人自我，非但解决不了儿童问题，反而会使问题不断升级；而当父母转化成儿童自我后，问题就迎刃而解了。心理学家科胡特将这个过程称为“替代的内省”，即从认知和情感两方面去思考和感受另一个人（孩子）的内心世界。

10 常见的沟通模式有哪些？

常见的沟通模式包括一致性、多元型、保护型和放任型。举一个简单例子，一个 12 岁的小女孩要去文身，放到不同沟通模式中，结果如下：

① 一致型家庭沟通模式：谈话取向和遵从取向都高。既存在承认且保留权威等级的权力，又允许公开沟通，表达不同的观点。女儿可以提出她文身的理由，父母也乐意倾听女儿的意见，不过，最终决定还取决于父母的意见。

② 多元型家庭沟通模式：谈话取向高，遵从取向低。沟通是开放的，没有限制的，权威意识比较弱。每个人自由发表意见，讨论文身是否是个好主意，兄弟姐妹及其他亲属也会参与其中，通过讨论达成共识。

③ 保护型家庭沟通模式：谈话取向低，遵从取向高。强调对权威的服从，不愿意分享想法和感受。即便会进行讨论，也是非常简单的，父母决定一切，他们的话就是最终结果。

④ 放任型家庭沟通模式：谈话取向低，遵从取向低。家庭成员很少参与到彼此的事物当中，做决定是个人的一件事情，父母不会对女儿是否要在自己身上做一个永久性的艺术装饰说什么，不管是文身，还是其他大多数事情，父母的反应只会是冷漠的“随便你”。

这四种类型中，一致性和多元型的沟通模式更好一些，父母要尽量给孩子一些表达自己意见的空间，让孩子充分表达自己的观点，要理解孩子为什么会有这种行为，不管是好的行为或是坏的行为，都要深深的理解、接纳、看见它。

11 案例三中，小希父母应该怎样与孩子沟通？

案例三的沟通模式属于放任型家庭沟通模式，父母觉得自己文化程度不高，不懂孩子在学校里发生的事情，给孩子说“你自己看着办就行”。其实父母养育孩子也是自身成长的个过程，不懂可以学，可以和孩子沟通，问问孩子到底遇到了什么困难，然后一起想办法解决，而重点不在于家长想出来的解决办法，而是家长参与进来了，让孩子时刻感受到“情感在场”，感受到支持的力量。

案例四 小欣（化名）今年上高二了，最近她总是出现不自主地面部肌肉抽动，阵发性地不会走路，还不自主地摇头。经过药物治疗和心理治疗，她逐渐打开心扉。原来，小欣以前学习很好，后来进了实验班，成绩 20 多名，自己学习压力大，跟不上老师的进度，对学习产生恐惧心理，担心考不出好成绩，对不起父母。

12 像小欣这样学习好又懂事的孩子，为什么也容易出现心理问题？

听话又懂事的孩子往往是没有安全感的，过于依赖于别人对自己的评价，自我意识比较弱小，容易形成“假性自我”，从而出现强烈的内心冲突。

13 父母该如何帮助孩子缓解学习压力？

压力是生活中大家都会遇到的一种常态，有时适当的压力能让人提高身体的活力和兴奋感，提高创造力，同时增强完成目标的动力。在学业中有适当的压力可以激发孩子学习和钻研问题的积极性，促进思维能力。但是过度的压力，可能就会导致衰竭、耗竭的状态，形成恶性循环。

家长怎样帮助孩子面对压力？首先，不能总是拿自己的孩子和别人家的孩子比，因为孩子不是全能的，他可能在某一方面很优秀，在另一方面又不好，老是拿自己孩子不好的方面和别的孩子去比较，孩子就容易没有自信，容易怕输，觉得自己必须在哪个方面都很优秀才行。正确的做法是家长要让孩子认识到自己的局限，有句话说的特别好，孩子的世界里既要有蚂蚁和大象，也要有鲜花和牛粪，就让他思维灵活起来，让他看到世界是丰富的，不光有学习，也不光有朋友，还有更多的精彩事物存在，这是很关键的。其次，让孩子知道学习考试只是一个阶段性的，只是人生中的一个必经阶段，不要觉得考不好就失败了，即便是高考，也只是一个比较重要的考试，自己的发展是变化的，未来有无限可能性，即使考不好，也有很大发展空间，要让孩子意识到这一点，才能明白考试只是检验自己能力的途径之一，不需要焦虑，要有自信感。

讲解专家： 杨楹，山东省精神卫生中心儿童青少年心理行为医学中心主任医师。

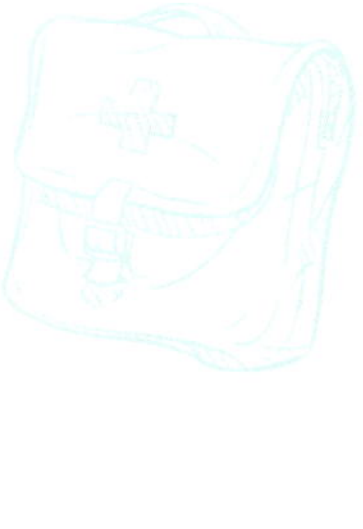

第12章

心理健康莫忽视

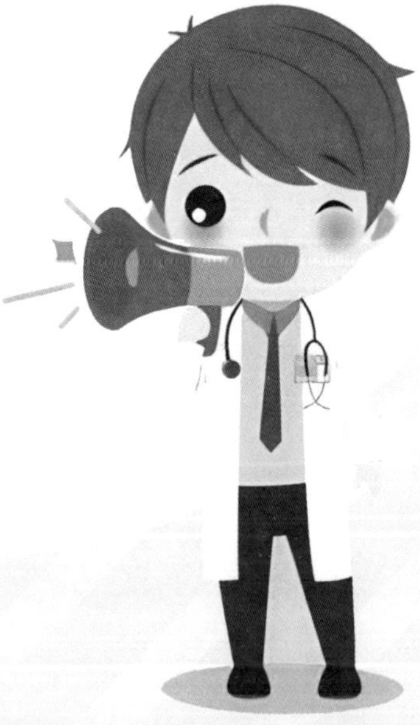

抑郁防治莫忽视

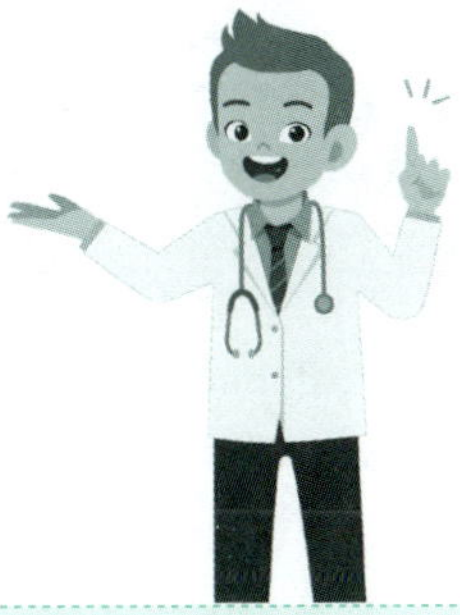

人们将抑郁症比喻为“心灵感冒”，意指它已像伤风感冒一样，成为危害人们健康的一种常见病。心灵一旦感冒，危害并不亚于躯体。希望大家能够改变重躯体、轻心理的疾病观，重视抑郁这种心理疾病的防治。

1 什么是抑郁症？

抑郁症是以显著而持久的情感低落为主要表现，这种状态持续两周以上，就要警惕可能患上抑郁症了。患了抑郁症，会严重影响学习、工作和生活。

2 为什么会患上抑郁症？

目前，抑郁症病因还不明确，但是有很多原因可以作为抑郁症的诱发因素。

① 患有躯体疾病的人，包括神经系统疾病、消化系统疾病以及内分泌系统疾病等，例如糖尿病、高血压等，容易出现抑郁症状。

② 社会心理压力，也会使人产生抑郁症。社会发展越来越快，竞争日趋激烈，来自各方的压力都在增大等，为抑郁症产生创造了条件。

③ 一些天灾人祸、重大生活事件，都可能成为抑郁症的诱发因素。

④ 有家族遗传史的人，抑郁症的发病率也明显增高，但抑郁症并不是一种遗传性疾病。

3 抑郁症患者的症状表现有哪些？

如果一个人总是感觉到心情不好，即便遇到高兴的事情也高兴不起来，或兴趣爱好有所下降，原来感兴趣的事情现在提不起兴趣来了；总是感觉精力不足，总是很疲乏，不愿意活动，不愿意见人，不愿意出门，也不愿意参加社交活动；产生一些负性的认知，觉得自己脑子变笨了，没有用了，缺乏价值感，甚至会悲观自责，觉得自己拖累家人了，严重的会悲观厌世，对生活失去希望，会有一些自伤自杀的想法甚至行为。

一部分患者，会合并一些躯体症状，却找不到和躯体疾病相关的直接证据，可表现为头痛、头晕、心慌、胸闷、气短，有的患者会有胃肠道不适的表现，比如恶心、呕吐、腹泻，有人会出现身体灼烧感等，如果这些症状已经持续两周以上，对患者的学习、工作、生活都造成了严重的影响，就要高度警惕可能患上了抑郁症。

食欲不振，睡眠不好，性欲减退等，也是抑郁症患者的常见症状，2/3 以上的抑郁症患者伴有睡眠障碍。

4 为什么有些抑郁症患者容易被误诊？

有些抑郁症患者不以情感症状为主要临床表现，躯体症状表现明显。举一个例子，有一位患者恶心、呕吐，胃不舒服，在某医院消化科、综合科等科室就诊，做了各种辅助检查，都没查出严重的病变，仅诊断为轻度反流性食管炎和胃炎，治疗没有起效。有一天半夜，患者自己打车去跳河自杀，救上来以后，送到了医院，后来诊断为以消化道症状为主要表现的抑郁症，住院治疗一个多月，抑郁症状消失，消化道症状也消失了。

5 抑郁症的诊断标准是什么？

诊断抑郁症，目前主要依靠详细可靠的病史及对患者详细的精神检查，包括相关实验室检查、诊断量表等，通过综合评定做出诊断。

现在根据国际精神疾病分类和诊断标准第十版进行诊断，一是症状学，二是病程标准，三是严重程度标准，四是排除的标准。

症状学标准，以情感低落为主要表现，主要临床项目有自责、评价低、能力差、无兴趣感等，出现自杀企图甚至自杀行为；病程标准就是这种情感低落持续两周以上；严重程度标准是患者得了抑郁症以后，对正常工作及生活的影响；最后是排除其他的精神疾病，若不符合其他的精神疾病标准，就可综合诊断为抑郁症。

6 怎么治疗抑郁症？

必须经过精神专科医生做出明确的诊断、评估，再给予系统的治疗。目前针对抑郁症有药物治疗、心理治疗、物理治疗三种比较规范的治疗办法，往往同时应用三种治疗方法进行，综合治疗。

药物治疗是治疗抑郁症最主要的方法。服用抗抑郁药物，治疗效果通常很好。目前用的都是新型抗抑郁药，疗效肯定，药物副作用小，医生根据患者的情况进行选择。即使有副作用也是持续时间短暂、可以控制的，大家不用担心。如果出现副作用，医生可通过加对抗药、减药等方式调整。

心理治疗由经过正规培训的心理治疗师来进行，不是一般的交流、谈话，是运用心理学的原理剖析患者的内心世界。目前，心理治疗的方法很多，常用的效果比较明显的是认知行为治疗。就是将一些错误的认识，通过心理疏导、心理治疗以后加以纠正；再就是精神分析疗法，通过分析患者内心动态、内心事件，使他的情绪得到平息和改善；还有支持性心理治疗，通过跟患者交流，给他一定的心理支持，理解他、同情他、关心他，听他倾诉，共情，是非常重要的心理治疗办法。

物理治疗，目前最常用的是经颅磁刺激治疗和无抽搐电休克治疗。经颅磁刺激治疗，是一种非侵入性的神经刺激技术，根据疾病种类和个体差异采用不同的刺激模式。改变大脑神经元的可塑性和调节神经递质的释放。可以在门诊进行，重度的抑郁症患者如果不愿意住院，也可在门诊治疗，一般一天两次，上午、下午各一次，每次 15 ～ 20 分钟。微电流比较轻微，没有痛苦。一般治疗两周以上，结合药物治疗，会明显见效。无抽搐电休克治疗是在麻醉状态下、完全没意识的情况下进行的，需要住院治疗。无抽搐电休克治疗非常安全，效果非常好，有严重自杀倾向的抑郁症患者，做三五次后，症状也会明显改善。

7 长期用药会产生依赖性吗？

治疗抑郁的药物是没有成瘾性的，不会产生依赖性，但是需要长期吃，因为抑郁症是一种反复发作性疾病，停药以后容易复发。

8 抑郁症患者能自行停药吗?

目前抑郁症病因不清楚，只是对症治疗，抑郁症又是一种反复发作性疾病，容易反复，用药时间必须维持得长一点，尤其是首次发病的患者。

病史比较短的，起码要维持半年到一年，发作次数多的患者，需要长期用药治疗，发作三次以上，最好在医生指导下长期用药。

9 抑郁症患者治疗期间，家人应怎样做?

患者家属，应该严密观察患者的病情变化，防止自杀行为的发生。尽可能不让患者独处时间过长，家里不要随手放水果刀，不要给患者过多的药物。

作为家人，应该对抑郁症有一个科学的态度，不要抱有一种病耻感，不要讳疾忌医，如果发现家人得了抑郁障碍，应及时就诊，只有早就诊、早诊断、早治疗，才能早康复。

建议熟悉患者病情的家人，陪同患者一起就诊，向医生提供尽可能详尽的病史资料，有利于医生全面掌握患者病情，做出正确的诊断以及治疗方案。

作为家人，还要监督患者服药的情况，严密观察患者服药以后的疗效以及病情变化、药物副反应，并及时与患者的主管医生进行沟通，及时调整药物。

10 抑郁症患者的治疗目标是什么，能治好吗?

抑郁症治疗目标是尽可能缓解或消除症状，让患者尽早回归社会，提高生活质量，维持良好社会功能。

抑郁症是一种容易复发的疾病，不能根治，但经过治疗，抑郁症的预后良好，按时服药、预防复发是最关键的。

讲解专家: 李万顺，山东省精神卫生中心精神科主任医师。

正确面对焦虑障碍

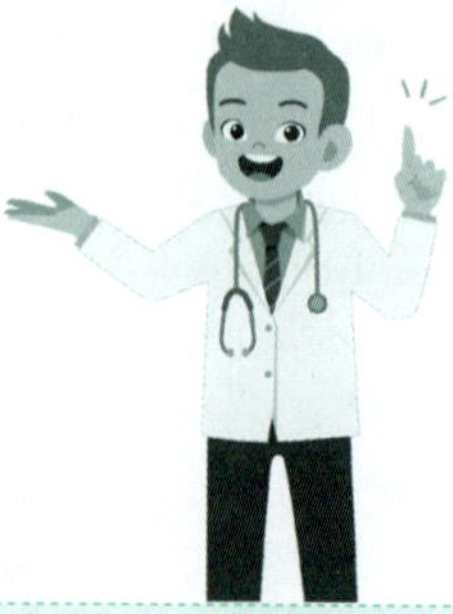

忙碌的时候，犹如陀螺拼命旋转，我们在焦虑着没有时间提升自己；无事可干的时候，又开始焦虑起自己的生活为何没有饱和，害怕虚度了光阴。有多少人是在假装快乐掩盖自己的焦虑和不安，又有多少人把自己的焦躁不安时时挂在了脸上？这份焦虑源于哪里？为什么在一部分人身上更加显现？又该如何正确面对？

1 医学上是如何定义焦虑的？

焦虑，简单来说就是人们表现出紧张不安，总感觉会有什么事情发生；严格来说焦虑其实是一种情绪表达，往往表现为忐忑不安、恐惧，甚至包括身体发抖、坐立不安等，更严重时，会出现心慌、气短等表现。

2 焦虑是一种正常的生理反应吗？

在面对一些问题的时候，比如考试之前，或面对人生转折时，出现焦虑是正常反应。可以说此时的焦虑，是自身的保护反应。从某种角度来说，焦虑是一个人进步或社会进步的动力。人们有目标才会出现焦虑；有了焦虑，才有动力，才能促进自身提高发展。但如果焦虑超越一定界限，就会对人们的身体或心理造成比较严重的影响。这种病态的焦虑，需要医学干预。

3 如何区分恐惧和焦虑？

一般来说，焦虑是没有应激源的，或者应激源消失后，焦虑情绪仍然存在；而恐惧常常是面对应激源的一种表达，比如面对老虎，表现出恐惧害怕，这就是恐惧。

4 什么是病态焦虑？

病态焦虑包含几个度。第一是症状表达的度，第二是时间的度，第三是社会功能损害的度。症状表达的度指焦虑的症状，比如焦虑不安、恐惧、紧张，包括自主神经功能症状；时间的度指焦虑症状时间，比如广泛性焦虑符合症状标准至少为 6 个月；社会功能损害的度是指社会功能损害影响患者的生活、工作、社交能力等达到一定程度。通过这几方面来诊断焦虑障碍或病态的焦虑。

5 焦虑症发病的原因是什么？

引发焦虑的原因有很多，医学上认为导致焦虑的原因有：一是遗传因素，二是社会心理因素，三是年幼时的负性刺激等，这些都是焦虑源。相比于遗传因素来说，社会心理因素在焦虑发展中，起的作用更大。

6 焦虑症患者会有哪些表现?

焦虑症在医学上通常有两种症状表现：一是精神症状，是精神活动方面的表现；二是躯体方面的表现。精神活动方面表现出忐忑不安、紧张、恐惧，会时常预测将来发生一些不好的事情，让自己的生活处于一种紧张的气氛中。躯体方面表现分两种，第一种是单纯的身体表达，如发抖、乏力、坐立不安等；第二种则会出现自主神经功能症状，如心慌、出汗、气短等。

7 如何诊断焦虑症?

临床上诊断焦虑，是有标准的。一是症状表达标准，精神方面出现焦虑、紧张、不安；躯体方面出现静坐不能、发抖；自主神经功能症状，出现心慌、出汗、气短等；还有一些患者会出现睡眠障碍等症状。二是时间标准，如果患者在无诱因的情况下，出现紧张不安的情绪超过一个月且不见缓解好转时，则考虑焦虑症。三是严重程度标准。如果患者表达出的焦虑，已严重影响自身的生活、工作、社交等，则需要治疗干预。

8 焦虑障碍有什么危害?

轻度焦虑障碍一般不会产生严重后果。但重度焦虑障碍，会影响患者生活、家庭，甚至影响患者的身体健康。更严重的患者，由于焦虑的存在，而不知道明天会发生什么，因此有可能会产生自杀等伤害自己的行为，导致严重的社会不良后果。

9 如何治疗焦虑障碍?

临床上对于轻度焦虑，一般不需药物治疗，通过心理治疗基本上能够达到临床治疗的目的；中、重度焦虑，有很多治疗方法，包括药物治疗、心理治疗、物理治疗等，一般在临床上这三种治疗方法是结合的。就心理治疗来说，自我心理治疗是一种方法，但还是建议患者能到正规医院，找医生进行心理指导，这样会获得事半功倍的效果。物理治疗方法有很多，如生物反馈治疗，即把生物信息，包括机电、脑电，心电的信息进行总结以后，反馈给长期焦虑的患者，让他们通过视觉、听觉等感官进行学习，达到放松的目的。药物治疗，要做到因人施治。

讲解专家： 白录东，山东省精神卫生中心精神科主任医师。

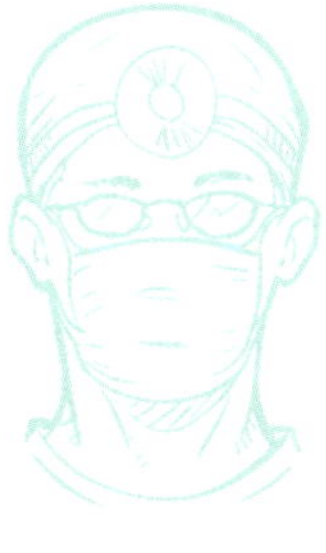

走出双相情感障碍

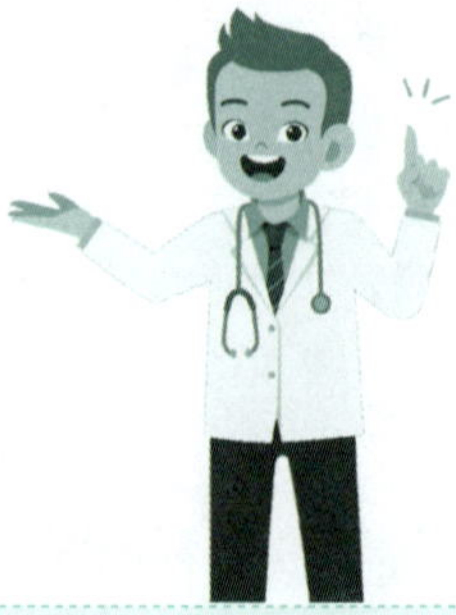

有的人情绪时常极端不稳定，低谷期表现抑郁，高峰期表现躁狂，兴趣和愉快感丧失，自我评价降低，严重时甚至出现自伤或自杀行为，在医学上，这类情况多被诊断为双相情感障碍。

1 什么是双相情感障碍？

双相情感障碍也叫双相障碍，也称为躁郁症，属于心境障碍。最主要的特征是情绪极不稳定，有时表现为情绪极度狂躁，有时又表现为情绪极度低落。

2 双相情感障碍的高危人群有哪些？

首先，有家族史的人群发病概率比其他人群高。其次，个性特质，有的患者在青年时期甚至少年时期情绪就非常不稳定。最后，童年的创伤性障碍如被虐待，也容易导致这种疾病的发生。

3 双相情感障碍的症状表现有哪些？

疾病程度不同，发作时的表现形式也明显不同。通常来说，躁狂发作的患者往往表现比较兴奋，情感高涨，话比较多，思维很迅速，活动增多，整天忙忙碌碌，行为很鲁莽，甚至会干出一些出格的事情，影响到他的工作和生活。此外，还会伴有躯体方面的变化，比如睡眠减少、躯体不适，食欲下降，总是怀疑自己患病等。

4 什么原因导致双相情感障碍？

双相障碍的病因有多种。第一，遗传因素是双相障碍的最主要的决定性因素。第二，脑发育不良、感染寄生虫病引起的脑结构异常等都可能导致这种疾病的发病率增高。第三，环境因素，和压力相关。第四，季节因素，伤春悲秋，秋冬两季容易导致情绪低落，5～7月情绪容易狂躁。

5 家人应该怎样陪伴和照顾患者？

治疗这一类疾病，不仅仅是医生的责任，家属也有责任。要建立医疗同盟，让家属参与进来，预防患者疾病的复发。家属要监督患者及时吃药，学会识别患者早期复作、复发的表现，及时带患者或督促患者就医。改善家庭环境，对患者更多的理解，学会倾听，尤其要改变原来一些不良的家庭互动模式，给患者更多包容和关心。

6 双向情感障碍患者生活中需要注意哪些事项?

双相情感障碍患者的饮食起居注意事项，用 16 个字总结，即：合理膳食，适量运动，规律作息，心情舒畅。合理膳食方面，首先要注意避免食用与目前服用药物有相互作用的食品或保健品。其次要注意戒酒戒烟，避免食用可以引起神经兴奋的食物，如咖啡、巧克力、茶饮等含有茶碱或咖啡因的食物，在饮食结构方面要注意全面均衡，推荐使用全谷类食物为主食，搭配适量蛋白质、脂肪以及低碳水化合物，保证每天一定的蔬菜及水果的摄入。适量饮水尤为重要，可以有效缓解药物蓄积，减少药物副作用的发生。对于服用锂盐的患者，每日适当增加食盐的摄入，可以促进锂盐的排泄。运动可以使脑内产生多巴胺及 5- 羟色胺，改善抑郁情绪。对于躁狂和轻躁狂的患者而言，运动可以消耗掉他们过剩的精力。家人多予以支持和关怀，让患者保持心情舒畅减少冲突和矛盾引起的情绪波动。

7 孩子出现暴躁、失眠，甚至自虐的情况，应该怎么办?

只要出现这个问题，就要及时找心理医生，早发现早治疗。双相情感障碍大概有 1/4 的患者可以完全恢复正常，得益于“早”。有好多家长有一些错误理念，自认为非常爱孩子，怕刺激他，不带孩子就医。但实质上，这是以爱的名义在伤害他，坚持一个原则，不要讳疾忌医。

讲解专家： 陈修哲，山东省精神卫生中心精神科主任医师。

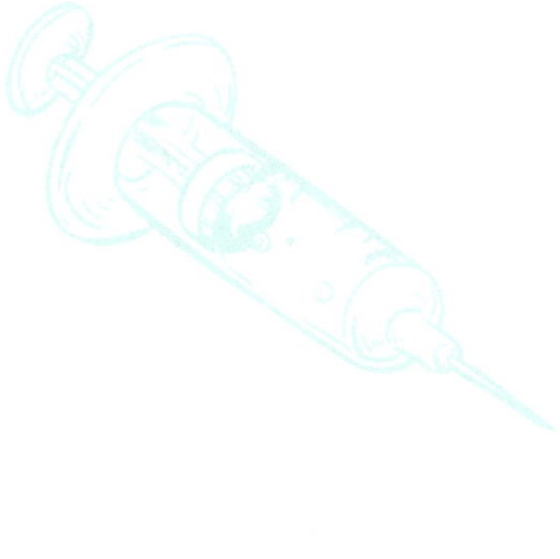

关注心身健康　远离心身疾病

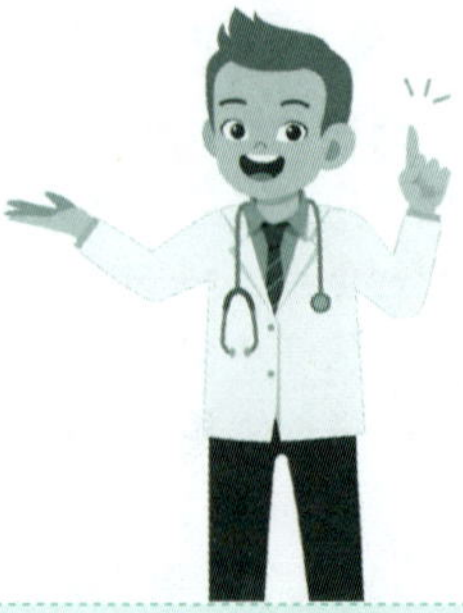

日常生活中，您是否有过这样的经历，当感觉紧张、心理压力大或遭受一些挫折时，伴随着情绪和心理的变化，身体也会出现一些不适的症状。这种情况预示着您可能已经患上了心身疾病。

1 心身医学是一门什么学科？

心身医学是医学的分支，属于交叉边缘学科，心身医学关注的核心问题是精神心理因素和躯体因素之间的相关关系。因此在诊断、治疗疾病以及促进健康的过程中要综合考虑心理和社会因素，以及躯体因素和心理社会因素之间的互动关系。

2 “心”与“身”之间有什么关系？

对心与身之间关系的研究源远流长。《黄帝内经》里记载了“怒伤肝、喜伤心、忧伤肺、思伤脾、恐伤肾”，表明了内心情绪与身体健康息息相关。在西方，古希腊时期的医学之父希波克拉底提到“了解什么样的人得了病，比了解一个人得了什么病更重要”，意味着治疗疾病的过程还要关注情绪、内心、个性。随着医学的发展，对心身互动关系的探讨逐渐深入并趋于成熟，形成了理论框架和技术手段。

3 心身疾病有哪些种类？

心身疾病涵盖的种类非常多，现在通常称这一类疾病为心身相关障碍。心身相关障碍主要包括两大类。第一类是与精神心理因素密切相关的躯体疾病，一般称之为心身疾病，这类疾病确实存在躯体疾病或症状，伴随的精神心理在这个疾病的发生发展中起着非常重要的作用。例如，有人患有高血压，但他最近碰到了一些事情造成心理压力，导致他伴有焦虑情绪，而焦虑情绪又会导致血压控制不好。第二类是心身相关障碍，主要表现为躯体不适，而这种躯体不适通常是医学不能解释的，就是说到综合医院去做检查，没有发现身体的异常。例如，有人感觉到胸闷心慌，心前区不舒服，甚至有濒死感，他自己会考虑是心脏问题，甚至怀疑心梗，到医院就诊，通过专业的检查，如心电图、心脏 B 超、心肌酶等检查，都没有发现异常，最终经过专科医生评估，发现他是精神心理障碍。

4 哪些疾病属于心身疾病？

传统的心身疾病主要包括支气管哮喘、类风湿性关节炎、溃疡性结肠炎、原发性高血压、神经性皮炎、甲状腺功能亢进、消化性溃疡。现在认为心身疾病的种类繁多，范围广泛，已经涵盖了综合医院的内、外、妇、儿、口腔、皮肤等科室，有近 70 种疾病，小到胃炎、皮肤瘙痒，大到冠心病、癌症。

5 心身疾病的发病率高吗？

随着社会发展和生活工作压力增加，心身疾病已经成为常见病和多发病，严重影响人类的健康，给社会造成了极大负担。由于这类疾病种类繁多，不能像某些疾病一样可以进行全国大范围的流行病学调查。国内外临床资料显示，心身疾病的发病率逐年上升，综合医院门诊就诊或住院的患者中，约有 1/3 属于心身疾病。世界卫生组织数据显示，在未来十年，心身疾病的发生率会上升 17%，同时，因患慢性心身疾病的死亡率也在逐年上升。

6 导致心身疾病的因素有哪些？

这是一个十分复杂的问题，罹患什么样的心身疾病、为什么会得某种特定的疾病，往往是多种因素交织在一起共同作用的结果。心身疾病的原因主要包括：心理因素、生物遗传因素、社会文化因素、生活应激因素等。

心理因素：心理因素是导致心身疾病的内因，主要包括情绪因素和个性特征。长期而严重的负性情绪，如焦虑、愤怒、抑郁、恐慌等会导致心身疾病的发生。

生物遗传因素：先天遗传因素是心身疾病的致病原因之一，特定的身体素质和躯体状况都会成为心身疾病滋生的土壤。比如有些人天生对压力敏锐，容易焦虑抑郁，属于易感人群，较其他人群更容易出现心身疾病。

社会文化因素：年代及其文化背景给每个时代的人留下的心理烙印和躯体影响是不同的，这也是心身疾病的一个重要因素。美国的一项调查表明，美国黑人患高血压的比例至少为白人的两倍，这是由于种族歧视等社会因素导致黑人面临更多失业、贫困等生活压力，同时由于文化背景和饮食习惯的差异，日常饮食中黑人较白人摄入的盐分多，从而导致高血压的患病率更高。

生活应激因素：每个人的人生中都可能发生重要的应激事件，即那些可以造成个人生活风格和行为改变，并要求个体去适应和应对的特殊事件。这些事件包括离婚、丧失亲人、工作变动、突发灾难等，它们会对人们的心理造成不同程度的影响或创伤，并导致躯体不适。比如在第二次世界大战期间，伦敦遭受了持续而严重的空袭，每一次空袭后就会出现大批溃疡病和急性上消化道出血的患者，医院病床供不应求。

7 心身疾病会发出哪些信号？

① 存在一种躯体症状或疾病，并有心理社会因素影响了躯体疾病的病程，即心理因素和躯体疾病的发展加重或延迟康复之间在时间上高度相关。

② 表现出的躯体不适与患者实际存在的躯体疾病所引起的躯体症状不相符，给予常规治疗效果不理想。

③ 表现出明显的心身问题，比如对身体的过分担心，对治疗的消极态度，或出现明显的睡眠和饮食问题。

出现以上情况需要到医院进行全面评估，必要时可请精神科医生专业诊治。

8 心身疾病的治疗方法有哪些？

在制定治疗方案时，需要兼顾患者的生物学和心理社会因素等方面，坚持心身同治的原则。总的来说，临床常采用的是药物治疗、心理治疗和物理治疗相结合的整合治疗策略。

药物治疗：对于存在躯体疾病的，给予相应的躯体药物治疗。患者如果表现出明显的情绪或睡眠问题，一般情况会使用抗抑郁、抗焦虑药物帮助改善情绪、睡眠，缓解躯体不适。

当然，选择药物时会充分考虑患者的躯体状况和心理特征，尽量选择副作用小的药物。

心理治疗：帮助患者消除心理应激，提高应激能力，调整行为模式，学会表达情绪，提高生活质量，建立有效的社会支持系统。

物理治疗：目前用于治疗心身疾病的物理治疗方法有很多，例如重复经颅磁刺激治疗、生物反馈治疗，这些对改善患者的躯体不适都有积极作用。

9 心身疾病，可以预防吗？

既然心身疾病与心理、社会因素息息相关，那么了解自身的心理状态，学习情绪调节和管理，保持良好的心理健康对于预防心身疾病十分重要。日常生活中，我们要对自己的情绪和身体反应保持高度关键性。如果察觉到自己长期处于负性情绪的困扰中，并已经影响到日常生活和工作时，要及时识别这些不良情绪，通过运动、娱乐、与家人或朋友进行倾诉，甚至可以找专业人员进行心理咨询，调整不良情绪，从而达到身心平衡，防患于未然。

精神和身体从来都是一对紧密相连的灵魂伴侣，它们每时每刻都在互相影响，共同进退。请倾听它们的需求、用心照顾好这对伴侣，心身才能和谐健康。

讲解专家： 米国琳，山东省精神卫生中心心身医学科主任医师。

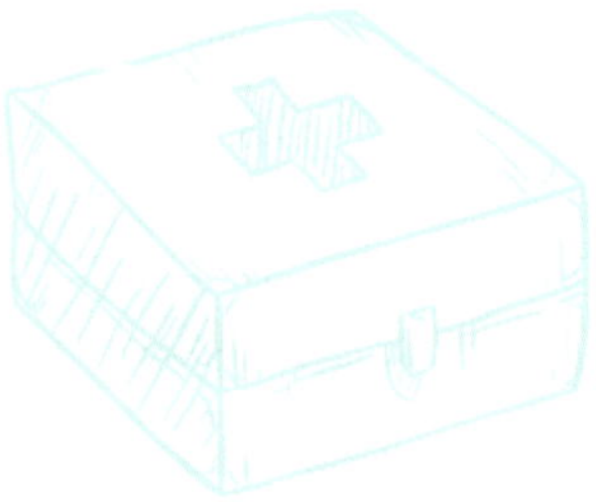

心理健康　老年生活更美好

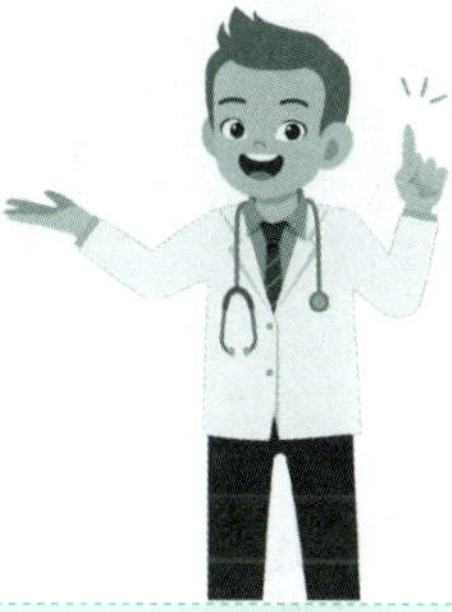

年纪大了“毛病”多？怕是心理健康出了问题，不能一味地归咎为年老体弱，也可能是心理疾病惹的祸。换个思路，寻求一下心理医生或是精神科医生的帮助，有可能会大有裨益。

1 老年人的心理健康问题主要体现在哪些方面？

老年人的心理健康问题主要体现在以下几个方面：

1）孤独感。随着年龄的增长，老年人的社交圈子越来越小，子女都离家了，甚至一些亲朋好友也逐渐地离世或者搬离，老年人会不自觉地出现孤独感，这种孤独感往往会导致他们出现抑郁的情绪。

2）焦虑。老年人更常见的一个心理问题就是焦虑。因为到了一定年龄以后，老年人体力大不如以前，身体健康也不如以前。他们因为过度担心自己的身体健康而出现身体不适，也会引发严重的抑郁，甚至失眠的表现。

3）失眠。失眠也是老年心理健康的常见问题。失眠，有的是生理上的原因，也有的是因为滥用某些药物导致的，往往会出现彻夜难眠的情况，或者出现入睡困难、睡眠中断、经常早醒、醒了以后觉得还没有休息过来等情况。

4）关键。这种情况往往在耳背的老年人身上更容易出现。

2 引起老年人心理健康问题的原因是什么？

导致老年人出现心理健康问题的原因非常复杂，可归结为生理性的和心理性的。

生理性：是由于老人机体功能下降，尤其是大脑功能下降造成的。一般人过了60岁以后，脑功能会有下降的表现，大脑功能下降，最先出现的并不是记忆或智能的衰退，而是一种负性情绪体验的出现。

心理性：老年人排解压力的能力虽然很强，但渠道非常少。担心给孩子添麻烦，自己忍着不说。还有一些老年人因为家里经济条件比较差，子女照顾不周等情况，也很容易出现心理健康问题。

3 采取措施可减少老年人心理问题出现吗？

是的。虽然生理上的衰老无法抗拒，但是可以通过一些方式，让老年人保持良好的心理状态，如运动、增加社交活动、子女关怀、心灵倾听等，都可以让老年人保持一种健康的心理。

4 哪些运动可以帮助老年朋友调理心理健康？

运动可以很好地帮助老年人调节情绪，具体运动形式推荐以下几种：

① 散步，每天有一个固定的散步时间，可以在饭后或者晨起的时候，散步 20 分钟到半个小时。不要过于激烈的运动或运动量过大，这样容易损伤关节。

② 游泳，游泳可以锻炼人的心肺功能，增加大脑的供氧量。

③ 做操或跳广场舞，可以保持老年人身体的协调性和柔韧性，对脑功能调节也相对不错。像跳广场舞，不光有运动，还有音乐伴奏，对老年人维持心身健康非常有利，同时作为一种集体运动，在运动之余，老年人能有一定的活动圈子，有一定的陪伴，还能增加老年人社交。

④ 参加社区组织的一些活动，能够增加互相之间的沟通和交流，更好地调节自己的心理健康状态。

⑤ 鼓励老年人多参加活动，如棋牌、书法、摄影、编织等，这些兴趣活动在很大程度上能满足他们精神上的需求。对业余爱好，老年人不再像年轻人那样追求高质量了，往往只是一种休闲和放松的方式。

5 家人应该如何关心关爱老年人？

日常生活中，除了关心老年人的饮食及身体健康，还要对他们的心理问题给予更高的关注。人有群居属性，老年人也特别需要心理上的安慰和关怀。子女和老年人生活在一起的，要多拿出一些时间来，陪他们一块出去活动，比如旅游、购物，假如子女不和老年人生活在一起，做子女的，要经常打电话和老人聊聊天，关心老人的生活及身体健康状态，多通通话，多倾听，让老人多表达。

生老病死是人生自然经历的过程。面对身体健康问题，甚至面临死亡，都会有恐惧的心情，做子女的一定在这方面多开导老人。

老年人把自己的心事向陌生人倾诉，比向熟悉的人倾诉要多，在发现自家老人心理问题比较多的时候，例如抑郁、焦虑情绪比较重的时候，可以找专业的心理医生进行一定的开导，让老人有渠道把自己的心里话说出来，对他的心理健康很有帮助。

6 心灵倾听是一个什么概念？

耐心地听老人讲的话，就是心灵倾听。在专业的心理治疗师看来，任何心理治疗技术里边最核心的技术就是倾听。作为心理治疗师，进行心理治疗的过程，就是倾听前来咨询的人的心声的。他们在诉说的过程中，对自己的心理问题往往能找到一定的答案。心理治疗师只是偶尔地在鼓励，很少去建议，更多去倾听。在他们诉说的过程中，就能很好地化解自己的心理问题。

7 心情不好就是得了抑郁症吗？

不是。每个人都有七情六欲，都有不开心的时候，有一些抑郁或者焦虑的症状。有抑郁情绪不代表就是抑郁症患者。医生会通过详细的病史采集，通过检查，才能确诊是不是抑郁症患者。

8 老年抑郁症的诊断标准是什么？

抑郁症的诊断标准，包括症状标准、病程标准及严重程度标准。

其中症状标准包括三大核心症状及 7 个附加症状，且症状要持续 2 周以上。

三大核心症状包括心境低落、兴趣和愉快感丧失、精力下降。

7 个附加症状包括：

①集中注意和注意能力降低。②自我评价和自信降低。③自罪观念和无价值感。④认为

前途暗淡悲观。⑤自伤或自杀的观念或行为。⑥睡眠障碍。⑦食欲下降。

轻度抑郁发作应当至少存在 2 条核心症状，加至少 2 条附加症状，整个发作期至少维持 2 周以上，进行日常工作和社交活动有一定的困难。

中度抑郁发作应当至少存在 2 条核心症状，加至少 3 条，最好是 4 条附加症状，整个发作期至少持续 2 周，能够继续工作、社交或家务劳动，但有一定困难。

重度抑郁发作应当存在 3 条核心症状加至少 4 条附加症状，整个发作期至少持续 2 周，除了在极有限的范围内，几乎不可能进行工作、社交或家务劳动。

9 老年抑郁症怎么治疗？

抑郁症的治疗，主要包括药物治疗、心理治疗，还有现在非常流行的物理治疗三大治疗手段。

药物治疗是一种疗效比较明确，起效比较快的治疗手段，在抑郁比较严重时期，是首要推荐和选择的方案。经过多年的发展，药物研发日新月异，药物的副作用相对都非常小。

过了急性期或者说严重时期，可以转向心理治疗。对于老年人来说，心灵倾听是非常重要的心理治疗手段，因为老年人有自己的认识方式，有较为固定的性格特点，说教或者分析指导类的一些治疗并不适合。鼓励、认同、倾听等方式，会对老年人帮助更大一些。

物理治疗是体外的、非侵入性的治疗，时下较为流行。比如经颅磁刺激治疗，是在脑影像学指导下进行的，作用位置更加明确。

10 怎样预防老年抑郁症？

从专业角度来讲，分为三级预防。

第一级预防叫病因预防，就是防病于未然。通过健康的方式，比如运动、心理调适、饮食，有效地减少抑郁的发病率，或者延缓抑郁症的发病时间。

第二级预防称为“三早”预防，即早发现、早诊断、早治疗。独居、有抑郁症家族史、曾经罹患过抑郁症疾病的患者，应帮助他们早发现、早诊断、早治疗，这样治疗会相对简单高效。

第三级预防又称为临床预防，也叫治疗预防。明确诊断为抑郁症的患者，一定要及时地、更彻底地、全面地进行治疗，采用综合的治疗手段，会更好。治疗好了以后，也一定要有足够的维持和巩固治疗时间，防止复发。

讲解专家： 曹昱，山东省精神卫生中心快速治疗中心副主任医师。

第13章

急救知识记心间

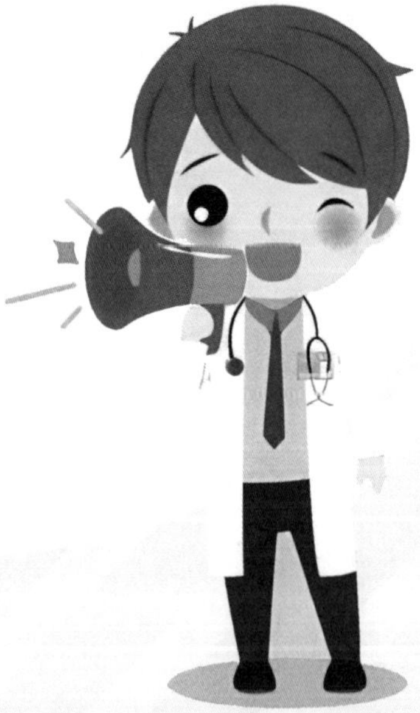

心肺复苏 急救的法宝

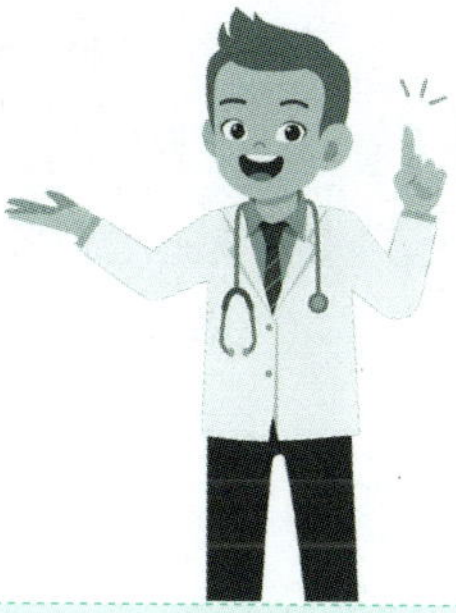

在我国，心搏骤停抢救成功率不到 1%。主要原因就是心搏骤停 80%发生于院外，目前 120 救护车城区平均到达时间超过 10 分钟，而心搏骤停黄金抢救时间仅为 4 分钟，“第一目击者”往往决定着心搏骤停者的生死。但我国受过训练具有急救能力的第一目击者仅有 1%，“不会救”和“不敢救”的现象比较普遍，普及强化急救培训、提升急救意识刻不容缓。

1 引起心搏骤停的原因是什么？

心搏骤停主要是指各种病理原因，造成了心脏的射血功能突然停止，进而出现呼吸停止，从而导致人的一些重要器官，比如脑，出现不可逆的损伤，以至于死亡，这种情况也称为猝死。

2 如何判断心搏骤停？

需要先判断环境是否安全，在保证自身安全的情况下，立刻去判断患者反应，包括呼吸、心跳是否停止了。判断患者的反应，常用的方法是轻拍重唤，就是轻轻地拍打患者的肩膀，同时大声呼叫他的名字，看他有没有反应，比如挣扎或者睁眼等。如果没有，接下来就要判断他有没有心跳。判断心跳的方法，是通过触摸颈动脉，左手右手都可以，食指和中指并拢，先找到喉头的部位，男性可以摸到喉结，从这个位置往外 2 ～ 3 厘米，触摸感觉有无动脉搏动，有搏动，证明他还有心跳，没有搏动，说明患者的心跳已停止。判断的时间不要过长，建议 5 ～ 10 秒。同时需要判断患者有没有呼吸，把头轻轻靠向患者的头面部，一方面可以用耳朵感觉患者有没有从鼻孔里呼出气体，同时用眼睛看患者的胸廓有没有起伏，如果没有气流呼出，也没有起伏，说明患者的呼吸也停止了，就可以判定这个患者发生了呼吸、心搏骤停。

3 心搏骤停有效抢救时间是多少？

一旦发生了呼吸、心搏骤停，在 10 ～ 20 秒，意识便会消失，1 分钟左右呼吸停止，4 分钟就会出现脑细胞的不可逆性损害。

出现心搏骤停情况后的 4 分钟，称为“黄金 4 分钟”，也就是说，在这 4 分钟之内抢救效果是比较好的。对于心搏骤停患者，1 分钟之内进行有效抢救，成功率约为 100%。如果 4 分钟时再抢救，成功率就降到了 50%，如果 6 分钟才开始抢救，成功率仅为 10% 左右。

4 在这短短的 4 分钟应该怎么做？

如果突然发现有人出现了呼吸、心跳的停止，在这 4 分钟之内，我们要呼救，请求周围的人员来帮忙，同时找人拨打 120，请会救助的人员来进行心肺复苏术。

5 什么是心肺复苏？

心肺复苏是指针对呼吸、心搏骤停的患者，所采取的一系列抢救措施。主要是通过胸外按压，希望可以启动心脏的自主跳动。通过人工呼吸来代替患者的呼吸，希望患者能够恢复呼吸。

6 心肺复苏包括哪些措施？

在发病现场，在没有仪器、设备的情况下，施救者使用心肺复苏术对患者进行抢救，有以下几种措施：

① 确定现场环境安全，像在公路等危险环境时，首先要离开此危险环境才可以进行抢救。

② 判断患者的情况，主要包括患者的意识状态，比如心跳和呼吸等。

③ 呼救，主要包括拨打 120 或者请围观人员协助抢救。

④ 采取复苏体位，通常取平躺仰卧位，不主张随意移动患者。

⑤ 持续胸外按压，确保患者持续的心脏泵血至全身。

⑥ 持续给患者开放气道，主要包括清理患者口鼻腔分泌物，以及开放气道。

⑦ 口对口人工呼吸，进行氧气输送。

7 呼救时应注意什么？

① 如果周围有其他人员，尽量指定一人，帮助拨打 120 急救电话，施救者不要轻易离开患者身旁，以免耽误抢救时间。拨打 120 尽量讲普通话，详细说出事发地点的详细地址，包括街道、门牌号，以及走哪一条路线。

② 一定要保持电话畅通。

③ 简要说明患者情况，比如患者是晕倒还是发生车祸等。

④ 如果时间来得及，一定要提前准备好患者的病历资料、医保卡、就诊卡等，以便入院以后协助医生进行相应诊断。

8 抢救时如何正确摆放患者的身体？

抢救之前，尽量让患者取仰卧位，头、颈、躯干应在一条直线上，避免扭曲。如果患者处于俯卧的情况，需要大家共同协助，在给患者翻身时，要注意使他的头、颈和躯干在一条直线上，避免颈椎或脊柱损伤，以免造成二次伤害。

9 胸外按压具体怎么操作？

首先需要定位，对于成年患者，施救者把掌根放到患者胸骨中下 1/3 段这个位置，一般选择两乳头连线的中点，把另一只手交叉放置，十指相扣，将掌根落在患者的胸骨位置，10 根手指的指尖翘起。同时身体前倾，双臂夹紧并内旋，靠整个上半身的力量，对患者进行胸外按压。按压的频率一般是在每分钟 100 ～ 120 次，每次按压的深度是 5 ～ 6 厘米，并且每次按压后，要保证胸廓充分回弹，再进行下次按压。

10 如何正确保持呼吸道通畅？

保持气道通畅一般有两种方法：一种是仰头抬颏法，另一种是双手推举下颌法。最常用的就是仰头抬颏法，这种方法是一只手压在患者的额头，另一只手的两根手指抬他的下颌，使耳垂和下颌角与地面垂直，以打开气道。双手推举下颌法主要是针对一些怀疑有颈椎损伤的患者，这种方法是用两手的拇指放到患者的嘴角位置，另外 4 指紧扣住他的下颌角，使患者下齿高于上齿，打开气道。

11 人工呼吸具体怎么操作？

有些人在晕倒之前口腔内可能会有分泌物，如果不处理的话，开放气道时有可能会造成误吸或窒息。因此，在进行人工呼吸前，先找一块纱布，把患者口腔里的分泌物取出，如果患者有假牙，尽量一起取出。为了做好个人防护，可以找一块纱布或比较薄的棉布片、湿巾放在患者嘴唇上进行吹气，但不要用纸巾。因为用纸巾的话，在吹气时，可能会把纸屑吹到患者气道里。吹气的时候需要把患者的鼻孔捏住，用施救者的嘴包住患者的嘴唇，尽量包裹严实，以防漏气，吹气时间一般不小于 1 秒。如果看到患者的胸廓有起伏，再将鼻孔松开，以保证气体通畅流出。

12 如果抢救现场正好有自动体表除颤仪（AED），怎么使用？

在很多公共场所，比如机场，医院各个门诊大楼的服务大厅，都有 AED。如果现场正好有 AED，在进行心肺复苏的同时，一定让人抓紧把 AED 取来。AED 的使用非常简便，每一步都会有相应的提示，打开 AED 之后，它就会提示首先暴露患者的胸部，然后连接上导联片，按电极片上图示标识，把导联片贴到患者胸部合适的位置，贴好之后，机器就会自动进行分析，确定患者是否需要除颤，如果需要，按提示操作即可。

讲解专家： 孟丽红，山东第一医科大学第一附属医院（山东省千佛山医院）急诊科副主任护师。

生命的拥抱——海姆立克急救法

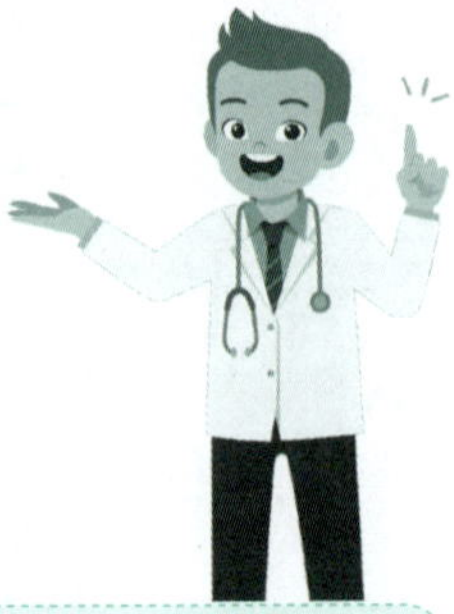

急性呼吸道异物堵塞在生活中并不少见。人们出现气道堵塞后，如果不及时救治，可能无法呼吸，甚至因缺氧而意外死亡。海姆立克急救法让我们面对生命危情时不再手足无措，可以在关键时刻挽救生命，是每个人的生命必修课。

1 急性呼吸道异物堵塞是怎么回事？

气道异物堵塞是指气道内，包括气管和支气管进入了固体性物质，以食物最为常见，通常是食物“串错了门”，把气道的“大门”或者“小路”堵了，气体没办法进出，导致人们出现窒息，严重危及生命。

呼吸道是外界气体进出体内的必经之道，由于异物进入呼吸道使得呼吸通道堵塞，氧气不能吸入，二氧化碳不能排出，患者出现呼吸受阻，面色发绀，失去知觉，如超过 4 分钟就会危及生命，而且即使抢救成功，也常因脑部缺氧过久而导致不同程度的后遗症。而超过 10 分钟，其损伤几乎不可恢复。

2 为什么食物或者异物会进入呼吸道呢？

在我们颈部，气管和食管紧邻在一起，气管“住”在前面，食管“住”在后面，它们两个共用一个“屋顶”叫做会厌。正常人的吞咽和呼吸非常协调，呼吸时，会厌是“立”起来的，使气道打开，空气进入气道，当我们吞咽时，会厌是放平的，封闭气管，防止食物进入气道。但有些情况下，比如边吃饭边说笑，吞咽时会厌软骨来不及盖下，食物就会进入气管，引起剧烈的咳嗽，严重的，会造成气道异物堵塞。

3 哪些人群容易发生气道异物堵塞？

1）婴幼儿。婴幼儿的吞咽功能和牙齿发育都不完全，可能会因为不充分的咀嚼，在进食过程中嬉笑、玩耍或者哭闹，增加食物进入气道造成阻塞的可能。

2）老年人。由于年龄增长，牙齿脱落等原因，老年人不能够充分咀嚼食物。此外，有些老年人患有心脑血管疾病，影响了吞咽功能，也会增加食物进入气道的概率。

3）昏迷的人。这类人群因为吞咽功能消失出现异物进入气管的可能性大。

4）醉酒者。醉酒后神经系统处于麻痹状态，如果出现呕吐，可能导致呕吐物堵塞气道，从而造成窒息。

4 发生呼吸道异物堵塞，会出现哪些症状表现？

如果在进食时，突然出现呛咳、剧烈咳嗽、反射性呕吐、呼吸困难，甚至喘息，如果患者神志清醒，出现呼吸道异物堵塞后会感到极度不适，他会用手去抓自己颈部，手呈

“V”体征，面色出现苍白、发绀，甚至会出现不能咳嗽、不能呼吸、面色灰暗、发绀、失去知觉、昏倒在地。如果出现这些情况，要高度怀疑他有可能发生了呼吸道异物阻塞。

5 出现呼吸道异物堵塞后，可以用手抠出来或者拍背吗？

出现呼吸道异物堵塞，如果能够清楚地看到异物，可以尝试用手取出来，但如果看不到异物，用手盲探的话，很容易把异物越推越深，而且会刺激喉头，引起咳嗽，会加重呼吸道异物的阻塞程度。

拍背也是一个误区，尤其对于神志清醒的人，出现呼吸道异物阻塞时会剧烈咳嗽，咳嗽是有节律的，贸然去拍背会打断这种节律，也可能导致异物越陷越深。

6 如果出现呼吸道异物阻塞，该怎么处理？

对于不完全的阻塞，症状较轻，仅仅出现咳嗽的人，可以尝试大声咳嗽，把异物咳出。不管是否咳出，都建议到医院进行进一步检查、治疗。如果出现急性呼吸道完全梗阻，一般需要采用海姆立克急救法进行急救。如果梗阻较严重，失去意识，还要立即进行心肺复苏。在现场急救的同时，一定及时拨打 120 急救电话。

7 什么是海姆立克急救法？

海姆立克急救法又名“海氏急救法”，是医学界公认的专门对付急性呼吸道异物堵塞的方法。这一急救方法由美国医生海姆立克先生发明，1974 年，他首先应用该法成功抢救了一名因食物堵塞呼吸道而发生窒息的患者，从此，该急救方法在全世界被广泛应用，拯救了无数患者，被人们称为“生命的拥抱”。

海姆立克急救法的具体原理是通过冲击腹部和膈肌组织，产生向上的压力，挤压肺部两侧，使肺部残留的气体形成冲击性气流，冲击气道，排出异物。

8 出现哪些症状，需要采取海姆立克急救法？

简言之，就是患者出现“三不能”和“V 形手”这 4 个现象时，要用海姆立克急救法。“三不能”是指异物阻塞气管后，患者不能说话、不能呼吸、不能咳嗽。“V 形手”就是当患者出现“三不能”时，双手不由自主呈现 V 形，紧紧抓住自己的喉咙。

9 患者清醒的情况下，海姆立克法急救法具体怎么操作？

如果发生气道异物的患者神志清醒，可以让他站立位两腿分开，施救者站于患者的背后，呈弓步，双臂环绕患者的腰部，采取剪刀、拳头、布的方式进行定位。

剪刀：左手的两指并拢，像一把闭合的剪刀，将两根并拢的手指横放在肚脐上方，即为按压点。

石头：右手握拳，拇指侧的拳眼向内，虎口对准刚才确认的按压部位。

布：左手成“布”的形式包裹右手，向上向后用力按压患者上腹部，直到异物排出。

由于海姆立克手法易造成腹腔脏器损伤，不管异物是否排出，都建议到医院进行检查。如果在施救的过程中，患者呼吸困难越来越严重，也需要边抢救边拨打 120 急救电话送往医院，如果患者出现昏迷，需要立刻进行心肺复苏。

如情况紧急，周围无一人在场，则采用自救法。可以用自己的上腹部脐上中点位置挤压椅背或桌边，快速反复挤压，直到异物排出。

10 患者因为异物堵塞昏迷，如何急救?

患者平躺于地面，头部歪向一侧，施救者骑跨于患者髋部，双手叠放，以掌根部按压患者脐上和剑突下中点位置，向头端下方用力按压，直到异物排出。

11 如果孩子出现了气道异物堵塞，该如何急救?

观察孩子有无缺氧症状，如果出现呼吸困难、嘴唇发紫等缺氧表现，应立即拨打 120 急救，同时采取海姆立克急救；如无缺氧症状，则应鼓励孩子自主将异物排出或用海姆立克急救法帮助其排出。

对于一岁以上的儿童，可以采用同成人一样的海姆立克急救法进行急救。对于一岁以下的婴儿，由于婴儿的腹腔脏器体积比较大，采用海姆立克急救法可能会造成腹腔脏器损伤，因此推荐采用压胸拍背法进行急救。

压胸拍背法的具体操作方法：首先让婴儿平躺于施救者前臂上，保持头低位，用右手的食指和中指按压婴儿的胸骨中部，反复按压 5 次，如果没有异物排出，使婴儿趴在另一手的前臂上，用掌根部拍击婴儿的双侧肩胛骨中间，拍击 5 次，如果还没有异物排出，重复上述步骤，反复压胸拍背。

12 如何预防呼吸道异物堵塞?

任何急救手段都是危险发生时的应急之策，平时防患于未然更加重要。容易发生食物窒息的重点人群包括：婴幼儿、老年人、有神经一心理功能障碍者、有脑血管病后遗症或其他神经一肌肉疾病从而影响吞咽功能的患者，家属应特别注意。

对于儿童来说，平时要养成细嚼慢咽、注意力集中的进食习惯，家长避免在儿童进食时引逗他哭闹或嬉笑，纠正儿童口含食物行走、奔跑或玩耍及口含异物的不良习惯。1～3 岁儿童不宜进食太长的面条、果冻、樱桃、桂圆、坚果类食品。

对于老年人，由于牙齿脱落造成咀嚼功能下降，家属在给他们准备食物时，尽量选择容易咀嚼的食物，进食时避免与他们交谈。

讲解专家： 孟冲，山东第一医科大学附属省立医院（山东省立医院）急救中心副主任医师。

意外伤害急救锦囊

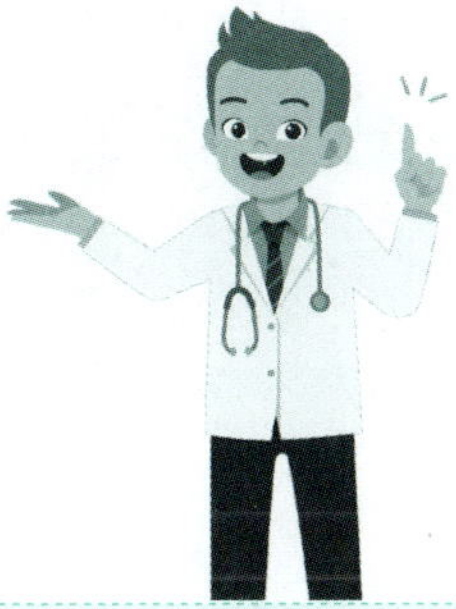

日常生活中，意外伤害难以预料，很难避免。当溺水、烧伤、煤气中毒等发生时，很可能瞬间对人造成严重的伤害，甚至夺走人的生命。面对这些突如其来的灾难，懂得并会用急救知识，尤为重要。

1 为什么要掌握一些必要的急救知识？

掌握一定的急救知识很有必要，关键时刻，它能救命。比如心脏骤停，如果在 4 分钟之内抢救，抢救成功率是非常高的，如果坐等 120 到来，就错失了最佳抢救时机。另外，生活中也会碰到摔伤、烧伤、水淹等一些意外，当这些意外来临时，如果能够进行正确的救治，比如清洗、包扎、固定伤口等，就可以稳定患者的病情，减轻二次伤害，为后续的治疗争取更多时机。

2 溺水会对溺水者造成什么危害？

溺水是指人的口和鼻都淹没在水中，引起呼吸道受阻，造成缺氧，甚至死亡。在全球来讲，每年大约有 38 万人死于溺水，其中 15 岁以下的儿童占一半以上。溺水，是儿童意外死亡的首要杀手。

一旦发生溺水，在 1～2 分钟以内，水便可以进入呼吸道、消化道，引起各个重要器官缺氧，溺水者会出现烦躁以及心率改变，血压下降。如果溺水超过 3～4 分钟，患者会出现面色青紫、发绀、意识不清以及窒息，甚至死亡。

3 发现有人溺水，如何正确施救？

发现有人落水，要大声呼救，让更多人来帮忙，而不是一个人单打独斗，施救同时让人拨打 120。施救时，尽量先选择岸上可以获得的一些救助物资，比如救生圈或者绳索、竹竿之类，扔向落水者，使他能够抓住上岸；如果必须进行水中救助，也要尽量选择水上的一些漂浮物，比如船只，来靠近落水者；如果必须入水救援，救援人员必须是经过专业培训的，同时有很好的体力及游泳技能，在下水救助时一定要脱去衣物，尤其是鞋和靴子等。

救助时一定要游到落水者的背后，从背后把落水者的面部托出水面，或者是放置腋窝下把他拖上岸。

上岸后，最先要清除落水者口鼻腔内的淤泥或树叶，保持气道通畅，对他的病情进行判断。如果已经出现了呼吸、心跳停止，要立刻进行心肺复苏，同时等待 120 到来。

4 可以将溺水者倒立排水吗？

这种方法是不可取的。这样可能会对他造成二次伤害，同时他的呕吐物可能会进入气道，造成窒息。另外，如果溺水者已经发生了心搏骤停，反而延误了进行心肺复苏的时机。

5 如何预防溺水？

1）游泳前应在专业教练的指导下掌握较为熟练的游泳技能。

2）游泳前要做好充足的热身准备，不要在水况不明或水温过低的水域游泳。

3）游泳前，不要饮酒，更不要服用各种导致嗜睡的药物。

4）水上工作者要定期体检，治疗相关慢性疾病，掌握一定的心肺复苏技能。

5）如果不能确定能否安全救助溺水者，不建议冒失地去下水施救。

6 煤气中毒有哪些危害？

煤气中毒，就是医学上常说的一氧化碳中毒，是指人突然吸入高浓度的一氧化碳，引起全身的组织或器官缺氧的一类疾病，严重的会导致死亡。

7 哪些情况容易发生一氧化碳中毒？

一氧化碳中毒，大多会发生在冬天及早春取暖的季节，通风环境不良的情况下。生活中使用煤炭比如蜂窝炉，使用燃气的壁挂炉等，在煤炭燃烧不充分的情况下，产生了一氧化碳，在密闭环境中就会造成一氧化碳中毒。

在工作和生产中，针对一些比较特殊的作业，比如冶金或者烧砖窑等，如果工作环境不通风，也容易造成一氧化碳中毒。

8 一氧化碳中毒有哪些表现？

一氧化碳对身体的危害很大，因为人体各个器官都需要氧气，一氧化碳会影响人体氧气的输送。人体所需的氧气，是通过氧和血红蛋白结合后输送到全身的，而一氧化碳与血红蛋白结合的能力，是氧气与血红蛋白结合能力的 200 ～ 300 倍。一氧化碳一旦被人体吸入，就会与氧气争夺血红蛋白，导致各个器官缺氧，造成心脏、消化系统以及大脑等器官的损伤。

发生了一氧化碳中毒，首先会有头晕、恶心、呕吐，全身乏力的一些表现。进一步发展，可能会出现意识的改变，比如昏迷，同时对光照反应也会变得比较迟钝。这时如果进行积极抢救，有可能不会留下后遗症；如果得不到及时抢救，进一步发展，患者有可能对一切刺激都没有了反应，出现大小便失禁，抽搐，甚至心脑血管的损害导致死亡。

9 一氧化碳中毒，有自救的方法吗？

出现一氧化碳中毒，如果中毒者意识清楚，要立刻脱离中毒的环境，去通风的窗口或者户外，呼吸新鲜空气，同时尽量及早去医院就医。

发现他人一氧化碳中毒，施救者首先要保护好自己，并把中毒者迅速移出中毒的环境，让他呼吸新鲜空气，同时紧急对患者的病情进行判断，看看他是否有呼吸、心搏骤停的情况，积极进行施救，同时呼叫等待 120，进行更规范的救治。

10 怎样预防一氧化碳中毒？

1）有炭火、煤火及燃气灶的环境，要时刻注意保持通风，必要时安装排气扇。

2）起居室内生火炉，一定要安装烟筒，并确保烟筒的密封性，同时室内要通风良好。

3）房间有煤气火炉或者燃气灶时，要保证不要与起居室有空气的流通。

4）安装一氧化碳监测报警装置。

11 什么是烧伤？

烧伤不仅仅是指被火烧伤，一些过热的气体、固体、液体等，对皮肤及其组织等造成的损害，也属于烧烫伤。烧烫伤的程度和面积不同，对人的损害也不同，很多严重的烧伤会带来肢体的伤残甚至死亡。

12 出现烧伤，如何急救？

首先，要遵循先重后轻、先急后缓、先救命后治伤的原则。迅速将受伤人员脱离受伤现场，脱离致热源，同时根据他们病情的轻重缓急给予相应的救护措施，必要时转到医院进行更规范的治疗。

对一些比较轻的烫伤，不用着急送医院，首先要进行现场紧急处理。第一步：找一个清洁的、流动的冷水源，对烫伤部位进行持续的冲洗，时间在 20 分钟左右或者更长一些，以减轻烫伤部位的疼痛，同时对烫伤部位进行降温，起到保护作用。第二步：把烫伤部位上面附着的衣物取下来。注意一定不要强脱，强脱会造成烫伤部位皮肤的撕脱伤，要找一把剪刀，把上面的覆盖物剪掉，这样可以防止覆盖物里边热的物质对烫伤部位造成进一步的损害。第三步：找一块干净的布，对受伤部位进行覆盖，可以避免细菌对伤口造成感染。第四步：处理完之后，建议到医院进行更规范的治疗。

13 烧伤后，应包裹伤口还是暴露伤口？

烧伤后的伤口，选择暴露还是选择包扎，与受伤的程度以及面积有很大的关系。如果烧伤相对比较轻，渗液比较少，可以进行适当包扎。

另外，部位的不同，选择的包扎方式以及是否暴露也是不同的。一般四肢这些部位的烫伤，会选择包扎。一些比较特殊的部位，比如面部或者是会阴部等，会选择暴露。

同时，季节不同，选择的方式也有所不同，一般夏天建议选择暴露的方式，冬天建议包扎伤口。

14 烧伤需要打破伤风吗？

是否打破伤风，需要根据烧烫伤的程度决定。如果烧烫伤比较轻，比如只是皮肤发红，或者只有比较小的水疱的情况，可以不打破伤风。如果创面比较深，尤其是已经出现了溃烂，或者烧伤范围较大，就一定要打破伤风。

讲解专家： 孟丽红，山东第一医科大学第一附属医院（山东省千佛山医院）急诊科副主任护师。

第14章

健康生活有诀窍

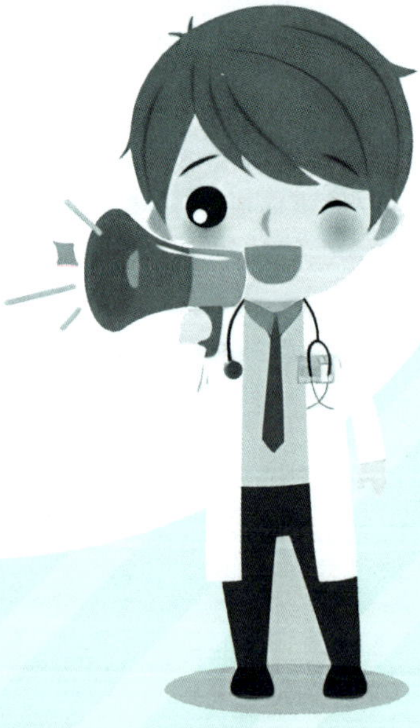

预防慢性病
——从健康生活方式做起

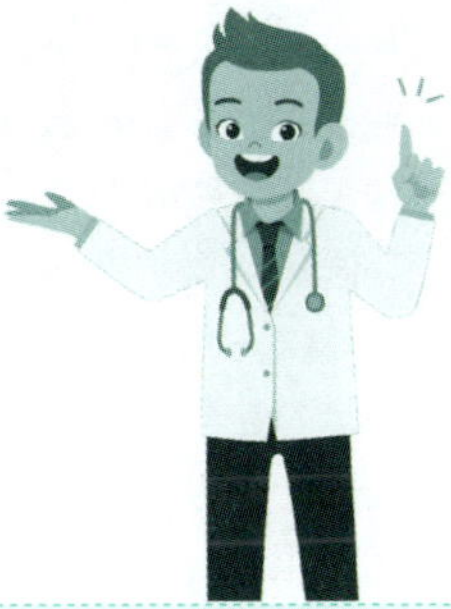

健康是一种生活状态，更是一种生活习惯。世界卫生组织对影响健康的因素进行如下总结：健康 =60%生活方式 +15%遗传因素 +10%社会因素 +8%医疗因素 +7%气候因素。从中看出，生活方式对于健康的影响十分重要。良好的生活方式，可以帮助我们预防疾病、促进健康。

1 什么是健康生活方式？

健康生活方式是指有益于健康的、习惯性的行为方式，包括合理膳食、适量运动、戒烟限酒和心理平衡四个方面。

践行健康文明的生活方式，关键要找到影响健康的主要因素，那就是生活方式，践行生活方式，要从有效的手段和促进健康的策略抓起。

2 如何判断一个人是否健康？

健康通常是指一个人在身体、心理和社会等方面都处于良好的状态。脏器无疾病，具有良好的生理功能，对疾病具有抵抗能力，能够适应社会环境变化。

世界卫生组织给出的健康定义包括 4 个方面，不光是躯体没有疾病，同时还要有心理的、社会的适应性，还要有道德。

与我们通常所说的健康定义相比，加了一个有道德，同时世界卫生组织又给出一个健康的公式，就是“健康 =60% 生活方式 +15% 遗传因素 +10% 社会因素 +8% 医疗因素 +7% 气候因素”，所以健康要从 60% 的生活方式抓起。

3 世界卫生组织提出的健康生活方式的标准是什么？

世界卫生组织提出的《健康生活方式五条金标准》如下：

① 不吸烟。

② 每周做可以出汗的运动不少于 150 分钟。

③ a.）每天饮食中蔬菜不少于 500 克。

b.）每天水果不少于 200 克。

c.）每天全谷物类食物不少于 100 克。

d.）每周鱼虾不少于 250 克。

④ 不饮酒或每天酒精摄入量男性不超过 25 克；女性不超过 15 克。

⑤ 每天睡眠时间 6 ～ 8 小时。

4 我国提出的健康生活方式的标准是什么？

我国的《中国膳食营养指南（2022）》版，提出了 8 个方面的指导方针，和 2016 年版相比，增加了文明就餐，比如文明的餐筷、喝水的量、用餐的时间，强调了一日三餐。

我国的健康生活方式标准主要有以下 10 条：

① 食盐的摄入。每人每天不应超过 5 克，控制用盐最好的方法就是使用控盐勺，通常情况下控盐勺每勺 2 克，相当于每人每天食盐摄入量不超过两勺半。

② 油的摄入。每人每天不超过 25 克，控制食用油最好的方法就是使用控油壶，控油壶上有标注，比如说 2 人份是 50 克，3 人份是 75 克，4 人份是 100 克，可以根据就餐人数来控制食用油的摄入。

③ 糖的摄入。每人每天不超过 25 克。

④ 肉类的摄入。肉类的摄入以畜禽类为主，以瘦肉为主，每人每天的摄入量平均不超过 75 克。

⑤ 水果的摄入。每人每天至少 250 克，以应季水果为主。注意果汁不能替代新鲜水果。

⑥ 不建议饮酒。

⑦ 不吸烟。吸烟与多种慢性疾病的发生密切相关。

⑧ 饮水。每人每天的饮水量至少为 1.5 升，常用的纸杯容量为 200 ～ 220 毫升，每天的饮水量至少要 7 ～ 8 杯，同时，饮水要少量多次，可以每次饮水 200 毫升，每天饮水 7 ～ 8 次。

⑨ 不建议久坐。久坐人群要注意，每次坐的时间不要超过 60 分钟，每 1 个小时应起立一次，适当的活动 2 ～ 3 分钟。

⑩ 睡眠。每天的睡眠时间应在 23 点之前，睡眠时长应在 6 ～ 8 小时。

5 怎样养成健康的生活方式？

① 要改变观念。人的命不是天注定，生活方式更不是天注定的。

② 要学习知识。所学知识一定是科学的，不是片面的。有一句话说，“人往往不是死于疾病，而是死于无知”，值得我们好好体会和借鉴。

③ 明确的决断。大家要认识到健康的重要性，健康生活方式的重要性，下决心从生活方式做起，保持健康。

④ 坚持。遵守生活方式 10 个标准，关键是能不能坚持下去。

⑤ 形成一个健康的文化理念。

6 什么是慢性病？

慢性病是一种非传染性疾病，表现为一种疾病长期持续存在的状态，是长期积累形成疾病形态损害的疾病总称。主要包括高血压、糖尿病、肿瘤、慢阻肺等。

7 慢性病的发病状况是什么样的？

据有关数据显示：①慢性病患病率已达 23%，占疾病负担的 70% 以上。②慢性病导致的死亡占总死亡的 88.5%，其中心脑血管病、癌症、慢性呼吸系统疾病死亡比例为 80.7%。③我国有超过 1.9 亿老年人患有慢性病。④中国 18 岁及以上居民高血压患病率为 27.5%，糖尿病患病率为 11.9%，高胆固醇血症患病率为 8.2%。⑤ 40 岁及以上居民慢性阻塞性肺病患病率为 13.6%。⑥癌症发病率为 293.9/10 万。

这些数据看似枯燥，但是应引起我们高度的重视。

8 慢性病有哪些特点？

慢性病是常见病、多发病，其患病率、致残率和致死率都很高，多是不健康生活方式造成的。

① 起病隐匿，不易觉察。慢性病侵袭人体并不是马上发作，而是躲藏起来，逐渐向各个器官侵袭。

② 长期积累，病程长。在身体状况相对较好的情况下，慢性病不易被发现，当身体免疫降低时，它就会给人以“致命的攻击”。

③ 可逆性小，难治愈。慢性病一旦发病，健康系统便很难在短时间内再度修复，可逆性小；治疗只能缓解症状，很难治愈。

④ 不具有传染性。慢性病也称为慢性非传染性疾病，具有家族性，多是由家庭中不健康的生活方式造成的。

⑤ 会导致并发症。慢性病是一种缓慢发展的疾病，如果控制不到位，极容易诱发一系列并发症。比如糖尿病本身并不可怕，可怕的是并发症，长期血糖增高，大血管、微血管受损并危及心、脑、肾、周围神经、眼睛、足等，会引发各种并发症。

9 慢性病的发病原因有哪些？

慢性病的危险因素主要有以下 5 个方面：

第一，不合理的膳食。不合理的膳食结构与模式与多种慢性病的发生密切相关。不合理的膳食模式主要体现在以下几个方面：

1）盐的摄入过多。盐摄入不仅体现在食用盐上，还体现在日常的调味品上，比如蚝油、生抽、老抽等都是含有钠的。

2）油的摄入过量。包括植物油和动物油。高脂血症，还有多种心脑血管疾病，与油的摄入过多都是密切相关的。

3）蔬菜、水果摄入过少。许多慢性肿瘤的发生都与此密切相关，比如结肠癌、直肠癌等。中国疾控中心一项调查显示，在 25 岁以上人群的总死亡原因中，约有 15% 是由于水果摄入过少造成的，仅次于高血压和喝酒、吸烟。

4）膳食总能量摄入过高。①膳食总能量摄入过高会导致肥胖和超重，肥胖和超重是慢性病发生的重要影响因素之一。②吸烟与多种慢性疾病的发生密切相关。比如心脑血管疾病，慢性阻塞性疾病，同时与多种肿瘤的发生也相关，比如口腔癌、鼻咽癌、食管癌、肺癌等。③过量饮酒。过量饮酒对机体有害，饮酒量越多，对机体造成的伤害越大。大量饮酒可致肝癌的死亡率增加 50%，酗酒还是急性心脑血管疾病发生的重要诱因之一。④缺乏运动与多种慢性病相关。比如高血压、糖尿病、冠心病等慢性疾病的发生皆与缺乏运动有关。⑤其他不良因素。包含不良的心理精神因素、社会环境因素等。长期的心理紧张，精神压力过大等与多种慢性疾病的发生密切相关。

10 慢性病的危害体现在哪些方面？

慢性病的危害主要体现在两个方面：

① 慢性病严重影响身心健康。慢性病的患病率、致残率、致死率都非常高，对一个家庭来说，患者寿命也缩短了，患者生活质量下降了，再加上医疗的支出、家庭的照护都增加了，

使家庭不堪重负。

② 慢性病发病率不断攀升，给个人、家庭、社会和国家带来沉重的经济负担。据报道，2022 年我国慢性非传染性疾病造成的直接医疗费用为 2.7 万亿元，占当年 GDP 的 2.6%；而间接损失（包括死亡、残疾、缺勤等）则高达 5.6 万亿元，占当年 GDP 的 5.4%。

11 优化生活方式，可以预防或治疗慢性病吗？

慢性病不是不能治愈，也不是不能预防。生活方式医学就是针对慢性病的成因，通过生活方式医学的循证医学去改良，使疾病能够得到预防、逆转和康复的一种手段。

从生活方式医学的定义，大家可看出，它用了三个词，就是预防、逆转和康复，大量的实践和实验证据表明，80% 的冠心病，90% 的 2 型糖尿病和 1/3 的癌症，都可以通过合理膳食、适量运动、戒烟限酒、心理平衡这健康生活方式四大基石进行预防，效果非常好。

讲解专家： 王仕昌，山东省公共卫生临床中心健康生活方式医学中心主任医师。

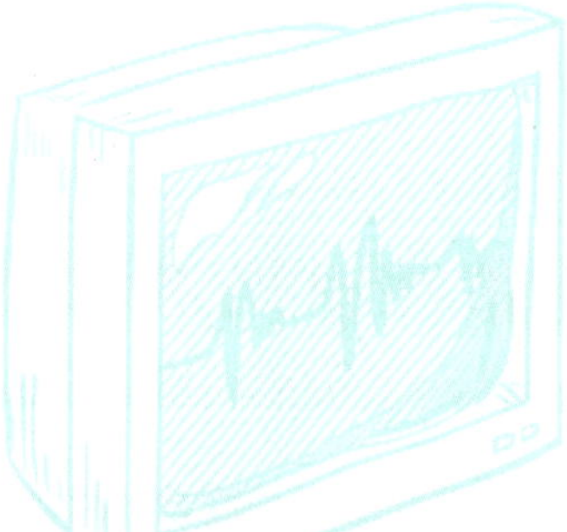

膳食新指南　健康常相伴

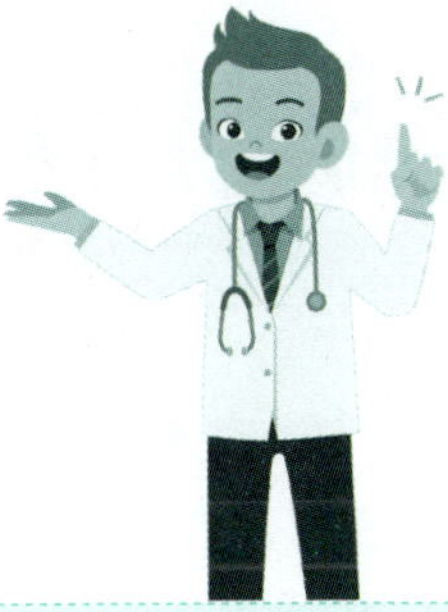

俗话说“民以食为天”，吃，不仅能维持生命最基本的行为，若吃得科学、合理，还可以保持营养良好，预防慢性病，让健康状态更持久。2022年4月26日，中国营养学会正式发布《中国居民膳食指南（2022）》，给出了如何合理进餐及挑选、烹饪食物的科学建议。

1 《中国居民膳食指南（2022）》与2016版的膳食指南相比，有哪些变化？

《中国居民膳食指南（2022）》较《中国居民膳食指南（2016）》最显而易见的变化是由6条变成了8条，将“核心推荐”升级为“准则”，推荐力度明显加强，这说明每条结论的科学证据更强，可信度更高；新增了80岁以上高龄老人膳食指南；首次提出“东方健康膳食模式”；强调了会烹会选、会看标签，规律饮食、足量饮水，引导健康饮食行为；膳食宝塔、餐盘等图形可视化更强。

2 新版膳食指南第一条把“食物多样，谷类为主”改为“食物多样，合理搭配”，意味着饮食不需要坚持谷类为主了吗？

这么理解肯定是不对的。“食物多样，合理搭配”是膳食指南的核心原则，因为除了6个月以内的婴儿可以通过纯母乳满足营养需求外，没有任何一种天然食物可以满足人体所需的能量及全部营养素，只有通过合理搭配才能满足营养需求。食物多样是合理搭配的物质基础，而谷类为主是合理搭配要遵循的基本原则之一，也是平衡膳食模式的重要特征。目前营养学界更加注重推广健康膳食模式，更加强调膳食模式的整体性作用。此次修改并不是说“不再坚持谷类为主了”，而是突出合理搭配的重要性。

3 怎样才算做到了食物多样、合理搭配？

食物多样是实现平衡膳食的基本途径。食物可以分为五大类：一是谷薯类，包括谷类、薯类和杂豆类；二是蔬菜、水果类；三是动物性食物，包括畜、禽、鱼、蛋、奶类；四是大豆类和坚果类；五是纯能量食物如油脂类等。食物多样就是要做到五大类食物齐全，平均每天摄入食物种类至少12种，每周至少25种。合理搭配就是要做到：一是有粗有细，主食应该注意增加全谷物、杂豆类和薯类；二是有荤有素，既要有动物性食物，也要有植物性食物；三是五颜六色；四是牛奶、鸡蛋、大豆、水果、坚果天天有。

4 全谷物有哪些营养价值？

大米、小米、小麦、大麦、燕麦、高粱、玉米等这一些主食就是谷物。全谷还有另外一层含义，指谷物经过清理但未经进一步加工，保留了完整颖果结构的谷物籽粒；或虽经加工，但皮层、胚乳、胚芽的相对比例仍与完整颖果保持一致的谷物制品。以大米为例，人们往往认为大米加工越精细口感越好，实际上这样损失了很多营养。谷物的加工精度不同，营养成分是不同的，加工的越精，营养成分损失越多。如过于精加工的大米，一般只剩下胚乳了，营养成分只剩下淀粉和少量蛋白质了，对人体有益的膳食纤维、B 族维生素、矿物质等都被精加工给去掉了。

5 新版膳食指南中新增了“规律进餐，足量饮水”，对身体健康有什么重要意义？

近年来，我国居民饮食三餐不规律的人群比例有所增加，零食消费率呈增加趋势。进餐不规律可能会增加超重、肥胖、糖尿病等疾病的发生风险。

除食物外，水也是膳食的重要组成部分，但容易被忽略。研究表明，水摄入不足会影响人的活动能力和认知能力。目前，我国饮水不足的现象比较普遍，因此指南特别提出了要足量饮水。对成年人而言，每天对水的需求量是 2500 毫升左右，包括日常饮水、喝汤等。建议饮水量为 1500 ～ 1700 毫升。要少量多次、主动饮水，不要感到口渴时再喝，且不能用饮料来代替饮用水。

6 膳食指南中提到“会烹会选，会看标签”，营养标签具体该怎么看？

营养标签上的营养成分表，有 5 项内容是国家强制要求标注的，包括能量、蛋白质、脂肪、碳水化合物和钠。尤其钠这一项，比如有的食物标注每 100 克中含有 100 毫克钠，而 100 毫克钠相当于 0.25 克的盐，盐的摄入量推荐每天不超过 5 克，所以，每天从预包装食品中摄入的盐不能被忽视。

7 膳食准则中强调“公筷分餐”，对健康有什么重要意义？

公筷分餐是一种文明的就餐方式，对阻断食源性疾病的发生和发展，对公共健康具有重要意义。有些疾病通过消化道传播，如幽门螺杆菌感染、甲型病毒性肝炎、手足口病等。坚持公筷公勺、分餐或份餐等卫生措施，可以预防食源性疾病的发生和传播。

8 怎样理解“吃动平衡、健康体重”？

人体的基础代谢、脑力劳动、体力劳动、体育锻炼等都消耗能量，不管通过哪种途径，只有消耗的能量与摄入的能量达到平衡，体重才不会增加。运动是有讲究的，运动 30 分钟内通常只消耗血糖和肝糖原，运动 30 分钟以上才能消耗脂肪。运动强度也有要求，中等以上强度的运动，超过一定时间才会消耗脂肪。对于体重已经超标的人群，建议每天摄入的能量要比消耗的能量少一点，进行科学减重。

9 谷薯类食物，该怎么吃？

膳食宝塔中，谷薯类在最底层，是膳食的根基。以谷薯类为主的膳食模式，解决了高热量、高脂肪、低碳水化合物这种膳食模式带来的弊端。谷薯类包括大米、小米、小麦、大麦、燕麦、玉米等谷类，地瓜、土豆、山药、芋头等薯类。谷类每天推荐摄入量为 200 ～ 300 克，其中包括全谷物和杂豆类 50 ～ 150 克；薯类 50 ～ 100 克。

10 每天吃多少蔬菜、水果比较合适？

蔬菜、水果能给机体提供维生素、矿物质。推荐每人每天摄入蔬菜 300 ～ 500 克、水果 200 ～ 350 克。还要注意深色蔬菜摄入量要占到所有蔬菜总量的 1/2。深色蔬菜指深绿色、红色、橘红色、紫红色蔬菜，如菠菜、油菜、西红柿、胡萝卜、紫甘蓝等。判断蔬菜颜色不能只看表皮，像茄子虽然表皮是紫色的，但里面不是深色的，不属于深色蔬菜。

11 动物性食物，该怎么吃？

畜肉、禽肉、鱼都属于动物性食物，是人体优质蛋白质的主要来源，富含脂溶性维生素和矿物质。摄入过多会增加人体超重、肥胖，2 型糖尿病、结肠癌等发病风险。推荐动物性食物每天摄入量为 120 ～ 200 克，每周至少吃 2 次水产品，每天吃一个鸡蛋。

12 牛奶、大豆、坚果类推荐摄入量是多少？

牛奶除了给人体提供优质蛋白质、维生素、矿物质，钙的含量也很高，是人体钙的来源之一，各个年龄段都需要摄入牛奶。推荐奶及奶制品摄入量为每天 300 ～ 500 克。

坚果虽对人体有益，但不宜多吃，大豆和坚果类推荐每天 25 ～ 35 克，其中坚果可以每天平均摄入 10 克左右，每周 50 ～ 70 克。

13 怎样做到“少盐少油”？

食盐摄入量过高，是高血压、冠心病等心脑血管疾病的危险因素之一。做菜时，要严格控制食盐的量，每人每天总摄入量不要大于 5 克。

脂肪是人体能量的重要来源之一，可提供人体必需的脂肪酸，有利于脂溶性维生素的消化吸收，但是脂肪摄入过多是引起肥胖、高血脂、动脉粥样硬化等多种慢性疾病的危险因素之一。建议每天烹调油控制在 25 ～ 30 克。

讲解专家： 陈立勇，山东大学齐鲁医院营养科主任医师；闫静弋，山东省疾病预防控制中心营养与食品所主任技师。

选对食物助健康

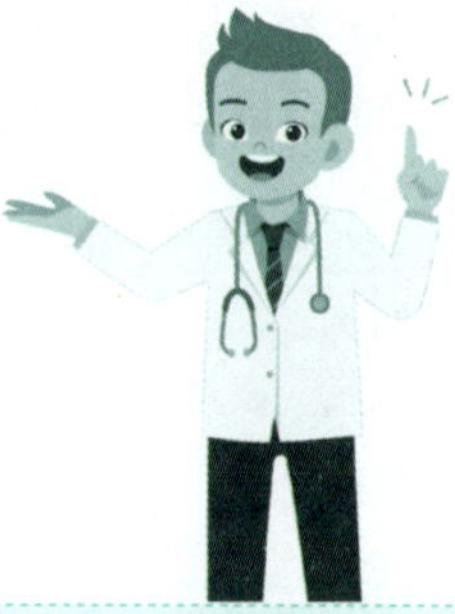

民以食为天，康以食为健。合理营养能够促进身体健康，而营养不足或营养过剩都可能引发疾病。一个人的健康状况取决于多种因素，如先天的遗传，后天的生活条件、卫生状况、饮食营养等。在这些因素中，饮食营养是至关重要的。随着社会的发展，传统的饮食方式已经无法满足人们对美好生活的向往，探寻更健康的生活方式和科学的饮食习惯逐渐成为主流需求。

1 什么是营养素密度呢？

营养素密度是相对于能量来说的，即食物所含的营养素含量。相同热量情况下，提供的营养素越多，营养素密度就越高。

2 哪些属于营养素密度高的食物？

营养素密度高的食物，排在最前面的是蔬菜，特别是非淀粉类蔬菜，如胡萝卜、西蓝花、青椒、西红柿等，其次是水果、全谷物、杂粮、杂豆、鱼类、海鲜、低脂肉类、鸡蛋、乳制品和坚果，也就是我们常常提到的天然食品，虽然它们需要花时间去烹饪，但是会给我们带来营养和健康。

3 食物的选择，营养和美味可以两全吗？

当然可以。食物的味道和营养，并不是严格的非此即彼。我们应关注如何让健康的食物味道更好。味觉其实也受到思想的控制。情景喜剧《武林外传》中的老邢，囊中羞涩，只够买一碗清汤面的时候，就给自己洗脑：“这不是清汤面，这是鳝丝面”，瞬间觉得清汤面也很香了。

4 怎样改善食物的口感？

让健康的食物味道更好，最有效的方法还是自己学烹饪，改食谱。比如我们做韭菜盒子，想增加全谷物的摄入，但是全麦面很粗，口感不好。因此，可以把全麦面以不同的比例加入到白面当中，发现如果加入 $1/3$ 的全麦面，不会影响韭菜盒子的口感，和全白面做的韭菜盒子一样好吃；如果加入 $1/2$ 全麦面，制作的韭菜盒子口感粗糙，完全用全麦面制作的韭菜盒子非常的干和硬，难以下咽。

5 全谷物食物对健康有哪些益处？

全谷物富含膳食纤维。膳食纤维可以维持正常的血液胆固醇浓度，降低心脏和动脉疾病发生的风险。另外，来自植物，富含膳食纤维的食物所含的饱和脂肪酸、反式脂肪酸和胆固醇很少，所含的植物蛋白质和植物化合物较高的，这些因素都可以降低心脏病的发病风险。膳食纤维在降低2型糖尿病风险中也起着一定作用。如燕麦和豆类食物中的可溶性纤维可在进食富含碳水化合物的饮食后帮助调节血糖。可溶性纤维能够延缓营养素通过消化道的时间，使葡萄糖的吸收减慢。在糖尿病患者中，高纤维食物可以调节血糖和胰岛素水平，有助于防治糖尿病并发症。

可溶性和不溶性纤维随着充足液体一起摄入，会在维护正常的结肠功能中发挥重要作用。可溶性纤维帮助维持正常的结肠细菌，是肠道健康所必需的。不溶性纤维可使粪便膨胀、软化，使它们很容易被排出体外，而且能加快它们通过小肠的时间。因此富含这些纤维的食物有助于缓解或预防便秘。富含纤维的食物所含脂肪和添加糖也较低，由于每份这样的食物提供的能量较少，因此可以防止体重的增加，利于减肥。此外，纤维会从消化液中吸水而膨胀，产生饱腹感，延缓饥饿并减少食物的摄入量。

6 怎么增加膳食纤维的摄入呢？

选择食物时，用植物来源的蛋白质（如豆类）取代部分动物来源的蛋白质（如肉类），不仅能增加纤维的摄入，还能减少脂肪的摄入。另外，选择多吃水果、蔬菜、豆类和全谷物食物等高纤维食物的同时，多喝水，有助于发挥纤维的作用。

7 准备一日三餐，应该注意什么？

有营养的饮食具有五大特点。一是充足，食物必须提供充足的各种必需营养素、纤维和能量；二是均衡，所选择的食物不应过分强调某一种营养素或某类食物而忽略其他；三是控制热量，食物应提供维持正常体重所需的能量，不多也不少；四是适量，食物中没有过多的脂肪、盐、糖或其他不需要的成分；五是多样化，每天选的食物都有所不同。另外，为了维持营养素的稳定供给，每天都应按时吃饭。

8 为什么摄入充足的食物很重要？

饮食充足的重要性，可以使用任何一种营养素来说明。以我们熟悉的铁为例，铁是人体必需的，每天都会消耗一点，必须不断地进行补充。补铁最简单的方法是食用含铁的食物。如果含铁的食物摄入量太少，就容易发生缺铁性贫血，造成虚弱、疲劳、感冒、忧郁等症状，还会时常感到头疼，稍微进行体力活动就会感到疲惫不堪。如果此时补充一些富含铁的食物，就能改善症状。肉类、鱼类、家禽和豆类含铁都很丰富，常食用这类食物，能保证身体所需铁元素充足。

9 如何做到营养均衡？

饮食均衡的重要性，我们以矿物质钙和铁为例来说明。饮食中缺少钙会导致生长阶段骨骼发育不良，在成年人阶段更容易受到骨质流失的影响。钙的最佳食物来源是奶和奶制品，而它们的含铁量极少。大多数含铁丰富的食物含钙量都很少。这也是为什么有些喝奶比较多的儿童中缺铁性贫血的发病率较高的原因。因此，要摄入足够的钙的同时还要摄入足够的铁，我们在选择能够提供这些营养素的食物时就必需做到均衡。

10 不同人群对能量的需求一样吗？

能量的摄入不应超过需求。从食物中摄入的能量要保证与维持身体功能和体育活动所消耗的能量相对平衡，这样才能控制体重和体脂。控制能量的关键在于食物摄入量的控制。如果我们能做到每顿饭八分饱，不过饱，就很容易控制体重。

11 如何理解饮食要适量？

为了健康，应该控制某些食物成分的摄入，如脂肪、胆固醇、糖和盐。有人将其理解为永远不能吃红烧肉、糖、冰激凌或咸菜，其实这是一种误解。适量不是完全杜绝。经常吃红烧肉、糖、冰激凌或咸菜可能会有害，但每周吃一次影响并不大。适量意味着需要限制，对于有益的食物成分也是如此。例如，食物中一定量的膳食纤维对消化系统健康有好处，但纤维太多却会导致某些营养素的流失（比如矿物质铁和钙）。

糖的摄入，建议每天额外添加到食物或饮品中的糖不超过 50 克，最好控制在 25 克以内。尽量做到少喝或不喝含糖饮料，不要用饮料替代饮用水。少吃甜味食品，如糕点、甜点、冰激凌等。炒菜时也要注意少放糖。要学会查看食品标签中的营养成分表，选择碳水化合物和糖含量低的食品。

12 如何限制盐的摄入？

在我国，食盐的人均摄入量较高，有些人每天摄入 12 ～ 14 克，北方一些地区甚至达到每人每天 20 克。中国居民膳食指南对食盐的推荐摄入量是每人每天不超过 5 克。高盐饮食会导致高血压、中风、心脏病，还会增加骨质疏松和胃癌的风险。减少盐的摄入，可以减少在外就餐；避免吃含盐多的加工食品，如火腿、午餐肉、酱菜等；炒菜时采用“后放盐、少放盐、不放盐”的办法，多用醋、植物调味品等调味；在外吃带汤的面条、米线，或是吃方便面的时候，尽量不喝汤。

13 怎么做到饮食多样化？

即使有些食物再有营养也不应该每天都吃同样的食物，多样化饮食更容易做到营养充足。食物中的植物化学物质对健康非常重要，不同的食物中含有不同植物化学物质。另外，单一的食物可能会带来大量的毒素或污染物。某种食物的不好成分可以通过同时食用一些其他食物来稀释。《中国居民膳食指南（2022）》对食物的种类有了量化的要求，建议平均每天不重复的食物种类数达到 12 种以上，每周达到 25 种以上。

讲解专家： 郭欣，山东大学公共卫生学院营养与食品卫生专业副教授。

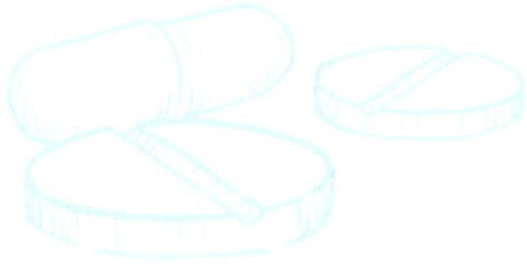

食养是良医

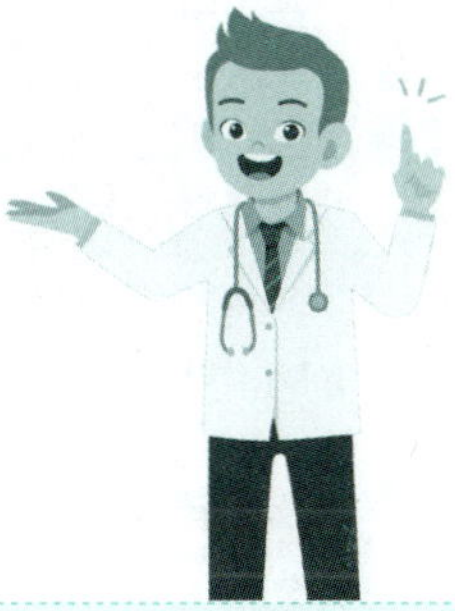

民以食为天，康以食为健，合理膳食作为实现全民健康的基础，近年来愈发受到社会各界的关注。目前，我国人口老龄化现象日益凸显，在此大背景下，老年人的健康成为重中之重。老年人如何才能吃出健康呢？

1 什么是全民营养周？

全民营养周是指每年5月的第三周。全民营养周是由中国营养学会全民营养周办公室联合中国疾病预防控制中心等单位发起的。建立全民营养周，主要是宣传营养健康的理念，提高居民营养健康素养，通过科学界的主导，全途径、全渠道、多方面，集中力量宣传核心营养知识，使大家了解食物的基本情况，提高健康素养，从而实现健康中国梦、营养梦。

2 《中国居民膳食指南（2022）》包括哪些内容？

《中国居民膳食指南（2022）》包括两部分，第一部分是两岁以上人群的一般人群膳食指南，第二部分是特殊人群膳食指南。特殊人群膳食指南包括一般老年人和高龄老年人等9类人群的膳食指南。

3 一般老年人和高龄老年人怎样来界定？

65～79岁的老年人属于一般老年人。超过80岁的老年人，属于高龄老年人。

4 一般老年人如何注意饮食营养？

一般老年人膳食指南主要有几个核心推荐：①食物品种丰富，动物性食物充足，常吃大豆制品。②鼓励共同进餐，保持良好食欲，享受食物美味。③积极户外活动，延缓肌肉衰减，保持适宜体重。④定期健康体检，测评营养状况，预防营养缺乏。

5 老年人如何做到营养丰富？

老年人应该在一般人群指南的基础上，摄入丰富多样的食物。主食种类可以多样化，除了常规吃的馒头、面条、米饭，可以加入小米、玉米、燕麦等粗杂粮。土豆、红薯也可以作为主食。

尽量每顿饭都要有蔬菜，推荐以深颜色的叶菜为主，种类多样化，不同颜色的蔬菜放在一起，还会增加食欲。

水果尽量选择多品种，尽量每一种少吃一点。

豆制品如豆腐、豆浆、豆腐皮都可以选择。

动物性食物包括鱼虾类、白肉类（禽肉）、红肉类（牛羊肉、猪肉）尽量每一种都少吃一点。

奶类以牛奶为主，也可以选择奶粉、奶酪等，每一个品类的量少一点，种类丰富一点。

6 豆类食品能为老年人提供哪些营养？

豆制品是膳食中优质蛋白质的来源之一，容易被人体消化吸收利用。豆制品含有丰富的维生素、矿物质以及一些植物化学物质。鼓励老年人适当吃一些豆制品，比较推荐的有豆浆、豆腐、豆腐脑、豆腐皮等。

7 “吃素更健康”的理念靠谱吗？

这种理念是一个误区。有些老年人觉得动物性食物可能含有较高的饱和脂肪酸、胆固醇，担心吃了之后会增加患慢性病的风险，主张吃素。但是对于老年人来说，动物性食物中优质蛋白质、微量元素含量较多，还是应该适量食用的。老年人如果一味地少吃，甚至不吃动物性食物，容易出现贫血、体重下降、肌肉减少，导致抵抗力下降，对老年人健康是非常不利的。

老年人要科学选择动物性食物种类，要选择适合的，量也要摄入足够。肥肉、加工的肉制品、香肠、火腿等尽量少吃。

8 老年人有必要追求瘦吗？

随着社会的发展，生活方式的改变，超重和肥胖已经成为全球性的公共卫生问题。

老年人身体质量指数的界定和年轻人不一样，一般年轻人尽量小于 $24kg/m^2$，老年人身体质量指数尽量控制在 20 ～ $26.9kg/m^2$。

9 老年人食欲不好怎么办？

随着年龄的增长，老年人咀嚼、消化能力会有所下降，味觉会有一些改变，服用药物也会影响食欲。

老年人如果出现食欲下降，家人要准备合理可口的饭菜，做到色香味俱全。尽量种类不同，不要重复。鼓励老年人适量活动，增强食欲。鼓励家人和老年人多交流，营造一个舒适的氛围。

10 老年人如果出现肌肉减少的情况怎么办？

老年人肌肉减少的情况非常多，随着年龄增长，肌肉会逐渐减少，肌肉减少会增加骨质疏松的风险。

在保证总能量摄入的前提下，保证优质蛋白质的摄入。一般建议老年人蛋白质的摄入量是每千克体重 1.0 ～ 1.2 克，根据情况适当增减。蛋奶类、豆制品等占到蛋白质摄入的 50% 以上。建议老年人奶类摄入量为每天 300 ～ 500 克，相等蛋白质量的奶制品也可以代替一部分牛奶。如果喝纯牛奶不舒服，老年人也可以选择低乳糖牛奶或者酸奶。老年人要适量吃一些动物性食物，如红肉类、白肉类，保证优质蛋白质的摄入。不建议一天的蛋白质量全放在一顿，尽量少量多次匀到三餐中。

11 老年人如何做到合理运动？

鼓励老年人在一定范围内适量运动，阳光下的户外活动，有利于机体维生素 D 的合成，可以延缓骨质疏松、肌肉减少等的发展，对老年人健康有益。

建议老年人在天气比较温暖、晴朗、空气质量比较好的时候，进行适当的户外活动，如快走、打太极拳、做体操。户外活动可以提高老年人的心肺功能，增加身体的灵活度、柔韧度。但是老年人的活动强度要适当。

12 高龄老年人如何注意饮食营养?

高龄老年人膳食指南核心推荐，第一条是食物多样，鼓励多种方式进餐。第二条是选择质地细软，能量和营养素密度高的食物。第三条是多吃鱼、禽肉、蛋、奶和豆，适量蔬菜配水果。第四条是关注体重丢失，定期营养筛查评估，预防营养不良。第五条是适时合理补充营养，提高生活质量。第六条是坚持健身与益智活动，促进身心健康。

13 如何鼓励老年人多种方式进食?

老年人和孩子一起吃饭，会吃的更香，进食量也会增多。对于空巢老人，鼓励他们集体进餐，不要自己吃饭。对于不能自己正常进食的老年人，主张有人陪同，且给老人准备的食材，要注意适应老年人的咀嚼、吞咽能力，减少误吸呛咳的发生。

给老人准备饭菜，要根据喜好，注意温度。老年人一般胃肠道功能相对弱一点，太凉太热都不利于老年人身体健康。

保证食物摄入充足，一日三餐食物种类尽量多样化，不要太单调。在一日三餐的基础上适当的少吃多餐，正餐和加餐互相弥补。尽量规律进餐，老年人可以根据作息习惯来确定进餐时间和进餐量。不要过饥过饱、暴饮暴食，尽量养成规律的习惯，定时定量合理进餐。

14 能量和营养素密度较高的食物有哪些?

建议老年人尽量吃质地松软，容易消化吸收的食物，少吃带刺、带骨头的食物。

做主食的时候，尽量增加烹调时间，熬成稀饭，做成烂面条，更容易消化吸收。蔬菜类，可以切小剁碎，切成丝状或是做成馅，素包子、素水饺更容易消化吸收。肉类可以做成肉丸肉糜，容易消化吸收。坚果类可以磨成粉状，像黑芝麻粉、核桃粉。水果，如果比较坚硬可以用榨汁机榨成汁，连果肉一起吃，容易消化吸收，也可以切得小一点，用水煮一下，煮得软烂一点。烹调方法尽量选择蒸、煮、炖，少用煎、炸、烧烤等。

15 如何为高龄老年人定期监测体重?

最常见、最好用的指标是体质指数，体重（千克）除以身高（米）的平方。一般建议老年人体质指数控制在 20～26.9。

家里备个体重秤，尽量固定时间，可以早上起来空腹，排尿排便后穿固定衣服，看体重的变化。建议一个月至少称两次。也可以间接地看一下裤子有没有变松，衣服有没有变大。

讲解专家： 荣莹，山东第一医科大学附属省立医院（山东省立医院）临床营养科副主任医师。

春季野菜正当“食”

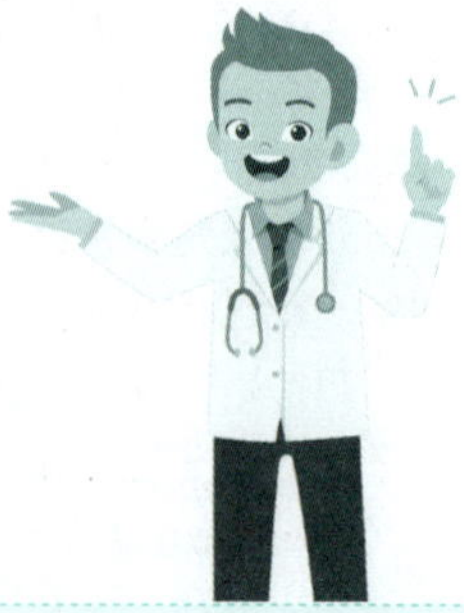

“珍馐一席，不如野菜一味”，每当春草萌发，万物复苏，野菜作为大自然的馈赠，成为人们餐桌上的绝佳食材之一。很多野菜具有药用价值，可以防病、治病。不过野菜毕竟不同于日常食用的蔬菜，不熟悉的野菜能不能吃？吃多少合适？都要格外注意。

1 吃蒲公英有哪些好处？

春天野菜开始生长，有些大家比较熟悉的野菜，有丰富的营养价值，从中医和营养学角度讲，也有不少野菜属于药食同源的药材。如蒲公英，被称为“植物抗生素”“天然抗生素”，对乳腺炎、妇科炎症等有一定作用。食用方法主要是把采摘的蒲公英根部洗干净后切成片泡水，也可以把蒲公英的叶干燥后储存泡水喝。蒲公英口感较好，把叶焯烫烹调后，可以直接食用。

2 蒲公英水可以天天喝吗？

有些人容易出现上火的表现，会经常甚至每天泡蒲公英水喝，久而久之会引起胃部不适，这是因为蒲公英的寒凉特点影响到了胃。因此，有炎症的时候可以用蒲公英泡水喝，但要适量，不建议每天都喝。

3 挖蒲公英时，怎样去辨认？

野地里有些类似于蒲公英的植物，可能不能吃，甚至有的会有一些毒性。蒲公英的叶片比荠菜相对宽一点，叶片是有棱、有尖的。把蒲公英拽断后，闻气味也能起到一定的辨别作用，蒲公英的汁有一种苦涩味。最简单的辨别方法是从网上看一看什么样的是蒲公英，然后照着这个图片去找，不确定的情况下，不要盲目食用。

4 苦菜有什么营养价值？

苦菜的去火作用比较明显，春天容易上火，有时感觉舌尖发红、疼痛，可以吃点苦菜，这些症状能得到改善。苦菜比较方便快捷的吃法是直接洗干净蘸酱吃，更科学一点的吃法，还是要把它焯烫后，去掉一些苦涩味后再食用。

5 荠菜适合怎么吃？

荠菜是一种非常受大家喜爱的野菜，甚至一年四季都能在餐桌上见到，如很多人喜欢吃的荠菜饺子。而且荠菜虽然也是寒凉的，但相对有些野菜，它的寒凉程度弱一些，并且现在养殖荠菜较多，经过养殖后，会降低荠菜的寒凉特性。荠菜有清香味，是一种相对来说比较安全的食材，适合多数人群食用。荠菜的烹调方法，有人喜欢用荠菜做蒸包，但由于蒸的时间比较久，可能会破坏荠菜的芳香。用荠菜做水饺、馄饨或者熬粥都是比较好的选择。

6 怎么做荠菜家常美食?

1）荠菜饼：将荠菜洗净切碎，把面倒入面盆，加水调成面糊后，将切好的荠菜碎倒入其中，加入一个生鸡蛋，搅拌均匀，再加入适量食盐进行调味。平底锅中倒入适量油，油热后将调好的荠菜面糊倒入其中，摊平，等面糊固定后进行翻面，两面熟透即可食用。

2）荠菜饺子：荠菜洗净后焯水，切碎备用。盆中加入肉馅、一个生鸡蛋，加入适量生抽、老抽、鸡精、食盐等进行调味。肉馅腌制半小时，将豆腐切碎，连同切好的荠菜碎一同放入肉馅中，进行搅拌。可再加入适量食盐和食用油进行调味，搅拌均匀，荠菜馅就做好了。做荠菜饺子时，也可以放一点韭菜提香，二者相得益彰。

7 吃榆钱有哪些好处?

榆钱自古以来就是人类的盘中餐，特别是在农作物发生大的自然灾害，粮食减产不够吃的时候，人们更是把榆钱当作食物。据《中国药典》记载，榆钱具有健脾安神、止咳化痰、清热利水的功效。一般像山药、土豆、藕、芋头这种根茎类食物含热量比较高，叶菜含热量比较低，而榆钱含热量还是相对比较高的。榆钱吃法多种多样，可以和面蒸着吃、做成菜饼、菜团、煮粥、做馅等。春季控制体重的人也可以食用榆钱做的菜团来充饥。

8 香椿芽有什么营养价值?

香椿芽味苦性凉，具有除热燥湿、健脾理气、解毒止血等功效。如有些人总是感觉体内湿气较大，吃点香椿会有一定的祛湿作用。香椿促进食欲的作用也非常强，如胃口不好吃面条时，放上一点香椿芽拌的小菜，会感觉特别好吃。越嫩的香椿芽口感越好一些，苦涩物质和膳食纤维都比较少。

9 吃马齿苋有哪些注意事项?

马齿苋具有清热解毒、凉血止血、止痢的功效。可以把马齿苋焯烫后，拌入蒜泥，蒜泥和马齿苋都有一定杀菌作用，但也不是适合所有人。脾胃虚寒、肠滑腹泻、便溏者及婴幼儿不适合吃马齿苋。此外，马齿苋有促进子宫收缩的作用，孕妇也应尽量避免吃马齿苋。

10 什么时间适合吃白蒿?

白蒿又称茵陈，在众多野菜中有较高的药用价值和食用价值，有清热利湿、退黄等功效。民间有“三月茵陈四月蒿，五月六月当柴烧”，意思是三四月时白蒿比较嫩，可以做成美食，但到五六月时，白蒿就比较粗壮了，只能当柴烧了。

11 吃野菜有哪些注意事项?

野菜相对于其他蔬菜而言，普遍是偏苦寒、性凉的，大部分不适合经常吃。孕产妇、婴幼儿、过敏体质或身体比较虚弱的人群，尽量不要吃野菜，老年人也要减少野菜的摄入量和次数。吃野菜前可以焯烫一下，甚至可以反复浸泡，以去掉野菜的一些成分，减少身体负担。

讲解专家： 程振倩，山东第一医科大学第一附属医院（山东省千佛山医院）营养科主任技师。

跟着营养师买年菜

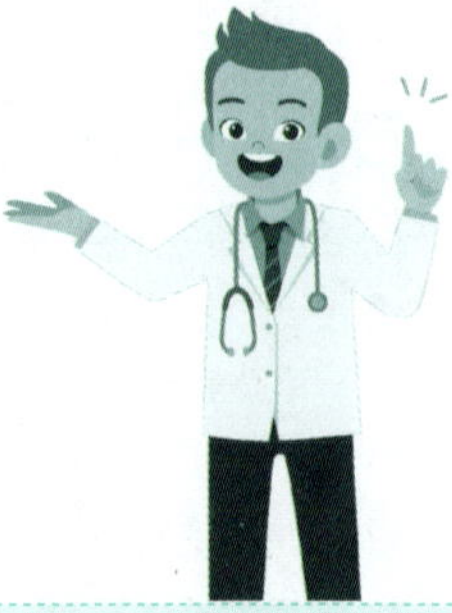

在一年中最有仪式感的年夜饭中，一般会置办哪些年菜？怎么才能吃出花样，吃出健康呢？

1 春节饮食遵循总体的原则是什么？

食物多样、营养均衡、荤素搭配、粗细搭配。在这个基础之上，要选择凉拌、清蒸等清淡的烹饪方式，不要选择煎、炸、酱焖等口味较重的烹饪方式。还要兼顾到老年人及儿童的营养需求。

2 春节推荐什么馅料的水饺？

推荐鲅鱼馅的水饺。鲅鱼，作为一种海鱼，蛋白质含量非常高，相对于猪肉、牛羊肉等红肉，脂肪含量相对比较低，所含的脂肪酸有益于心脑血管健康。鱼肉蛋白纤维相对猪肉、牛肉短一些，利于老年人、儿童消化吸收。

鲅鱼馅水饺在馅料上可以丰富一些，可放入一些木耳、香菇等，既获得了鲅鱼丰富的营养，又增加了膳食纤维的摄入。饺子皮也可以花一些心思，和面的时候加入菠菜汁、胡萝卜汁、紫甘蓝汁等，既能色香味俱全，引起食欲，还能获得更多的维生素和矿物质。

3 肉馅饺子，怎样吃才健康？

《中国居民膳食指南（2022）》中膳食餐盘推荐蔬菜要占到饮食的 1/2，所以无论吃什么馅的饺子，一定要注意配菜。饺子馅料要荤素搭配，不要单纯做肉丸饺子馅。可以做芹菜肉水饺、韭菜肉水饺、羊肉胡萝卜水饺，要做到有荤有素，以素为主。

4 做馅时把菜里面的水攥出来可取吗？

从健康的角度不推荐这样做。蔬菜里面的水溶性维生素，如 B 族维生素、维生素 C，还有矿物质，如钾等会随着水分一块流失。实验表明，攥过水的饺子馅和没攥过水的饺子馅比较，钾含量流失一半以上。建议大家现包现调馅，不要搁置时间太长。

5 吃八宝饭有哪些注意事项？

八宝饭中的八不是具体数字，食材比八宝还要丰富，常见的有黑白糯米，青稞米，杂豆类的红豆、芸豆、蚕豆，另外还有百合、莲子、枸杞、葡萄干等坚果。八宝饭全家分而食之，也是团圆的象征。

八宝饭里面的糯米中支链淀粉含量相对比较高，胃肠道消化功能薄弱的老年人、孩子要限制食用的量，吃得过多可能会引起消化不良、反酸、反流等。

6 选择淡水鱼还是海鱼？

鱼肉蛋白质含量非常丰富。营养补充剂中含有从海鱼脂肪里面提取出来的 ω-3 脂肪酸，对心脑血管有益。海鱼所含营养素相对丰富，但是相对于淡水鱼，海鱼嘌呤的含量会相对较高一些。对于痛风及患有高尿酸血症的朋友，要适当地限制摄入量。

7 应该如何选择肉类？

建议优先选择没有腿的，再去选择有两条腿的，然后是四条腿的。

建议高脂血症及血脂异常的朋友，吃鸡鸭肉的时候去皮。吃红肉的时候，尽量选择猪里脊、牛腱肉等纯瘦肉。

过年期间，可以用少量的调料自己卤制牛腱肉，减少盐、酱油、糖等不利于心血管健康的调味品的摄入。

8 脂肪含量低，蛋白质含量高的食物有哪些？

推荐大虾。虾肉含有丰富的蛋白质，纤维比较短，利于消化吸收。烹饪方式也比较多，打虾丸或者切碎了蒸蛋羹，比较受小朋友和老年人的欢迎。

9 春节期间推荐吃豆干、豆腐等豆制品吗？

非常推荐。豆制品由黄豆做成，含有大豆蛋白，属于优质蛋白。人体对大豆蛋白的消化吸收利用率较高，大豆营养也非常丰富。豆制品还有自身的优点，非常容易做配菜，可以凉拌、炒。

10 春节期间如何选择蔬菜？

把蔬菜进行分类，比如常见的绿叶类蔬菜，经常忽视的菌藻类蔬菜，瓜茄豆荚类蔬菜等。

绿叶类蔬菜，含有大量的膳食纤维，能够帮助维持大便水分，便于缓解春节期间上火的症状，维持消化道健康。

菌藻类蔬菜，是水溶性膳食纤维的较好来源。菌藻类的食材含有植物化学物，像菌藻多糖等具有抗感染、抗病毒、抗辐射、抗氧化的作用。建议过年期间选择蔬菜时不要忽略了它。

瓜茄豆荚类蔬菜，像冬瓜、苦瓜、茄子、西红柿、芸豆、豆角等，从中选择 2～3 种丰富餐桌。

在春节期间及日常饮食时，应该注意遵循食物的多样化，选择不同类别的蔬菜。还要注意蔬菜的摄入量，《中国居民膳食指南（2022）》指出，餐盘里面蔬菜要占到 1/2。

11 酒喝多少算适量？

《中国居民膳食指南（2022）》提出如饮酒需限量。建议男性酒精摄入量每天不超过 25 克，女性酒精摄入量每天不超过 15 克。

具体到每一个人，酒的度数不一样，饮酒量的标准也是不一样的。有个计算公式，摄入的酒精量（克）＝饮酒量（毫升）× 酒精浓度（%）× 酒精密度（0.8）。举个例子，男性酒精限制量是 25 克，如果选择喝 38 度的白酒，25 除以 0.38 再乘以 0.8，计算得出 80 毫升左右。

12 有没有可以减缓酒精吸收的小技巧？

限量饮酒是根本。除此之外，第一要避免空腹饮酒，尤其是糖尿病患者，空腹饮酒可能会引起血糖明显下降，造成低血糖。第二，在饮酒之前喝一些蜂蜜水，或者吃一些碳水化合物，保护胃肠黏膜，减少酒精吸收入血的速度。第三，在饮酒过程中喝水，促进酒精的代谢和排泄。

13 小朋友在饮料的选择上应注意什么？

建议自己榨果蔬汁，比如胡萝卜汁、雪梨汁、西瓜汁。市面上常见的果汁饮料，含有防腐剂、护色剂等额外的添加剂，因此不太推荐。

软饮料含糖量非常高，可能会促进慢性疾病的发生，如肥胖代谢综合征、高尿酸血症等。

含气的碳酸饮料，含磷比较高，长期喝会扰乱身体内的钙磷比。处于青少年身体发育阶段的小朋友，长期喝碳酸饮料，可能会引起骨骼发育不良。

0 卡 0 糖的饮料，是利用阿斯巴甜、低聚果糖或者糖醇等去代替蔗糖，长期饮用会养成嗜甜的追求，能量摄入超标，可能会导致慢性病的发生。

14 蔬菜汁和水果汁能计算到每天每个人应该摄入的水果和蔬菜的数量中吗？

不建议算在里面。在榨汁的过程中，蔬菜水果中的膳食纤维、钾、钠等，会随着渣过滤出去，营养成分损失很多。蔬菜水果榨成汁后，维生素 C 容易受到氧、热等氧化，含量明显下降。所以果蔬汁不能够代替日常所吃的新鲜的蔬菜和水果。

讲解专家： 袁媛，山东第一医科大学附属省立医院（山东省立医院）临床营养科副主任医师。

元宵佳节　慢性病人群饮食攻略

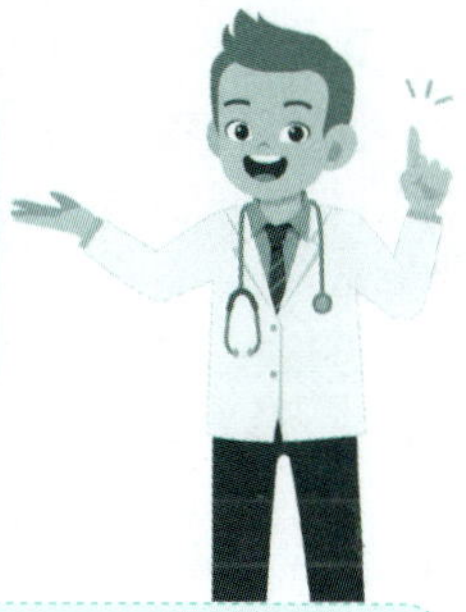

正月十五元宵节，年味儿依旧在，全家人在一起吃元宵或汤圆。那元宵或汤圆怎么吃更健康？慢性病人群在享用元宵节各种美食的同时应该注意些什么呢？

1 元宵和汤圆有什么区别？

北方的元宵、滚元宵，南方的包汤圆，都是元宵节的特色饮食，都是以糯米为主要原料，添加了一些馅料，如芝麻、花生、豆沙等，营养价值相差不多。

2 哪种馅料对健康有利？

优先推荐坚果馅，如芝麻、花生、核桃等，可以提供少量的不饱和脂肪酸。不推荐巧克力、水果馅的。巧克力馅的一般添加的是代可可脂，含有反式脂肪酸，长期食用不利于心血管健康；水果馅一般添加的是果酱，果酱和新鲜水果营养价值差距很大。

3 吃元宵或汤圆需要注意什么？

元宵或汤圆建议中午吃，因为这种食材以糯米为主要原料，黏性比较高，不容易消化。

一定不要吃过量，因为元宵、汤圆都是高热量、高糖的食物，只能少量的吃一些，同时还要注意少吃其他含糖多的食物，主食也要适当减量。

尽量吃温热的，不要放凉了再吃，糯米放凉之后容易变硬，不容易消化，但是刚煮出来的热的元宵或汤圆，会对胃肠道黏膜有一定的损伤，也不要吃得过热。

4 哪些人群不适合吃元宵或汤圆？

慢性病患者像高血压、血脂异常、糖尿病、高尿酸血症和痛风等患者尽量少吃。老年人、孩子也尽量少吃。

5 高血压患者日常饮食需要注意哪些问题？

盐对血压影响相对比较大，《中国居民膳食指南（2022）》建议中国人每天食盐的摄入量尽量控制在 5 克以内。还要注意隐形盐的摄入，咸菜、腌制品等要尽量少吃。

6 高血压患者可以把盐换成低钠盐吗？

低钠盐一般是减少了氯化钠，增加了氯化钾。对于一般的高血压人群是可以用低钠盐来代替普通食盐的。但是肾功能不全的患者，摄入钾过多的话，可能会出现高钾血症，所以尽量避免食用。正在服用一些药物的患者也要慎用低钠盐。

7 为什么有的高血压患者吃盐不多但血压还是控制不好呢？

血压不稳定，可能是食物选择上出现了问题。市面上及自己做的食物，隐形盐含量比较高。过年期间老年人喜欢吃的腊肠、香肠、咸鱼等，孩子喜欢吃的火腿肠、话梅等，盐含量都非常高。

尽量选择天然的食物，不要选择加工类的制品。买东西时要注意看食物标签，比如市面上常见的话梅的营养成分表，吃 100 克的话梅，摄入的钠的含量是 2800 毫克，占营养素参考值的 140%。老年人经常吃挂面，比如市面上常见的挂面的营养成分表，每 100 克挂面含有钠是 659 毫克，占营养素参考值的 33%。如果早上还加了点食盐，或者吃了一点其他的含钠的食物，这一天食盐的摄入量就非常容易超标。如果老年人喜欢吃挂面，要尽量选择低盐挂面。

8 血脂异常的人需要饮食清淡，可以不吃肉只吃蔬菜吗？

不可以。临床上经常碰到有些老年人为了控制好血脂、血糖、血压，不吃肉，这是非常不健康的。

随着年龄的增长，老年人容易出现肌肉减少症，对健康非常不利。老年人一定要吃肉，保证优质蛋白质的摄入。清淡饮食主要是控制食盐、食用油的摄入量，常见的牛奶、鸡蛋、瘦肉、豆制品等食物是要吃的。

9 鸡蛋黄胆固醇高，可以不吃吗？

不可以。鸡蛋营养价值非常高，临床上碰到好多老年人不吃蛋黄，觉得胆固醇比较高。蛋黄胆固醇含量确实比较高，但含有优质的蛋白质、卵磷脂、维生素、矿物质等，如果血脂、血糖异常，可以适当减量，注意避免煎、炸的方式，尽量选择水煮的烹调方法。

10 血脂异常的人可以吃坚果吗？

坚果虽然含有脂肪比较高，但以不饱和脂肪酸为主，可以适量食用。

大型人群流行病学研究发现，适量的食用坚果可以降低冠心病的发病风险，降低血清胆固醇低密度脂蛋白胆固醇的含量，降低血清甘油三酯的水平。

坚果热量很高，食用时要注意能量的平衡，不可过量。购买时尽量选择原味，少选盐焗炭烧腰果、琥珀核桃等。

11 血脂异常的人如何选择食用油？

优先选择植物油，少用动物油脂。花生油、橄榄油、菜籽油、豆油等可以变换着吃。选购时尽量选择小瓶装的，因为油脂很容易氧化，氧化之后营养价值就会下降。

12 高血糖或糖尿病人群日常饮食应该注意什么？

推荐个体化，注重食物的选择。

第一，主食类的选择。过年期间，食物种类非常多，有的老年人主食吃得特别少或者不吃主食，这是非常不可取的。主食要定量，尽量粗细搭配。建议选择血糖生成指数比较低的食物，像燕麦、麸皮、蒸芋头等，和米面类搭配着吃。

第二，蔬菜类的选择。蔬菜可以适当地多吃一些，种类宜多样化，以深颜色蔬菜为主，如绿色的菠菜、小白菜，红色的西红柿，紫色的紫甘蓝，黑色的黑木耳等，烹调方法宜清淡。

第三，蛋白质类的选择。牛奶尽量每天都要喝，豆制品每天都要吃，尽量选择瘦肉。

血糖高的患者，一定要细嚼慢咽，尽量放慢进餐速度，注意食物的进餐顺序。可以先喝一点清淡的汤，或者喝点白开水，再吃清淡的蔬菜类，再吃荤菜类，把主食放在最后，对血糖控制有帮助。

13 不吃甜食就能控制好血糖吗?

不是的。高血糖及糖尿病，是遗传环境等多种因素共同导致的。高血糖和糖尿病的人，不仅仅是不吃甜食，碳水化合物类的食物也会转变为葡萄糖，机体胰岛β细胞会分泌胰岛素来控制血糖，如果机体出现胰岛素分泌不足或者胰岛素抵抗，血糖就会升高，出现高血糖。

糖尿病、高血糖与总能量的摄入有关。如果摄入过多含糖高的食物、糕点、饮料，对血糖控制是不利的。

14 为什么吃无糖食品还控制不好血糖?

无糖食品也不能敞开吃，根据预包装食品营养标签通则要求，无糖食品是指固体或者液体中每 100 克或者 100 毫升含糖量低于 0.5 克的食品，不是完全不含糖。无糖食品把白砂糖、蔗糖等添加糖换成甜味剂如木糖醇，主要原料还是淀粉类，淀粉在体内会转变成葡萄糖，进而导致血糖的上升。

无糖饮料，可能添加的是阿斯巴甜、三氯蔗糖等。有研究认为甜味剂可能会增加食欲，增加超重、肥胖的发生风险，对于血糖的控制非常不利。

15 高尿酸血症和痛风患者怎么吃更健康?

痛风急性发作期，要严格执行低嘌呤饮食。日常生活中以主食、新鲜的蔬菜、低脂或者是脱脂的奶制品、鸡蛋作为主要的食物。痛风急性发作期缓解之后，或高尿酸血症的患者，要少吃嘌呤含量较高的食物，比如动物内脏，花蛤、生蚝、毛蚶等贝壳类的海产品，海鲜肉汤等，限制含糖饮料和高糖水果的摄入，鼓励多吃新鲜的蔬菜，低脂、脱脂的奶制品，多喝水。

讲解专家： 荣莹，山东第一医科大学附属省立医院（山东省立医院）临床营养科副主任医师。

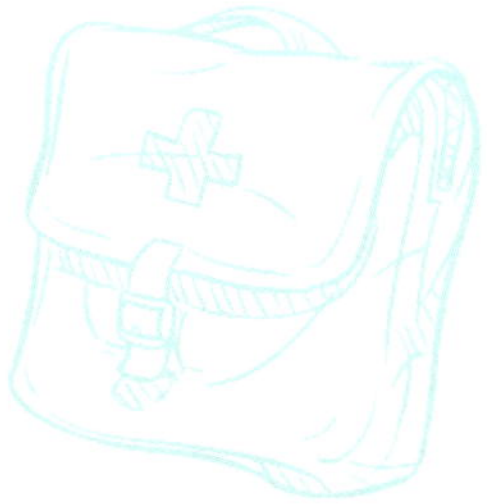

科学减重

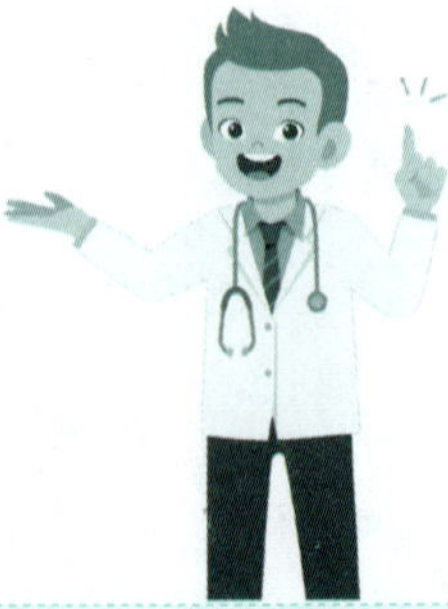

减重是一个司空见惯的话题，超重、肥胖与健康的关系极为密切，可能会导致高血压、高脂血症、糖尿病、痛风、高尿酸血症、脂肪肝等疾病的发生。那么，我们如何来判断自己的体重是否正常？网红减重方法是否靠谱？怎样才能科学有效地减脂减重呢？

1 如何定义超重或肥胖？

定义超重或肥胖，临床营养学上常用的标准是 BMI，计算公式是体重（千克）除以身高（米）的平方。比如身高 1.7 米，体重 65 千克，BMI 就等于 65 除以 1.7 的平方。如果数值在 18.5 ～ 23.9，说明体重是标准的。如果在 24 ～ 27.9 属于超重，如果超过 28 就属于肥胖了。

2 体重指数越高就说明这个人越胖吗？

不完全是这样的。对于健身者来说，虽然他的体重比较大，但是重量主要来源于肌肉，脂肪并不多，所以不是所有的 BMI 高就一定是肥胖。大部分人不是专业从事健身的，身上没有那么多肌肉，BMI 是适用的。

3 有的人体重指数不超标，四肢纤细、肚子大，需要减重吗？

这类人属于非常典型的向心性肥胖。这种人群往往体内脂肪比较多，可能会出现内脏脂肪过多引起的心血管疾病的发生。所以这样的情况虽然 BMI 在标准范围内，但也需要进行科学减重。

4 一般来说，一个月减重多少是比较科学合理的？

一般一个月减去自身体重的 5% ～ 10% 比较合理。比如一个 100 千克的人，一个月循序渐进减重 5 ～ 10 千克是比较安全的。快速减重是不安全的，对身体健康不利。

5 进行科学减重，如何确定摄入热量？

进行科学减重，饮食和运动都需要改善。

饮食可以通过计算摄入热量来决定。营养学上，不同人群都有适合通过饮食获取热量的标准。

工作分为重体力劳动、中等体力劳动、轻体力劳动，不同体力劳动者每千克体重需要的热量是不一样的。重体力劳动者如运动员，每千克体重需要 40 千卡热量，如果体重是 60 千克，就需要 2400 千卡的热量。中等体力劳动者，如医院护理工作者，每千克体重需要 35 千卡的热量，以 60 千克为例，需要 2100 千卡热量。轻体力劳动者，如办公室伏案工作者，体力活动不多，脑力劳动也没有特别劳累，每千克体重需要的热量是 30 千卡，以 60 千克为例，需要 1800 千卡热量。一般随着年龄的增长，每千克体重需要的热量也会减少。

6 进行科学减重，如何“迈开腿”？

迈开腿指的是运动，可以提高基础代谢量。基础代谢是维持生命的基本热量，每个人都不一样。一般人基础代谢为 1200 ～ 1400 千卡，但是也有 1700 ～ 1800 千卡的，代谢差的甚至在 1000 千卡以下。有的人吃得很少也胖，可能是因为基础代谢太低了，需要调整基础代谢，运动就是一个好办法。还可以摄入较多的优质蛋白质，减重期间如果蛋白质吃的较少，基础代谢量降低比较多，容易卡在平台期。蛋白质一方面可以保证身体的免疫力，另一方面也可以保证基础代谢不会降低过多。

7 不吃碳水化合物减重可取吗？

不吃碳水化合物减重叫做生酮疗法。生酮疗法最早用于癫痫的治疗，癫痫患者不吃或很少吃碳水化合物，对治疗很有帮助。后来研究发现，生酮疗法对减重，甚至其他疾病的治疗也有帮助。但是，如果长期使用生酮疗法，对身体健康也有危害，会出现头晕、记忆力下降、严重营养不均衡、血脂异常、脂肪肝等。不同人群出现的副作用不同，长期采用生酮疗法是损害健康的，是不安全的。采用生酮疗法，健康的人群要控制在 3 个月之内。建议大家不要盲目采取生酮疗法去减重，积极寻求专业医生的帮助。

8 高蛋白减重可取吗？

高蛋白减重方法相对来说是比较好的一种减重方法。在蛋白质摄入比较多的状态下减重，有利于机体的基础代谢，对于体内肌肉、免疫力的保持有帮助。健身者长期吃水煮菜、煮鸡蛋、鸡胸脯肉，对健康不利，营养不均衡，容易影响心理健康，出现抑郁等。

9 什么是轻断食？

工作规律的人群控制体重，通常采用轻断食的方法。轻断食是一种比较经典的方法，一周 5 天正常吃饭，不大吃大喝，另外 2 天吃的比较少，摄入的热量约是正常吃饭时一天的 1/4 或者 1/3。最多吃一顿主食，另外两顿不吃或者只吃青菜类的。

增重和减重是能量的加减法，吃的相对多一点，热量在体内储存，体重就会高上去；摄入热量比较低，满足不了身体需要，体重就会下降。

10 轻断食适合所有人吗？

轻断食适合身体相对健康，没有基础疾病的人群。如果身体本来有糖尿病，两天相对饥饿，容易引发血糖波动。高血压、低血压人群也不适合，饥饿状态会引发血压波动。

11 为了减重不吃晚饭科学吗？

不建议不吃晚饭甚至是过午不食减重的方法。早晨、晚上不吃饭都会危害健康，可以少吃，但是不可以不吃。身体需要营养，要给身体不停地进补，一天均匀的进食比较好。

如果不吃晚餐，从午餐到第二天早餐之间间隔十几个小时，容易出现低血糖、低血压。不主张长期不吃晚餐及过午不食，但可以减少晚餐量。

⑫ 什么是间歇饮食法？

间歇饮食相对较好实行，比如有的人早晨起的晚，醒了就十点甚至十一二点了，一天只吃两顿饭，对于控制饮食来说，是有作用的，等于少吃一顿饭。但是长期这样肯定不好。

⑬ 一日三餐怎么吃最好？

建议一日三餐都要吃，成年人一日三餐热量的比例可以这样安排：早餐可以占25%～30%，中餐占40%，晚餐比例是减掉早餐、中餐两部分比例。例如可以早餐占30%，中餐占40%，晚餐占30%。

讲解专家： 程振倩，山东第一医科大学第一附属医院（山东省千佛山医院）营养科主任技师。

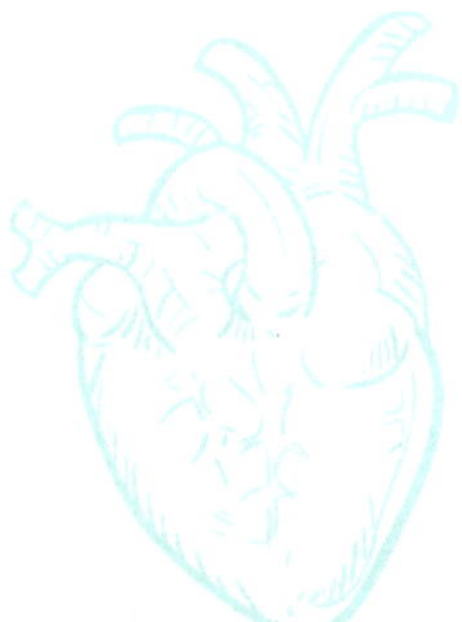

承诺戒烟　共享无烟环境

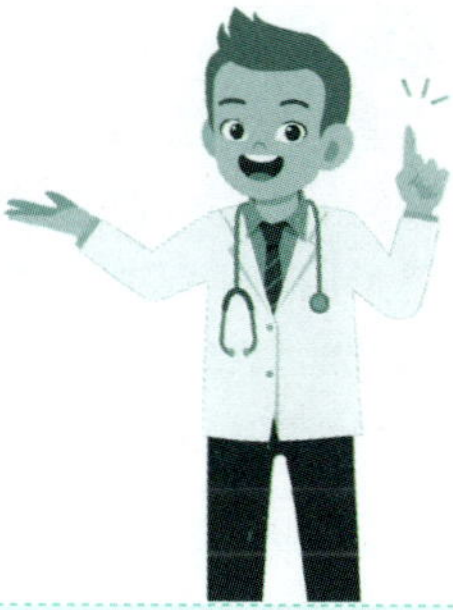

戒烟，一个老生常谈的话题。吸烟有害身体健康，几乎所有人都知道，为什么还有那么多人就是戒不掉呢？其实是对吸烟的严重危害没有引起足够的重视。

从 1989 年开始，每年的 5 月 31 日被定为世界无烟日。旨在引起人们对吸烟有害健康的足够重视，达到戒烟的目的。

1 为什么要关注戒烟？

医学研究和临床实践发现，肺部小结节与吸烟有很大关系，手术过程中也发现，吸烟的人，无论是手术前的准备还是手术后的护理，都比较麻烦。吸烟有害健康，绝不是一句简单的广告语，戒烟十分必要。

2 吸烟有哪些危害？

吸烟会导致呼吸系统疾病、消化系统疾病、循环系统疾病以及生殖系统疾病等。比如吸烟能导致高血压、血脂异常、肺癌、缺血性心脏病以及慢性阻塞性肺疾病等。

3 吸烟的危害为什么这么大？

香烟中含有 4000 多种成分，其中有 400 多种有危险性因素，致癌物质至少有 50 多种；烟草中的尼古丁成分能让吸烟者成瘾，容易引起血管硬化，导致血管内膜损伤，造成一些缺血性心脏病，引起血压增高；此外，烟草中的焦油成分，主要损伤人体的呼吸功能，是引起肺癌、喉癌的主要致病因素；还有一些化学物质，例如砷、甲醛等，对人的呼吸功能也有很大损害。

4 焦油含量低的烟安全吗？

现在有很多烟草品牌打出一个概念，说自己的产品焦油含量低，好像是抽这样的烟比较安全。实际上，这是厂家的一种广告噱头，焦油含量低并不是危害就低。长期抽烟的人，如果抽这种低焦油的烟，就需要抽更多的数量来戒断心理依赖。其次，为了达到吸烟成瘾性的效果，吸烟者会把烟吸得更深入，对肺部的损伤更多。所以，低焦油烟的损伤和高焦油烟是一样的。世界上没有安全的烟草，为了自己的健康着想，请勿吸烟！

5 被动吸烟有害吗？

被动吸烟，吸入的是主动吸烟者呼出的一手烟和香烟燃烧产生的二手烟，其中许多有毒物质如苯、烟碱、甲醛等，都对身体健康产生危害；对孩子来说，还有可能发生婴儿猝死综合征、急慢性呼吸系统疾病，影响儿童的身高发育和智力发育等。

6 什么是三手烟？

有些相对“文明”的吸烟者，抽烟时不当着人面，躲起来抽，认为这样做就不会影响别人。吸完烟以后，他把门窗都打开通风，力图将烟全部放出去。但是，效果并不如想象得那么理想，烟雾落在地板上、办公桌面上，落到吸烟者的衣服上，这些凝固的化学物质会持续挥发出一些有毒物质，对后来进入房间的人造成损伤，这种情况称为三手烟。三手烟是目前已知的最严重的室内污染。

7 如何衡量一个人吸烟量的大小？

用吸烟指数来衡量。例如一位烟民吸烟 20 年，平均每天吸一包（20 支），那么，这位烟民的吸烟指数就是 20×20=400 年支。400 年支是一界限，如果一位烟民的吸烟指数超过 400 年支，就是一个危险信号。抽烟超过 400 年支的人，肺癌及肺部其他疾病的发病率要远远高于不吸烟的人。

8 由吸烟引起的肺功能受损通过手术能得到改善吗？

不戒烟，单纯希望通过手术改善肺功能是不可行的。目前胸腔镜的肺大泡切除、胸腔镜下的肺减容术，能够缓解慢阻肺、肺大泡疾病的危害。但是，有的人不适合做这些手术。因为有的长期吸烟者，肺部的大泡是弥漫性的，不是一个特定区域不好，而是整个肺都不好；有的长期吸烟者，切除有病的肺组织后，若剩下的肺组织不能代偿性扩张，手术也是没有意义的。

9 出现什么症状，烟民必须提高警惕？

咳嗽是烟民的第一大常见症状。如果咳嗽和之前抽烟引起的咳嗽不一样了，出现了咳嗽改变，或者出现了刺激性干咳、咳嗽时经常痰中有血丝、经常出现声音嘶哑等症状之一时，一定要引起足够重视，及时就医。以免像许多烟民那样被查出时已是肺癌晚期，错过了最佳治疗机会。

10 吸烟真的能使人放松吗？

吸烟能令人放松只是一个假象。烟草中的尼古丁阻碍脑部神经运作，从而令吸烟者暂时感觉松弛。当吸烟者缺乏尼古丁时，便会觉得疲倦，需要吸烟来补充身体的尼古丁以作提神之用，形成恶性循环。

11 戒烟有什么好处？

戒烟的好处很多，效果立竿见影，戒烟越早，好处越多。戒烟之后，人体正常的血红蛋白就能和氧气结合，所以脸面、口唇都微微发红，比较健康。戒烟 2 周至 3 个月，循环系统功能及肺功能得到改善；戒烟 1～9 个月，咳嗽及呼吸短促发生减少，肺部纤毛恢复正常功能；戒烟 1 年，冠心病患者额外风险降至吸烟者的 50%；戒烟 5 年，在之后的 5～15 年内，卒中风险降至与非吸烟者一样；戒烟 10 年，肺癌死亡率为持续吸烟者的 50%；戒烟 15 年，冠心病危险与从未吸烟者类似。

12 怎样才能尽快戒除烟瘾呢？

① 多掌握一些吸烟严重危害健康方面的知识，明确戒烟的好处。如戒烟后数周内，呼吸道咳嗽和有痰的症状就会明显减少或消失。

② 必须具有主动戒烟的决心和意志，不做烟瘾的奴隶。如果朋友递烟给你，要大声说：“对不起，我已经戒烟了！”尽可能不和那些仍在吸烟的人待在一起。

③ 结合个人实际情况制订戒烟计划，并付诸行动。

④ 戒烟过程中要掌握技巧。早晨起床后，用毛巾蘸湿冷水后擦拭皮肤，增加血液循环。想抽烟时，喝一大杯水，多吃水果，这样会帮助戒烟者不断地排出蓄积在体内的尼古丁；每天多做几次有节奏的深呼吸，通过深呼吸进入到大脑中的氧气会帮助戒烟者镇定神经，降低烟瘾。

⑤ 不要过量饮酒，过量饮酒，酒精会抑制人的大脑，削弱人的意志、理智和判断力。

⑥ 保证充足的睡眠，放松心情。养成饭后散步的习惯。

⑦ 不要喝含咖啡因的饮料，如咖啡、可乐和浓茶，因为咖啡因的某些作用类似尼古丁。忌食胡椒、辣椒和其他辛辣食物。

⑧ 每天坚持体育锻炼。戒烟后感觉有些头痛是烟瘾消退时可能出现的一种自然现象，说明正在逐渐摆脱烟瘾的束缚，持续几天后，这种脱瘾症状就会完全消失。

13 吸电子烟能达到戒烟的目的吗？

电子烟对戒烟非但没有帮助，造成的危害性反而更大。电子烟是用电池提供动力，雾化固体尼古丁产生烟雾，让人感到和抽自然卷烟一样的快感的一种形式。为了让人觉得味道更好，加入了好多调味剂，比如橘子味、草莓味的等。虽然初衷是好的，想着用它来代替卷烟降低危害。事实上，科学检测发现，它的危害性要远远大于自然卷烟。第一，烟草中的尼古丁或其他化学物质，毕竟是天然植物产生的，而电子烟是一种化学品，它的纯度要远远高于自然生长的烟草；第二，加入的调味剂也都是化学品，可能会产生毒素；第三，自然卷烟口感不好，人们都容易成瘾，电子烟口感这么好，成瘾性更大；第四，电子烟看似时尚，诱导了好多青少年吸烟；第五，好多人误认为电子烟无毒无害，结果抽电子烟使他们烟瘾更大，复吸后烟抽的更多了。

14 家属如何帮助吸烟者戒烟？

针对不同人群，家属需要做的工作也不同。对于老年人，要帮助他们认识到吸烟的危害，及对家庭成员的影响。迁就老人吸烟，并不是做儿女的孝顺。要多陪老人做一些健康的活动，比如养花、养鱼、种植、体力活动等，来分散老人吸烟的念头。

对于中年人，家属要体会他们工作中的劳累，体谅社会人情世故的复杂，要多方理解这些问题，劝导他们尽可能远离抽烟的环境。

对于青少年要正确引导。让他们把精力多放在学习上，多放在体育锻炼上。教导他们树立决心和毅力，自觉做到不吸烟。

讲解专家： 金明华，山东省公共卫生临床中心胸部微创外科主任医师。

第15章

中医养生在身边

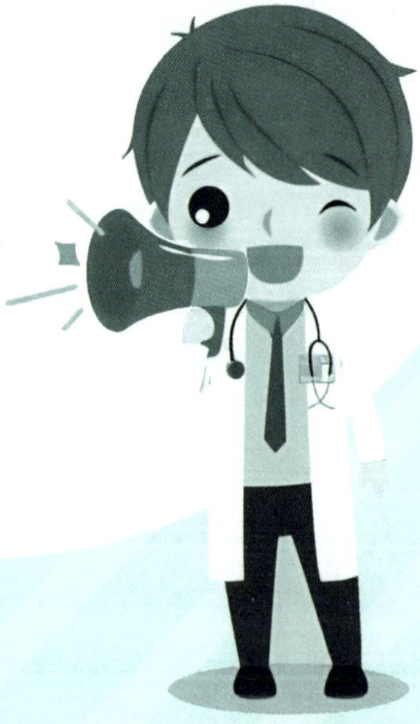

中医养生　健康生活

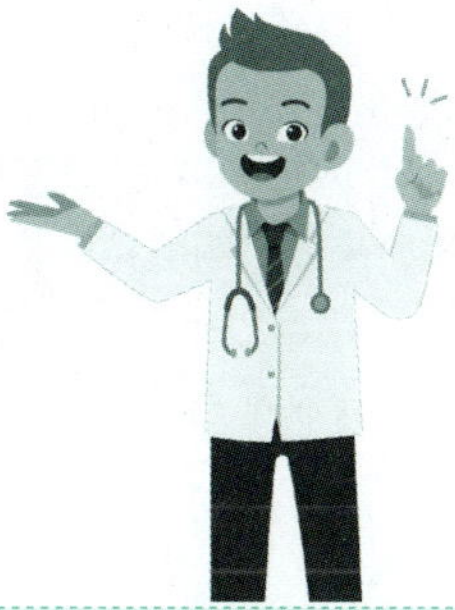

中医药是中华民族的瑰宝，是先辈们认识自然、适应自然、运用自然的智慧结晶。从一根针、一把草到青蒿素问鼎诺贝尔奖，中医药的历史价值和社会贡献被越来越多的人认识和关注。在亚健康流行、慢性病多发的今天，中医“治未病”思想跨越千古、绽放出智慧光芒。

1 什么是中医养生保健？

中医养生保健是指在中医理论指导下，通过各种方法达到增强体质、预防疾病、延年益寿目的的保健活动。

2 常用的中医养生保健内容有哪些？

① 情志养生。不良情绪可能导致疾病，如抑郁症、焦虑症、强迫症等，情志养生就是通过控制和调节情绪以达到身心安宁、情绪愉快。

② 饮食养生。合理、营养、健康的膳食，都需要中医理论的指导。要根据个人体质类型，改变饮食方式，选择合适的食物。

③ 运动养生。常见的养生保健项目有太极拳、八段锦、五禽戏、六字诀等，可以通过练习这些项目来维护健康、增强体质、延缓衰老、延长寿命。

④ 时令养生。按照春夏秋冬四时节令的变化，采用相应的养生方法，主要有三大原则。一是春夏养阳，秋冬养阴。因为春季和夏季都是阳气旺盛的时期，这时候养阳气是最好的。秋冬是阴气盛、闭藏的时候，这时候养阴气是最好的。二是我们常说的“春捂秋冻”。三是慎避虚邪。疾病通常发生在人的机体虚弱的情况下，如加班劳累，身体虚弱时。

⑤ 经穴养生。根据中医经络理论，按照中医经络和腧穴的功效主治，采取针、灸、推拿、按摩、运动等方式，达到疏通经络、调和阴阳。

⑥ 体质养生。常见的体质类型有九种，要根据不同体质的特征制定适合自己的日常养生方法。

3 中药有哪些作用？

每味中药因四气五味不同，治疗作用也不同。“四气”指药物的寒、热、温、凉，“五味”是酸、苦、甘、辛、咸。可以通过中药特殊的四气五味作用，来纠正人体阴阳气血的不平衡，也就是纠偏。比如我们热的时候，喜欢吃凉的东西，冷的时候喜欢吃热的，苦能够败火，甘能够养胃，这些都是运用了中药的原理来纠正机体的不平衡。

4 中药养生保健，需要注意些什么？

要综合年龄、疾病、体质等多方面因素，因人而异。

① 年龄。孩子肺热比较盛，青年人肝火旺，中年人胃火旺，老年人虚火旺，用药是不一样的。

② 体质。超市里经常见到一些中药，如玫瑰花、胖大海、莲子心、枸杞等。购买时要根据体质来决定用哪种药，如热性体质，是不适合再去补的。

③ 服用时机。俗话说“冬吃萝卜，夏吃姜”，因为冬天阳气内藏，可以多吃点萝卜。夏天太热，大家都喜欢吃冷饮，开空调，受凉比较重，而姜是热性的，这时候可以吃点姜去中和一下。

5 煎煮中药用什么器皿比较好？

中药煎煮方法主要有三种：自煎、代煎、免煎。如果选择自己煎煮，器皿最好用砂锅，不提倡用铝锅和铁锅。因为铝锅和铁锅容易产生一些物质，与中药的复杂成分相汇合，会减低中药的药效，甚至产生有毒物质。而砂锅具有较好的稳定性，对药物的干扰较小，缓慢升温，受热均匀，使药物药效最大化。由于砂锅比较容易裂，煎煮中药后，不要把它立刻放在凉的地方，可以放在木片或架子上。砂锅清洗时，尽量不要用洗洁精，可以用喝剩的茶叶或淘米水浸泡后，再用刷子轻轻刷洗。

6 什么是中医穴位？

早在 2000 多年前，我们祖先就已经知道，人体皮肤上有许多特殊的感觉点。著名医典《黄帝内经》指出，“气穴所发，各有处名”，并记载了 160 个穴位名称。穴位又叫腧穴，是人体经络上具有特殊作用的一些部位，通过按、压、掐等方法，能够起到促进经络气血流通的作用。现代医学也认为，穴位附近血管和神经非常丰富。

7 中医保健五大要穴是什么？

① 膻中穴。位于人体前正中线上，双乳头连线中点。具有扩胸理气、开提气机的作用。通过刺激膻中穴可以治疗心慌、胸闷、气短、咳喘症、咳嗽、憋喘、乳腺增生等疾病。

② 关元穴。位于人体前正中线上，脐下三寸，具有补肾固元、防寒的作用。通过刺激关元穴可以治疗女性月经不调、不孕，男性生殖系统功能疾病，及小便失禁等泌尿生殖系统疾病。

③ 足三里。位于外膝眼下三寸，胫前旁开一寸，足三里具有通调脾胃、补中益气、延年益寿、强身健体的作用。通过刺激足三里穴位，可以调节中焦气机，达到扶正的目的，有祛风驱邪的作用。足三里穴可以用于治疗呼吸系统、泌尿系统、循环系统等多系统疾病。

④ 三阴交。位于小腿内侧内踝尖上三寸，具有疏肝、健脾和补肾的作用，有“妇科要穴”之称。通过刺激三阴交穴可以调理下焦的妇科疾病、男性生殖系统疾病。

⑤ 涌泉穴。位于足底部，在第二趾、第三趾、足缝前端和足跟的连线前 1/3 凹陷处，刺激涌泉穴具有补肾、固元、强身健体、延年益寿的功效，可以治疗高血压、冠心病、糖尿病及更年期综合征等疾病。

8 常见的养生方法有哪些？

① 梳头法。头位于人体最高的位置，且穴位非常多，五脏六腑精华之气血都汇聚在头，中医把脑称作“精明之府”。梳头法可以促进头部气血运行，养护头发，使头脑清醒，精神好。用手梳头的部位是头皮，不是头发，每次梳 50 ～ 100 次。要从前往后顺着头皮，动作轻柔，起到按摩、疏通头皮的作用。

② 咽津法。唾液，中医叫做金津玉液，能够滋润口腔，帮助消化食物，滋润机体。咽津时，要把舌头微微抵在上颌，不要张口，使唾液慢慢充满嘴巴，然后分次缓慢地下咽唾液，可以分为 3 ～ 4 次，循序渐进吞咽。

③ 运目法。把手搓热，轻轻捂在眼睛上，眼睛向右转 10 次，再向左转 10 次，闭目休息片刻，每日可做 4 ～ 5 次。可以清肝明目，促进眼部血液循环，减少皱纹，减轻眼袋。

④ 叩齿法。人们常说牙好胃口就好，牙齿的好坏反映肾气是否充足。叩齿法又叫叩天钟，最好是在早晨刚醒的时候，先叩后面臼齿 30 次，再叩前齿 30 次，可以促进牙周循环，有助于牙齿坚固。

⑤ 闭口调息法。经常闭口调整呼吸，保持呼吸的均匀、和缓。可以放松心情、排除杂念，久而久之还有利于气血畅通，促进五脏六腑功能正常。

⑥ 搓面法。每天清晨，搓热双手，以中指沿鼻部两侧自下而上，到额部两手向两侧分开，经颊而下，可反复 10 余次，至面部轻轻发热为度。可以使面部红润光泽，消除疲劳。

⑦ 凝耳法。两手掩耳，低头、仰头 5 ～ 7 次，可使头脑清净，驱除杂念。

⑧ 提气法。在吸气时，稍用力提肛门连同会阴上升，稍后，再缓缓呼气放下，每日可做 5 ～ 7 次，有利于气的运行。

⑨ 摩腹法。每次饭后，用掌心在以肚脐为中心的腹部沿顺时针方向按摩 30 次左右，可帮助消化，消除腹胀。

⑩ 足心按摩法。每日临睡前，以拇指按摩足心，沿顺时针方向按摩 100 次，有强腰固肾的作用。

讲解专家： 滕晶，山东省中医院神经内科主任医师。

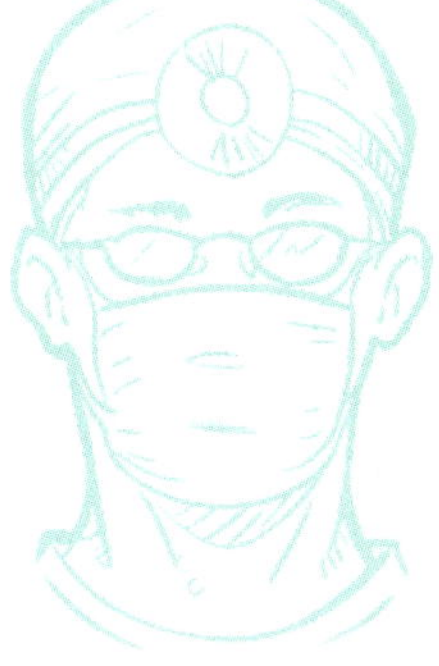

中医养生四大基石

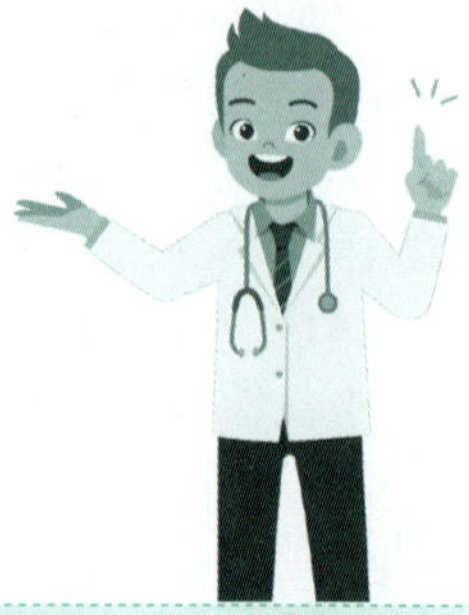

中医养生保健内容丰富，方法多样，其核心内容包括平和的心态、均衡的营养、合理的起居、适量的运动四个方面，中医养生正是将情志、饮食、起居、运动视为个体保健的四大基石。

1 情志与健康的关系是怎样的？

中医将情志归为七情，即喜、怒、忧、思、悲、恐、惊。七情作为人体正常的精神活动，可以协调五脏功能，对健康起到促进作用。但是当出现突如其来的、强烈的、持续的精神刺激，就会对人体造成伤害。

① 过喜伤心。突然过度狂喜容易导致心气涣散、心血瘀滞，出现头疼、心慌、胸闷、失眠、健忘等症状或疾病。

② 过怒伤肝。一是慢性的长期生气，得不到发泄，出现肝气郁结，则容易导致冠心病、高血压、消化系统功能紊乱、不孕不育、月经失调等疾病。二是暴怒之后可以导致肝火上亢，会出现爆聋、眩晕、耳鸣、急性脑血管病，甚至会晕厥，更严重的则会导致死亡。

③ 过思伤脾。过度的思虑，初期会导致脾气郁结，出现食欲不振，容易出现食积、便秘等症状。日久则导致脾气虚衰，出现乏力、自汗、盗汗，甚至腹泻等疾病。

④ 悲忧伤肺。初期会出现闷闷不乐等表现，后期则会出现精神委顿，导致心肺郁结，轻则出现消化系统功能紊乱，严重者甚至会诱发癌症等疾病。

⑤ 惊恐伤肾。长期处于精神紧张、担心害怕等情绪中，或是受到严重惊吓，会消耗肾气，导致精气下泄，出现大小便失禁、遗精、滑泄等症状，严重的会出现精神错乱。

2 有哪些实用的情志养生法？

① 淡泊名利。在《黄帝内经》中就有“恬淡虚无，真气从之，精神内守，病安从来”。

② 情绪欢畅。近代养生家丁福保提道：“心胸欢畅，则长寿可期。”

③ 排泄郁闷。经常与熟悉的朋友交谈，抒发自己的烦闷忧愁情绪，达到振奋精神的目的。

④ 抑情顺理法。知道某些疾病是心理因素、精神因素所致，通过自我意识掌控自己的情绪，消除不利的心理因素，达到治疗疾病的目的。

⑤ 积极作为。做到有所作为，对社会、对他人、对个人身心健康都有好处。

⑥ 涵养道德。做到“嗜欲不能劳其目，淫邪不能惑其心”，保持内心明净澄澈，远离贪欲邪恶。

⑦ 营造幸福。《黄帝内经》中提道：“美其食、任其服、乐其俗，高下不相慕。”就是说不管吃什么都觉得美味，不管穿什么或是在什么状态下生活都感觉很快乐，不管社会地位高低

都不羡慕嫉妒。

3 饮食与养生的关系是怎样的？

人体的五脏和食物五味相对应，酸入肝，苦入心，甘入脾，辛入肺，咸入肾。但五味太过，也会损伤人体。如辛味太过，会对气虚的人不利；食用咸味过多，会引起血脉损伤，导致高血压、冠心病、心脑血管病等。

4 膳食搭配应注意哪些原则？

《黄帝内经》上有“五谷”“五畜”“五菜”“五果”，指我们饮食当中的谷类、肉类、蔬菜、水果。膳食搭配一般讲究三个原则：一是粗细搭配，粗粮和细粮搭配食用；二是酸碱搭配，以碱性食物为主；三是荤素搭配，以素偏多一些。除此之外，饮食还要清洁卫生，多样化，要细嚼慢咽，不要偏嗜。

5 食疗有哪些注意事项？

① 因时而异。冬天寒冷，可以适当多吃一些辣椒、花椒、干姜、肉桂等温热性食物以散寒保温。夏天要注意清热消暑，可以适当多吃薏苡仁、红小豆、绿豆、西瓜等食品。

② 因人而异。身体比较健壮的人，要注意饮食清淡，忌辛辣，忌膏粱厚味食品。气虚体质的人常表现为乏力、自汗，劳动后加重，要注意吃一些补气的食品，如大米、小米、黄米、糯米、山药、地瓜、土豆、鸡肉等。阴虚体质的人常表现为口苦、咽干、五心烦热、盗汗，可以选择滋阴的食品，常见的有白菜、百合、银耳、木耳、山药、桑葚、牛奶、猪肉等。阳虚体质的人常表现为乏力、恶寒等症状，可以选择补阳的食品，如韭菜、羊肉、核桃仁、动物肾脏等。血虚体质的人常表现为指甲、嘴唇淡白色，可以选择一些补血食品，如龙眼肉、荔枝肉、肉类、动物肝等。

③ 营养全面。避免饮食的偏颇，不能过食辛辣或滋腻的食物。

④ 饮食规律。要细嚼慢咽，不能吃得太快，不能饥一顿饱一顿。

⑤ 注意卫生。不吃腐烂、腐败或有腐烂腐败迹象的食品。

6 起居与养生之间有什么关系？

《素问·上古天真论》曰：“饮食有节，起居有常，不妄作劳，故能形与神俱。”起居可以保养神气，使人精神振奋，身体健壮。如果起居失常，人就会精神呆滞、倦怠。

中医认为春夏两季白昼比较长，夜晚比较短，为了与自然界的变化相适应，要晚睡早起。秋天要早睡早起，可以预防心脑血管病的发生。冬天要早睡晚起，适应自然界昼短夜长的环境。

7 常见的中医传统运动项目有哪些？

中医传统的养生运动项目有很多，如常见的太极拳、八段锦、五禽戏、六字诀等。太极拳柔中有动，动静结合，除了健壮身体，还能静心。八段锦以舒展为主，可以舒展、调畅气机，伸展全身。五禽戏模仿了 5 种动物，起到很好的调理全身颈、胸、腰椎、四肢关节的作用。六字诀是呼吸吐纳为主要手段的健身气功方法，通过口唇的变化和声音的变化，强化人体内部的组织机能。

8 简单易行的运动养生方法怎么做？

① 头常抬。头由下往上轻轻抬起，可以预防颈椎病、头疼、头晕。

② 胸长撸。双掌心置于胸部，从上到下反复撸，可以预防慢性肺系疾病、心脏病。

③ 肩常摇。双臂按照向后、向上、向前的顺序转动，可以预防肩周炎及上臂疼痛、麻木。

④ 丹常养。双目微闭，双掌心轻轻置于脐下腹部，用意念将气机轻轻引至双下腹，可以安定神志、调神养气。

⑤ 腰常转。双掌心置于腰后肾俞处，指尖向下，顺时针旋转三次，逆时针旋转三次，可以防治腰椎病、腰肌劳损。

9 运动养生有哪些注意事项?

① 要动静结合，运动适度，循序渐进，因人而异。如性情急躁的人适合瑜伽、太极拳，比较静的人适合动感的舞蹈。老年人肌肉比较松弛，神经系统反应较迟钝，协调能力比较差，要选择一些比较柔和的运动，像散步或打太极拳。年轻人体格健壮，可以选择一些比较剧烈的运动，如踢足球、打篮球。要学会根据体质选择适当运动方式，如湿热体质、血瘀体质的人要多锻炼，强度大一些；而各种虚症的人不能太剧烈运动，应选择比较柔和的运动方式。

② 要注意因时而异。中医认为夜间阴气盛，应该进入一个安静的状态。晚上不要饭后立刻去运动，不能剧烈运动，可以选择小幅度的运动，夜间应该安静为睡眠做准备。冬天比较冷，日出较晚，运动也不宜过早，要等天亮后再运动。

讲解专家：牛凤菊，山东中医药大学针灸研究院教授，主任医师。

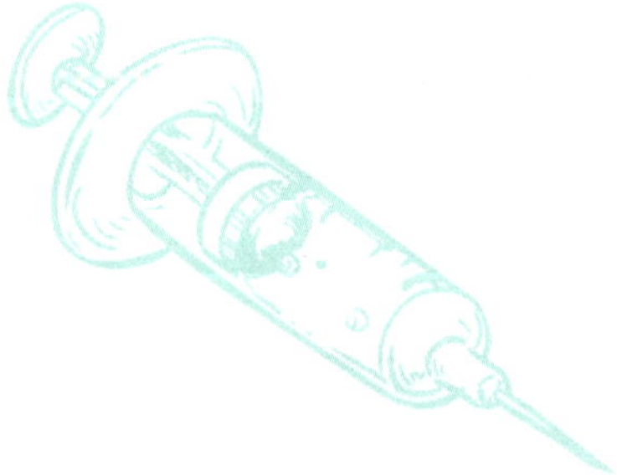

辨体质　择饮食

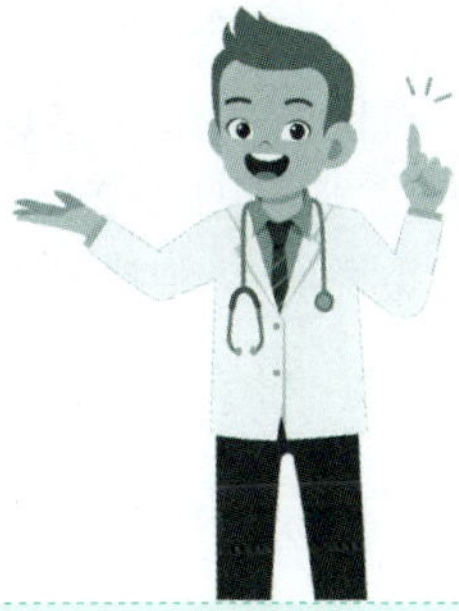

生活中，有人急脾气，有人慢性子；有人不耐寒，有人不耐热；有人总是面色红润，有人怎么养都是脸色发暗……究其原因，是因为人与人之间存在体质差异。中医认为，人主要有 9 种体质，不同体质，饮食需求也不一样。那么，不同的体质分别适用什么养生法？下面就来告诉您。

1 中医认为人的体质分为哪几种类型？

根据每个人的不同特征，中医一般将体质分为 9 种类型，分别是平和质、阳虚质、阴虚质、气虚质、血瘀质、痰湿质、湿热质、气郁质、特禀质。

2 平和体质，有何特征和表现？

平和质一般是阴阳平衡的状态，这一类的人主要的特点是面色红润，体型适中，性格比较随和，而且平时身体特别好，不容易患病，适应社会能力和自然能力特别强。

3 阳虚体质，有什么样的表现，饮食方面需要注意什么？

阳虚体质一般是阳气偏虚，与之相对的就是阴气偏盛，阴属寒凉，阳虚体质的人多伴有体寒，表现为倦怠怕冷，有的是手脚冰凉，不想说话，少气懒言，吃了生冷的东西容易腹泻。阳虚体质的人饮食要以温热性食物为主，最常见的如韭菜、羊肉、猪肉等。

4 阴虚体质，有哪些具体的表现，饮食方面需要注意什么？

阴虚是指阴气不足，阳气偏亢，所以这一类人是热盛的表现，比如口干舌燥、两颊全红、手心脚心热、盗汗等情况。阴虚体质的人要注意多吃一些养阴生津的食物，比如梨、桑葚、枸杞、燕窝、百合等。

5 老年人多数是气虚体质吗？

是的，老年人气虚体质的确常见，《黄帝内经》讲“年四十阴气自半”，随着年龄的增长，出现气虚也是一种正常趋势，不必过分焦虑。但是现在的年轻人因为饮食作息等生活方式的改变，出现气虚的年轻人也逐渐多了起来。

6 气虚体质在饮食上应该注意什么？

中医认为，脾胃是气血生化之源，想要益气首当其冲是要健脾。平时要多吃一些健脾益气的食物，比如山药、大枣、香菇等。

7 女性多是血瘀体质吗?

根据临床数据，血瘀体质在女性中确实多见，这可能与女性的生理特点以及情绪有关系。《本草纲目》里有记载，红糖具有活血补血祛瘀以及排恶露的作用，血瘀体质的女性，适当食用红糖有好处。但糖尿病患者不适合用红糖来活血化瘀。

8 痰湿体质是怎么导致的?

痰湿体质的人往往形体肥胖，喜欢熬夜，不喜运动，喜欢肥甘厚味。食物堆积在一起，容易伤脾生湿，久而久之形成痰湿体质。

9 痰湿体质适合吃海鲜吗?

痰湿体质的人尽量少食一些鱼虾贝类食品，因为鱼虾贝类是在水中生长的，一般来说，水性的东西往往偏凉，痰湿遇温则行，遇寒则凝，过食鱼虾之类，不利于痰湿体质的恢复，所以痰湿体质的人要慎用海鲜。

10 湿热体质和痰湿体质有何不同?

这两种体质，都有一个缠绵难愈的过程，但是痰湿和湿热有区别，湿热体质的人一般是湿与热瘀滞不通而导致的，表现是面垢油光、口干口苦、舌苔黄腻，痰湿的患者一般形体肥胖，腰大腹满，舌苔白厚腻。需要注意的是，痰湿和湿热相互转化，这类人群需要提高警惕，及时治疗。

11 湿热体质在饮食上应该注意些什么呢?

一定要注意清淡饮食，多食一些健脾益气的食物，比如莲子粥、荷叶粥等，戒烟限酒，忌食辛辣寒凉、肥甘厚味的食品，因为这一类食品往往导致伤脾生湿，容易形成痰湿或者湿热体质。

12 气郁体质有什么特点?

气郁体质的人往往情绪不畅，郁郁寡欢，擅叹息，有时候胸胁胀满，焦虑，失眠多梦，月经不调，胸胁乳房胀疼等。

13 气郁体质应该怎么吃?

佛手、陈皮、玫瑰花、郁金花等都有疏肝健脾的作用，要注意的是这类食物如果久吃容易上火，需要加一些滋阴的药，比如麦冬，一起泡水能缓解上火情况。

14 特禀体质应该怎么理解?

特禀体质由先天禀赋不足导致，但是也有些患者积劳成疾，抵抗力下降，在接触一些不良的环境或者药物之后引发特禀体质表现，比如过敏。

15 特禀体质需要注意什么?

饮食上，尤其要避免一切导致过敏的药物或者食物，要均衡，不可偏食，这样会有比较好的防范作用。

16 养生药膳推荐

第一道药膳：天麻炖鸡

做法：一年以上的大公鸡洗净，整只放入锅中焯水，倒入煲内加入天麻、沙参、玉竹各

10克，枸杞5克，加葱姜片、盐调味，文火慢炖2个小时即可。

功效：平肝、熄风、镇静安神、祛风湿、活血、降血脂、降血压、软化血管。

第二道药膳：山药猪肉汤

做法：选用前肘肉，切成小块焯水，煲内放入清水，加入焯水后的前肘肉，入葱、姜片，山药、花生，中火烧开，小火慢炖2个小时即可。

功效：山药猪肉汤具有健脾胃清肺热的功效，山药益气养阴，补脾肺肾、猪肉养血生津，补益脏腑，山药猪肉汤还可以起到补中益气、强筋健骨的作用。孕妇在孕晚期服用，可以起到补肺益气、养血、健体的作用，糖尿病患者适宜食用。

第三道药膳：山楂粥

做法：用料有粳米、山楂片、白糖，把粳米淘洗干净，加入山楂片，大火烧开，文火慢煮20分钟即可。

功效：山楂粥的功效是健脾胃消积食，散瘀血，适用于食积停滞、内积不消、腹痛、腹泻，还可以治疗和预防冠心病、高血压、高脂血症等。

讲解专家： 黄延芹，山东省中医院内分泌科主任医师。

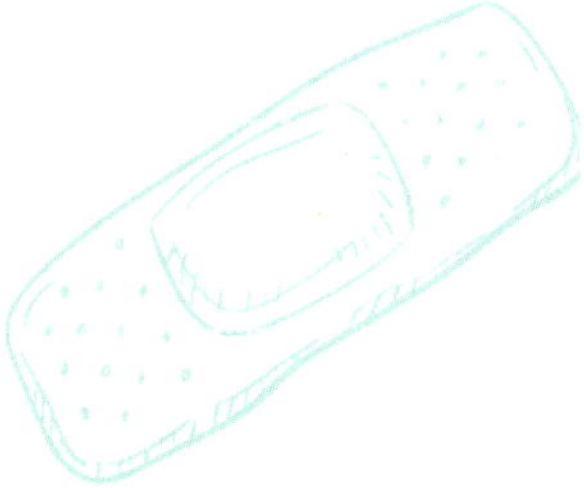

中医食疗助健康

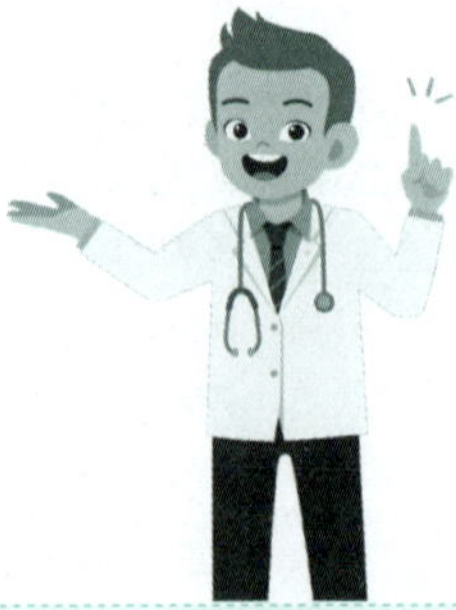

中医养生自古以来就有“药食同源”的说法。随着生活水平和健康素养的提高，既美味又能调理身体的食物越来越受到大家的关注和认可。那么中医食疗具体包含哪些内容？不同季节、地域、人群应该如何进行食疗呢？

1 中医食疗的概念是什么？

中医食疗是基于中医的理念，在人体的阴阳五行、食物的四气五味基础上，以食物的性和味来调人体的气，使人们获得健康或愈疾防病的一种方法。

2 为什么中医认为食物可以治病防病？

生命离不开食物。人类在进食食物维持生命的同时，发现有些食物能够治病，食物和药物是一个起源。有一部分既是食物又是药物，有一部分只是药物，主要就是根据性味和人的接受度。食物是指人体接受度很平和，每天都可以进食，长期食用，维持营养、生命。中医纠偏的理念是指用食物偏颇的气味改变人的气，比如比较常见的山药，能够补脾、补肺、补肾，是可以调理上中下三焦的药食同源的食物。

中医食疗药食同源理论的发展过程，凝聚了古代劳动人民和医学家对于食物、药物疗效的长期探索。

3 药食同源的食物对人体有哪些益处？

第一个是调理脾胃，孩子吃饭偏颇，体内某些酶还不具备，可以用孩子能够接受的药食同源的食物去调理脾胃。

第二个是养生，比如西瓜等夏季食物能够克制夏天的热。

第三个是防病，如女性血虚，补血后效果不理想，长期吃药又不方便，就可以用药食同源食物调理。

4 哪些食物可以帮助调理脾胃？

山楂、鸡内金、山药、茯苓等，都是比较常用的调理脾胃的药食同源的食物。

调理脾胃比较平和、常用的是山药。几乎所有人都可以吃，可以补脾益肺，益肾填精。

鸡内金也是比较常用的。鸡胗外边有一层皮，用来磨沙子，就是鸡内金。养殖鸡是不行的，山上散养吃石头的鸡才可以。鸡内金可以帮助吃肉不消化的孩子消化肉食。

5 平和的食物可以敞开吃吗？

不可以，物无美恶，过则为灾，过则为害，过犹不及。虽然是药食同源的食物，但是有偏性，可能会改变人的体质。

药食同源的食物虽然对人体有很多好处，但不能乱吃，建议在专业医师指导下食用。龙眼肉，也叫桂圆肉，是一味常用的药食同源的食物，很多人当零食食用。有些人可能吃了两三天出现上火的症状，表现为口腔溃疡、口热、口黏、舌苔发黄、大便发干。这些人可能是阴虚体质，在体质不平和的情况下吃药食同源的食物就不合适了。

6 食疗食物的选择与季节有关系吗?

有关系。中医经典《黄帝内经》中《四气调神大论》有这样的论述:“春三月，此谓发陈；夏三月，此谓蕃秀；秋三月，此谓容平；冬三月，此谓闭藏。”

地球在太阳系运转过程中有阴阳、冷热的变化，人体内的气也在变化。春天，春暖花开，气血开始往上升。饮食应该顺应春天的气往外发，建议吃应季的蔬菜，如菠菜、辛夷花、花椒芽等。夏天，天热出汗多，耗气伤津，容易疲劳，适合吃清暑益气生津的食物，如西瓜、西红柿、黄瓜等。俗话说秋冬进补，来年打虎。秋天天气逐渐变冷，阳气往里走，吃了进补可以化掉。因为人的气随着天地的气在变化，所以饮食也要跟着季节、气候的变化来调整。

7 食疗食物的选择与地域有关系吗?

中医治疗原则之一是三因制宜，根据季节选择食物是因时制宜，根据地域选择食物是因地制宜，根据人的个体差异选择食物是因人制宜。

山东人口、地域、气候等很有特点。胶东地区青岛、烟台、威海等，关节炎、湿热性患者比较多，与海风、气候、吃海鲜有关系。鲁西南一带吃盐吃辣比较多，口味比较重，当地高血压、高血脂、动脉粥样硬化、中风患者较多。建议当地居民可以多食用降低血压、改善血液循环的决明子、枸杞、荷叶、山楂等。

8 孕期、哺乳期妇女，在食物选择上有哪些需要注意的?

人们常说的忌口，中医称为食忌。怀孕期间，孕妈妈用大部分的血液供养胎儿，体质出现血虚阴亏阳燥。建议不要食用香燥的食物，如辛辣过香的香料、肥甘厚味的饭菜不建议食用。芳香能够动气，容易导致流产，对胎儿着床、稳定都有影响。对于产后失血同时进行哺乳的女性，建议喝猪蹄汤，既能补气血，又能通乳促进下奶。

9 适合春天吃的药膳有哪些?

春季进补应以平和的药膳为主，可选用鸡蛋、鸡肉、瘦猪肉、红枣等。鸽子汤、鲫鱼汤、山药汤能改善慵懒的体质，同时还能充实体力。平时体质较虚的人，可以酌情增加滋补的中药，如西洋参、龙眼肉、黄芪、党参等。在烹制药膳的过程中要注意荤素搭配，均衡营养，更好地补充人体所需能量。

推荐三个适合春季养生的药膳方。

1）辛夷花煮鸡蛋。辛夷花 10 克，鸡蛋 2 个，加水同煮，鸡蛋煮熟后去壳再入，锅中稍煮片刻，饮汤吃蛋。此方具有祛风通窍止痛的功效，适用治疗风寒头痛、过敏性鼻炎、鼻窦炎等。

2）百合糯米粥。百合 90 克，糯米 300 克，红糖适量，加水煮熟，每天食用一次，连续服用 7～10 天。此方具有补中益气，健脾养胃，宁心安神的功效，适用于治疗胃脘不适，心烦不眠者。

3）山药甘蔗羹。山药 120 克捣烂，加入甘蔗汁 200 克或用蔗糖代替，煮沸后冷却即可食用，适用于治疗咳嗽气促者。

讲解专家： 徐灿坤，山东省妇幼保健院中医内科副主任医师。

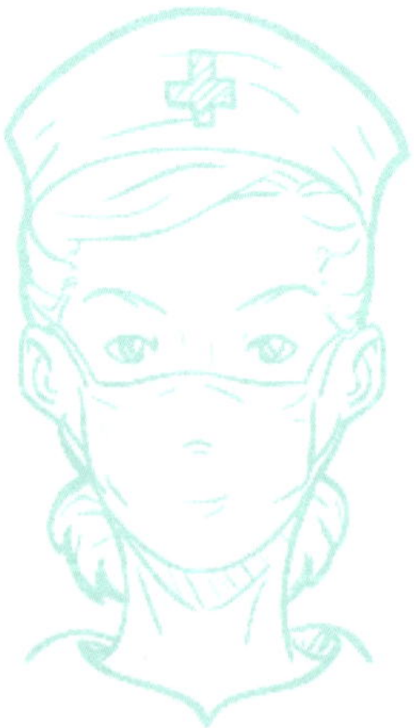

药膳食疗巧育儿

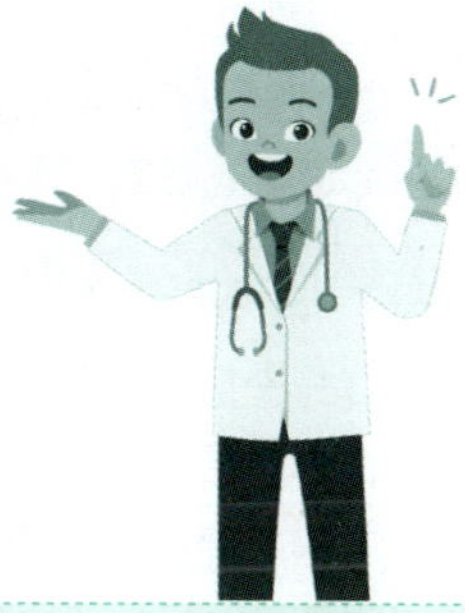

儿童、青少年是国家的未来和民族的希望。如何让孩子吃得营养同时又能纠正孩子的一些健康问题，是家长朋友们关注的热点话题。药膳是在中医学理论指导下，将不同的药物与食物进行合理的组方配伍，采用传统和现代技术加工制作而成的食品，具有独特的色、香、味、形、效，不仅能起到强身健体的作用，还能对儿童、青少年存在的健康问题起到辅助治疗和预防的作用。那么，如何针对孩子不同的健康问题，通过药膳进行食疗呢？

1 药膳可以帮助儿童、青少年解决哪些问题？

药膳对青少年成长中出现的一些健康问题，能进行很好的干预，第一类是生长比较迟缓、矮小的；第二类是超高超重具有早熟倾向的；第三类是视力问题人群。

2 药膳食疗如何帮助孩子长个子？

春天是万物生长的季节，人也不例外，在孩子身上表现更为明显。春天阳气逐渐地从体内苏醒，开始生长发育，带动身体进行一个成长。有数据表明，孩子在 3 ～ 5 月生长的平均速度是 9 ～ 11 月的 2 ～ 2.5 倍。

保持良好的作息，足够的睡眠，是非常重要的。不同的年龄段睡眠要求是不一样的。2 ～ 3 岁可能需要十几个小时的睡眠，不能低于 9 个小时。

饮食方面，要多吃一些适合春天生发之气的食物，比如小葱、生姜、春笋、香椿、韭菜等。小朋友的饭菜要色香味俱全，家长要更用心一些，做的尽量好吃一点，食材的选择上，药味太重的就不要选择了。食材要尽量避免深加工，简单的蒸、煮或者是生食比较好，不要太多的用到炸、烤这样的方式。

3 针对不同体质的孩子如何用药膳改善？

不同体质的孩子有不同的方法。肾阳亏虚体质，以温阳补肾为主。可以在熬粥的时候放入龙眼、覆盆子、枸杞、紫米、燕麦等孩子喜欢喝的东西。

脾虚湿盛体质，以健脾祛湿为主。孩子脾胃虚弱，运化不开，水谷精微没法到身体里面发挥作用，影响生长。可以做一款鸡内金、茯苓、山药饼干，方法是：鸡内金、山药、茯苓磨成粉，加入面粉、糖，烤成小饼干吃。

肝火旺盛体质，以祛肝火为主。孩子脾气较大，瘦瘦小小，爱吃肉挑食，爱出汗。家长要选择清淡食物，多吃新鲜瓜果蔬菜。

4 超重或者肥胖的孩子如何利用药膳改善？

孩子出现这种情况，其实就是吃得太“好”了。家长认为的好东西，不一定适合这个年龄段，如海参、鲍鱼、蜂王浆等。中医认为吃太多，脾胃运化不了，体内形成了痰湿“垃圾”，就会变胖。肥胖的孩子摄入了较多含性激素的食物，容易出现过早发育。超重或者肥胖的孩子尽量多吃蔬菜、水果，吃肉以鱼、鸡、鸭等白肉为主。

5 近视的孩子如何利用药膳改善?

肝开窍于目，眼睛的问题可能和肝有关系。除了让孩子日常多接触大自然，增加户外活动，在饮食上可以多吃清肝明目的食物。春天各种各样的应季野菜非常适合，比如用菊花煮水洗眼睛或熏眼睛等外用法也很好。孩子还可以多吃含花青素比较高的食物，如蓝莓、紫薯等，对眼睛有很好的保护作用。

讲解专家： 王萌，山东省中医药研究院中药资源研究所副研究员。

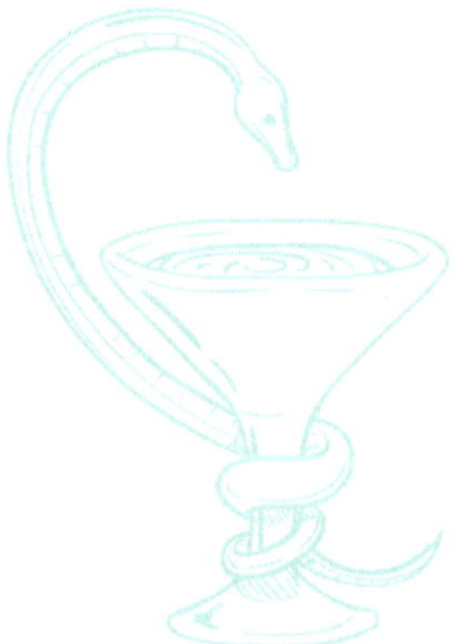

中药炮制与生活

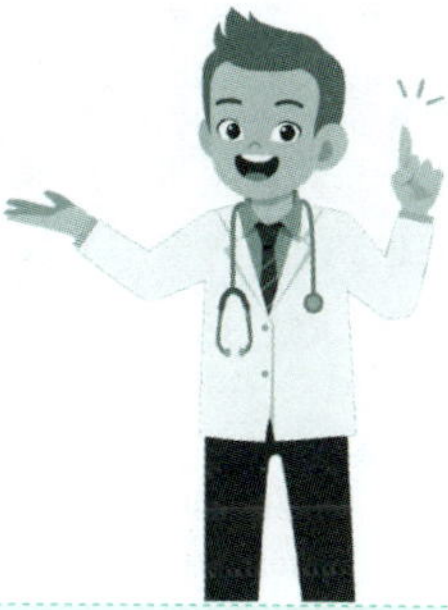

中医临床用药最大的两个特点就是复方配伍和依法炮制。“复方配伍”大家都比较熟悉，就是我们平时去看中医时，大夫给大家开的方子，不同的药物不同的用量组合在一起来达到治病的目的。“依法炮制”，是说大家拿着方子，去找药师给抓的那些药都是根据一定的法规标准炮制出来的。中药大多数是来自于自然界的植物、动物和矿物，但中药与天然药物以及一些民族药物最大的区别就是，它有一套严谨的制备原则和技术，这是中医临床用药安全有效以及满足个性化治疗的重要保障。

1 什么是中药炮制？

中药炮制的定义，概括起来包括一个依据、三个需要和一项技术。一个依据是要依据中医药的理论；三个需要是要依据药材自身性质的需要，调剂、制剂的需要以及临床应用的需要；一项技术是对中药材进行加工处理的一套技术。

中药炮制所做的工作，有点像中医药界的一个大厨，比如从自然界中把有些植物类药物挖出来，然后清洗切制，再通过炒、蒸、煮等工序才能给患者使用，这就是炮制的过程，制成的产品称为中药饮片。

2 自然界中的植物、动物，为什么必须经过炮制才能成为真正的药呢？

中药是来自于自然界的，它有植物、动物、矿物，还有一些海洋生物等。最开始古人在尝试的时候，发现有一些东西是不适合食用的，或者是不能长期用的，因为它具有一定的偏性。

从中医药理论讲，有些药物是偏寒性的、偏寒凉的，有些是偏温热的。如果长期吃温热的药物，人容易出现上火的症状，吃多了寒凉的药物，就容易出现腹痛、腹泻等不良反应，所以不适合长时间服用；有时需要炮制一下药物，缓解一下它的寒性。比如临床上有一个药物——栀子，它大苦、寒性非常强，给一些体质比较弱、脾胃比较弱的患者吃，特别容易导致腹痛腹泻，把栀子炒一炒，它的寒性就没有那么强了，患者在服用时会比较舒服，不会引起腹泻等不良反应了。

3 中药炮制的目的是什么？

由于中药所含的化学成分复杂，疗效多样，因此中药炮制的目的也是多方面的。①炮制可以降低或消除药物的毒性或副作用，比如蕲蛇、乌梢蛇经净制去头可降低毒性。②炮制可以改变或缓和药物的性味，比如麻黄发汗解表的作用很强，经过蜜制后发汗解表的作用减弱，止咳平喘的功效增强，可以用来治疗咳嗽、气喘等。③炮制可以增强药物疗效，像临床上用于止疼的药延胡索，其水煎液中的主要药效成分生物碱经米醋煮制后含量提高近1倍，从而增强了药物的镇痛效果。④炮制还可改变或增强药物的作用趋向，中药的作用趋向是以升、降、浮、沉来表示的，像大黄就是一味典型的泻下药，可以润肠通便，作用于下焦，酒炙之后引药上行，作用于上焦，用于治疗眼红、齿龈肿痛。⑤炮制便于药物的调剂制剂，矿物类、甲壳类、动物化石类药材一般质地坚硬，不易粉碎和煎出其有效成分，不利于制剂和调剂，因此须通过加热等处理，使其质地酥脆便于粉碎。⑥炮制能洁净药物，利于药物的贮藏保管，比如桑螵蛸，由螳螂的干燥卵鞘制成，蒸制可以杀死卵，有利于贮藏保管。⑦炮制可以矫臭矫味，便于服用，比如蚯蚓，生品具有腥臭气，经酒炙后可以矫臭矫味。⑧炮制会产生新药物，扩大药用品种，使原来不入药的物质转变为药物，比如头发，煅炭制成血余炭，有止血的作用。

4 怎样制作血余炭？

最早有文字记载炮制的一本医书叫《五十二病方》，里面已经提到了血余炭，可见这个用药历史非常悠久。而且在临床和现代药理的结果都验证，血余炭用于治疗全身上下出血以及各种出血症的止血，效果都非常好。这个药是怎么做的呢？中药是有原料和品质要求的，不是所有人的头发都能用来做血余炭，只有健康的青年人的黑发才能拿来做血余炭，有人做过实验，老年人的白发是不能做出血余炭的，止血的效果不好。

5 想在家里做点滋补药物，可以通过炮制实现吗？

有些是可以的，原料要选药食两用的药物，像大家都比较熟悉的山药，就是一个常用的中药，生品的山药有补肾生精的作用，用于一些肺虚咳嗽等症状。对于一些脾虚、不大愿意吃饭的孩子，可以用麸炒的山药来给他煮粥喝，提高食欲，增强脾胃功能。

麸炒跟做饭原理差不多，首先要把干净的锅烧热，可以用手心离热锅底大概有七八厘米的高度，去感受一下温度，觉得有点烫手有点疼时，就可以了。锅里不要放油，取上一定量的麦麸，均匀撒到锅里，锅里慢慢就起黄烟时，把山药投到锅里不断地翻炒，炒到麦麸变黑，山药变黄，把麦麸筛掉，留下山药来食用就可以了。

6 生活中该遵循哪些原则来确定炮制的方法？

炮制用的工具非常多，像切药刀、铁研船、杵臼、乳钵、药碾、药筛，炒药用的锅多用熟铁制成。但是熬煮中药时应避免使用铁、锡、铜、铝等金属锅具，尽量使用砂锅、砂罐、陶瓷等锅具熬煮，因为铁锅会与中药中的成分发生反应，降低药效，有可能生成有毒物质。

炮制时应注意以下几点：①注意火候，文火、中火、武火，使用时要具体药材具体分析，像马钱子砂炒需要武火加热，莱菔子、冬瓜子需要文火炒。②大小分档，有些药材炮制前需要浸润，大的浸润时间长，小的浸润时间短，如果大小不一，容易出现有的药材炒过了，有的还不足。③炮制适度，明代陈嘉谟在《本草蒙筌》中论述“凡药制造，贵在适中，不及则功效难求，太过则气味反失。”临床治疗疾病时，应用的炮制品如果炮制程度不及，可能导致毒性存留，药性偏颇达不到治疗效果；如果炮制太过则可能导致药效丧失，起不到治疗作用。

7 在家如何炮制蛋黄油？

蛋黄油的做法，传统上称为干馏法，平时可以自己在家里做一下，取六七个煮熟的鸡蛋，把蛋清放在一边不用，取蛋黄，放在一个小一点的锅具里面，捣碎，放到火上加热，开始时火大一点，边加热边搅拌，慢慢地它就变成褐色，最后变成黑色。搅的过程中它就会出油，等到油基本出完，拿纱布过滤一下，滤出来的油就是蛋黄油，如果有湿疹过敏，把蛋黄油涂到患处外用，治疗效果非常好。

8 不同炮制规格的槐花可以产生不同的疗效吗？

根据临床大夫用药的习惯，有人喜欢用槐米，有人喜欢用槐花，其实这两个是一个东西。生品槐花有偏寒凉之性，主要有清肝泻火、清热明目的作用。对于一些脾胃比较弱的患者，吃了生品槐花以后会不舒服，这种情况就要把槐花炒一下，用文火炒到有点焦黄的颜色后，就有清热的作用，寒性就比较弱了。还可以用中火继续炒至褐色的、焦褐色的，制成槐花炭也叫槐米炭，具有止血止泻的作用。

9 生山楂、炒山楂、焦山楂、山楂炭有什么不同吗？

生品山楂有开胃的作用，但是它的酸性很强，对于一些脾胃比较弱的患者来说，吃了以后肠胃会不舒服。这种情况就需要炮制一下，炮制后的山楂有炒山楂、焦山楂，还有山楂炭。炒山楂是用文火把它炒的有焦斑，颜色变黄就可以了，焦山楂要炒到没有红色，表面上出现焦褐色，掰开以后里面是黄褐色的时候。山楂炭需要的火力更大，要用武火炒到表面焦黑色，内部焦褐色。

对于身体比较壮的一些人，不小心贪嘴，吃多了消化不良，可以用点炒山楂。对于体质素来比较虚弱，脾胃一直不好的患者，炒山楂对他来说刺激性还是比较强，适宜用焦山楂。焦山楂的酸性和刺激性大大减弱了，促进消化的作用依然非常好。肠胃出血的患者，适合用山楂炭。

讲解专家： 李慧芬，山东中医药大学中药炮制教研室副教授。

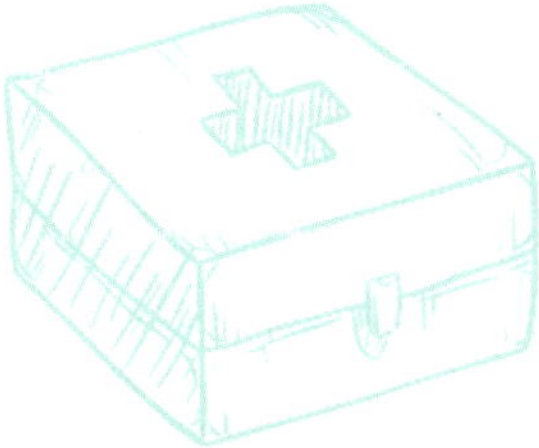

代茶饮　有讲究

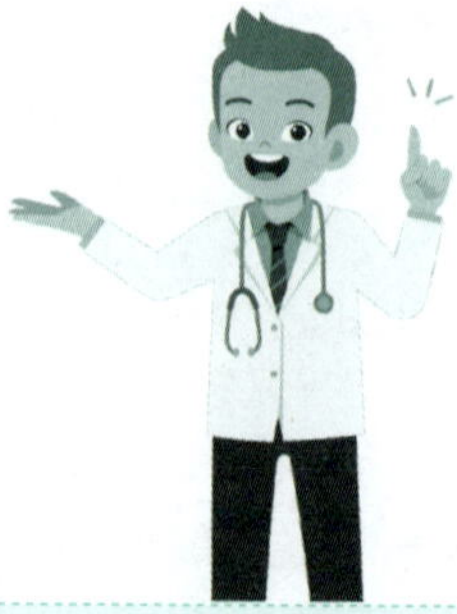

近年来，随着人们生活水平的提高以及返璞归真思潮的掀起，选取天然药物——中药代茶饮，防治疾病、养生保健、强身健体，较为流行。但是中药品种繁多，功效各异，如选择不当，或服用不当，不仅不能达到健脑、减肥、延年益寿等目的，反而会适得其反，甚至导致疾病的发生。因此，了解中药代茶饮的功效、特点及服用注意事项，十分必要。

1 什么是中药代茶饮?

药茶同用或者以药代茶，就是中药代茶饮。具体来说，就是将茶与中药配用，或者是仅仅选用数味中药，通过煎汤或者沸水冲泡的方式，像喝茶一样来饮用。中药代茶饮是一个传统的中药剂型，是在中医理、法、方、药原则的指导下，通过辨证或者病症结合的原则，用来治疗疾病、病后调理或者养生保健。

2 什么情况下适合饮用中药代茶饮?

中药代茶饮可以用于那些中西医没有很明确的治疗方法的疾病，或者用于日常保健，比如高血压、高血脂、糖尿病、冠心病等。也可以用于一些疾病的短期治疗，比如痛经、月经不调、尿路感染等疾病。还可以用于一些精神或者心理障碍性的疾病，比如失眠、抑郁等。亦可以用于那种反复发作又不明原因的病症，比如头痛、腰痛、乏力、食欲不佳等。

3 常用的代茶饮主要有哪些?

目前，临床上比较常用，而且疗效比较确切的代茶饮还是很多的。比如养生饮、益寿饮、安神饮，瘦身保健饮、醒酒饮、降糖饮、降压饮等，但是应用这些代茶饮，应该在中医辨证的前提下、在医生指导下进行。

4 养生饮可以作为日常养生保健饮用吗?

养生饮是由西洋参、麦冬和枸杞组方而成。西洋参是一个补气药，有补气养阴、清热生津的功效；麦冬是一个补阴药，它可以养阴生津，润肺清心；枸杞是比较常见的一味中药，它味甘性平，有滋补肝肾、益精明目的功效。这三味药搭配起来，总体上性比较平，一般来讲日常服用是没有问题的，想养生的朋友也可以把这三味中药放在保温杯里作为日常养生保健饮用。但是如果长期服用，需要根据自身情况的变化进行调整。

5 益寿饮能延年益寿吗?

益寿饮是由百合、桂圆、大枣、枸杞，还有薏仁五味中药组成的。枸杞是一个非常好的保健中药，经常服用可以提高身体的抵抗力；百合可以润肺止咳，清心安神，日常服用可以帮助缓解抑郁，有调节心情的作用；桂圆是一个非常好的补气血的中药，营养成分非常丰富；大枣津液浓厚、药力比较平和，久服或入药膳，可以补气血、调理脾胃，有美容养颜的功效；薏仁是一个利水渗湿药，日常可以用于治疗脾胃虚弱、食少便溏或者肢体浮肿等。上述这几味中药搭配在一起，可以改善睡眠，改善心情，还有改善二便的作用。

6 有哪些简单易行的助眠代茶饮?

1）桂圆茶，取桂圆 5 ～ 10 枚，放入碗中蒸熟，再用沸水冲泡，代茶饮，具有补气血、益心脾的功效，适用于失眠、健忘等症。

2）莲心茶，取莲心 3 克放到茶杯中，用沸水冲泡，再加盖焖 10 分钟，每日喝 1 ～ 2 剂，可以清心去火、止涩、止血，还有固精的功效，适用于失眠。

3）莲心枣仁茶，取莲心 5 克、酸枣仁 10 克，放到茶杯中，用沸水冲泡再加盖焖 10 分钟。晚饭以后代茶饮，具有宁心安神的功效，适用于心火亢盛型的失眠。

7 瘦身保健饮真有减肥效果吗?

瘦身保健饮由山楂、决明子和荷叶组成。山楂是一个助消食的药物，还有降血脂的功效，山楂里面的类黄酮可以降低人体内的胆固醇及血脂的含量，山楂里面的降脂酶也能分解人体内脂肪，服用山楂需要注意，脾胃虚弱的人不能服用时间过长。决明子有润肠通便的作用，能促进胃肠道的蠕动，减少肠道对于碳水化合物及脂肪的吸收。荷叶中含有荷叶碱，能减少脂肪的吸收。这三味药一起应用，有很好的减肥作用。

8 降压饮能帮助治疗高血压吗?

中医认为，高血压有不同的证型，以肝阳上亢者居多。降压饮有菊花和钩藤两味药组成。菊花有疏散风热、平肝明目的作用，对于治疗头痛、眩晕、目赤肿痛、眼目昏花等，都有很好的疗效。《本草正义》记载，“凡花皆主宣阳疏泄，独菊花摄纳下降，能平肝火，息内风。”意思是：花类的中药多是性上扬，而菊花则是下降，所以它能够平肝火和肝阳上亢。钩藤属于解痉药，可以清热、息风、解痉，其主要的降压成分，一个是钩藤碱，另一个是异钩藤碱，临床上常将钩藤作为降压的一个主要的药物来应用。通过代茶饮的方式应用，能很好地保留钩藤的有效成分。

9 代茶饮可以像喝茶一样服用吗?

中药代茶饮是药，不是茶，不能像喝茶一样来服用。服用中药代茶饮，需要注意以下几点：

1）要因人而异，辨证施饮。因为不同的人体质不一样，比如上火了需要祛火，就不能单纯地服用一些祛火的药物，脾胃比较虚弱的人，需要加入甘草、生姜、干姜等补益脾胃的中药。再比如同样是大便不通，有的人是因为胃火，有的却是肺火，有的是寒邪引起的，需要根据不同人的不同的疾病类型进行辨证。

2）服用时喝法有别。质地比较坚硬的、体积比较大的中药饮片，要捣碎后服用，以利于它的有效成分更好地溶出。花类的药材，质地比较疏松，建议以袋泡茶的方式饮用，以免引起呛咳。

3）掌握正确的用法。使用之前，最好像洗茶一样先洗掉灰尘和杂质，再用沸水冲泡。

4）随症适量，中病即止。一般来讲，轻症药量宜少，重症药量宜大，还要根据身体状况的变化，来调整用量；如果症状有了很好的缓解，就要及时停止用药。

10 随意使用中药代茶饮，会有哪些不良后果？

中药代茶饮是药，不是茶。饮用不对症，可能会造成一些不良反应。比如不适合长期服用的药，如果长期饮用可能会引起中毒；纯天然的东西不一定就是安全的，服用须谨慎。原则上，只有国家卫生健康委规定的药食同源名单上的中药，才可以作为食品原料来应用，其他的都不能作为食品来使用。

11 中药代茶饮，煮和泡哪种效果好？

煮，适用于质地相对密实的中药，能使更多的成分溶出，如果不方便煮，适当延长冲泡时间和增加冲泡次数也可以。对于质地较松，芳香类的中药，沸水冲泡即可，避免加热造成成分损失。

讲解专家： 周倩，山东省中医药研究院大健康产品研究所研究员。

关注睡眠　关爱健康

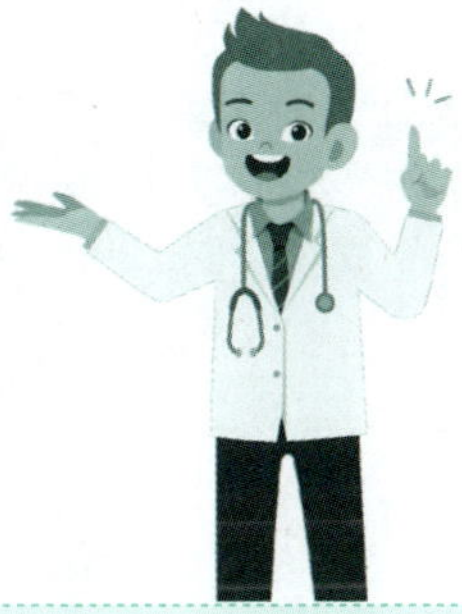

睡眠是人体的一种生理需要，人一生中有三分之一的时间在睡眠中度过。睡眠作为生命所必需的过程，是机体复原、整合和巩固记忆的重要环节，是健康不可缺少的组成部分。然而随着人们工作节奏加快、生活压力增大，睡眠障碍已经成为一个影响人体健康的重要问题。

1 中医对失眠是怎么定义的？

失眠又叫不寐，是指经常不能获得正常睡眠的一类疾病，主要表现在两个方面：一是睡眠时间，二是睡眠质量。如有的人出现入睡困难或中间总是醒，醒后又睡不着，症状严重的甚至会出现彻夜失眠。

2 失眠对身体有哪些危害？

睡眠是人体正常的生理现象，可以缓解体力，修复精力，人生中有 1/3 的时间是在睡觉中度过的。如果睡不好，会出现昏昏沉沉，精力跟不上，还会造成心情不好，久而久之容易导致焦虑、抑郁等心理疾病。经常失眠会影响身体健康，体力恢复不好，容易出现感冒、发烧以及其他疾病。

3 老年人睡眠较少正常吗？

有些老年人起得特别早或者睡觉比较少，有些老年人会出现片段化睡眠，比如有时看着电视睡一会儿，这些较为普遍。因为随着年龄增长，脏器功能降低，气血减少，心神失养，老年人睡眠也会减少。如果这种睡眠减少不影响精力，就不属于病理现象；如果每天睡眠不好，觉得很疲劳，身体不舒服，甚至容易生病，就要到医院去调理一下睡眠。

4 “学生族”和“上班族”也容易出现失眠吗？

“学生族”和“上班族”出现失眠问题，主要是由于压力大。如学生要面临中考、高考、考研等层层考试，上班族工作压力大，工作节奏快。而这其中，容易出现失眠问题的人群，性格特征通常都追求进步、追求完美、自律性强，这就给自己很大压力，一旦睡眠不好，又会担心精力达不到，影响第二天的学习、工作，而越担心越休息不好。因此这类人群，要学会放松自己。

5 哪些因素可能会导致失眠？

① 情志不畅是引起失眠最常见的原因。喜、怒、忧、思、悲、恐、惊是人体的正常情绪表达，但如果生活中遇到暴怒、长期生闷气、过度紧张焦虑等，就会引起气机失常、心神不

安，进而导致失眠。

② 饮食不调。俗话说“不能吃压炕头饭”，就是说晚上不能吃得过饱，中医认为胃不和则卧不安。如果晚上吃得过饱或过食辛辣、寒凉的食物，会加重胃肠负担，进而引起失眠多梦。

③ 劳逸失调。过度安逸或过度劳累也可能导致失眠。太过安逸、不活动，会引起气机不畅，阳气难以振奋，阴阳失调，导致失眠。过度劳累，长期处于高强度的脑力劳动或体力劳动的人，容易出现身心俱疲的状态，但大脑反而处于兴奋状态，也会出现入睡困难。

④ 体弱久病。如先天体质不足、老年人气血衰败、妇女产后失血、月经不调引起崩漏等症状，会引起气血失调，难以濡养心神，进而引起失眠。

6 想要远离失眠的困扰，生活中应该怎样做？

① 规律的作息。如 21:00 ～ 23:00 是淋巴排毒的时间，这段时间要保持安静，不要刷手机看兴奋性的视频，不要剧烈活动。23:00 至次日 1:00 是肝经排毒的时间，这个阶段应该是入睡的时间。1:00 ～ 3:00 是胆经排毒时间，这个时间也应该在睡眠状态。3:00 ～ 5:00 是肺经排毒时间，可能有些人会出现咳嗽，起来吃止咳药，其实这段时间最好不要加用止咳药，以免抑制肺部沉积物排出。5:00 ～ 7:00 是大肠经排毒的时间，这时要起身去卫生间排大小便。7:00 ～ 9:00 是小肠经吸收营养的时间，正是早餐时间，记得一定要规律吃早餐。以上是中医学上大体的时间分类，如果因为条件限制实在做不到，也要尽量去做，这样才能保证白天规律生活，夜间规律入眠。

② 睡眠与自然界规律相和。自然界有春生、夏长、秋收、冬藏，其实春夏秋冬睡眠规律也是不一样的。春天万物复苏，夏天万物繁荣，要晚睡早起。秋天要早睡早起。冬天要早睡晚起，起床的时间最好在太阳升起后。睡眠要与自然的规律相应，以保证高质量睡眠。

③ 合理膳食。饮食要规律，避免暴饮暴食，可以尝试食疗方法来助眠。如用龙眼肉、百合、莲子心等熬粥或熬水都是不错的选择。

④ 保持良好的情绪。失眠与心情关系非常大，建议首先进行自我调节，也可以尝试穴位按摩，比如两眉之间的印堂穴、胸部两乳之间的膻中穴、足背大脚趾和第二趾之间的太冲穴，这三个穴位比较好找，可以经常去按压，有助于缓解情绪。指尖也是释放情绪的好地方，可以用十指指尖去叩击桌子，或两只手的指尖相互叩击来缓解压力。此外，可以选择运动、听音乐等方法。如果自己不能调节，也可以寻求医生的帮助。

7 睡觉经常做梦，需要调理吗？

做梦是正常的，有的人会做美梦，第二天很兴奋，有的人会做噩梦，甚至夜里被吓醒。总是做梦该不该去干预，要以第二天的精力来评判。如果整晚做了好多梦，但第二天精力很好，不影响工作、生活和学习，这种情况是不需要处理的。如果天天做梦，睡 10 多个小时还感觉疲劳、没有精力、头昏昏沉沉，说明睡眠质量已经受到干扰，就需要进行调理了。

8 睡觉打呼噜，正常吗？

打鼾是比较常见的现象。如果以前从来不打呼噜，有天比较累出现打呼噜的情况，可能休息好就不打了；或者有人喜欢趴着睡出现打呼噜，纠正不良睡姿后，也不再打呼噜，这些情况都不需要处理。但如果经常打呼噜，而且还出现打着呼噜时，突然呼吸暂停一会，然后又打呼噜了，第二天出现口干舌燥、头昏昏沉沉、总是想睡觉，这种情况建议到医院做相关检查治疗。

9 睡觉时，出现“鬼压床”怎么办？

通常说的“鬼压床”是指我们感觉醒了，但突然觉得肢体都不能动，过一会就好了。这种现象是因为我们大脑是苏醒的，但身体还没有“醒”，才会感觉身体不能动，就是说大脑和身体的支配功能出现了问题，不是同步苏醒的。碰到这种情况不要惊恐，首先可以眨眨眼睛，试试深呼吸，动动嘴巴，慢慢动动手指和脚趾，很快这个现象就缓解了。

讲解专家： 滕晶，山东省中医院神经内科主任医师。

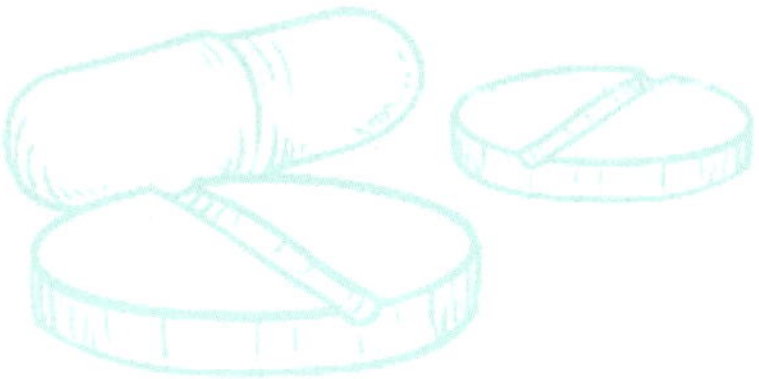

运动养生助健康

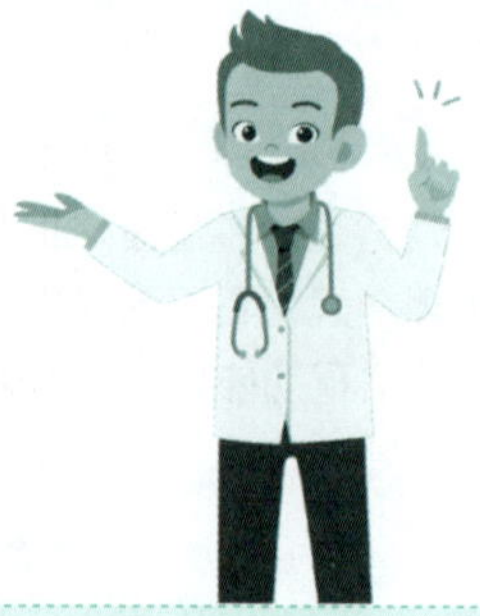

生命在于运动，运动能够促进我们人体的血液循环和新陈代谢，通过提高氧气的利用率使人体活力焕发。运动养生是通过规律的运动来活动筋骨、调节气息、静心凝神，从而疏通经络、调和脏腑气血，达到增强体质的养生方法。那么运动养生具体包含哪些内容？运动养生过程中有哪些需要注意的呢？

1 什么是运动养生？

运动养生是通过运动的方式来调达气血，疏通经络，实现维护健康、增强体质、延长寿命、延缓衰老的养生方法。

2 运动养生对身体有什么好处？

运动养生可以预防疾病，也可以治疗疾病，达到疏通经络、调和气血、脏腑阴平阳秘的状态。

运动养生分为三类。

第一类是动功，通过姿势、气息的调节，达到锻炼或养生的目的。

第二类是静功，通过调息、调神的办法，引导身体进行调节的办法。

第三类是保健功，通过拍打、按摩等方式，如按摩特定的穴位等，达到治病防病的目的。

3 运动养生有具体要求吗？

第一，保持正确的目的，练功的目标不是像武侠小说一样练成某种奇功，而是通过持之以恒的运动维护健康。

第二，对环境有一定要求，在通风避阳的地方，注意循序渐进，不能一蹴而就，要逐渐加量，逐渐增加复杂程度，由易到难。

第三，因时因地因人制宜。不同的人有不同的喜好、身体条件，要选择适合自身条件的方法。春天、夏天功法不一样，肢体动作也不一样，方法因时因地因人而异。

4 八段锦怎么做？

八段锦是气功动功功法之一，起源于北宋，有 800 多年的历史，古人把这套动作比喻为锦，可见其动作的舒展优美，分为 8 段，每段一个动作，故名为八段锦。8 个动作分别为两手托天理三焦，左右开弓似射雕。调理脾胃需单举，五劳七伤向后瞧。摇头摆尾去心火，两手攀足固肾腰。攒拳怒目增气力，背后七颠百病消。八段锦每段一式可以单式练习，也可全套练习或选段练习，运动量可大可小，自行掌握，既方便又灵活。

5 太极拳练习中有哪些注意事项？

第一，太极拳要求意念，要有气，有动作，是比较复杂的一系列动作。太极拳刚开始自学可能不得要领，在专业人士指导下进行较好。

第二，太极拳的动作需要弯曲，有些动作需要下肢力量，下肢有疾病的人做起来比较难。像关节炎、下肢有血栓的患者等不适合练习太极拳。

第三，注意循序渐进，从简易的太极拳开始练习。在有动作基础，掌握调气要领之后，再进行复杂动作的练习，持之以恒。

6 什么是运动处方？

运动处方是指医生根据患者疾病的情况和术后恢复的情况等制定的运动方案，以帮助患者恢复日常锻炼或恢复健康为目的。运动处方包括运动方式、运动量、运动时间、运动频率等。

7 膝关节炎患者的运动处方有哪些？

① 第一个动作是肌肉力量练习，膝关节伸直弯曲，练习膝关节伸直的力量。患者可以坐在较高的凳子或床沿上进行练习，15 个一组。开始可以简单地练习，随着练习的深入可以加重量，绑沙袋、米袋练习都可以。

② 第二个动作是外展练习，站立位或者平躺都可以做，站立位是一侧腿直立，另一侧腿向外侧抬高，增强腿部外展的力量。随着力量的逐渐增大，可以辅助米袋或沙袋完成动作。

③ 第三个动作是内旋练习，一侧腿直立，另一侧腿弯曲向内侧抬高，踢毽子的动作，增强腿部内旋的力量。老年人容易站不稳，可以坐着练习。

④ 第四个是活动范围的练习，选择坐位，伸直其中一条腿，放松膝关节。有些老年人腿无法伸直，可以用双手缓慢下压，力量逐渐增大，连续下压十几次，休息，再重复另外一组。屈曲力量的练习，选择坐位，双手抱小腿，往身体内侧拉，用手的力量协助练习屈曲的力量。

⑤ 第五个是推髌骨练习，选择坐位，伸直其中一条腿，放松膝关节，推移髌骨。

8 怎么制定膝骨关节炎运动处方？

运动处方不能是标准的量化，根据患者的年龄、病期、症状不同，要因人而异。

保证一周 2 ～ 3 次的运动频率，医生会开具患者喜欢、能坚持的运动方式，提高患者的依从性，坚持去练。坚持 2 ～ 3 个月以后，看患者的运动效果，再调整下一步的治疗方案。

9 对于腰椎间盘突出人群有哪些运动处方？

腰椎间盘突出或腰椎疾病的患者，要锻炼肌肉的协调能力，也就是核心肌群的力量。腰椎间盘相当于露营的帐篷，骨头相当于帐篷的支架。帐篷稳定，不光是靠支架，还与固定的绳子有关。肌肉相当于绳子，如果一根绳断了或者松了，帐篷就不稳定了。

决定腰椎稳定性的有两组肌肉，一组屈曲的肌肉，一组后伸的肌肉。锻炼核心肌群的力量就是屈和伸力量平衡，让椎间盘更稳定，患者腰部更有力量，活动起来更灵活。常见的运动方式有小燕飞、臀桥和前屈后伸的旋转活动等。

10 如何做臀桥、小燕飞、平板支撑？

臀桥也叫五点支撑，用身体的五个支点去支撑身体。两条腿蜷起来，头部用力，两个肩膀作为支点，腰发力把腰挺起来。根据个人的情况，以做完腰不是很疼，也不很累为主要目的，遵循循序渐进的原则。

小燕飞，需要趴着做，难度比较大，好多老年人做不了。腰部用力把手脚抬离地面，向腰部中心靠拢。如果做不了不要强求，有往上发力的动作就可以，腰部用力就可以。

平板支撑，胳膊肘用力，两个胳膊肘作为支点，两只脚作为支点，下肢呈水平状态，能坚持几秒就坚持几秒，因人而异，不强求。

这三个动作的练习，坚持一段时间，会感觉腰部力量有很大的提升，动作坚持的时间也会逐渐延长。

11 做腰背核心肌群力量训练时有哪些需要注意的？

要遵循适时适量、因人而异的原则。分清时期，椎间盘突出的急性期，很多人不建议做前面提到的这些动作，也可以适当做一点，注意量即可。在缓解期，可以循序渐进地做这些动作，恢复期以锻炼腰背肌的力量和腰背肌的活动范围为主，要适度，以第二天腰不疼为度，根据个人的情况，循序渐进练习。练习过程中要跟自己以前的状态比，不要和别人的状态比。

12 出现运动损伤应该怎么办？

运动损伤是比较常见的，运动损伤出现后，要立即停止运动，尤其是出现肿胀时。同时抬高患肢，腿抬得比心脏高一点，找到冰敷物品，持续冰敷 30 分钟左右，消肿、减轻炎性反应。

如果一动特别疼或是出现畸形，要进行简单固定。就地取材，用硬纸壳或木棍顺着肢体的方向，用绳子固定，去医院找专业大夫进行专业的判定，是骨折、韧带损伤还是软组织挫伤。

需要注意的是，关节周围的韧带损伤有时候比骨折带来的后果还要严重。韧带是关节的稳定结构，如果断了或者拉长了，会造成韧带的松弛，导致关节的不稳定，发生创伤性关节炎。日常生活中一定要重视踝关节扭伤，如果外侧出现肿大，证明有韧带损伤，可能是二度以上的韧带损伤，需要专业大夫进行处理，积极治疗。

讲解专家： 王文波，山东中医药大学第二附属医院骨科主任医师。

女性“五七”养生保健

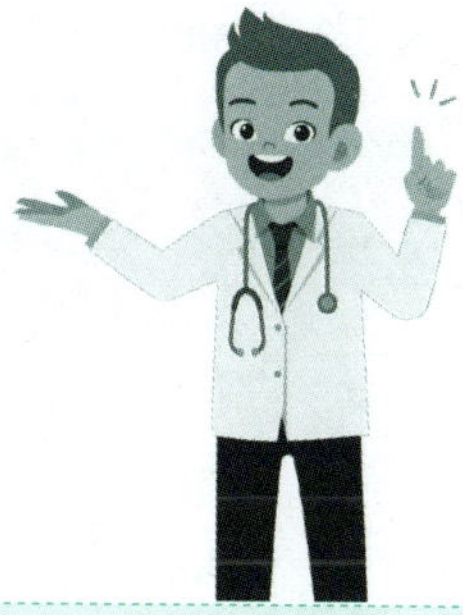

随着年龄的增大，女性朋友不但容颜易老，身体也在悄然发生着改变，尤其是 35 岁以后，养生保健的重要性和必要性日益凸显。《黄帝内经》之《上古天真论》里提到一个很重要的定律，叫做“女七男八”。认为女子每隔 7 年生理上会发生一次很明显的变化，在这些节律点上要注意养生以应对身体所发生的改变。指出女子“五七”阳明脉衰，面始焦，发始堕，认为女性到“五七”35 岁的时候就开始衰老，从养生的角度来说，就要注意保养了。

1 “女子 7 年一个坎”有无科学依据？

《黄帝内经》以 7 岁为一节律，是根据女性不同年龄阶段的不同生理特点来划分的，女性 7 岁开始肾气逐渐充盛，出现牙齿脱落、更换牙齿；到了 14 岁，肾气开始逐渐旺盛，月经开始来潮；21 岁、28 岁肾气平均，身体各项机能达到了一种旺盛的状态；到了 35 岁，开始阳明脉衰。阳明脉衰有两层含义：一个是中医认为阳明为多气多血之府，如果是阳明脉衰，气血开始略显不足，头面部失养，面部失去光泽，头发开始脱落；另一个阳明脉衰指的是脾胃为后天之本，如果脾胃虚弱，运化功能差，气血生化不足，同样会头面部失养，面部逐渐地憔悴，头发脱落。42 岁，衰老更加明显，到了 49 岁，肾气虚衰，月经停止来潮，生殖功能丧失，卵巢功能衰竭，进入老年期。由此看来，这种说法还是有它的客观依据的。

2 为什么女子从 35 岁开始需特别注重养生保健？

人体有生、长、壮、老、已的变化规律。在这个过程中，脏腑精气由弱到强，由盛至衰，身体状况也是如此。从孱弱的小儿，逐渐到强盛的青壮年时期，之后身体状况又发生了变化，身体开始逐渐走下坡路，这个由盛而衰的转折点，在女性的 35 岁、男性的 40 岁，这个时候，身体开始逐渐走向衰老了。

3 35 岁后女性如何养生保健？

中医的养生主要包括两方面的内容：一是预防疾病，二是延缓衰老。一方面，通过调摄保养提高自身的正气，提高了抗病能力；另一方面，通过调摄保养，使体内的营养平衡，达到身体健康、延缓衰老的目的。

人是大自然的一部分，人要与自然相适应、相协调，要适寒温，顺应四季，调节饮食。另外在养生保健的过程中要注意调节情志，情志因素对人体的健康影响很大。

女性养生保健，还要注意保肾、保精、房事适度。脾胃为后天之本，为气血生化之源，养生应注意调理和保健脾胃。体弱的人，可以适当配合一些按摩，或者药物来进行调理，还要注意防御外邪的侵袭。中医说的外邪包括风、寒、暑、湿、燥、火等，月经期、妊娠期和产后这几个特殊的生理时期，更要注意防止病邪的侵袭。

4 女性 35 岁后如何预防疾病？

35 岁以后，女性的生殖功能开始逐渐下降，卵巢功能开始减退，会出现一些妇科疾病，像卵巢疾病，子宫疾病等，所以在这个时期要注意做定期的身体检查，如妇科检查、妇科 B 超、乳腺 B 超、宫颈病变的检查如 TCT、HPV 等，建议一年做一次。

子宫的疾病可分为良性和恶性。良性的疾病，如子宫肌瘤、子宫腺肌病，恶性的疾病，如宫颈癌、子宫内膜癌、子宫肉瘤等，这些疾病出现的时候，往往伴随着某些症状，如月经异常、性生活后出血等，有些人会出现小便改变。

没有生育要求的女性，首先要做好避孕，尽量减少妊娠流产，以免对子宫有影响。经期要注意腹部保暖，不要穿低腰裤子、露脐装，没有月经过多、崩漏病史的人群，平时注意多吃一些豆制品、山药等。

卵巢是女性非常重要的器官，它的病变大体上可分为两大类：一类是卵巢的内分泌功能紊乱疾病，比如多囊卵巢综合征、卵巢早衰，包括卵巢储备功能减退；另一类是器质性的病变，比如卵巢肿瘤、卵巢癌等。

乳房与肝经、胃经，以及冲任二脉密切相关。女性在 35 岁以后，脾胃功能开始减退，逐渐开始出现肾虚，冲任功能和以前相比也逐渐减弱，容易出现乳房病变。

乳腺检查最佳时间是月经干净以后 5 天左右，这时乳房保持相对平稳的状态。对乳房进行视诊，观察乳房、乳头，包括皮肤有没有变化；对乳房进行触诊，不要用手拿捏乳房，而是四指平放，用指腹触摸乳房，按照一定顺序，顺时针或逆时针均可，不要有遗漏，如果发现有异常，及时到医院做相关检查。

5 女性 35 岁后如何延缓衰老？

女性进入 35 岁以后，容颜开始逐渐走下坡路，但是通过适当的保养，也可以使容颜、美貌保持得更长久一些。首先，要有一个良好的心情，心情舒畅对女性的身体健康影响非常大。女性 35 岁以后，家庭、生活、工作，各方面的压力都比较大，容易出现肝郁气滞。另一个方面，女性由于经、孕、产、乳，耗伤气血，处于一种气有余、血不足的状态，肝血不足，肝失衰养，在这个时期，容易发生肝失疏泄和情志的异常。所以在这个年龄阶段，要注意调调节情绪，也可以用玫瑰花、凌霄花泡水喝，疏肝理气。

生活中，要注意防紫外线、防干燥，紫外线可以伤及皮肤的胶原蛋白和弹性蛋白，紫外线比较强的时间段，比如夏天比较热的时候，外出一定要涂上防晒霜，戴草帽、墨镜，尽量减少皮肤裸露的面积。要注意保持皮肤湿润，防止皮肤干燥。

睡眠对人体极为重要，人经过一天的工作，消耗了正气，需要通过睡眠来恢复体力。要睡子午觉，子时是指夜间的 23:00 ～ 1:00，23 点之前入睡能起到养肝的作用。肝藏血主疏泄，肝的藏血功能和疏泄功能，需要相互协调，如果肝血充足，肝的疏泄功能正常，人就会面色红润，精力充沛。睡眠质量不好的人，可以用一些外治法进行调理，如温水疱脚，特别是用艾叶煮水疱脚，可以散寒除湿，促进局部的血液循环。足部为足三阴和足三阳的交汇之处，通过艾叶水泡脚也可以疏通经络，调节脏腑，达到保健的目的。除了改善睡眠，对于一些寒湿引起的妇科疾病，如痛经，也能起到预防和保健的作用。

女性 35 岁后，脾胃的消化功能逐渐减弱，饮食上要注意，不要吃一些腌制、油炸等不容易消化的食品。多吃蔬菜、水果、豆制品、红枣等，不要随便吃保健品。中医讲胃不和则卧不安，尽量不吃夜宵，以免增加胃肠负担，影响睡眠。

体内氧化是人体衰老的一大因素，要多吃抗氧化食物，比如富含番茄红素的番茄、富含儿茶素的绿茶，还要注意多摄入优质蛋白质，比如牛肉、鸡肉、鱼肉、豆制品、牛奶制品等。人过中年，体内超氧化物歧化酶（SOD）的分泌会逐渐下降，多吃水果、蔬菜可以起到一定的代偿作用；每天喝一杯蜂蜜水，促进胃酸的分泌、胃肠的蠕动，有助于改善便秘；注意补钙，多吃牛奶、豆制品。

女性 35 岁后，脏腑功能开始减退，应当进行适当的运动。现代人运动不足，导致代谢不足，包括引起肥胖，所以要注意运动，最好以有氧运动为主，比如快走和游泳。

饭后漫步是保健的秘诀之一。饭后散步十几分钟，可以促进胃肠蠕动，有助于消化。

总之，35 岁，虽然正值中年，但是身体的各项机能，开始逐渐走下坡路，也是由盛至衰的一个转折点，这时期养生保健要注意几点：①生活规律，按时作息；②保持心情舒畅；③适当的运动；④定期查体。

讲解专家： 刘金星，山东省中医院妇科主任医师。

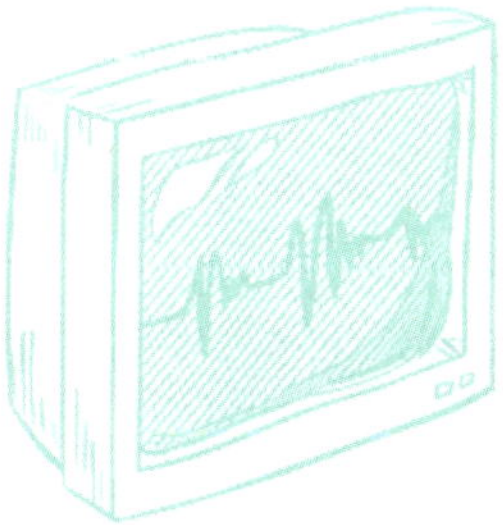

男性“五八”养生保健

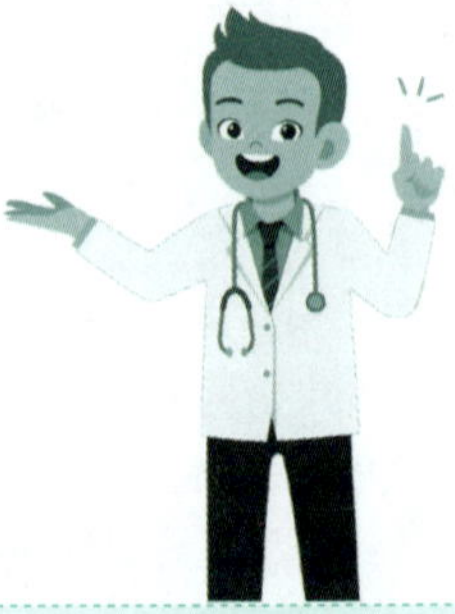

40 岁以后的中年男性，上要赡养父母，下要照顾子女，同时也是单位发展的中坚力量，来自家庭和工作的压力都非常大，尤其应该注意养生保健。中国现存最早的中医典籍《黄帝内经》，提到一个很重要的定律，叫做“女七男八”。认为男人每隔 8 年，生理上会发生一次很明显的改变，在这些节律点上，要注意养生，以应对身体上所发生的变化。

1 “男子健康 8 年一变”有无科学依据？

《黄帝内经》指出，肾气的盛与衰，天癸的至与竭，主宰着男性的生长、发育、生殖、衰老的过程，影响着人体的生理活动和心理变化。

男子 8 岁，牙齿开始更换。16 岁精气充满，天癸发育成熟，精气盛满。天癸是中医的一个术语，指的是在肾气的作用下，身体产生的一种促进生长发育的物质。精气充满就是指男子这时候开始出现遗精现象。24 岁、32 岁肾气平均，人体的发育和生殖功能达到了旺盛的状态。40 岁之后，肾气由盛转衰。

《黄帝内经》是中国古代的一部医学典籍，距今已有 2000 多年，“五八”是按当时的寿命计算出来的，现在人们的寿命比那时候延长了许多，不能将“五八”与现在的 40 岁完全相对应，但是男性 40 岁之后，肾气由盛转衰，这个转折点，是符合现代男性的生长发育规律的。

2 为什么男子 40 岁之后应注重养生保健？

中医讲天人合一，天有生、长、化、收、藏的自然规律，人有生、长、壮、老、已的变化规律。在这个过程中，肾气由盛转衰，身体也随之发生变化。人从小儿逐渐成长到青壮年之后，身体发生明显变化，开始走下坡路，也逐渐走向衰老。这个由盛转衰的转折点，在女子35岁，男子40岁，所以男子40岁之后应该注意养生保健了。现代医学认为男子40岁之后，雄激素水平逐渐降低，各项机能也相应减退，新陈代谢也逐渐变慢，容易出现“四高”：高血压、高血脂、高血糖、高尿酸。

3 中年男子缓解压力的方法有哪些？

1）要善于倾诉，自我解压。要多跟家里人沟通、发发牢骚，要记住家庭是坚强的后盾。

2）要戒烟限酒，因为随着年龄的增长，吸烟和过度饮酒，对身体的心血管、呼吸系统和消化系统损伤会加大。

3）要合理饮食。规律、营养均衡的饮食也是健康的保证。

4）要适当锻炼身体，到户外享受一下温暖的阳光、绿色的植被、芬芳的花香，不但能锻炼身体，而且通过体力的消耗，让人没有精力过多地去思虑，也有助于睡眠。

5）和谐的夫妻关系，有利于对抗外部压力。

4 中年男子是否应该“有事自己扛”？

男性千万不要把自己看成是坚强的化身，遇到事情总是默默的一个人扛着，应该给自己做一个合理的规划，目标不要定得太高，量力而行。此外，遇到困难的时候，要学会与家人沟通、倾诉，必要时可以求助于心理医生来解决。

此外，心情不好时，可以换一个环境，做自己喜欢做的事情，吃自己喜欢吃的东西，看一些搞笑的电影，读一本好书等，有助于缓解压力。

5 抽烟、喝酒能释放压力吗？

抽烟缓解压力是一种假象，尼古丁可以暂时让人放松。但是当尼古丁减少时，人就要吸更多的烟来补充尼古丁，来提神，这样对身体损害会更大。

醉酒只能让人短暂地消除烦恼，酒醒以后，什么问题也解决不了。酒精的主要成分通过肠道吸收，迅速到达血管和肝脏，最后通过肝脏进行分解代谢；醉酒以后，面色会通红，这是由于心率加快，面部血管扩张导致的；过多的饮酒，会对心血管系统造成损伤。

6 饮食养生该注意些什么？

男子 40 岁以后，肾气开始衰退，需要吃一些滋阴补肾之品。按中医理论讲黑色入肾，如黑米、黑豆、海参等，在这个年龄段可以适当多吃一些；其次中医认为子主生殖，多子的一般入肾，如桑葚子、覆盆子、沙苑子、五味子等，在这个年龄都可以多吃一些。中医药认识事物，一般采用取象比类的思维，主要指取事物的外在形态及自然属性，与人身的某个部位形似，和病机属性相类似，进而认为该事物具有治疗人体这个部位的作用，如腰果、女贞子、枸杞子等形态都像肾，可以多吃一些。但吃美食一定要适度，过饱会损伤身体。

7 运动养生应该如何进行？

中医认为阳化气、阴成形，生病主要是由于阳气不足所导致的，阳气不足就不能运化代谢生理产物，过多的生理产物的堆积，就会形成病理产物。动则生阳，因此，要增加运动。

40 岁之后，人的各项身体机能开始减退，所以不适合那些剧烈的对抗性强的运动，建议做一些有氧运动，如快走、慢跑、打太极拳、八段锦、易筋经等。

8 如何睡眠助益养生？

人经过一天的劳作，正气得到了消耗，需要晚上进行修复，所以良好的睡眠，非常重要。古人讲：“服药百裹，不如独卧”，意思就是说，服多少药，也不如一个人独卧有益身体健康。40 岁之后，如果家庭条件允许，夫妻可以分床而睡。因为在一张床上，对方的声音、动作，会对自己造成影响。此外，两人同卧床的面积也比较小，身体得不到完全舒展，不利于睡眠。

如果睡眠不好，可以用一些中医的外治法：如用艾叶、合欢花、红花泡脚；耳朵与人的经络脏腑密切相关，可以选择肝、心、脾、肾、神门等穴位，进行耳穴压豆，每次 30 ～ 60 秒，3 ～ 7 天进行交替更换；轻度刺激百会、三阴交、神门等穴位也有助于睡眠。

起居有节、不妄作劳，中医讲究睡子午觉，因为子时是一天之中阴气最盛的时候，也是阴阳交换的时候，大家最好是 23 点之前休息。

9 40 岁之后，男子如何做到夫妻和谐？

男子 40 岁之后，就要护肾固精了。在身体疲劳的时候，避免同房，特别是醉酒后不要同房。《黄帝内经》曰：“不知持满，不时御神，务快其心，逆于生乐，起居无节，故半百而衰”，就是说不知道保持精气盈满，不懂节省自己的精神，一味地追求感观快乐，违背养生之道，导致起居没规律，因此五十岁就衰老了。

10 节气养生该注意些什么？

中医讲究天人相应，就是人的保健要顺应自然四时变化而有所不同。

春天注意养生发之气，《黄帝内经》曰：“夜卧早起，广步于庭，披发缓形，以使志生。”也就是说，人在春天的时候，要顺应春天万物生长的自然环境与规律，做到晚睡早起，在庭院里散步，使自己放松，如果违背了自然规律，就容易肝气郁结内生疾病。

夏天要养生长之气。《黄帝内经》提到夜卧早起，使气得泄，此夏气之应、养长之道，逆之则伤心，也就是说，到夏天的时候也要晚睡早起，使自己的腠理宣通，使阳气疏泄于外。现在很多白领，从早到晚都在空调屋里，不利于阳气的生长和储存，到了秋天容易生病。比如过敏性鼻炎、过敏性结膜炎，这些按现代医学理解，是免疫力低下，按中医的理解，就是在夏天的时候阳气没长起来。

秋天养收敛之气，《黄帝内经》提到要早卧早起，与鸡俱兴，收敛神气，秋气之应，养收之道，逆之则伤肺，意思是，秋天是由花变果的一个季节，人类要顺应秋天的季节变换，做到早睡早起，与鸡的作息时间相一致，这样就可以收敛人的肺气，如果违背了秋天养生的规律，就容易犯肺部疾病。

冬天养藏气，藏气就是闭藏之气，《黄帝内经》提到要早卧晚起，必待日光，无泄皮肤，此冬气之应，养藏之道，逆之则伤肾。就是说，在冬天，大地闭藏的这个时候，人要早睡晚起，最好等到太阳出来以后再起床，这样利于正气的收藏，如果违背了冬天自然变化，就容易罹患肾的疾病。

老子曰：“人法地，地法天，天法道，道法自然”，所有的养生保健，都要效法天地、顺应四时。做到饮食有节、起居有常、不妄劳作，恬淡虚无，真气从之，病从安来。

讲解专家： 郝永龙，山东中医药大学第二附属医院整体诊疗科副主任医师。